Medizin im Ausland

Metabolic Acidosis

D. Gödde · T. Sellmann · C. O'Connell (Hrsg.)

Medizin im Ausland
Survival Guide für
Famulatur und Praktikum

Mit 13 Abbildungen

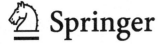

Daniel Gödde
Institut für Pathologie
Universitätsklinikum Düsseldorf
Moorenstr. 5
40225 Düsseldorf

Timur Sellmann
Klinik für Anästhesiologie und
Intensivmedizin
Ev. Krankenhaus Bethesda
Heerstr. 219
47053 Duisburg

Christopher O'Connell
Flat 8
Craven Court Mill Lane
RM 66 RU
Chadwill Heath
Great Britain

ISBN 3-540-23778-X Springer Berlin Heidelberg New York

Bibliografische Information Der Deutschen Bibliothek
Die Deutsche Bibliothek verzeichnet diese Publikation in der Deutschen Nationalbibliografie; detaillierte bibliografische Daten sind im Internet über *http://dnb.ddb.de* abrufbar.

Springer ist ein Unternehmen von Springer Science+Business Media

springer.de
© Springer-Verlag Berlin Heidelberg 2005

Planung: Thomas Mager, Heidelberg
Redaktion: Sylvia Blago, Heidelberg
Herstellung und Satz: Frank Krabbes, Heidelberg; wiskom e.K., Friedrichshafen
Umschlagsgestaltung: deblik, Berlin

SPIN: 10964040   14/2109 fk - 5 4 3 2 1 0 - Gedruckt auf säurefreiem Papier

»Do you speak English?«

„The patient is the one with the disease." (Samuel Shem, House of God)

„Erfahrungen sind Maßarbeit. Sie passen nur dem, der sie macht." (Oskar Wilde)

Do you? Well, if you don't … ist das noch lange kein Beinbruch. Sie interessieren sich also für ein medizinisches Praktikum in England, den Vereinigten Staaten von Amerika oder in Australien? „Ja, warum denn nicht?" werden sie jetzt sagen. Aber Sie sind sich nicht so recht sicher? „Na ja, schon, aber ..." Lassen Sie uns doch kurz über dieses **ABER** reden. Irgendetwas steht Ihnen im Wege, nicht? Glauben Sie, Ihre Englischkenntnisse würden für ein derartiges Unternehmen nicht genügen? Wir können Ihnen versichern, 6 Jahre Schulenglisch und der eine oder andere Artikel im Rahmen der Doktorarbeit reichen schon aus. Es ist nicht immer ganz einfach, aber es funktioniert. „Die haben gut reden ...", werden Sie jetzt denken. Stimmt, haben wir. Denn mehr konnten wir vor unseren Aufenthalten in den USA und Großbritannien auch nicht vorweisen. „Mehr nicht? Und keine Probleme gehabt, bei der Bewerbung oder im Gespräch mit den Amerikanern?" Nun, zum einen unterschätzt man seine eigenen Englischkenntnisse häufig. Außerdem versteht man Sie vor Ort auch ganz gut, wenn Sie in einfachen Sätzen sprechen. Machen Sie sich um die Verständigung im Krankenhaus mit den heimischen Fachkräften keine allzu großen Sorgen – Latein bleibt Latein, auch wenn es (englisch ausgesprochen) manchmal etwas merkwürdig klingt. Und bei der Bewerbung haben wir uns helfen lassen. „Aha!", sagen Sie jetzt, „da ist also der Haken!" Sie glauben, keine Hilfe von anderer Seite für Ihr Projekt „Studium im englischsprachigem

Ausland" zu erhalten? Falsch, sagen wir. Sie halten diese Hilfe gerade in Ihren Händen ...

„Aber ..." Halt! Bitte vergessen Sie einen Moment Ihre Zweifel und Vorbehalte, und sehen Sie in diesem Trip mehr als den bloßen Zuwachs an medizinischem Wissen. Frischen Sie so Ihre Englischkenntnisse auf und bauen sie sogar noch aus. Verleihen Sie Ihrem Lebenslauf mehr Gewicht durch einen Aufenthalt in einem fernen Land, das Ihr zukünftiger Chef selbst nur aus dem Schulatlas kennt. Lernen Sie eine Stadt/ein Land/die Menschen einmal richtig kennen, und erhaschen Sie mehr als nur einen flüchtigen Urlaubseindruck. Geben Sie sich einen Ruck, verlassen Sie Ihren Schreibtisch und erweitern Sie Ihren Horizont!

„Ja, und da fangen doch schon die Probleme an!", werfen Sie nun ein. „Wie schreibe ich, nur mal so als Beispiel, einen englischen Lebenslauf?" Schauen Sie doch mal im Anhang nach, dort finden Sie neben einem Beispiel auch noch den ein oder anderen Tipp, wie Sie Ihr „Curriculum vitae" gestalten und inhaltlich füllen können. „Und das Visum?" In den einzelnen Kapiteln über die Länder finden Sie, wenn überhaupt notwendig, Tipps und Tricks zu dieser Frage. „Aber wo soll ich mich bewerben?" Diese Antwort können wir Ihnen leider nicht beantworten, dies hängt ganz alleine von Ihnen ab. Aber in den jeweiligen Länderkapiteln werden Sie einige Vorschläge finden, nach welchen Kriterien Sie sich für eine Hochschule (Lehrkrankenhaus, Praxis, etc.) entscheiden könnten oder sollten. „Und vor Ort, im Krankenhaus?" Nun, für Fragen wie: „Wer betreut mich?", „Wie sieht der Stationsalltag aus?", „Was sind meine Aufgaben und wie bewältige ich diese?" und „Was um alles in der Welt bedeutet denn diese Abkürzung schon wieder?", finden sich Hilfestellungen, praktische Beispiele und Hinweise in diesem Buch.

Düsseldorf und Duisberg   D. Gödde
Mai 2005   T. Sellmann

Danksagung

Wir möchten all denen danken, ohne deren Hilfe unser Buch nicht zu realisieren gewesen wäre. Dies sind in erster Linie unsere Eltern, die uns während unseres Studiums immer zu Seite standen und unser Vorhaben vorbehaltlos unterstützt haben.

Danken möchten wir außerdem dem DAAD, dem DFA, Herrn Peter Karle (Stethosglobe Stipendien, Vereinte Versicherung) sowie der Carl-Duisberg-Stiftung, die durch Ihre Stipendien einen wesentlichen Beitrag zu unseren Auslandsaufenthalten beisteuerten.

Weiterhin den Koautoren: Frau Dr. med. Anke Alberty, Frau Nadine Kleinebekel, Frau Britta Schorn, Herrn Dr. med. Markus Groppe und Herrn Philipp Müller, ohne deren Erfahrungen dieses Buch nicht in seiner Breite hätte gestaltet werden können.

Unser besonderer Dank gebührt Herrn Dr. med. Thorsten Persigehl für die Hilfe bei der Auswahl der Röntgenbilder sowie Herrn Thomas Nührenberg für seine konstruktive und kritische Korrektur des EKG-Kapitels. Dem evangelischen Krankenhaus Bethesda zu Duisburg, insbesondere der anästhesiologischen, chirurgischen und gynäkologischen Abteilung für das Verständnis und Unterstützung während der letzten zwei Jahre.

Abschließend möchten wir dem Springer Verlag, insbesondere Herrn Dr. T. Mager und Frau Dr. S. Blago, für Ihre unermüdliche Hilfe bei der praktischen Umsetzung unserer Idee danken.

Inhaltsverzeichnis

Länderkunde

Autorenverzeichnis

Dr. med. Anke Alberty
Klinik für Neurologie
Kliniken Maria Hilf GmbH
Sandradstraße 43
41061 Mönchengladbach

Daniel Gödde
Institut für Pathologie
Universitätsklinikum Düsseldorf
Moorenstraße 5
40225 Düsseldorf

Dr. med Markus Groppe
Worthing and Southland Hospital
Department of Ophthalmology
Lyndhurst Road
Worthing
West Sussex, BN11 2DH
UK

Nadine Kleinebekel
Universitätsklinikum Münster
Domagkstraße 5
48149 Münster

Philipp Müller
Klinik für Unfallchirurgie
St. Franziskus-Hospital
Hohenzollernring 72
48145 Münster

Britta Schorn
Klinik für perioperative Medizin
und Anästhesiologie
Klinikum Offenbach
Starkenburgring 66
63069 Offenbach am Main

Dr. med. Timur Sellmann
Klinik für Anästhesiologie und
Intensivmedizin
Ev. Krankenhaus Bethesda
Heerstraße 219
47053 Duisburg

Zuallererst möchten wir Ihnen kurz einige Länder vorstellen, in denen im klinischen Alltag die verwendete Sprache Englisch ist. Dabei haben wir uns diejenigen Informationen herausgesucht, die typischerweise nicht in einem Reiseführer zu finden sind: Formalien einer Bewerbung, Ablauf der Anmeldung vor Ort, Kleidervorschriften, Tipps und Tricks für das tägliche Leben, etc.

Länderkunde

1 Australien

B. Bongers

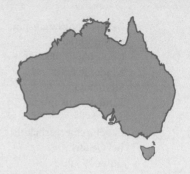

Offizieller Name	Australien
Geografische Lage	118°O–153°O/39°S–10°S
Hauptstadt	Canberra
	149°08' O 35°17' S
Größte Stadt	Sydney (4 000 000 Einwohner)
Amtssprache	Englisch
Codes	AU, AUS, www.*.au
Grenze gesamt (Küstenlinie)	25 760 km
Gesamtfläche	7 686 850 qkm
Landfläche	7 617 930 qkm
Angrenzende Länder	keine
Tiefster Punkt	See Eyre -15 m
Höchster Punkt	Mount Kosciuszko 2 229 m
Währung	1 Australischer Dollar (A$) = 100
	Cents (c)
Unabhängigkeit	1. Januar 1901
Nationalfeiertage	26. Januar (Erste Siedler 1788)
Zeitverschiebung	9 Stunden (MEZ)
Religionen	Christen 72,0%
	Sonstige 28,0%
Ethnische Gruppen	Asiaten 1,5%
	Sonstige 2,0%
	Ureinwohner 1,5%
	Weiße 95,2%
Bevölkerung	19,4 Mio. (2004)
0–14 Jahre	20,64%
15–64 Jahre	66,86%
über 65 Jahre	12,50%

Bevölkerungswachstum	1,10%
Geburtenrate	12.71 Geburten/1 000 Einwohner
Geburten je 1000 Einw.	12,86
Kinder je Frau	1,77 Kinder/Frau
Sterberate	7,25 Todesfälle/1 000 Einwohner
Kindersterblichkeit	4,9 Todesfälle/1 000 Lebendgeburten
Geschlechterverhältnis:	
bei Geburt	1,05 Frauen/Männer
unter 15 Jahre	1,05 Frauen/Männer
unter 15–64 Jahre	1,02 Frauen/Männer
65 und darüber	0,78 Frauen/Männer
Lebenserwartung Männer	77,15 Jahre
Lebenserwartung Frauen	83 Jahre
Analphabeten	4,50%

1.1 Land und Leute

Geschichtlicher Überblick und demographische Daten

Australien ist die größte Insel der Welt und zugleich der kleinste Kontinent. Nach Russland, Kanada, China, den USA und Brasilien ist Australien das sechstgrößte Land der Erde. Hauptstadt ist Canberra.

Mit ca. 2,3 Einwohnern pro km² und einer Gesamtbevölkerung von nur ungefähr 19,4 Millionen Menschen ist die Bevölkerungsdichte deutlich unter der Deutschlands (228 Einwohner/km²).

Obwohl Australien immer mit England in Verbindung gebracht wird, waren nicht die Briten die ersten, die zufällig auf diesen Kontinent gestoßen sind. Im 14. Jahrhundert kamen die Chinesen als die ersten Nicht-Aborigines nach Australien. Portugiesische Seefahrer im 15. Jahrhundert und Spanier sowie Holländer im 16. Jahrhundert entdeckten auf ihren Seefahrten das „unbekannte südliche Land" (terra australis incognita).

1642 entdeckte ein holländischer Forschungsreisender, Abel Tasman, eine „neue" südliche Insel, die mit dem heutigen Namen Tasmanien nach ihm benannt wurde. William Dampier, ein englischer Pirat, erforschte 1688 die Westküste. Seine Berichte von dem neuen Land waren jedoch so hart und rau, dass sich das Interesse zu Hause in England zunächst sehr in Grenzen hielt.

Erst 1770 erkundete der englische Captain James Cook in seinem Schiff Endeavour die Ostküste. Die anderen Küsten Australiens waren zu diesem Zeitpunkt bereits auf Kartenmaterial festgehalten, jedoch hatte das Great Barrier Reef bisher die meisten Seefahrer von der Ostküste abgeschreckt. Bei der Rückkehr in England erzählten Cook und seine Crew aus Wissenschaftlern und Astronomen von seltsamen Pflanzen und Tieren und gaben der Küste ihren Namen.

Die Beweggründe der Briten für eine Besiedlung von Australien waren allerdings vor allem die überfüllten britischen Gefängnisse. Die ersten Vorbereitungen für eine Ansiedlung von Strafgefangenen in Australien begannen 1786. Bereits 1787 verließ die erste Flotte mit Arthur Philpp als Kommandant England. Nach schrecklichen acht Monaten Reise wurde die englische Fahne am 26. Januar 1788 an dem Ort aufgestellt, wo heute Sydney liegt.

Die Ureinwohner, die Aborigines, wurden mit der Besiedlung der Europäer vertrieben, wenn nicht fast ausgerottet, da die Briten das Land für sich beanspruchten. Die Jagdgebiete der Aborigines wurden durch die Ansiedlung der Briten gestört und ihre Wasserlöcher zerstört. Außerdem forderten Krankheiten wie z. B. Influenza, Masern, Windpocken oder Tuberkulose viele Opfer unter den Ureinwohnern.

Auch heute noch sind etwa 75% der Australier britischer oder irischer Herkunft, 20% kommen aus anderen Teilen Europas, 3,5% aus Asien oder Afrika. Die Ureinwohner Australiens stellen mit etwas über 1% nur eine Minderheit in der australischen Bevölkerung dar.

Der Australische Staatenbund, das *Commonwealth of Australia* wurde 1901 gegründet. Diese Föderation, bestehend aus den sechs verschiedenen Kolonien, wurde erst nach jahrelangen Debatten über die verschiedensten Themen für gut erklärt. Die australische Föderation besteht heute aus sechs Bundesstaaten (Queensland, New South Wales, Victoria, Tasmania, South Australia, Western Australia) und zwei sich selbstverwaltenden Territorien (Australian Capital Territory und Northern Territory).

Australien ist Mitglied des *British Commonwealth of Nations* und hat eine parlamentarisch-demokratische Monarchie. Queen Elizabeth II. ist das formelle Oberhaupt. Sie ernennt einen *Governor General*, seit Juli 2001 Peter Hollingworth. Das Parlament besteht aus dem *House of Representatives*, in dem jeder Staat bzw. Territorium prozentual zur Bevölkerungsdichte repräsentiert ist, und dem *Senate*, der aus 12 Abgeordneten aus jedem Staat und zwei Delegierten aus jedem Territorium, besteht. Der *Governor General* ernennt den Vorsitzenden der Mehrheitspartei im *House of Representatives* zum *Prime Minister*. Die zwei größten Parteien sind die *Labor Party* und die *Liberal Party*.

Das Klima Australiens wird von seiner Lage auf der Südhalbkugel zwischen den gemäßigten Breiten und den Tropen bestimmt. Die Jahreszeiten sind dementsprechend denen der nördlichen Halbkugel entgegengesetzt. Frühling ist in Australien von September bis November, Sommer von Dezember bis Februar, Herbst von März bis Mai und Winter von Juni bis August.

Das Land weist extreme Temperaturunterschiede auf. Neben weiten fruchtbaren Landschaften kommen auch ausgedehnte Wüstengebiete vor. Abgesehen von der Antarktis ist Australien der trockenste Kontinent.

Zu den Nationalsportarten gehören *Cricket* – vor allem im Sommer – und *Australian Rules Football* oder *Rugby* im Winter. Das *Footy Fever* bricht dann besonders in Western Australia, South Australia und Victoria aus, wohingegen in New South Wales und Queensland traditionell eher *Rugby* gespielt wird. Highlight ist sicherlich das große Finale der *AFL* (*Australian Football League*) Anfang September in Melbourne. Ein Besuch ist sehr empfehlenswert, schon allein, um die Atmosphäre eines solchen Spieles kennen zu lernen.

Bundesstaaten und Territorien

Australien ist eine relativ junge Nation. Da Australien erst vor ca. 200 Jahren von den Europäern entdeckt wurde, hat die Immigration wesentlich zur Entwicklung der australischen Gesellschaft beigetragen. Einwanderer haben bei der Schaffung des modernen Australiens einen wichtigen Beitrag geleistet. Seit 1945 sind fast 5,5 Millionen Menschen nach Australien gekommen. Ca. 40% der gesamten Bevölkerung wurden im Ausland geboren oder sind Kinder von Einwanderern.

Ungefähr die Hälfte der Australier wohnt in einer der drei größten Städte Australiens, Sydney, Melbourne oder Brisbane. Schon allein aus diesem Grund lebt der Großteil der Bevölkerung an oder in der Nähe der Küste.

Weite Teile des trockenen Inlands sind nur sehr dünn besiedelt. Die Versorgung der Bevölkerung in den entlegenen Gemeinden ist eine große Aufgabe für die Bundesstaaten und Territorien. Aber auch in den abgelegenen Siedlungen hat die Bevölkerung einen hohen Lebensstandard, so dass Elektrizität, fließendes Wasser, Telefon und Fernsehen fast überall vorhanden sind.

Kinder auf abgelegenen Farmen erhalten Schulunterricht über Funk bzw. Internet. Die grundlegende Gesundheitsversorgung vor Ort wird durch die *Flying Doctors* gewährleistet. Als es den *Royal Flying Doctor Service* (*RFDS*) noch nicht gab, bedeutete eine schwere Erkrankung im australischen *Outback* mit hunderten von Kilometern Entfernung vom nächsten Krankenhaus meist den sicheren Tod.

Neben den Notfalleinsätzen bietet der *RFDS* auch regelmäßig Kliniktage an. An diesen Tagen können die Bewohner der entlegenen Gebiete einen Arzt aufsuchen, um die „kleineren" Erkrankungen des Alltags behandeln zu lassen bzw. um einen Rat einzuholen. Finanziert wird der *RFDS* zu 80% aus staatlichen Mitteln, der Rest muss über Sponsoren finanziert werden.

Queensland

 www.qld.gov.au

Queensland liegt im Nordosten Australiens und reicht von der gemäßigten Klimazone bis in die Tropen. Im Süden liegt die Hauptstadt Brisbane mit ca. 1,3 Millionen Einwohnern. Im Norden befindet sich die zweitgrößte Stadt von Queensland, Cairns. Zwischen diesen beiden Städten erstrecken sich die von Touristen heiß begehrten Strände und vor allem auch die Partyhochburgen für *Backpacker*.

Vor der Küste im Osten erstrecken sich die Korallen des Great Barrier Reefs, die Touristenattraktion schlechthin.

Im Landesinneren von Queensland gibt es neben Regenwaldgebieten auch die ersten Anfänge des *Outback*.

New South Wales

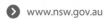 www.nsw.gov.au

New South Wales (NSW) liegt im Südosten des Kontinents. Heute ist NSW, bedingt durch die Hauptstadt Sydney, der bevölkerungsdichteste Staat Australiens. Sydney ist die größte Stadt Australiens mit ca. 3,7 Millionen Einwohnern. Neben dem weltberühmten *Opera House* und der *Harbour Bridge*, die den einzigartigen Naturhafen überspannt, sind die Surfer- und Partystrände *Bondi Beach* und *Cooggee Beach* ein absolutes Muss für jeden Besucher. Im Jahr 2000 wurden in Sydney die olympischen Sommerspiele ausgetragen. In den olympischen Stätten außerhalb der Stadt finden auch heute noch zahlreiche Sportveranstaltungen statt.

Nördlich und südlich von Sydney erstrecken sich entlang der Küste unzählige Strände zum Schwimmen, Surfen oder Relaxen.

In den *Blue Mountains* liegt der höchste Berg Australiens, der Mount Kosciuszko mit 2 228 m. Dort kann man im Winter Ski fahren oder im Sommer wandern. Im trockenen Westen von New South Wales beginnt wieder das *Outback* mit zum Teil extremer Hitze, vor allem im Sommer.

Australian Capital Territory

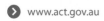 www.act.gov.au

Als politischer Kompromiss zwischen Sydney und Melbourne wurde 1911 innerhalb von New South Wales das Australian Capital Territory für die Hauptstadt Canberra geschaffen. Canberra wurde von dem Architekten Walter Burley Griffin entworfen. Sein Vorschlag wurde unter 137 anderen ausgewählt und 1913 begannen die ersten Arbeiten. Üppig angelegte weite Alleen, riesige Grünanlagen um einen aufgestauten See und die moderne Architektur vermitteln den Eindruck einer Weltmetropole. Jedoch wirkt die Hauptstadt Australiens mit den ca. 320 000 Einwohnern eher leer und sehr ruhig. Hauptarbeitgeber ist die Bundesregierung.

Victoria

 www.vic.gov.au

Victoria liegt an der Küste südlich von New South Wales. Es ist der kleinste, aber am dichtesten besiedelte Bundesstaat Australiens. Hauptstadt ist Melbourne mit ca. 3 Millionen Einwohnern.

1956 fanden in Melbourne die olympischen Sommerspiele statt. Sportereignisse wie die *Australian Open*, der Formel-1-Grand-Prix und das Endspiel im *Australian Football* ziehen jedes Jahr Tausende von Zuschauern an.

Zu den touristischen Attraktionen von Victoria gehören die atemberaubende *Great Ocean Road* mit der Felsenformation *Twelve Apostels* und historische Siedlungen aus Goldgräberzeiten im Norden von Victoria. Östlich von Melbourne liegt Phillip Island mit seinen Pinguinkolonien.

Tasmania

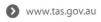 www.tas.gov.au

Tasmanien ist eine kleine Insel südlich des Festlandes und nur durch Fähre oder Flugzeug vom Festland aus zu erreichen. Die Hauptstadt ist Hobart mit knapp 200 000 Einwohnern.

Hochseeregatten, die von Melbourne oder Sydney ausgehen, sowie Naturparks mit unberührter Landschaft und historische Stätten bringen jedes Jahr viele Touristen nach Tasmanien.

South Australia

 www.sa.gov.au

Eine private Kolonisierungskommission organisierte ab 1836 die Besiedlung von Südaustralien. In der Hauptstadt Adelaide mit ca. 1 Million Einwohnern finden sich noch viele koloniale Gebäude. Adelaide ist die erste komplett geplante Stadt Australiens und oft nur Zwischenstopp für Touristen auf der Reise von Melbourne ins australische *Outback* bzw. nach Alice Springs.

Südaustralien ist auch berühmt für den Weinanbau. Im Norden beginnen die trockenen Buschgebiete und Wüsten Zentralaustraliens mit Niederschlägen unter 300 mm/Jahr.

Western Australia

 www.wa.gov.au

Western Australia ist etwa so groß wie Westeuropa, hat aber nur eine Gesamtbevölkerung von ungefähr 2 Millionen Einwohnern. Hauptstadt ist Perth mit rund 1,2 Millionen Einwohnern und auch der verbleibende Rest der Bevölkerung hat sich an der Küste in der Nähe von Perth angesiedelt, so dass riesige Flächen Westaustraliens unbewohnt sind.

1987 wurde zum erstenmal außerhalb Amerikas der Segelwettbewerb um den *America's Cup* in Perth ausgetragen. Wirtschaftlich ist der Staat vor allem durch die Erschließung riesiger Rohstoffvorkommen geprägt. Im trockenen Landesinneren finden sich einige der ältesten Felsenformationen der Erde.

Northern Territory

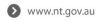 www.nt.gov.au

Das Nordterritorium erstreckt sich über die extremsten Regionen des Landes. Fast 60% der nur etwa 200 000 Einwohner leben in der Hauptstadt Darwin an der Nordküste. Der Rest des rund 1,3 Millionen km² großen Territoriums ist somit sehr dünn besiedelt. Die Entfernungen zwischen den einzelnen Städten bzw. Siedlungen ist für uns Europäer nur schwer vorstellbar. Eine Tagesfahrt mit dem Auto, ohne auch nur an einer Stadt vorbeizukommen, ist im Northern Territory keine Seltenheit.

Alice Springs ist die bedeutendste Siedlung im Inland. Südwestlich davon erhebt sich der berühmte Uluru (*Ayers Rock*), ein Sandsteinmonolith, der für die Urbevölkerung eine heilige Stätte darstellt. Die Aborigines stellen im Northern Territory einen größeren Anteil der Gesamtbevölkerung als im Rest von Australien.

1.2   Gesundheitssystem

In Australien wird unterschieden zwischen staatlicher und privater Krankenversicherung.

Die staatliche Krankenversicherung *Medicare* wird über Beiträge finanziert, die automatisch in die Steuersätze mit eingerechnet werden. Diese Beiträge sind im Vergleich zu denen in Deutschland zwar sehr niedrig, andererseits sind die Leistungen auch stark eingeschränkt bzw. nicht vorhanden. So kann es durchaus vorkommen, dass man auf einen elektiven Eingriff über ein Jahr warten muss, bevor man einen Termin in einem der öffentlichen Krankenhäuser bekommt.

Die Behandlung in öffentlichen Krankenhäusern ist demnach für Australier kostenlos. Jedoch müssen sie für Zahnarztbesuche, Physiotherapie oder z. B. Krankentransporte selber zuzahlen.

Medicare übernimmt z. B. auch nur dann die Spezialisten- bzw. Facharztbehandlung, wenn der Patient von einem *general practitioner* (*GP*) vorher überwiesen worden ist.

Die freie Arztwahl steht nur Privatpatienten zu, die zusätzlich eine private Zusatzversicherung haben.

Man sollte beachten, dass nur australische Bürger und diejenigen, die eine dauerhafte Aufenthaltsgenehmigung haben, versichert sind.

Wer nur ein zeitlich begrenztes Visum hat – also unter anderem auch Famulanten und PJler – ist nicht über *Medicare* versichert.

❗ Unbedingt vorher eine deutsche Auslandskrankenversicherung beantragen.

1.3   Medizinstudium

Bewerbung

Bevor man sich nun auf das Verfassen von Bewerbungsschreiben stürzt, sollte man sich darüber im Klaren sein, was man will:

Soll es ein Krankenhaus in einer der großen Städte wie Sydney oder Melbourne sein oder doch lieber in einem kleineren Ort? Soll es bzw. muss es ein Lehrkrankenhaus der Uni sein (wegen der Anerkennung des PJ-Tertials)? Soll es in der Nähe des Strands sein? Oder im *Outback*? Oder will ich gar bei den *Flying Doctors* mitfliegen?

Adressen

Um Adressen zu bekommen, kann man sich unter anderem an den ASTA, die Fachschaften und den Deutschen Famulantenaustausch (dfa) wenden. Auch beim jeweils zuständigen Landesprüfungsamt kann man sich Krankenhauslisten besorgen. Hierbei handelt es sich dann um bereits anerkannte Krankenhäuser, an denen man ohne Bedenken ein PJ-Tertial ableisten kann.

Hilfreich sind auch die Universitäten in Australien, die Informationen bzw. Adressen über verschiedene Krankenhäuser in den jeweiligen Städten zur Verfügung stellen:

Monash University
871 Dandenong Road
Caulfield East VIC 3145
Australia
www.med.monash.edu.au
monint.admissions@adm.monash.edu.au
Tel. 011 61 3 9903 2311
Fax 011 61 3 9903 2430

University of Melbourne.
Admissions Officer
Parkville VIC 3010
Australia
www.medfac.unimelb.edu.au/med/medicine.asp
Enquiries@medicine.unimelb.edu.au
Tel. 011 61 3 9344 5890
Fax 011 61 3 9347 7084

University of Adelaide
International Programs Office
Adelaide SA 5005
Australia
www.health.adelaide.edu.au/info/med.html
international.programs@registry.adelaide.edu.au
Tel. 011 61 8 8303 5252
Fax 011 61 8 8232 3741

University of New South Wales
International Office
Sydney   NSW 2052
Australia
www.med.unsw.edu.au
G.Rees@unsw.edu.au
Tel. 011 61 2 9385 6996
Fax 011 61 2 9313 7382

University of Newcastle
International Student's office
Callaghan NSW 2308
Australia
www.newcastle.edu.au
Io@newcastle.edu.au
Tel: 011 61 2 4921 6395
Fax 011 61 2 4960 1766

University of Western Australia
International Centre
Nedlands WA 6907
Australia
www.meddent.uwa.edu.au
Icweb@acs.uwa.edu.au
Tel: 011 61 8 9380 3939
Fax 011 61 9382 4071

Das Bewerbungsschreiben

🛑 Bei allem gilt: Je früher man sich um einen Platz bewirbt, desto besser!
Also am besten ca. ein Jahr vor dem beabsichtigten Auslandsaufenthalt anfangen.

Das erste Anschreiben bzw. die erste Anfrage – wahrscheinlich am einfachsten per E-Mail – sollte kurz und knapp sein.

Folgendes sollte allerdings auch schon im ersten Anschreiben nicht fehlen:
1. Anschreiben mit Angabe von beabsichtigter Dauer, Zeitraum, Fachrichtung.
2. Tabellarischer Lebenslauf mit:
   - Angaben zur Person mit Name, Geburtsdatum, Adresse, Telefonnummer, Faxnummer (falls vorhanden) und E-Mail-Adresse
   - Schulausbildung, Grundschule, Gymnasium, ggf. Auslandsaufenthalt während der Schulzeit
   - Hochschulausbildung mit Datum von Physikum, erstem und zweitem Staatsexamen
   - Praktische Erfahrungen, d. h. bereits absolvierte Famulaturen oder PJ-Tertiale mit Datum und Fachrichtung
   - Thema der Doktorarbeit
   - Persönliche Interessen („Hobbies")

Eine ausführlichere Bewerbung an die Universität bzw. direkt an den jeweiligen Chefarzt kann dann folgen, wenn sich die Universität in Australien auf das erste Anschreiben gemeldet hat und Interesse zeigt bzw. wenn noch Plätze in der gewünschten Fachrichtung zur Verfügung stehen.

Das zweite, ausführlichere Anschreiben sollte unter anderem beinhalten:
1. Motivation für einen Auslandsaufenthalt
2. Interesse an Australien
3. Kurze Beschreibung der üblichen Tätigkeiten eines Famulanten bzw. PJlers in Deutschland; dies ist vor allem wichtig, wenn man sich an einem kleineren Krankenhaus bewirbt, da diese Häuser meist nicht so häufig PJler oder Famulanten aus Deutschland haben.
4. Hilfreich ist auch, wenn man die „guten" Englischkenntnisse durch ein Sprachzeugnis nachweisen kann bzw. wenn man wirklich schon mal für einen längeren Zeitraum im englischsprachigen Ausland war.

Solch ein Sprachzeugnis braucht man übrigens auch, wenn man einen Fahrtkostenzuschuss beim dfa beantragen will. Unterlagen dazu kann man dort anfordern (www.famulantenaustausch.de oder Deutscher Famulantenaustausch, Godesberger Allee 54, 53175 Bonn, Tel: 0228/375340, Fax: 0228/8104115). Das Institut für Anglistik (an den Heimatuniversitäten) bietet meistens Termine für solch ein Gespräch an.

Ein Empfehlungsschreiben von Doktormutter bzw. -vater oder/und ein Schreiben des Dekans sollten die schriftliche Bewerbung ergänzen.

Ein Empfehlungsschreiben von einer vertrauten Person, d. h. also Doktormutter bzw. -vater oder auch ein Chefarzt oder Oberarzt von einem Krankenhaus, in dem schon eine Famulatur bzw. ein PJ-Tertial absolviert worden ist, ist dabei sicherlich besser bzw. aussagekräftiger als ein vorgefertigtes und nicht besonders individuelles Empfehlungsschreiben des Dekans.

Fahrtkostenzuschuss

Unbedingt sollte man sich vor der Abreise auch um einen Fahrkostenzuschuss beim Deutschen Akademischen Austauschdienst (DAAD) bzw. dfa bemühen. Bedingungen dafür sind:
1. Erfolgreich abgelegtes 1. Staatsexamen,
2. Dauer des Aufenthaltes mindestens 60 Tage,
3. eine bereits abgeleistete vierwöchige Famulatur,
4. Nachweis ausreichender Sprachkenntnisse (Sprachzeugnis),
5. Zusage der Gastklinik (vor der Abreise).

Anerkennung in Deutschland

Wichtig ist, sich darum kümmern, dass die abgeleistete Famulatur bzw. das PJ-Tertial vom zuständigen Landesprüfungsamt anerkannt wird.

🛈 Vorher Rücksprache mit zuständigem Landesprüfungsamt halten!

Allgemein gilt für Auslandsfamulaturen, dass sie an Krankenhäusern oder Universitätskliniken in Abschnitten von mindestens drei Wochen in ganztägiger Beschäftigung absolviert werden müssen. Der ärztliche Leiter der Abteilung/ Chefarzt muss die Famulatur mit Unterschrift und Stempel bzw. Siegel der Einrichtung bescheinigen. Einen solchen Vordruck kann man gegebenenfalls auch schon mit den Bewerbungsunterlagen zur Information des Chefarztes mitschicken. Dieser weiß dann schon vorher, was er am Ende unterschreiben muss. So lassen sich Unstimmigkeiten von Anfang an verhindern.

Etwas komplizierter ist die Anerkennung des PJ-Tertials. Das Tertial muss die vorgeschriebenen Lehrinhalte bzw. die praktischen Kliniktätigkeiten im letzten Studienjahr beinhalten und 16 Wochen lang sein. Außerdem muss es an einer Universitätsklinik bzw. an einem Lehrkrankenhaus einer Universität absolviert werden. Auch hier gilt es besser im Voraus abzuklären, ob das Krankenhaus auf der Liste des zuständigen Landesprüfungsamtes steht. Meist hat der PJ-Beauftragte an der Heimatuniversität eine solche Liste von bereits genehmigten Häusern im Ausland. Ansonsten muss man sich mit dem zuständigen Landesprüfungsamt in Verbindung setzen und dort gezielt nachfragen.

Im Krankenhaus

Das Krankenhausleben bzw. -system ist dem britischen sehr ähnlich. Man unterscheidet zwischen *head of department, consultant, registrar, resident* und *intern*.

Die hierarchischen Strukturen sind nicht so ausgeprägt wie in Deutschland. Für Fragen der Studenten nehmen sich die erfahrenen Ärzte gerne Zeit. Die Chefärzte und Oberärzte erklären gut, gerne und ausgiebig. Durch die freundliche und offene Art der Australier wird man außerdem schnell Teil des Stationsteams.

Das Pflegepersonal in Australien übernimmt viele Aufgaben, die in Deutschland Aufgaben der Ärzte sind. Daher kommt das „Mitanpacken" bzw. das „praktische Lernen" vor allem an privaten Krankenhäusern für deutsche Famulanten und PJler zu kurz. Das theoretische Wissen wird aber besonders patientenorientiert vermittelt. Regelmäßig finden interessante Fortbildungsveranstaltungen, Fallvorstellungen und Röntgenbesprechungen statt, zu denen man immer herzlich willkommen ist.

In Australien ist der Beruf des Arztes, sofern man nicht im OP operiert, eher „denkorientiert". Die praktische Ausführung des Therapieplanes übernehmen häufig die Schwestern und Pfleger. Die Ausbildung des Pflegepersonals ist in Australien ein Studium. Viele Schwestern und Pfleger spezialisieren sich daher genauso wie in Deutschland die Ärzteschaft. Sonographische Untersuchungen werden dementsprechend von einer Pflegekraft durchgeführt.

Entsprechend der Aufgabenverteilung unterscheidet sich auch die Kleiderordnung im Krankenhaus sehr von der deutschen, passt allerdings gut zu den Aufgabengebieten eines Arztes. Ärzte tragen meist einen Anzug mit Krawatte und

Ärztinnen einen Rock mit Bluse bzw. einen Hosenanzug. Kittel werden kaum getragen. Man sollte daher unbedingt vor Abreise die Kleiderordnung mit der Kontaktperson abklären.

Studiengebühren

Die Kosten sind (wie überall) unterschiedlich. Während die kleineren Krankenhäuser, vor allem natürlich auch außerhalb der großen Städte, und die Privatkliniken meist kein Geld verlangen, kann ein PJ-Tertial an einem Universitätskrankenhaus richtig teuer werden.

Eine Famulatur, die **4–8 Wochen** dauert, kann bis zu **500 A\$** kosten (in 2004).

Da aber ja ein PJ-Tertial 16 Wochen lang ist, darf man nicht annehmen, dass dieses dann nur das Doppelte kostet. Die Universitäten lassen sich dieses leider richtig gut bezahlen, mit bis zu **600 A\$/Woche**. Insgesamt kann dann ein PJ-Tertial **mehr als 5000 €** kosten!

❶ Unbedingt vorher nach dem Preis fragen und gegebenenfalls nach günstigeren Alternativen (Privatkliniken, Krankenhäuser außerhalb der großen Städte!) weitersuchen.

1.4 Visum

Wenn dann die ersehnte Zusage aus Australien kommt, gilt es, bei der australischen Botschaft ein Visum zu beantragen.

> Australische Botschaft
> Wallstrasse 76–79
> 10179 Berlin
> Tel. 030/880088-0
> Fax: 030/880088-210
> info@australian-embassy.de
> www.australian-embassy.de

Bei einer Famulatur, die länger als drei Monate dauert bzw. für ein PJ-Tertial, muss man ein *educational-(temporary)-subclass-442-(occupational trainee)*-Visum beantragen.

Dabei ist zu beachten, dass das australische Krankenhaus ein Formular zur Nominierung für ein solches Visum beim *Department of Immigration and Multicultural Affairs* (DIMA) in Australien anfordern muss. Erst wenn dieses Formular in Deutschland angekommen ist, kann man die vollständigen Unterlagen nach Berlin schicken. Weiterhin werden benötigt:

1. Gültiger Reisepass
2. Passfoto
3. Ärztliches Attest und Röntgen-Thorax-Aufnahme (diese Untersuchungen können nur bei einem Vertragsarzt der Botschaft gemacht werden; eine Liste dieser Vertragsärzte findet man auf der Homepage der australischen Botschaft in Deutschland, Adresse s. o.)
4. Nachweis über ausreichende finanzielle Mittel (dabei muss der zur Verfügung stehende Betrag angegeben werden)

1.5   Unterkunft

Bei der Suche nach einer geeigneten Unterkunft ist das Krankenhaus meist hilfreich. Oft kann man im Schwesternwohnheim oder Studentenwohnheim ein Zimmer mieten. Falls einem das nicht angeboten wird oder so etwas nicht zur Verfügung steht, kann man ruhig auch noch mal die Kontaktperson (den Arzt, die Sekretärin des Chefs, die Bearbeiterin im Studentensekretariat o. ä.) direkt um Hilfe bitten. Die Australier sind sehr hilfsbereit.

Findet man nun trotzdem nichts, kann man die ersten Tage z. B. auch in einem *Backpacker* günstig übernachten und sich dann vor Ort etwas suchen.

Ausführliche *Backpacker*-Tipps gibt es u. a. im „*Lonely Planet Australia*" oder im „*Let's go Australia*" (diese beiden Reiseführer sind auch sonst sehr zu empfehlen!).

In diesen *Backpackern* findet man am „schwarzen Brett" dann unter Umständen schon das erste Auto, ein günstiges Zimmer für einen längeren Zeitraum oder auch sonstige Tipps und Tricks.

1.6   Kosten

Zu den gegebenenfalls anfallenden Studiengebühren kommen zusätzlich:

1. Das nicht besonders günstige Flugticket (je früher man bucht, desto günstigere Angebote findet man!),
2. Kosten für Unterkunft und Verpflegung (diese Lebenshaltungskosten sind ähnlich wie in Deutschland),

3. evtl. Kosten für ein Leihauto (wer 16 Wochen bleibt, sollte sich überlegen, ob sich nicht ein Autokauf mehr lohnt?),
4. Geld für Sehenswürdigkeiten, Ausflüge, Inlandsflüge.

1.7 Tipps und Tricks

Weitere interessante und hilfreiche Adressen

www.flyingdoctor.net
www.health.gov.au/struct.htm (das australische Gesundheitsministerium)
www.whitepages.com.au (die „gelben Seiten" Australiens zur gezielten Adressensuche)
www.famulantenaustausch.de
www.daad.de
www.ranke.heinemann.de/index.html (die Vertretung des australischen Hochschulverbundes IDP Education Australia in Deutschland)
www.about-australia.com
www.atn.com.au
www.global.australia.com

2 Großbritannien

T. Sellmann

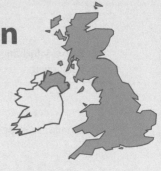

Offizieller Name	Vereinigtes Königreich Großbritannien und Nordirland
Geografische Lage	Europa 2°O–8°W/49°N–62°N; 67°W–172°W/24°N–72°N
Hauptstadt	London 83° 24' W 39° 32' N
Größte Stadt	London (7 700 000 Einwohner)
Amtssprache	Englisch, Walisisch
Codes	GB, GBR, www.*.uk, .gb
Grenze gesamt	360 km (Irland)
Gesamtfläche	244 820 qkm
Landfläche	241 590 qkm
Wasserfläche	470 131 qkm
Küstenlinie	12 429 km
Angrenzende Länder	Irland 360 km
Tiefster Punkt	Fenland -4 m
Höchster Punkt	Ben Nevis 1 343 m
Währung	1 Pfund Sterling (£) =100 New Pence (p)
Unabhängigkeit	Der Name „Vereinigtes Königreich von Großbritannien und Nordirland" wurde im Jahre 1927 übernommen
Nationalfeiertage	2. Samstag im Juni (Queen's Birthday), England: 23. April (Hl. Georg), Schottland: 30. November

	(Hl. Andreas),
	Wales: 1. März (Hl. David)
Zeitverschiebung	-1 Stunde (MEZ)
Religionen	Christen 65,9%
	Konfessionslose 29,0%
	Sonstige (Moslems, Hindu, Sikhs)
	4,0%
Ethnische Gruppen	Census 2001:
	Engländer (Briten) 87,5%
	Schotten 7,0%
	Iren 1,2%
	Walliser 2,0%
	Sonstige (Inder, Pakistani, Schwar-
	ze, Asiaten) 4,0%
	(http://www.statistics.gov.uk/Stat-
	base)
Bevölkerung:	58, 8 Mio (2004)
0–14 Jahre	18,89%
15–64 Jahre	65,41%
über 65 Jahre	15,70%
Bevölkerungswachstum	0,30%
Geburtenrate	11.34 Geburten/1 000 Einwohner
Geburten je 1000 Einw.	11,54
Kinder je Frau	1,73 Kinder/Frau
Sterberate	10,3 Todesfälle/1 000 Einwohner
Kindersterblichkeit	5,45 Todesfälle/1 000 Lebendge-
	burten
Geschlechterverhältnis:	
bei Geburt	1,05 Frauen/Männer
unter 15 Jahre	1,05 Frauen/Männer
15–64 Jahre	0,98 Frauen/Männer
65 und darüber	0,72 Frauen/Männer
Gesamtbevölkerung	0,96 Frauen/Männer
Lebenserwartung Männer	75,29 Jahre
Lebenserwartung Frauen	80,84 Jahre
Analphabeten	4,50%

2.1 Land und Leute

Zunächst folgt ein kurzer Überblick über wichtige historische Daten der Insel. Als Großbritannien wird der Staat bereits seit dem 18. Jahrhundert bezeichnet. Die ursprüngliche Bezeichnung „Britannia" reicht jedoch zurück auf die Gallier und Römer, die die keltischen Bewohner der Inseln „Britanni", abgeleitet vom keltischen *brith*, nannten. *Brith* bedeutet übersetzt buntfarbig oder gefleckt, da bei den Kelten die Sitte herrschte, ihre Körper bunt anzumalen.

55-54 v. Chr.	Julius Cäsar erobert Britannien
1. bis 5. Jh.	Britannien wird römische Provinz bis zum Niedergang des weströmischen Reiches
5. und 6. Jh.	Völkerwanderung: Angeln, Sachsen, Friesen und Niederfranken besiedeln das von Kelten bewohnte Britannien
ab 7. Jh.	Christianisierung
8. und 9. Jh.	Entwicklung der englischen Sprache; Verdrängung der keltischen Bevölkerung in Randgebiete; Einfall von Wikingern
1066	Wilhelm der Eroberer besiegt bei Hastings König Harold II
1215	Magna Charta unter König Johann
1534-1540	Reformation, Bruch der englischen Kirche mit Rom unter Heinrich VIII
1536-42	Union Englands mit Wales
17. Jh.	Beginn kolonialer Expansion nach Nordamerika und Indien
1642-1651	Bürgerkriege zwischen Parlament und Krone
1660	Wiederherstellung der Monarchie, aber Verlust ihres Ansehens
1688/89	*Glorious Revolution/Declaration of Rights*: Beschränkung monarchischer Macht durch das Parlament
1707	*Acts of Union* vereinigen die Parlamente Englands und Schottlands
1775-1783	Unabhängigkeitskrieg: Verlust der 13 amerikanischen Kolonien
1760-1830	Frühe Industrialisierung, Großbritannien wird führende See-, Handels- und Kolonialmacht; das *Empire* umfasst 200 Mio. Menschen
1801	Union Großbritanniens mit Irland: Vereinigtes Königreich
1837-1901	Königin Victoria: Vereinigtes Königreich steigt zur führenden Wirtschaftsmacht auf
frühes 20. Jh.	*Labour Party* (Arbeiterschaft); Wahlrecht für alle Männer; allg. Wahlrecht für Frauen ab 1928
1918-1933	Umgestaltung des *Empire* in ein *Commonwealth of Nations*

1947	Indien und Pakistan unabhängig, infolge Auflösung des Commonwealth als Kolonialgebilde
1952	Amtsantritt Elisabeth II
1973	EG-Beitritt
1979-1990	Thatcher: Privatisierung, Deregulierung, Zerschlagung der Gewerkschaftsmacht, Abbau des Wohlfahrtsstaates, Inflationsbekämpfung
1997	Tony Blair aus der *Labour* Partei wird Premierminister

In Großbritannien werden drei Sprachen gesprochen: Englisch, Gälisch und Walisisch. Die englische Sprache leitet sich von den westgermanischen Sprachen ab. Durch die Ankunft von Angeln und Friesen im 5. und 6. Jahrhundert n. Chr. drängte das von ihnen gesprochene Angelsächsisch die keltischen Mundarten der Ureinwohner zurück und entwickelte sich, u. a. auch beeinflusst vom Dänischen, zu einer heute als Altenglisch bezeichneten Form. In der Zeit um das 14. Jahrhundert herrschte das Anglonormanische (Französisch-Germanisch) an Hof und Verwaltungen, aber auch an Schulen, Gerichten und Kanzleien vor. Diese Form bezeichnet man heute als Mittelenglisch (1066–1500), die neueren Formen in späteren Jahrhunderten als Neuenglisch. Englisch ist heute die Muttersprache von mehr als 350 Mio. Menschen.

Gälisch (oder Ersisch oder auch schottische Sprache) ist eine in Schottland um das 5. Jahrhundert von den Iren eingeführte Sprache, die zum Beispiel durch ihre alten Balladen und Bardenlieder nachdrücklich das englische und westeuropäische Schrifttum beeinflusst hat.

Walisisch (oder auch Kymrisch, Welsh) gehört zum britannischen Zweig der inselkeltischen Sprachen und wird in Wales noch heute von fast 1 Million Menschen gesprochen. Daneben existiert Englisch als Amtssprache.

Die britischen Inseln bieten eine große Vielfalt aus unterschiedlichsten Landschaften und geologischen Formationen. Süd- und Mittelengland sind durch eine sanfte Hügellandschaft gekennzeichnet, Schottland, Wales, Nordirland, sowie der nördliche Teil Englands hingegen sind vielfach bergig und zerklüftet. Schottland bildet durch seine vorgelagerten Inseln, die äußeren Hebriden, Orkney- und Shetlandinseln, den nördlichen Abschluss Großbritanniens. Schottland teilt sich auf in die nördlich gelegenen Highlands, die Lowlands in Mittelschottland und die Southern Uplands im Süden. Der Ben Nevis (Cairngorm Mountains) bildet mit 1343 m den höchsten Punkt der britischen Inseln, den tiefsten Punkt bildet Fenland mit -4 m (Manea-Cambridgeshire). Eine natürliche Grenze zwischen England und Schottland bilden die Cheviot Hills im Süden Schottlands. Im Nordwesten liegen die Cambrian Mountains und der Lake-District, im Nordosten finden sich die Moore von North Yorkshire. Weiter südlich verwandelt sich Mittelengland in eine Hügellandschaft, die nach Osten hin zunehmend flacher wird. Der Ursprung der Themse, Großbritanniens längstem Fluss, liegt in den Cotswold Hills des südlichen Mittelenglands, von wo aus sie südöstlich nach London fließt, um schließlich in die Nordsee zu münden.

Wales, westlich von Mittelengland, wird im Norden durch die Irische See, westlich durch den St.-George-Kanal und südlich durch den Bristol-Kanal begrenzt. Die Landesmitte wird durch die Cambrian Mountains beherrscht. Der zweitlängste Fluss Großbritanniens, der Severn, entspringt ebenfalls hier und mündet in den Bristol-Kanal. Weiter westlich, jenseits der Irischen See, liegt die Insel Irland. Die Republik Irland bedeckt etwa 85% des Gebietes, der Rest gehört zu den sechs britischen Provinzen von Nordirland im Nordosten der Insel.

Das „typische" englische Wetter (Regen, Nebel, eher mild) erklärt sich durch den Golfstrom: Warme Luftmassen des Golfs und aus Westafrika stoßen häufig auf feuchtkalte isländische und arktische Strömungen und erzeugen so die typischen Wetterturbulenzen und häufige Regenfälle.

Es gibt viele Religionen in Großbritannien, wobei sich dieses durch die Rolle des *Empire* im *Commonwealth of Nations* erklären lässt: Die Mehrheit stellen Christen, gefolgt von Konfessionslosen, Muslimen, Hindus, Sikhs und Juden.

Die offizielle Staatsführung obliegt seit 1952 Königin Elisabeth II., die gleichzeitig auch das Oberhaupt des *Commonwealth of Nations* ist und somit auch weitreichende Befugnisse in anderen Mitgliedstaaten (z. B. Kanada, Australien, Neuseeland) hat. Pro forma hat sie weiterhin den Oberbefehl über die Streitkräfte, schlägt den Premierminister vor und genießt volles Konsultationsrecht – offiziell handelt es hier also um eine Monarchie (des Hauses Windsor).

Die Regierungsführung jedoch obliegt dem Premierminister. Interessanterweise existiert für Großbritannien keine geschriebene Verfassung. Die Verfassungsordnung beruht auf ungeschriebenem Recht und einzelnen Gesetzen, darunter u. a. die Magna Charta (15.06.1215: zwischen König Johann I. ohne Land und Vertretern aufständischer Barone sowie der Kirche abgeschlossener Vergleich in 63 Artikeln, Durchsetzung von Rechten gegenüber dem Monarchen) und der Habeas-Corpus-Akt (1679: „Du habest den Körper"; Anfangsworte alter Haftbefehle. Unter König Karl II. erlassenes Staatsgrundgesetz, um willkürliche Verhaftungen einzuschränken sowie die Freiheit der Einzelnen zu garantieren. Niemand durfte mehr ohne richterliche Anordnung in Haft genommen oder gehalten werden). In Großbritannien gilt das allgemeine Wahlrecht ab 18 Jahre für das Zweikammer-Parlament: Das *House of Commons* (Unterhaus) mit 659 direkt gewählten Mitgliedern, sowie das *House of Lords*

(Oberhaus) mit 1223 Mitgliedern, darunter 763 Träger erblicher Adelstitel sowie 26 anglikanischer Bischöfe. Neuwahlen finden spätestens nach 5 Jahren statt, wobei der Wahltermin von der Regierung festgelegt wird. England stellt 529 Abgeordnete, Schottland 72, Wales 40 und Nordirland 18.

Seit etwa 150 Jahren besteht ein Zweiparteiensystem, bei dem sich, ungefähr mit dem Ende des 2. Weltkrieges die *Conservatives*, die konservative Partei, deren Wurzeln bis ins 17. Jahrhundert zurückreichen, mit der *Labour Party* (Arbeiterpartei), die Ende des 19. Jahrhunderts entstand, in der Regierung abwechseln. Ferner existieren noch einige regionale Parteien sowie die Liberaldemokratische Partei, die 1988 aus einem Zusammenschluss der einstigen Reformpartei der Liberalen und den von *Labour* abgespaltenen Sozialdemokraten hervorging, deren politische Bedeutung aber eher gering ist.

Großbritannien selbst gliedert sich in 47 Gemeinden mit Selbstverwaltung, 26 Grafschaften (z. B. Buckinghamshire oder Cornwall), 29 selbstständige Stadtteile in London (z. B. Camden, Croydon oder Greenwich), 12 Städte mit Selbstverwaltung (z. B. Birmingham, Liverpool oder Manchester), 10 Regionen, 12 Städte (z. B. City of Bristol, City of London oder Nottingham) sowie drei königliche Gemeinden (Kensington and Chelsea, Kingston upon Thames, Windsor and Maidenhead).

Die größten Städte sind London (7 Mio), Birmingham (1 Mio), Leeds (725 000), Glasgow (674 000), Sheffield (528 000), Bradford (482 000), Liverpool (470 000), Edinburgh (447 000), Manchester (432 000) und Bristol (400 000).

2.2 Gesundheitssystem

Der *NHS* (*National Health Service*), in seiner heutigen Form bestehend seit 1948, versorgt alle Personen mit Wohnsitz in Großbritannien weitgehend kostenfrei mit Gesundheitsleistungen. Aber auch für Touristen, sofern Sie Staatsangehörige eines EU-Mitgliedstaates sind (gültiger Reisepass bzw. Personalausweis) sind die *NHS*-Leistungen kostenfrei. Das auf dem Prinzip des Wohlfahrtstaates basierende System wird zu rund 80% aus dem Staatshaushalt bezahlt, nur ein geringer Teil wird über Sozialversicherungsbeiträge abgedeckt. Somit stellt der *NHS* eine echte Ausnahme in der Gesundheitspolitik westlicher Länder dar. Lediglich Zuzahlungen zu Rezepten, Brillen oder Zahnersatz müssen in Eigenleistung erbracht werden. Heute zählt der *NHS trust* ungefähr eine Million Beschäftigte allein in England und ist damit einer der größten zivilen Arbeitgeber in Europa. Jährlich werden ca. 80 Milliarden Euro benötigt, um die laufenden Kosten zu decken. Ungefähr 90% aller britischen Ärzte sind über den *NHS* beschäftigt; ihre Vertragskonditionen handelt jedoch die *BMA*

(*British Medical Association* – britischer Ärzteverband) mit Vertretern des Gesundheitsministeriums aus. Der *NHS* selbst steht unter direkter Regierungsverantwortung und wird durch die *NHSE* (*National Health Service Executive*) in den vier Gesundheitsministerien England, Schottland, Wales und Nordirland geleitet. In England gliedert sich die *NHSE* in acht *regional offices*, denen wiederum lokale *health authorities* (*HA*) unterstellt sind – diese *HA* erhalten vom *NHS* ein an der Zahl der zu versorgenden Einwohner bemessenes Budget.

In Großbritannien herrscht eine klare Aufteilung zwischen ambulanter und stationärer Versorgung: Im ambulanten Sektor gibt es ausschließlich Hausärzte (*general practitioner* – *GP*) und Zahnärzte. Weit über 90% aller Erstkontakte werden durch diese Berufsgruppen durchgeführt. Bedarf es einer weiteren oder fachärztlichen Meinung oder soll der Patient stationär aufgenommen werden, wird der Patient vom GP überwiesen. Als Alternative bleibt noch die Notaufnahme des nächsten *NHS trust hospitals*. Nahezu alle Krankenhausbetten finden sich in den *NHS*-Hospitälern, der Rest wird privat betrieben. Darüber hinaus genießen die britischen Krankenhäuser im eigenen Land auch nicht gerade das allergrößte Vertrauen: So soll der Standard britischer Trust-Krankenhäuser laut einer Umfrage der „Sun" schlechter sein als in der Dritten Welt. Schlechte hygienische Verhältnisse, unzureichende Ausstattung sowie zu lange Arbeitszeiten sind weitere Kritikpunkte.

Das größte Problem des britischen Gesundheitssystems ist der drohende finanzielle Kollaps, da dieses System seit Jahren chronisch unterfinanziert ist. Zu niedrig waren die Anpassungen an das Ausgabenwachstum: Während die OECD-Staaten im Jahr 2000 durchschnittlich 8% ihres BIP (Bruttoinlandsprodukt) für die Finanzierung ihrer Gesundheitssysteme aufwendeten, waren es in Großbritannien nur etwa 7,6% (im Vergleich Deutschland 10,8%) [Quelle: WHO-Studie 2001]. Dies führte zu einer massiven Flucht britischer Ärzte und Pflegepersonals ins Ausland, wo sie bessere Arbeitsbedingungen fanden. Dadurch und durch die rückläufigen Krankenhauskapazitäten bedingt, kam es zu den Versorgungsengpässen: Großbritannien hat die längsten Wartelisten Europas. Es kann durchaus vorkommen, dass elektive Eingriffe wie eine Hüft-TEP (Totalendoprothese) oder die Entfernung der Gallenblase im symptomfreien Intervall mehrere Monate dauert – es sei denn, der Patient bezahlt den Eingriff privat in einer der von vielen *consultants* (leitender Oberarzt, Chefarzt) geführten Privatkliniken (Wartezeit wenige Tage bis Wochen) oder er lässt sich auf Staatskosten ins europäische Ausland verfrachten. Diesem Zustand sollen geplante Neuerungen (seit 2000) entgegenwirken: Mit Hilfe zusätzlicher Steuermittel sollen die Ausgaben des *NHS* in den nächsten Jahren um 43% steigen. Zusätzlich soll das *National Institute for Clinical Excellence* (*NICE*) für eine möglichst kosteneffektive Medikamentenausgabe sorgen. Ferner sieht der Neuerungsplan des *NHS* vor:

1. Wartezeiten durch zusätzliches Personal zu verkürzen.
2. Lange Wartzeiten in der Notaufnahme (bis 14h!) abzuschaffen.
3. Ab 2005 soll die maximale Wartezeit für eine ambulante Behandlung maximal drei, bei stationärer Behandlung maximal sechs Monate (!) betragen. *„What an achievement!"*

Bei beabsichtigter Inanspruchnahme privatärztlicher Leistungen wird wegen der sehr hohen Kosten empfohlen, vor der Einreise nach Großbritannien eine Kranken- und Rücktransportversicherung abzuschließen.

2.3 Medizinstudium

Das Medizinstudium in Großbritannien beginnt der Student in spe, nachdem er seine A-Levels, respektive seinen *„Bachelor of Science"* in der Tasche hat. Ähnlich dem deutschen Studium müssen auch britische Studenten zunächst eine Vorklinik absolvieren, bevor sie dann, gestärkt durch zahlreiche *„clinical attachments"* (Stationsrotationen) nach fünf Jahren als *JHO* (*junior house officer*, entspricht dem ehemaligen AIP) in die Klinik entlassen werden, wobei Sie in dieser Position noch „relativ" wohlbehütet sind. Gemäß Vorgaben wird dieses erste Jahr klinischer Erfahrung geteilt: Üblich sind sechs Monate Chirurgie sowie sechs Monate Innere Medizin. Gelegentlich kann das Jahr auch gedrittelt werden, somit können vier Monate Anästhesie oder Pädiatrie oder Gynäkologie miteinbezogen werden. Ab 2005 sind zwei Jahre JHO geplant, die insbesondere auch *A&E* (*Accidents & Emergencies*) und ein Wahlfach enthalten, weitere Informationen gibt es zum Beispiel unter www.BMJ.com, der Homepage des *„British Medical Journal"*. Nach dem ersten Jahr wird man automatisch zum *SHO* (*senior house officer*, Jungassistent), und kann nun die gewünschte Facharztausbildung beginnen, wobei sich die Anforderungen deutlich von denen in Deutschland unterscheiden. Nach zwei bis drei Jahren Klinik wird man als *registrar* (*reg*, Altassistent) bezeichnet, wofür es mehrerer zusätzlicher Examina sowie der Mitgliedschaft in der angestrebten fachärztlichen Vereinigung (bzw. College, als *fellow* oder *member*) bedarf. Nach erfolgreicher Facharztprüfung wird man als *specialist registrar* bezeichnet, um dann, wenn man in der Klinik bleiben möchte, auf eine *consultant*-Stelle (leitender Oberarzt, Chefarzt) zu warten. Oder man zieht vor (wie ca. 80% aller britischen Mediziner) *general practitioner* zu werden. Die Ausbildung beinhaltet in der Regel mindestens zwei Jahre Klinik (Innere, *Paeds* (Kinderheilkunde), *Obs and Gynae* (Gynäkologie und Geburtshilfe), *Psych*, *A&E* (*Accidents* & *Emergencies* – Notaufnahme) sowie ein Jahr als *GP-registrar*.

Während der gesamten klinischen Ausbildung ist man einem Team zugeteilt, das typischerweise alle Positionen beinhaltet: Angefangen mit einem *houseman* (*JHO*), *SHO* und einem (oder mehreren) *regs* unter der Leitung des *consultant*.

Bewerbung

Leider gestaltet es sich schwierig, in Großbritannien ein PJ-Tertial verbringen zu können. Famulaturen sind aufgrund der kürzeren Dauer eher möglich. Hilfreich sind in jedem Falle Partnerprogramme der Heimat-Uni oder bei Famulaturen z. B. Erasmus, Socrates oder andere europäische Austauschprogramme. Oftmals liegt es daran, das die *consultants* keine Lust haben, deutsche Studenten kostenlos zu unterrichten – formal steht ihnen nämlich für die Studentenausbildung ein Honorar zu. Gerade für das PJ-Tertial kann es außerdem fatal sein, dass der *dean* (Dekan) der britischen Universität dem (vermeintlich) nicht zahlungswilligen deutschen Studenten die Unterschrift des „War in allen Rechten und Pflichten den britischen Studenten gleichgestellt"-Formulars verweigert – so etwas muss zuvor mit dem Dekan bzw. der Uni abgeklärt werden. Grundsätzlich gilt aber auch hier: Wo ein Wille ist, ist auch ein Weg. Für Famulaturen eigentlich unerheblich, sollte man sich für das PJ tunlichst zuvor mit dem zuständigen Landesprüfungsamt (LPA) auseinandersetzen und nach den akzeptierten britischen Ausbildungsstätten fragen. Über das Internet lässt sich heute sicherlich die größte Trefferausbeute erzielen. In nachfolgender Tabelle findet sich die Liste der medizinischen Hochschulen Großbritanniens. Zusätzliche Informationen bitte an den jeweiligen Hochschulen selbst abfragen. Darüber hinaus empfiehlt sich noch „*The Insiders Guide to Medical Schools*", der in Zusammenarbeit mit immatrikulierten Studenten geschrieben wird. Er enthält jeweils ein ganzes Kapitel über die betreffende Hochschule. Auch hier empfiehlt sich eine Internetsuchmaschine.

Darüber hinaus existiert noch eine zentrale Registraturstelle, die allerdings in erster Linie für die Immatrikulation an den entsprechenden Hochschulen zuständig ist (Universities and Colleges Admissions Service (UCAS), Fulton House, Jessop Avenue, Cheltenham, Gloucestershire, GL50 3SH. Tel: 01242 223707. www.ucas.ac.uk).

Medizinische Hochschulen in Großbritannien

University of Birmingham	The Medical School, Birmingham B15 2TJ, www.bham.ac.uk
University of Bristol	Senate House, Tyndall Avenue, Bristol BS8 1TH, www.bris.ac.uk
University of Cambridge	Kellet Lodge, Tennis Court Road, Cambridge CB2 1QJ, www.cam.ac.uk
University of East Anglia	School of Medicine, Health Policy & Practice, Norwich NR4 7TJ , www.med.uea.ac.uk
University of Leeds	Faculty of Medicine, Leeds LS2 9JT, www.leeds.ac.uk
University of Leicester	Medical School, Medical Sciences Building, University Road, Leicester LE1 7RH www.le.ac.uk oder www.LWMS.ac.uk
University of Liverpool	The Admissions Secretary (Medicine), PO Box 147, Liverpool 69 3BX, www.liv.ac.uk
University of London	Anmerkung: die University of London ist nur ein Zusammenschluss aller College, und somit nicht befähigt, Studienabschlüsse anzubieten
Imperial College School of Medicine	Admissions Office, Exhibition Road, South Kensington, London SW7 2AZ, www.ic.ac.uk
Guy's, King's and St Thomas' Hospitals	School of Medicine and Dentistry, The Admissions Office, Hodgkin Building, Guy's Campus, London SE1 9RT, www.kcl.ac.uk
St Bartholomew's and the Royal London School of Medicine and Dentistry	Turner Street, London E1 2AD, www.mds.qmw.ac.uk
Royal Free and University College London School of Medicine	The Registrar, Rowland Hill Street, London NW3 2PF, www.ucl.ac.uk
St George's Hospital Med. School, University College London	The Admissions Office, Cranmer Terrace, London SW17 ORE www.sghms.ac.uk
University of Manchester	Admissions, Stopford Building , Oxford Road, Manchester M13 9PT, www.man.ac.uk
University of Newcastle	The Administrative Assistant, Framlington Place, Newcastle Upon Tyne NE2 4HH, www.ncl.ac.uk

Medizinische Hochschulen in Großbritannien (Fortsetzung)

University of Nottingham	The Admissions Officer, Nottingham NG7 2UH, www.nott.ac.uk
University of Oxford	The Coordinator for Admissions, Oxford OX1 3RE, www.medicine.ox.ac.uk
Peninsula Medical School	The Admissions Office, Tamar Science Park, Derriford, Plymouth, Devon PL6 8BX, www.pms.ac.uk
University of Sheffield	The Sub-Dean for Medical Admissions, Beech Hill Road, Sheffield S10 2RX, www.shef.ac.uk
University of Southampton	Admissions Office, Bassett Crescent East, Southampton S15 7FX, www.soton.ac.uk
University of Warwick	Admissions Office, Coventry CV4 7AL, www.warwick.ac.uk/postgrad/medicine oder www.LWMS.ac.uk
Queen's University of Belfast	The Dean, University Road, Belfast BT7 1NN, www.qub.ac.uk
University of Aberdeen	Assistant Secretary (Admissions), Regent Walk, Aberdeen AB9 1FX, www.abdn.ac.uk
University of Dundee	The Admissions Officer, Dundee DD1 4HN, www.dundee.ac.uk
University of Edinburgh	The Associate Dean (Admissions), Edinburgh EH8 9AG. www.ed.ac.uk
University of Glasgow	Admissions Committee, Glasgow G12 8QQ. www.gla.ac.uk
University of St Andrews	Admissions Officer 79 North Street, College Gate, St Andrews KY16 9AJ www.st-and.ac.uk
University of Wales	The Registrar and Secretary, Heath Park, Cardiff CF4 4XN www.cf.ac.uk

Neu hinzugekommen ist die *Medical School* in Brighton. Weitere Infos gibt es unter www.bsms.ac.uk

Immatrikulation

Der erste Tag beginnt meistens mit der Anmeldung bei der Krankenhauslei-
tung, bei akademischen Lehrkrankenhäusern in den Sekretariaten des *deans*
oder *sub-deans* (Prodekan, Stellvertreter an peripheren Häusern). Dort wird
einem der weitere Ablauf erläutert und hier holt man auch meistens die Fa-
mulatur- bzw. PJ-Bescheinigungen am Ende seines Aufenthalts ab. Es folgt der
Besuch im *Occupational Health Center*. Hier wird der aktuelle Impfstatus überprüft (auch TBC, es wird gegebenenfalls auch angeboten, vor Ort nachzuimp-
fen); von hier aus erhält der Student dann seine *clearance*, die Arbeitserlaubnis
für die Station. Danach sollte man sich im Vorzimmer des zuständigen *consultants* vorstellen. Hier erhält man den Überblick über angebotene Lehrveranstaltungen, den Wochen- bzw. Tagesplan und lernt vielleicht schon die ersten
Mitglieder des Teams kennen. Je nach Krankenhaus wird eine spezielle ID verlangt. Auch hier weiß die Abteilungssekretärin meistens Bescheid.

Im Krankenhaus

Team

Als Student ist man einem Team zugeteilt, das der Reihenfolge nach aus dem
consultant (Chefarzt, leitender Oberarzt), einem oder mehreren *registrars* (*staff
grade* oder *specialist*, Altassistent, Facharzt), einem *senior house officer* (Arzt in
Weiterbildung) und einem *pre-registration*, *houseman* oder *junior house officer*
(vergleichbar dem ehemaligen AIP) besteht. Wie in Deutschland häufig auch,
so hat man auch hier den besten Kontakt zu den niedrigeren Ausbildungsrän-
gen. In England legen die Ärzte der operativen Fächer Wert darauf mit Mrs.
bzw. Mr. angesprochen zu werden. Mit Facharztreife haben sie sich des „un-
geliebten" Dr. wieder entledigt. Alle anderen Fachrichtungen verwenden den
Doktortitel jedoch ganz normal weiter.

Rotationen

In der Regel findet jeden Tag eine Frühvisite statt. Grundsätzlich sind dabei neben dem *houseman* auch mindestens ein *senior* (SHO oder *reg* oder der Chef)
anwesend, so dass Probleme besprochen werden können, Therapiestrategien
mit dem Patienten erörtert werden und das weitere Prozedere festgelegt wer-

den kann. Hierbei wird gerne gesehen, wenn man selbst Fragen stellt, allerdings kann es auch vorkommen, dass Fragen aufgeworfen und diskutiert werden. Danach beginnt die tages- und fachspezifische Routine. In der Chirurgie zum Beispiel ist man damit beschäftigt, zwischen *major* und *minor cases* zu wechseln, sowie ambulante Patienten als *day cases* zu versorgen, wobei gerade die *minors* und *day cases* ein sehr weit gefächertes Spektrum chirurgischer Tätigkeiten bieten können. Einmal pro Woche ist der *HO* (*house officer*) *on call*, hat also Dienst. Aufgrund des Arbeitszeitenschutzgesetzes, das hier bereits in Kraft getreten ist, läuft der Dienst für die *housemen* von 8.00 bis 22.00 Uhr und für die *seniors* von 18.00 bis 12.00 Uhr am nächsten Tag, wobei dies von Krankenhaus zu Krankenhaus unterschiedlich geregelt sein kann. *Registrars* und *consultants* haben 24 Stunden Dienst, aber speziell die *consultants* werden in dieser Zeit kaum gerufen. Als Student erhält man an den Dienst-Tagen des Teams einen *student bleep* (Funk), um die zugewiesenen Patienten aufzunehmen.

Sehr zu empfehlen ist ein Abstecher in die Welt der *A&E* (*Accidents & Emergencies* – Notaufnahme, auch *casualty* genannt), die meistens eine zentrale Stelle ist. Hier wird wirklich alles eingeliefert und auf die verschiedenen Bereiche, z. B. Reanimationsbereich (*resuscitation*), Liegendkranke (*trolley area*), und kleinere Verletzungen, Traumata (*minors*) verteilt. Ab dem frühen Morgen ist die *A&E* meistens komplett belegt, so dass helfende Hände in der Regel sehr gerne gesehen werden.

Kleiderordnung

Auch in Großbritannien gilt *dress code*! Herren in dunklen Stoffhosen, dazu Hemd und Krawatte, Damen Kleider oder Hosenanzüge. *Consultants* tragen meistens Anzüge (Ein- oder Zweireiher), Kittel sind eher die Ausnahme. An ihnen erkennt man, dass Ihre Träger gerade nicht im britischen System ausgebildet wurden. Lederschuhe sind ebenso selbstverständlich. Dennoch wurden auch schon vereinzelt britische Ärzte mit gelockerter Krawatte oder sogar geöffnetem oberen Hemdknopf gesichtet. Für ausländische Studenten empfiehlt sich dieser „legere" Stil nicht unbedingt.

2.4   Visum

Wenigstens dieser Punkt gestaltet sich als relativ reibungslos: Als Mitglied der Europäischen Union gewährt Großbritannien anderen EU-Mitbürgern nahezu unbegrenzten Zutritt zur Insel. Visa oder besondere Anträge oder Ausweise (außer dem Personalausweis) werden nicht benötigt. Wichtig ist, die Anzahl der benötigten Formulare für die Famulatur oder das PJ (sehr wichtig) zu überprüfen sowie alle Fristen einzuhalten. Aufgrund der kritischen Überprüfung durch die *Occupational Health Center* (betriebsmedizinischer Dienst) an den Krankenhäusern sollte man seinen Impfausweis bzw. seine Impfungen aktualisieren. Leider ist eine TBC-Impfung in Großbritannien trotz heftiger, lokaler Impfreaktionen teilweise unumgänglich – eine Entscheidung, die jeder selbst treffen können sollte.

2.5 Unterkunft

Auch hier gilt: Internet, besonders regionale oder örtliche Zeitungen, Immobilienmakler, Studenten (Mundpropaganda), Studentenwohnheime, Schwesternwohnheime, etc. – alles ist möglich. Es gilt jedoch zu beachten, dass eine Unterkunft in Großbritannien (besonders in England) sehr, sehr teuer ist. Deshalb kann ein preiswertes Privatzimmer für 200 Pfund im Monat schon die „halbe Miete" sein. Bei der Vielzahl an Krankenhäusern bzw. Universitätskliniken und angeschlossenen Lehrkrankenhäusern bittet man am besten direkt nach der Zusage den Ansprechpartner vor Ort um Mithilfe. Falls möglich kann man auch vor Ort einfach in der Zeitung suchen. Im Regelfall bezahlt man für die Unterkunft zwischen 150–200 Pfund pro Monat, was für britische Verhältnisse sehr günstig ist. Darüber hinaus besteht immer auch die Möglichkeit, ein Haus für zwei Personen zu mieten. Das ist jedoch sehr teuer (450–600 Pfund/Monat). Es ist durchaus sinnvoll, sich rechtzeitig um eine Unterkunft zu bemühen. Die Hygienestandards entsprechen durchweg den deutschen.

2.6 Kosten

Großbritannien ist – wie schon erwähnt – sehr teuer. So kostet z. B. ein *pint* Bier (0,56 l) an der Victoria Station in London umgerechnet 5 €, in Birmingham ca. 4 €, im *social club* (krankenhauseigene Bar) meist „nur" 3 €. So verhält es sich übrigens auch mit Lebensmitteln, Kleidung, Kino, Lebenshaltungskosten überhaupt. Obwohl sich die Briten standhaft weigern den Euro einzuführen, kann man dank britischer Kooperationsbanken an vielen Bankautomaten in GB mit der EC-Karte kostenlos Geld abheben. Eine dieser Kooperation besteht zum Beispiel zwischen der Sparkasse und der Barclays Bank. Am besten ruft man sein Kreditinstitut an und fragt nach den britischen Partnern. Ansonsten sind die Zahlungsgewohnheiten den unsrigen recht ähnlich. Kreditkarten werden zwar etwas häufiger eingesetzt, sind aber kein absolutes Muss. Außerdem findet man ein sehr dichtes Netz von Geldautomaten, so dass problemlos auch bar bezahlt werden kann. Travellerschecks sind auch möglich, aber nicht wirklich vorteilhaft. Die deutsche EC-Karte in Verbindung mit einer Kreditkarte reicht völlig aus. Um ganz sicher zu gehen keine Gebühren zahlen zu müssen, kann man auch ein Konto bei einer weltweit operierenden Bank eröffnen.

2.7 Tipps und Tricks

Adressen

Britische Botschaft in Deutschland
Wilhelmstraße 70
D-10117 Berlin
Tel. 030/20 45 70
Fax 030/20 45 75 79

Marburger Bund Stiftung
Riehler Str. 6
50668 Köln
Tel. 0221/97 31 68 15
Fax 0221/97 31 67 8

Deutsche Botschaft in Großbritannien
23 Belgrave Square
London, SW1X 8PZ
Tel. 0044/20-78 24 13 00
Fax 0044/20-78 24 14 35

Deutsch-Englische Ärztevereinigung
Dr. Christian Herzmann
Naumannstr. 18
10829 Berlin

Anreise und Verkehr

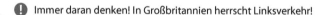 Immer daran denken! In Großbritannien herrscht Linksverkehr!

Vermutlich resultiert die Tradition des Linksverkehrs aus der mittelalterlichen Streitlust der Briten: Reiter führten ihre Waffen in der rechten Hand und hielten sich deshalb meist auf der linken Seite des Weges. 1722 erhielt diese Regel offiziellen Charakter, indem Londons Oberbürgermeister anordnete, dass sich der Verkehr auf der London Bridge links zu halten habe. In rund 50 Ländern dieser Welt, die meisten von ihnen ehemalige britische Kolonien, folgen Kraftfahrer dieser Tradition.

Großbritannien lässt sich zu Wasser, zu Luft und – etwas umständlich zwar – zu Lande erreichen.

Flug

Bei der gegenwärtigen Vielzahl der Billiganbieter sowie angebotener Flugstrecken sollte es kein Problem darstellen, günstige Flüge auf die Insel zu ergattern. Wichtig ist es jedoch, die angebotenen Spartermine zu beachten! Häufig ist hier jedoch nur eine geringe Gepäckmitnahme möglich, auf die bei Überschreitung sehr hohe Gebühren fällig werden.

Bahn

Ist generell möglich via Tunnel – Preise kann man am besten über die Deutsche Bahn erfahren. Die Preise in England selbst können etwas variieren, da das Bahnnetz in Großbritannien größtenteils privatisiert ist.

Auto

Wenn man sich erst einmal an den Verkehr gewöhnt hat, merkt man sehr schnell, dass das Auto (leider) eine immer noch preiswerte Alternative zum Zug ist. Der Liter Normalbenzin kostet hier zwischen 75–80 Pence, ist also relativ teuer, aber wenn man zu mehreren unterwegs ist und sich die Spritkosten teilen kann, kommt man insgesamt wesentlich preiswerter durchs Land als mit der Bahn. Die Überquerung des Ärmelkanals erfolgt entweder mit der Fähre (P&O Stena, Seafrance oder Hoverspeed – einfach im Internet aufrufen oder direkt im Reisebüro buchen) oder durch den Tunnel (Eurostar – Internet). Der Trick an der Sache ist, dass pro Auto berechnet wird – Fahrgemeinschaften sind also gefragt. Aufgrund des relativ langen Aufenthaltes bei PJ-Tertialen wird es kaum möglich sein, von Deutschland aus ein Rückfahrticket zu buchen, deshalb hier noch einmal:

🛈 Beide Fahrten möglichst frühzeitig buchen, Frühbucherrabatte mitnehmen!

Essen und Trinken

Das „berühmt-berüchtigte" englische Essen wird seit ca. 35 Jahren zunehmend durch die europäische und asiatische Küche ergänzt. Anstatt traditionellem Rindfleisch mit Kartoffeln kommen heute immer häufiger Geflügel und Nudelgerichte auf den Tisch. Fastfood-Ketten haben mittlerweile die traditionellen *Fish'n'Chips-Shops* in ihrer Beliebtheit abgelöst. Wie es scheint, sind Fritten mit Essig nicht jedermanns Sache. Bedingt durch die Commonwealth-Ära gibt es ein ungeheuer vielfältiges kulinarisches Angebot: Chinesen, Thai, Inder und Pakistani laden Neugierige zu ungeahnten Genüssen ein. Sogar in vielen Pubs tauchen immer häufiger kleinere Imbisse oder sogar komplette Mahlzeiten auf der Speisekarte auf. Typisch englisch sind u. a. Roastbeef, *Yorkshire-Pudding* (Pfannkuchen in kleinen Förmchen), Steak und *Kidney-Pie*. Sehr interessant ist das traditionelle englische Frühstück mit Schinken oder Speck, Würstchen, gegrillten oder frittierten Tomaten, Champignons, Eiern und Toast – lecker und macht satt! Gelegentlich wird auch *kippers* (geräucherter Hering) oder *black pudding* (Blutwurst) zum Frühstück gereicht. Einige Briten tendieren – ganz im Sinne der leichten Kost – stattdessen nun schon zu Müsli oder Toast, Obst, Säften sowie Tee oder Kaffee. *Lunch* wird mittags eingenommen, abends trifft man sich formell zum *dinner*, zu Hause (also informell) zum *supper*.

Die *working class* bezeichnet das Mittagessen übrigens als *dinner* und das frühe Abendbrot als *tea*. Leider verliert die traditionelle *teatime* gegen 16.00 Uhr, zu der Tee, Kekse und Kuchen serviert werden, immer mehr an Bedeutung, obwohl immer noch ein erbitterter Kampf der *MIFs* (*milk in first*) gegen die *TIFs* (*tea in first*) geführt wird.

Freizeit

Nationalsportarten sind Fußball und *Rugby*. Beliebt bei Hof und Zuschauer ist das Pferderennen. Im Sommer wird traditionell *Cricket* gespielt, ein viele Stunden dauerndes, für Nicht-Eingeweihte nicht nachvollziehbares Spiel mit Werfern und Schlägern – aber erzählen sie das nie einem Briten. Rasentennis wurde erstmals in England gespielt, und auch die Regeln für den modernen Boxkampf wurden auf der Insel erfunden. Neben dem Golfen ist Fischen ein beliebter Zeitvertreib. Engländer können sich für ihre Gärten (ca. 5–10 m²) sehr begeistern – als passionierte Hobbygärtner, die sich bei der Gartenarbeit erholen. Weitere beliebte Sportarten sind Segeln, Rudern (nicht verpassen: Oxford gegen Cambridge), Squash sowie *Snooker* und *Darts*.

Der Pub ist ein beliebter Ort, um sich mit Freunden zu treffen, wenn es sein muss, auch schon um vier Uhr nachmittags, da die Pubs – und dieses Gesetz hat leider immer noch Bestand – um 23.00 Uhr geschlossen werden. Viele Briten verbringen ihre Freizeit jedoch auch zu Hause. Die Zeit, die sie dabei vor dem Fernseher verbringen, wird weltweit nur noch von den Amerikanern übertroffen. Als Grund führen die Briten in erster Linie die gute Qualität ihrer nationalen Fernsehprogramme an.

Shopping

Shopping ist nicht wirklich ein Genuss, da Großbritannien nun leider einmal sehr teuer ist. Einzige Ausnahme bilden hier die so genannten *charity shops* (z. B. vom Roten Kreuz oder der Krebsstiftung), die gebrauchte, teilweise gute Markenkleidung günstig abgeben. Wer also noch eine Krawatte oder ein Hemd braucht, kann hier fündig werden.

Telefonieren

Soweit es z. B. bei Privatunterkünften möglich ist, sollte man versuchen, den Festnetzanschluss des Vermieters gegen ein kleines Entgelt mitzubenutzen. Ansonsten besteht auch hier – wie überall auf der Welt – die Möglichkeit

1. eine Telefonkarte für das Festnetz zu kaufen (und sich dann zurückrufen zu lassen). Anbieter dann am besten vor Ort im Spezialgeschäft ausprobieren,

2. eine Mobilfunkkarte für das Handy zu erwerben. Schließlich sind „orange" oder „vodafone" nun auch schon seit ein paar Jahren ein Begriff. Es wird wohl nicht möglich sein, einen richtigen Vertrag abzuschließen, aber selbst für die Dauer eines PJ-Tertials tut es eine Prepaid-Karte eines der zahlreichen Anbieter. Aktuelle Konditionen und Tarife bitte vor Ort überprüfen und an ein nicht gesperrtes (nicht *sim-locked*) Handy von zu Hause denken!

❗ Die Stromspannung in Großbritannien ist 230 Volt, man benötigt jedoch einen Adapter.

Warum werden Briten eigentlich „Tommies" genannt?

In den alten Soldbüchern der englischen Armee gab es eine Musterseite, auf der die Unterschrift „Thomas Atkins" lautete. Deswegen nimmt man an, dass sich britische Soldaten selbst als *Tommies* bezeichneten. Darüber hinaus existiert der *Tommy Cooker* – eine makabre Bezeichnung des Sherman-Panzers, der zum Explodieren neigte.

3 Irland

N. Kleinebekel

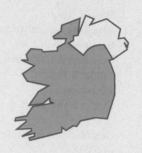

Offizieller Name	Irland
Geografische Lage	Europa, 6°W–11°W/51°N–55°N
Hauptstadt	Dublin
	6° 14' W 53° 20' N
Größte Stadt	Dublin (1 100 000 Einwohner)
Amtssprache	Irisch (Gälisch) und Englisch
Codes	IE, IRL, www.*.ie
Grenze gesamt	360 km
Gesamtfläche	70 280 qkm
Landfläche	68 890 qkm
Wasserfläche	1 390 qkm
Küstenlinie	1 448 km
Angrenzende Länder	360 km, Vereinigtes Königreich
Tiefster Punkt	Atlantischer Ozean 0 m
Höchster Punkt	Carrauntoohil 1 041 m
Währung	1 Irisches Pfund (Ir £) = 100 New Pence (p)
Unabhängigkeit	6. Dezember 1921 (vom Vereinigten Königreich an Vertrag)
Nationalfeiertage	17. März (St. Patrick's Day)
Zeitverschiebung	-1 Stunde (MEZ)
Religionen	Christen 96,0%
	Sonstige 4,0%
Ethnische Gruppen	Iren 98,0%
	Sonstige 2,0%
Bevölkerung:	3,8 Mio (2004)
0–14 Jahre	21,57%
15–64 Jahre	67,08%

über 65 Jahre	11,35%
Bevölkerungswachstum	0,40%
Geburtenrate	14.62 Geburten/1.000 Einwohner
Geburten je 1000 Einw.	14,57
Kinder je Frau	1,9 Kinder/Frau
Sterberate	8,01 Todesfälle/1.000 Einwohner
Kindersterblichkeit	5,43 Todesfälle/1.000 Lebendgeburten
Geschlechterverhältnis:	
bei Geburt	1,07 Frauen/Männer
unter 15 Jahre	1,05 Frauen/Männer
15–64 Jahre	1 Männer/Frauen
65 und darüber	0,77 Frauen/Männer
Gesamtbevölkerung	0,98 Männer/Frauen
Lebenserwartung Männer	74,41 Jahre
Lebenserwartung Frauen	80,12 Jahre
Analphabeten	unter 1%

3.1   Land und Leute

Grüne Insel, Dauerregen, wilde Landschaften, Schafe, rote Haare, Guinness, Pubs, Alkohol, Musik – das erwartet der vom Kontinent (so nennen uns die Iren!), wenn er bis zur letzten Insel vor Amerika vorstößt.

Er wird auch nicht enttäuscht!

Den Iren und ihren Gewohnheiten merkt man tatsächlich die geografische Lage zwischen England und Amerika an. Aufgrund der geschichtlichen Ereignisse möchten sie nicht allzu viel mit den Engländern gemein haben und richten ihren Blick eher nach Westen, obwohl sie die amerikanische Bevölkerung nicht wirklich schätzen, schon weil die ihrer Meinung nach so „komisch" sprechen! Ihre Individualität wird auch zumindest in diesem Punkt recht deutlich, denn mit ihren mannigfaltigen englischen Akzenten, die auch Bildungsgrad und Herkunft verraten, kann man sie immer als *Paddy from the Island* erkennen! Nach einer kurzen Eingewöhnungsphase stellt das aber normalerweise kein großes Problem dar und mit einfachem Schulenglisch kann man sich gut hineinhören.

Die eigentliche irische Sprache Gälisch, auch Irisch genannt, wird nur noch vereinzelt im Westen von Irland wirklich gesprochen. Trotzdem gilt sie als zweite Nationalsprache. Alle Schilder müssen zweisprachig sein. Die Kinder müssen Gälisch in der Schule lernen und haben bei der Jobsuche angeblich bessere Chancen, wenn sie fließend Gälisch sprechen. Ansonsten hat diese Sprache, jedenfalls für den Besucher, keine Relevanz.

Die Iren erwarten selbstverständlich, dass man mit ihnen Englisch spricht und dies auch in Schrift beherrscht, bewundern aber auch gleichzeitig alle nicht-englischsprachigen Ausländer, die ihre Sprache fließend sprechen.

Sie sind sehr aufgeschlossen und kontaktfreudig, so dass man nirgends lange alleine bleibt. Man wird schnell angesprochen und in ein Alltagsgespräch verwickelt, was oft tatsächlich mit dem Wetter beginnt und, nachdem sie am Akzent den Ausländer entlarvt haben, mit Fragen fortgesetzt wird, wie denn Irland gefällt und wo man schon überall war und was man unbedingt noch sehen sollte!

Auch wenn man allein unterwegs ist, kommt man sehr schnell mit Leuten aus aller Welt ins Gespräch. Das gleiche gilt für Pubs und Discos. Als Frau sollte man aber wissen, dass eine längere Unterhaltung mit der männlichen Spezies und die Annahme eines spendierten Getränkes schnell nicht mehr unverbindlich sein kann! Außerdem ist es allein als Frau in manchen Gegenden und Stadtteilen nicht ganz ungefährlich und sogar im Bus können unangenehme, meist betrunkene Typen ganz schön zudringlich werden.

Kehrt man dann bei so einem Wochenendtrip völlig durchnässt in einen Pub ein und bestellt sich zum Aufwärmen Tee, der die preisgünstige Alternative zum üblichen Alkohol darstellt, so wird man fassungslos angestarrt! Die Iren trinken zwar zu Hause, im Cafe, in der Schule, am Arbeitsplatz und überall sonst den ganzen Tag schwarzen Tee mit Milch, aber im Pub ist das eigentlich undenkbar und mehr als „uncool". Mit einer Teetasse im Pub vor sich, wird man dann auch nicht mehr ganz so häufig angesprochen.

Ansonsten findet man immer und überall rasch Kontakt, wobei schnell Adressen und Telefonnummern ausgetauscht und Einladungen ausgesprochen werden. Dazu sollte man aber wissen, dass diese Kontakte und Bekanntschaften doch eher oberflächlich bleiben und die Einladungen aus der Euphorie der Stunde heraus ausgesprochen werden und meist nicht wirklich ernst gemeint sind, genauso wie der Vorsatz zu Besuch nach Deutschland zu kommen.

Nach einem lustigen Abend im Pub oder in der Disco sieht man sich in der Regel nicht mehr wieder und bei zufälligen späteren Treffen darf man sich nicht wundern, wenn man nicht mehr erkannt oder ignoriert wird. Dies gilt jedenfalls in Dublin, in den kleineren Städten, wo jeder jeden kennt und jedes neue Gesicht sofort auffällt, mag es anders sein, doch halten auch hier Bekanntschaften selten länger als die Dauer des Aufenthaltes. In dieser Zeit kann man dann allerdings sehr ausgelassene und witzige Leute kennen lernen, die gerne auch mal über sich selber lachen und für jeden Spaß zu haben sind.

Geschichtlicher Überblick

Zum besseren Verständnis des heutigen Irlands lohnt es sich, einige wichtige geschichtliche Eckdaten zu kennen:

ca. 8000 v. Chr.: die ersten Menschen besiedeln Irland von Schottland aus

500 v. Chr.: keltische Stämme unterwerfen vom Kontinent her die Insel

432 n. Chr.: der heilige Patrik landet in Irland und setzt die bereits beginnende Christianisierung erfolgreich fort

6.-8. Jh.: zahlreiche Klostersiedlungen entstehen und irische Mönche missionieren auf dem Kontinent

ab 795 n. Chr.: die Wikinger überfallen immer wieder Irland und gründen im 9. Jh. mehrere Siedlungen

1169: Angelonormannen erobern große Teile der Insel, dies ist der Ausgangspunkt des bis heute andauernden Irland-Konflikts; die Normannen errichten befestigte Siedlungen und zahlreiche Burgen

1394: die irische Könige unterwerfen sich Richard II. von England

1845-1850: über eine Million Iren fallen der „Großen Hungersnot" zum Opfer, etwa die gleiche Anzahl ist zur Auswanderung gezwungen

1937: Irland erklärt sich mit einer neuen Verfassung zum selbständigen, neutralen Staat

| 1949: | die „Republik Irland" wird offiziell ausgerufen und verlässt das britische Commonwealth |
| 1998: | für das Nordirland-Friedensabkommen sprechen sich 94,4% der Iren und 71% der Nordiren aus; Irland beschließt, den Territorialanspruch auf ganz Irland aufzugeben |

Die Iren selbst behaupten, dass sich ihre nachchristliche, geschichtliche Entwicklung in ein gutes und ein schlechtes Jahrtausend einteilen lässt. Im ersten Jahrtausend nach unserer Zeitrechnung betrachten sie sich als frei und unabhängig, während das zweite Jahrtausend von der Eroberung und Unterdrückung durch die Engländer geprägt ist. Das gerade beginnende neue Jahrtausend verspricht nach ihrer Einschätzung wieder ein gutes zu werden, das durch die kulturelle Freiheit und die zurückgewonnene Selbständigkeit der irischen Republik gekennzeichnet ist.

3.2   Gesundheitssystem

In Irland liegen die Kosten für Arztbesuche und Krankenhausaufenthalte über den deutschen Sätzen. Arztkosten müssen selbst getragen werden, die Ausnahme bildet eine Notfallbehandlung in einem öffentlichen Krankenhaus. Bei sehr geringem Einkommen kann eine sogenannte *medical card* bei der örtlichen Gesundheitsbehörde (*Health Board*) beantragt werden, die es ermöglicht, die meisten ärztlichen Leistungen kostenfrei in Anspruch zu nehmen. Eine private Krankenversicherung ist wegen der zum Teil langen Wartezeiten im öffentlichen Gesundheitssystem angeraten. Die Regierung unternimmt intensive Anstrengungen, um die bestehenden Lücken im Gesundheitswesen zu schließen und die Standards weiter zu heben. Es herrscht akuter Mangel an einheimischem Pflegepersonal, was sicher nicht zuletzt auf die unattraktiven Arbeitszeiten zurückzuführen ist.

[Quelle: Auswärtiges Amt (www.auswaertiges-amt.de/Länder- und Reiseinformationen/Irland/Medizinische Hinweise)]

3.3   Medizinstudium

Bewerbung

Die Bewerbung sollte mindestes fünf bis sechs Monate im Voraus und möglichst breit gestreut erfolgen, da die Antworten, wenn überhaupt, nur sehr schleppend kommen. Meist genügt ein recht formloses Schreiben, ein kurzer Lebenslauf und vielleicht auch noch ein Sprachnachweis.

Da das Medizinstudium in Irland ganz anders als in Deutschland aufgebaut ist, kennt man dort Pflegepraktikum, Famulatur und PJ in dieser Form nicht. Deswegen ist es sicherlich hilfreich, wenn in der Bewerbung Länge des Aufenthaltes, Wünsche und Ziele kurz umrissen werden. Außerdem sollte deutlich werden, in welchem Abschnitt des Studiums man sich befindet, also welche Vorkenntnisse erwartet werden können. Empfehlungsschreiben und Impfstatus sind auch nie verkehrt, werden aber nicht unbedingt verlangt. Lediglich der Nachweis über eine erfolgreiche Hepatitis-B-Impfung wird manchmal gewünscht.

Der beste und sicherste Weg einen Famulatur- oder PJ-Platz zu bekommen ist, sich direkt an die Krankenhäuser oder an die Chefärzte (*consultants*) zu wenden, deren E-Mail-Adressen im Internet zu finden sind.

Selbstverständlich muss die Bewerbung in Englisch verfasst werden, wie auch alle anderen Dokumente ins Englische übersetzt bzw. ausgefüllt werden sollten.

Da Irland und Nordirland Mitglieder in der Europäischen Union sind, gibt es bezüglich Aufenthalts- und Arbeitserlaubnis keine Probleme. Außerdem hat der Euro mit der Währungsunion 2002 auch in Irland Einzug gehalten, so dass man sich nicht einmal um Devisen kümmern muss oder ständig mit dem lästigen Umrechnen beschäftigt ist.

Strebt man eine Famulatur oder ein PJ-Tertial in Irland an, sollte man vielleicht nicht unbedingt am 1. Juli. starten, da dies der erste Tag der neuen *interns* ist, denen man einige Wochen zur Eingewöhnung gönnen sollte.

Im Krankenhaus

Tagesablauf

Die Arbeitszeit beginnt in der Regel zwischen 8.00 Uhr und 9.00 Uhr und endet offiziell gegen 17.00 Uhr bis 18.00 Uhr. Sicherlich mag es dabei Unterschiede zwischen den einzelnen Krankenhäusern und Fachrichtungen geben. Oft ist es jedoch so, dass es zumindest bei Famulaturen niemanden wirklich interessiert, wann man kommt und geht und wo man sich genau aufhält, solange man zu den Pflichtveranstaltungen erscheint. Diese können sowohl Chefarztvisiten sein, wie auch Lehrveranstaltungen, z. B. *tutorials*, *lectures* oder *meetings*, die im Semester mehrfach in der Woche mit hohem Lehrwert stattfinden.

Aufgaben

Zu den studentischen Aufgaben gehört die Anamneseerhebung, die nach einem festen Schema abläuft, mit dem man sich vorher vertraut machen sollte (siehe Sprachführer Englisch) sowie die Untersuchung und Vorstellung der Patienten vor Assistenz-, Ober- oder Chefarzt. Außerdem wird man meist nach einer Verdachtdiagnose gefragt und mit Aufgaben zum Nachlesen zu Hause bedacht. Blutabnehmen und Hakenhalten gehören eigentlich nicht zum Betätigungsfeld der Studenten, nachfragen lohnt sich aber, da man nur selten abgewiesen wird. Überhaupt sollte man Eigeninitiative und Interesse zeigen, dann bieten die Ärzte nach einiger Zeit oft die begehrten Tätigkeiten, wie Nähen von Platzwunden, Nadeln legen und Gipsverbände von selber an. Dass die Studenten im Krankenhaus meist nichts anderes machen als Anamneseerhebung, Patientenuntersuchung und -vorstellung, liegt wohl hauptsächlich darin begründet, dass die Abschlussprüfungen in Irland darin bestehen, Anamnesen zu erheben, zu präsentieren, richtig zu untersuchen und zu einer Diagnose zu kommen. Deswegen nehmen sich die Ärzte auch immer viel Zeit, Patienten und Krankheitsbild zu besprechen und diesbezügliche Fragen zu beantworten.

Team

In Irland gehören Studenten selbstverständlich zum Team und die Ärzte geben ihr Wissen und Können gern weiter. Die Studenten verbringen die letzten beiden Jahre ausschließlich im Krankenhaus, so dass Famulaturen für den Praxisbezug überflüssig sind. Trotzdem bemühen sich einige irische Studenten freiwillig um sog. *electives*, was unserer Famulatur nahe kommt, wenn die Abschlussprüfungen (*finals*) anstehen oder sie durchgefallen sind. Auch ein PJ gibt es nicht, sondern die den PJlern vergleichbaren *interns* kommen direkt von der Uni bzw. aus den zwei Jahren Studium im Krankenhaus, in denen sie durch alle Fachgebiete mit unterschiedlicher Gewichtung rotiert sind. Die *interns* kommen eher einer Mischung aus PJ- und AIPlern nahe, deren Aufgabe es ist, Patienten aufzunehmen, Blut abzunehmen und Befunden hinterher zu telefonieren. Die Assistenten im zweiten Jahr nennen sich *SHO* (*senior house offcier*) und die im dritten Jahr heißen *registrars*. Ein Team besteht in Irland aus dem *consultant*, meist zwei *registrars*, ein oder zwei *SHO* und *interns* und den im Semester rotierenden Studenten. Das Verhältnis der Ärzte zum Pflegepersonal ist eher locker, man nennt sich schnell beim Vornamen und geht auch mal gemeinsam essen.

Untersuchung

Bei den Untersuchungstechniken wird viel Wert auf Genauigkeit gelegt, da die Diagnosefindung oft ohne großen apparativen Aufwand und ohne teures Gerät erfolgen muss. Im irischen Gesundheitssystem ist nämlich nicht viel Geld vorhanden, so dass man überall zur Sparsamkeit erzogen wird. Trotzdem entsteht nicht der Eindruck, dass die Patienten deswegen schlechter behandelt werden, da die Ärzte über ein umfangreiches Wissen verfügen. Das ist u. a. auch darauf zurückzuführen, dass die Ärzte sich erst nach drei Jahren in der Inneren Medizin spezialisieren können.

Die Patienten haben in der Regel eine große Hochachtung vor den Ärzten und sind dankbar für die Zeit, die man ihnen widmet. Die ältere Bevölkerung bemüht sich sogar um besonders vornehme Kleidung, wenn sie in der Ambulanz erscheinen. Dazu ist es gut zu wissen, dass es in Irland nicht so ein dichtes Netz von Allgemeinmedizinern und niedergelassenen Fachärzten gibt wie in Deutschland, so dass der Großteil der Patienten in einer Klinikambulanz eher dem Alltag einer allgemeinmedizinischen Praxis entspricht.

Kleiderordnung

Wichtig ist zu wissen, dass irische Ärzte und Studenten nicht in Jeans und Ökolatschen bei der Arbeit erscheinen! Für die Herren sind Hemd, Krawatte und Stoffhose angesagt, bei den Damen sollte es *neat clothing*, d. h. am besten Rock und Bluse sein. Auf keinen Fall sollte man Birkenstock oder Sneakers tragen, sondern zur Kleidung passendes besseres Schuhwerk.

Laut Studienordnung dürfen angeblich nur die Studenten im letzten Jahr ihre Stethoskope um den Hals tragen, alle anderen müssen diese in die ohnehin schon überfüllten Kitteltaschen stopfen! Hier sollte sich dann auch das „Oxford Handbook of Clinical Medicine" befinden, außerdem ist Literatur zur *clinical examination* sehr hilfreich.

Studiengebühren

Gebühren für die Praktika werden in Irland nur in Ausnahmefällen verlangt, da Famulaturen und PJ direkt über die Krankenhäuser laufen. Im Einzelfall sollte man dieses noch einmal genau eruieren und vor allen Dingen mit der Heimatuniversität und dem zuständigen Landesprüfungsamt die Immatrikulationsformalitäten und/oder die PJ-Anerkennung klären.

Ansonsten zahlen *undergraduate* Studenten für das Studium je nach Uni zwischen 3000 und 6000 € im Jahr, Studenten aus dem nicht-europäischen Ausland sogar bis zu 30 000 €.

In jedem Fall sollte man aber bei seiner PJ-Bestätigung, die vom Chefarzt ausgestellt wird, rechtzeitig daran denken, sie zwecks Stempel zur zuständigen irischen Uni zu schicken, um der unangenehmen deutschen Bürokratie genüge zu tun.

3.4   Visum

Deutsche Staatsangehörige benötigen für Irland kein Einreisevisum. Auch bei einem längeren Aufenthalt gibt es im Rahmen der Freizügigkeit innerhalb der Europäischen Union keine Melde- und Registrierungspflicht. Man benötigt keine Aufenthalts- und/oder Arbeitserlaubnis.

3.5   Unterkunft

„Ah, from Germany … and where are you staying here!?" … diese Frage kommt meist direkt nach der ersten: *„How do you like Ireland?"*

Leider ist sie in der Regel nicht unbegründet, weil es vielfach wirklich schwierig ist, eine passende, bewohnbare und finanziell erschwingliche Unterkunft in den Städten Irlands zu finden.

Zunächst sollte man sich klar darüber werden, wie viel Geld man für eine Unterkunft zur Verfügung hat, was man von seiner Bleibe erwartet, wo und mit wem man wohnen möchte. Außerdem ist es oft nicht gleichgültig, in welchem Stadtteil oder in welcher Gegend sich das Bett befindet, da sich (wie in deutschen Städten auch) Infrastruktur, kulturelle Angebote, Preisniveau und vor allen Dingen Sicherheit deutlich von Stadtteil zu Stadtteil unterscheiden. So lässt sich z. B. schon anhand des Postcodes der wohlhabendere und sichere Südteil Dublins an seinen geraden Zahlen erkennen, dem entgegen der sozial weniger begünstigte Nordteil an den ungeraden Zahlen auszumachen ist. So kann angeblich die Postleitzahl in der Dubliner Adresse ausschlaggebend bei einer Bewerbung sein.

Man sollte sich im Klaren darüber sein, dass Häuser und Wohnungen generell, irische Studentenwohnheime und auch andere Unterkünfte nicht dem deutschen Standard entsprechen, trotzdem aber meist teurer sind. So kann es passieren, dass man für ca. 100 € pro Woche ein Zimmer in einem katholischen Studentenwohnheim für Männer mit Vollpension und Putzfrau bekommt.

Dort wohnt man dann aber nicht unbedingt allein, sondern zusammen mit einem anderen Studenten vom Land, den man gar nicht kennt.

Vollpension und Putzfrau sind auf den zweiten Blick auch nicht so toll, da das Essen die Erwartungen eines auf Vollkornbrot und nicht allzu viel Fett eingestellten Verdauungstraktes nicht befriedigen dürfte, und die Putzfrau an den z. T. baufälligen Möbeln und veralteten sanitären Anlagen auch nicht viel ausrichten kann.

Als Student aus dem Ausland hat man gute Chancen, einen Platz im Wohnheim zu bekommen. Sich früh zu erkundigen und zu bewerben ist dabei natürlich hilfreich. Ist ein Wohnheimzimmer mal gemietet, kann man aber nicht selbstverständlich davon ausgehen, dass man so lange darin wohnen kann bis man selbst kündigt. In den Semesterferien sind die Studentenwohnheime üblicherweise leer, da die Studenten in dieser Zeit zu ihren Familien zurückkehren, die sich diesen Luxus nicht dauerhaft leisten können. Fürs nächste Semester sollte man sich frühzeitig wieder vormerken lassen oder ein anderes Zimmer suchen. Die Verfügbarkeit des Zimmers in den Semesterferien wird in der Regel zwar kein Problem darstellen, aber dies sollte man vorher in Erfahrung bringen und anmelden.

Eine für viele Studenten in Irland attraktive Alternative zum Wohnheim bietet das Leben in einer Familie. So kann man dann gewissermaßen zur erweiterten Untermiete wohnen. Das heißt, dass man je nach Angebot nicht nur ein Zimmer, sondern auch Frühstück, Mittag und eventuell auch Abendbrot bekommt, die Wäsche gemacht wird oder zumindest die Möglichkeit besteht, sie dort zu waschen und dass man mehr oder weniger in die Familie integriert wird.

Den Familienanschluss, der für den einen schön und hilfreich sein kann, wird der andere allerdings als störend und kontrollierend empfinden. Dies ist tatsächlich im katholischen Irland eine Begebenheit, die man sich überlegen sollte. Es kann passieren, dass Freiheiten, an die man sich in seinem bisherigen Studentenleben schon längst gewöhnt hat, in der irischen Familie wieder in Frage gestellt werden. Zum Beispiel kann man nicht überall Besuch vom anderen Geschlecht haben, schon gar nicht über Nacht! Vielleicht kann man sogar erleben, dass einem nahegelegt wird, eine gewisse nächtliche Stunde nicht zu überschreiten. Das ist dann nicht unbedingt nur als gutgemeinter Rat aufzufassen, sondern als Sperrstunde, zu der man wieder im Haus zu sein hat!

Ein Zimmer zur Untermiete bei einer Familie ist in der Regel etwas billiger als ein Studentenwohnheimzimmer, aber immer noch an deutschem Standard gemessen recht teuer für das, was man bekommt. Zu erwähnen wären an dieser Stelle natürlich auch noch die ganz normalen Wohnungen oder WG's, die man für eine Famulatur oder ein PJ-Tertial wahrscheinlich möbliert braucht. So etwas ist auf der grünen Insel auch gut zu haben, die Frage ist nur, zu welchem Preis!

Da die Wohnungsmärkte zumindest in den größeren Städten immer recht überlaufen sind, sollte man sich auch hier frühzeitig umsehen und am besten vor September, wenn alle anderen Studenten anfangen zu suchen. In der Regel sind Wohnungen oder WG-Zimmer, wenn sie einigermaßen erreichbar lokalisiert sein sollen, klein, mit dem deutschen Standard nicht vergleichbar und teuer oder geräumig, zentral, gut eingerichtet und für den normalen Studenten nicht bezahlbar. Wie erwähnt, kommt es eben darauf an, wo man wohnt und was für Ansprüche man hat, aber zwischen 70–100 €/pro Woche sollte man auch hier mindestens rechnen. Natürlich kann man aber auch Glück haben, besonders wenn man jemanden kennt oder kennen lernt, was in Irland schnell und leicht passiert.

Die Unis, wie auch die Krankenhäuser bieten übrigens meiner Erfahrung nach keine Unterkünfte an; das gilt auch für Austausch- und Erasmusstudenten! Trotzdem sollte man besonders bei Bewerbungen im Krankenhaus nachfragen, allein schon, um den Bedarf aufzuzeigen. Manchmal soll hier auch hartnäckiges Nachfragen helfen, das, wenn es erfolgreich war, zu einer recht preisgünstigen Bleibe führen kann. In jedem Fall sollte man sich aber schon zu Hause im Internet auf den in Frage kommenden Uni-Seiten unter dem Stichwort *„accommodation"* informieren, was in der Region für welche Preisklasse angeboten wird.

Nach all dem Gesagten darf man sich vom Thema „Wohnen in Irland" aber nicht entmutigen lassen, denn für ein paar Wochen oder Monate gewöhnt man sich an vieles, was Größe, Einrichtung, Sauberkeit und sogar Preis betrifft. Schließlich geht man ja ins Ausland, um dort Neues, Interessantes und auch Ungewohntes zu entdecken. So kann man sicherlich das Kapitel „Unterkunft", auch wenn es sich schwierig und preisintensiv gestalten sollte, unter „persönlichen Erfahrungen" verbuchen und auf diesem Weg auch häufig interessante Menschen kennen lernen.

3.6   Kosten

Die Lebenshaltungskosten sind in Irland und besonders in Dublin recht hoch. Die Fahrtkosten mit dem in Irland üblichen Bussystem (*Bus Éireann*) für „Fernverkehr" sind vergleichsweise günstig, dafür ist der Nahverkehr wieder relativ teuer, so dass sich über eine Monatskarte nachzudenken lohnt, wenn man täglich auf den Bus oder die *Dart* (so etwas wie eine Straßenbahn in Dublin) angewiesen ist.

Die Kosten für die Verpflegung sind auch keinesfalls zu unterschätzen, ganz zu schweigen von den Getränkepreisen im Pub. Ein *pint* (ca. ein halber Liter Bier) kostet in Dublin mittlerweile zwischen 3,70 € und 4 € , in der Innenstadt sogar noch mehr!

3.7   Tipps und Tricks

Sightseeing

Will man die Städte erkunden, so gibt es meist recht gute Busverbindungen innerhalb der Stadt. Auch zwischen den Städten verkehren regelmäßig Busse, aber viele Sehenswürdigkeiten, die im Inland außerhalb der Städte liegen, oder die unbedingt sehenswerten Küsten im Westen erreicht man besser und einfacher mit dem Auto. Unter 23 Jahren ist es allerdings gar nicht so einfach ein Auto zu mieten. Außerdem sollte man sich auf Linksverkehr und chaotische Fahrweise gefasst machen. Ein guter und ausführlicher Reiseführer, der in jeder größeren deutschen Buchhandlung zu finden ist, sollte unbedingt vorhanden sein, damit man sich ein Bild von mannigfaltigen Sehenswürdigkeiten und *places of interest* machen kann.

Der Westen und Norden Irlands mit seiner wilden und kargen Schönheit ist, wie bereits erwähnt, ein Muss. Wenn man nicht gerade in den irischen Schulferien und in der Urlaubshochsaison startet, kann man die Insel ganz gut mit spontanen Wochenendtrips entdecken und findet in der Regel ohne große Voranmeldung immer noch ein Plätzchen in einer Jugendherberge oder *B&B* (*Bed & Breakfast*). Dabei, wie auch bei vielen anderen Aktionen, lohnt sich ein internationaler Studentenausweis, mit dem man einiges an Geld sparen kann und der ohne Probleme akzeptiert wird.

Regenschutz

Regenschutzkleidung kann man in Irland fast jeden Tag gebrauchen, wenn einem das permanente Umziehen nicht zu umständlich wird. Regenschirme halten erfahrungsgemäß nicht allzu lange, da zu dem Regen häufig noch ein stärkerer Wind weht, der früher oder später jeden Schirm schafft!

Sperrstunde

In vielen Etablissements gelten noch Sperrstunden, so dass irgendwann zwischen 23.00 Uhr und Mitternacht unter der Woche und 1.00 Uhr und 3.00 Uhr am Wochenende mitten im Lied und größten Gedränge auf der Tanzfläche das Licht angeht und die ganze Menge von Sicherheitsmännern innerhalb von Minuten herausgetrieben wird.

In einigen Pubs wird vorher aber noch im Stehen die Nationalhymne gesungen und der ahnungslose Fremdling vom Kontinent, der nichts versteht (weil's Gälisch ist) und sitzen bleibt, wird von älteren, stämmigen Iren aufgescheucht und zum Mitsingen aufgefordert!

Last orders (letzte Bestellungen) werden aber meist durch Rufen und Lichtsignale eine halbe Stunde vor Schluss bekannt gegeben.

4 Kanada

A. Alberty

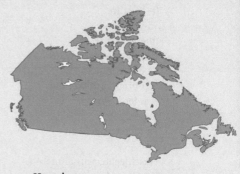

Offizieller Name	Kanada
Geografische Lage	53°W–152°W/42°N–83°N
Hauptstadt	Ottawa
	75° 42' W 45° 25' N
Größte Stadt	Toronto (4 700 000 Einwohner)
Amtssprache	Englisch und Französisch
Codes	CA, CAN, www.*.ca
Grenze gesamt	8 893 km
Gesamtfläche	9 976 140 qkm
Landfläche	9 220 970 qkm
Wasserfläche	755 170 qkm
Küstenlinie	243 791 km
Angrenzende Länder	USA – 8 893 km
	(davon 2 477 km mit Alaska)
Tiefster Punkt	Atlantischer Ozean 0 m
Höchster Punkt	Mount Logan 5 959 m
Währung	1 Kanadischer Dollar (Can$) =
	100 Cents
Unabhängigkeit	1. Juli 1867
Nationalfeiertage	1. Juli (Day of Canada)
Zeitverschiebung	-6 bis -9 Stunden (MEZ)
Religionen	Christen 87,0%
	Konfessionslose 8,0%
	Sonstige 5,0%
Ethnische Gruppen	Briten 35,0%
	Franzosen 26,0%
	Sonstige 39,0%
Bevölkerung:	31,6 Mio (2004)

0–14 Jahre	18,95%
15–64 Jahre	68,28%
über 65 Jahre	12,77%
Bevölkerungswachstum	1,20%
Geburtenrate	11.09 Geburten/1.000 Einwohner
Geburten je 1000 Einw.	11,21
Kinder je Frau	1,6 Kinder/Frau
Sterberate	7,54 Todesfälle/1 000 Einwohner
Kindersterblichkeit	4,95 Todesfälle/1 000 Lebendge-burten

Geschlechterverhältnis:	
bei Geburt	1,05 Frauen/Männer
unter 15 Jahre	1,05 Frauen/Männer
15–64 Jahre	1,01 Frauen/Männer
65 und darüber	0,74 Frauen/Männer
Gesamtbevölkerung	0,98 Männer/Frauen
Lebenserwartung Männer	76,3 Jahre
Lebenserwartung Frauen	83,25 Jahre
Analphabeten	2,50%

4.1　Land und Leute

Im späten 14. Jahrhundert gründeten die ersten Europäer – Franzosen – eine Siedlung im Tal des St. Laurenz-Stroms. Der Name Kanada stammt von den dort ansässigen Irokesen (Kanata), so dass die ersten Siedler als *Canadiens* bekannt waren.

Im Jahre 1760 eroberten die Briten Kanada. Die bis dahin 60 000 Franzosen, die sich selbst als die echten Nordamerikaner sahen, mussten den Engländern weichen. Für kurze Zeit beherrschten die Briten nahezu den gesamten nordamerikanischen Kontinent. Der Zustand in Kanada blieb unsicher, und nur durch eine recht liberale britische Politik (Französisch blieb Amtssprache, römisch-katholisch blieb die Hauptreligion) überstand Kanada die amerikanische Revolution (1775–1783) als ein eigener unabhängiger Staat. Dadurch war die Grundlage geschaffen, auf der das moderne heutige Kanada entstand.

Insbesondere die nördlichen Provinzen stellten während der amerikanischen Revolution eine Zuflucht für amerikanische Flüchtlinge dar. In den nächsten Jahren stieg die Zuwanderung aus England weiter so stark an, dass die Provinz Canada 1791 in zwei neue Provinzen geteilt wurde: *Upper Canada* (heute Ontario) und *Lower Canada* (heute Quebec).

Im Jahre 1841 wurden die beiden Kolonien als Canada East und West wiedervereinigt. Trotz großer Proteste, insbesondere der nördlichen Provinzen, wurde 1867 das moderne Kanada gegründet. Bis 1949 dauerte es jedoch noch, bis sich die letzte Provinz – Neufundland – Kanada anschloss. Damit wurde Kanada das drittgrößte Land der Welt mit einer Fläche von knapp 10 Millionen Quadratkilometern.

Erst im Jahre 1931 erlangte Kanada die politische Unabhängigkeit von Großbritannien. Offizielles Staatsoberhaupt ist aber weiterhin Queen Elizabeth II., da Kanada, ebenso wie Australien, Neuseeland und andere Länder Mitglied des *British Commonwealth of Nations* ist.

Kanada ist also ein sehr junges Land, was sich auch in den vielen verschiedenen Nationalitäten widerspiegelt, denen man in Kanada begegnet. Man muss bedenken, dass auch „echte" Kanadier meist englische, französische oder deutsche Großeltern haben. Kanada bietet auch vielen Einwanderern aus dem asiatischen Raum ein neues Zuhause. Insbesondere in Vancouver gibt es eine große thailändische Population.

4.2 Gesundheitssystem

Das Gesundheitssystem in Kanada ist dem deutschen recht ähnlich. Es gibt eine staatliche Grundversorgung, die durch Steuern oder Beiträge finanziert wird. Sie bietet eine Grundversorgung, die den Patienten die nötige ambulante und stationäre Behandlung gewährleistet. Darüber hinaus gibt es mehrere Zusatzversicherungen, z. B. für zahnärztliche Behandlungen und private Versicherungen, die wie in Deutschland ein erweitertes Spektrum an Leistungen bieten.

Der *general practitioner* (*GP*) ist in Kanada, insbesondere in den ländlichen Gebieten, noch echter *family doctor*. Meist gehen mehrere Generationen einer Familie zum gleichen Arzt. Staatlich versicherte Patienten in Kanada müssen immer zuerst zu ihrem *GP* gehen, der sie dann ggf. zu einem Facharzt überweist.

In Kanada gibt es deutlich mehr niedergelassene Ärzte, die ein Krankenhaus belegärztlich mitbetreuen, als festangestellte Ärzte. Außerdem sind Polikliniken und Ambulanzen sehr viel verbreiteter und besser ausgestattet als in Deutschland. Die Liegezeit der Patienten im Krankenhaus ist deutlich kürzer als in Deutschland, z. T. gehen sie mit Drainagen oder im Rollstuhl nach Hause. Dafür ist das System der häuslichen Pflege in Kanada perfekt organisiert, so dass die Patienten gut versorgt werden.

4.3 Medizinstudium

Im Gegensatz zum deutschen System ist das Medizinstudium in Kanada weitaus praxisorientierter. Studenten in Kanada erhalten zunächst eine naturwissenschaftliche Grundausbildung an einem College. Das Studium in Kanada dauert 4 Jahre. Insbesondere zum Ende des Studiums (ab dem dritten Jahr) werden die klinischen Fächer als *rotations* in den einzelnen Disziplinen erlernt. Es folgt eine schriftliche und mündliche Prüfung. Das bewirkt, dass die *interns*, die mit den deutschen PJlern vergleichbar sind, sehr viel selbständiger und routinierter arbeiten.

Daher ist es ratsam, eine Famulatur in Kanada erst zum Ende der deutschen klinischen Ausbildung zu planen, da im Vergleich zu kanadischen Studenten unsere klinische Erfahrung geringer ist, und man somit Gefahr läuft, nicht optimal von dem Auslandsaufenthalt profitieren zu können.

Nach dem Studium nehmen kanadische Studenten am sog. *matching program* teil, um einen Platz als *resident*, also als Arzt in Weiterbildung, zu erhalten. Die kürzeste *residency* dauert 3 Jahre (*general practitioner*).

Bewerbung

Die ersten Entscheidungen, die man bei jedem Auslandsaufenthalt fällen muss, betreffen wahrscheinlich Überlegungen wie „Uniklinik oder kleines Haus" und „Weltstadt oder kanadische Wildnis". Kanada hat für jeden Geschmack etwas zu bieten. Die beiden größten Metropolen im Osten Kanadas sind Toronto und Montreal. Vancouver im Westen Kanadas bietet aufgrund seiner eigenen Studentenzahlen leider so gut wie keine Plätze, genauso wie die Großstädte in der Mitte Kanadas, z. B. in der Provinz Alberta. Einen guten Kompromiss zwischen Universitätsklinik, aber nicht zu großer Stadt bietet London, Ontario. Toronto und Montreal haben mehrere Universitäten mit medizinischer Fakultät. Wer eine Famulatur oder ein PJ-Tertial in Montreal plant, sollte wenigstens Grundkenntnisse in der französischen Sprache mitbringen. Englisch ist zwar offiziell Amtssprache, aber die „*Quebecois*" mögen es sehr, wenn man sie auf Französisch anspricht. Oft können gerade ältere Patienten nur ein stark abgewandeltes Französisch sprechen, dass auch für den Geübten häufig schwer zu verstehen ist.

Neben den großen Städten bietet Kanada aber natürlich noch eine unendliche Wildnis. Gerade die kleinen Orte an den fünf großen Seen (Huron, Erie, Superior, Michigan und Ontario) bieten einen hohen Freizeitwert und oft sehr gut ausgestattete Krankenhäuser, die für ein großes Einzugsgebiet zuständig sind. In diesen Gebieten herrscht aber auch ein starker Ärztemangel, so dass es zwar einfach sein kann, hier einen Platz zu bekommen, aber auch die Gefahr besteht, dass die Betreuung etwas zu kurz kommt. Wenn man einen Platz an einem kleinen Haus bekommen hat, sollte man möglichst schon vorher über die Verwaltung den betreuenden Arzt in Erfahrung bringen und sich mit ihm in Verbindung setzen. Hat man erst mal einen Kontakt geknüpft, kann man eine persönliche Betreuung erwarten, die einer Uniklinik in nichts nachsteht. Oft trifft man in diesen Gebieten noch auf Nachfahren der kanadischen Indianer, die auch hier in Reservaten leben und nur selten in die Städte kommen.

Sowohl für die großen als auch für die kleinen Häuser ist ein Empfehlungsschreiben des Dekans (gibt es in den meisten Dekanaten als Vordruck), sowie möglichst noch ein weiteres Empfehlungsschreiben (z. B. vom Doktorvater) unerlässlich. In den Unikliniken absolutes Muss, an den kleinen Häusern auch gern gesehen, sind Nachweise der Englischkenntnisse, z. B. in Form des *TOEFL* (*Test Of English as a Foreign Language*) oder des *Cambridge Certificate*.

Man sollte mindestens ein Jahr für die Versendung von Bewerbungen und Vorbereitungen einplanen. Eine sehr gute Suchplattform für den Anfang ist die Internetadresse www.schoolfinder.com, in der man gezielt nach *medical schools* in Kanada suchen kann. Eine Liste sämtlicher kanadischer Unis und Colleges

Kanada

findet sich unter www.uwaterloo.ca/canu/. Die Universitätskliniken haben häufig eine sehr informative Homepage, die Informationen für ausländische Studenten enthält. Nicht selten kann man sich hier auch die Bewerbungsunterlagen ausdrucken. Geeignete Suchbegriffe sind „*foreign electives*" oder „*medical admissions*". Sonst sollte man einen formellen Brief mit der Bitte um Zusendung der Bewerbungsunterlagen an den *Director of Medical Studies* schicken. In diesem Brief sollten persönliche Informationen wie das Studienjahr, bereits absolvierte Examina, sowie eine kurze Begründung, warum man gerade an diese Uni in Kanada möchte, nicht fehlen. Meistens bekommt man dann innerhalb des nächsten Monats die Bewerbungsunterlagen zugeschickt bzw. eine kurze Absage, falls keine Plätze verfügbar sind. Sollte man keine Antwort erhalten, so lohnt es sich per E-Mail oder telefonisch nachzuhaken. Man sollte immer auf einer schriftlichen Zusage bestehen, auf der genau der Zeitraum und die Abteilung, in der man eingesetzt wird, vermerkt sind. Zu bedenken ist außerdem, dass in der Regel die Dauer eines Aufenthaltes an einer Uniklinik auf acht bis zwölf Wochen begrenzt ist. Ein gesamtes PJ-Tertial ist also nahezu nicht an einem Haus zu machen. In der nachfolgenden Tabelle sind die Anschriften der Universitätskliniken in Kanada zusammen gestellt.

Bewirbt man sich an einem kleineren Haus, sollte man einen formellen Brief an den Chef der Abteilung schicken, in die man möchte, und hier sofort alle zusätzlichen Unterlagen beifügen. Ein Aufenthalt ist hier meist recht flexibel zu gestalten. Auch ist er meist kostenlos, da gerade in den ländlichen Gebieten die Ärzte für jede Unterstützung dankbar sind.

In einer Bewerbung sollten also in jedem Fall enthalten sein:
1. Anschreiben: Warum will ich nach Kanada, welche klinischen Erfahrungen (Semesterangabe und Kurse beschreiben, die man schon besucht hat) habe ich schon, war ich schon einmal im Ausland, geplante Dauer und Zeitpunkt des Auslandaufenthaltes
2. Empfehlungsschreiben des Dekans, hier sollte man darauf achten, dass man als *above average* eingeschätzt wird
3. Weitere Referenzen, z. B. von Doktorvater/-mutter, Professoren, etc.
4. Zeugnisse bereits abgelegter Famulaturen und Praktika
5. Sprachzeugnis
6. Kopie des Impfpasses

Universitäten mit medizinischen Fakultäten in Kanada

Bundesstaat	Name	Anschrift
Alberta	University of Calgary	2500 University Drive NW Calgary, AB T2N 1N4 www.ucalgary.ca
British Columbia	The University of British Columbia	2329 West Mall Suite 100 Vancouver, BC V6T 1Z1 www.ubc.ca
Manitoba	The University of Manitoba	350 Chancellor Matheson Rd Winnipeg, MB R3T 2N2 www.umanitoba.ca
Newfoundland	Memorial University of Newfoundland	PO Box 4200 Stn C St. John's, NF A1C 5S7 www.mun.ca
Nova Scotia	Dalhousie University	1236 Henry St Halifax, NS B3H 3J5 www.dal.ca
Ontario	McMaster University	Main St W Suite 20 Hamilton, ON L8S 4L8 www.mcmaster.ca
	Queen's University at Kingston	99 University Ave Kingston, ON K7L 3N6 www.queensu.ca
	The University of Western Ontario	1151 Richmond St London, ON N6A 3K7 www.uwo.ca
	University of Ottawa	PO Box 450, Stn A/CP 450, Succ A Ottawa, ON K1N 6N5 www.uottawa.ca
	University of Toronto	27 King's College Circle Toronto, ON M5S 1A1 www.utoronto.ca
Québec	McGill University	845 Sherbrooke St W Montreal, QC H3A 2T5 www.mcgill.ca
	Université de Montreal	C.P. 6128 Succ Centre Ville Montreal, QC H3C 3J7 www.umontreal.ca

Universitäten mit medizinischen Fakultäten in Kanada (Fortsetzung)

Bundesstaat	Name	Anschrift
Québec (Forts.)	Université de Sherbrooke	2500 Boul Université Sherbrooke, QC J1K 2R1 www.usherbrooke.ca
	Université Laval	CP 2208 Succ Terminus Québec, QC G1K 7P4 www.ulaval.ca
Saskatchewan	University of Saskatchewan	Saskatoon, SK S7N 0W0 www.usask.ca

Englischkenntnisse

Einen guten Eindruck macht es immer, wenn man einen Nachweis seiner Englischkenntnisse vorlegen kann, z. B. in Form des *TOEFL*, den *Test Of English as a Foreign Language*, der zum Beispiel in Berlin, Hamburg, Frankfurt oder München zu absolvieren ist. Zusätzlich gibt es immer mal wieder Sondertermine in deutschen Unis. Anmeldung unter: registration@cito.nl. Ferner existiert das *Cambridge Certificate*, das jedoch nur in Großbritannien selbst erworben werden kann. Aber auch viele deutsche Universitäten bieten an ihren anglistischen Fakultäten Tests an, bei denen auf einem zweisprachigen Formular der Kenntnisstand vermerkt wird.

Fahrtkostenzuschuss

Einen Fahrtkostenzuschuss sollte man beim DAAD/DFA (Deutscher akademischer Austauschdienst/Deutscher Famulantenaustausch) beantragen. Innerhalb von zwei Jahren kann man nur einmal einen Zuschuss beantragen, der je nach Land ca. 300–400 € beträgt. Auch hierfür ist ein Englischtest nötig (s. o.). Außerdem muss man sich verpflichten, nach der Rückkehr einen Bericht über den Auslandsaufenthalt zu schreiben. Genauere Auskunft gibt es auf der Homepage des DAAD (www.daad.de) bzw. dfa (www.famulantenaustausch.de).

Impfschutz

In den meisten Krankenhäusern wird der Nachweis eines kompletten Impf-
schutzes verlangt, so dass man im Rahmen der Bewerbung auch seinen Impf-
pass prüfen sollte. Dies wird auch noch einmal durch den Visumsarzt geprüft,
besser ist es jedoch, alles vorher zu erledigen.

Versicherung

Eine normale Auslandskrankenversicherung ist in der Regel nur für sechs Wochen am Stück gültig, so dass man für eine längere Famulatur oder ein PJ-Tertial eine erweiterte Versicherung braucht. Diese kann man über den Marburger
Bund abschließen oder bei jeder deutschen Versicherung. Es lohnt sich, hier
genau die Preise zu vergleichen, da z. T. jeder Tag einzeln abgerechnet wird.

Ca. 2 Monate vor Abreisedatum sollte man z. B. beim Marburger Bund
oder MLP eine Berufshaftpflichtversicherung abschließen. Diese ist meist kostenlos und auch ohne ausdrückliches Verlangen des kanadischen Krankenhauses sehr ratsam.

Im Krankenhaus

Als ausländischer Student wird man meist in ein vorbestehendes Team eingebunden und ist einem *consult*, also einem Oberarzt, untergeordnet. In Kanada
ist das Verhältnis zwischen Arzt und Student sehr kollegial und weniger hier-
archisch, so dass man den Oberarzt mit Fragen löchern kann. Typisch für den
Klinikalltag sind sog. *teaching rounds*, in denen gemeinsam Patienten vorgestellt und Fragen erörtert werden oder Fortbildungen zur Mittagszeit, bei denen es auch meistens etwas zu essen gibt.

Kleiderordnung

Erstaunlich für deutsche Studenten ist in Kanada die Kleiderordnung. Als an-
gehender Arzt trägt man keinen Kittel. Viele ältere Ärzte tragen einen Anzug
mit Krawatte, Frauen einen Hosenanzug oder Kostüm. Das wird von Studenten nicht erwartet. Man sollte jedoch gepflegt aussehen, Hemd oder Bluse und
Stoffhose sind empfehlenswert. Jeans sind verpönt. In den operativen Fächern

hat man den Vorteil, dass man problemlos den ganzen Tag in *scrubs*, der grünen oder blauen OP-Kleidung, herumlaufen kann.

Studiengebühren

Die Universitätskliniken verlangen von ausländischen wie auch von kanadischen Studenten eine Gebühr pro Rotation. Diese liegt in der Regel zwischen 200 Can\$ und 400 Can\$ pro Monat.

4.4　Visum

In vielen Kliniken, insbesondere in den großen Universitätskliniken, werden Visa verlangt. Am sichersten ist es, sich bei der Anmeldung an der jeweiligen Klinik genau nach der Art des benötigten Visums zu erkundigen. Weitere Informationen finden sich auf der Homepage der kanadischen Botschaft, *Immigration Section*: www.cic.gc.ca oder www.kanada-info.de. Für die Erlangung eines Visums, das unter anderem auch eine medizinische Untersuchung vorschreibt, sollte man einige Monate einplanen. Informationen hierzu gibt es auf der Homepage der kanadischen Botschaft (s. o.). Hier erhält man auch eine Liste mit Vertragsärzten. Ratsam ist es auch, frühzeitig die Gültigkeit des Reisepasses zu prüfen.

4.5　Unterkunft

Im Rahmen einer Famulatur an einer Uniklinik ist es ratsam, sich mit der Frage nach einer Unterkunft an den Studiendekan zu wenden. Ebenfalls lohnenswert ist wiederum die Suche nach *medical housing* oder *student housing* auf der jeweiligen Universitäts-Homepage. Oft kann man Plätze im Studentenheim für einige Monate mieten. Das ist sicherlich die günstigste und einfachste Möglichkeit, wobei die Kosten aber auch hier von Uni zu Uni variieren. Darüber hinaus kann man auch im Internet bei Mitwohnzentralen nach einem Platz suchen.

In den ländlichen Gebieten bietet es sich an, nach einem *„Bed & Breakfast"* (*B&B*) zu suchen. Diese sind in Kanada sehr verbreitet und bieten meist für relativ wenig Geld (insbesondere, wenn man für einige Monate bucht) eine echt kanadische Unterkunft mit möglichem Familienanschluss. Auf diese Art und Weise lernt man auch direkt Einheimische kennen und kann von ihren Tipps und Tricks profitieren. Um ein *B&B* zu finden, kann man sich entweder an seinen Ansprechpartner im Krankenhaus wenden, sonst gibt es auch die Möglichkeit, über eine Suchmaschine den Namen der entsprechenden Stadt einzugeben und dort vielleicht etwas passendes zu finden. Ein gutes B&B sollte pro Nacht nicht mehr als 30 Can$ kosten, für einen längeren Zeitraum sollte man sich nicht scheuen, nach einem guten Sonderpreis zu fragen. Man muss jedoch bedenken, dass die meisten B&B privat betrieben werden und keine Möglichkeit haben, über eine Kreditkarte abzurechnen, also vorher nach den Zahlungsmodalitäten fragen.

B&B bieten auch eine gute Möglichkeit der Unterkunft, wenn man am Wochenende unterwegs ist. Jedoch sind sie am Wochenende häufig etwas teurer. Eine vorherige telefonische Anmeldung ist jedoch gerade in touristischen Gebieten nahezu unerlässlich. Einen B&B-Führer mit Adressen und Telefonnummern gibt es in Kanada zu kaufen.

Im Sommer kann man in Kanada auch sehr gut zelten. Gute Campingplätze, z. B. Koa, gibt es im ganzen Land. Freies Campen in der Wildnis sollte man sich allerdings gut überlegen. Erstens ist es verboten und wird mit empfindlichen Geldstrafen geahndet, und zweitens ist es im Land von Elchen, Wölfen und Bären auch nicht ganz ungefährlich.

4.6   Kosten

Die Währung in Kanada ist der kanadische Dollar. Das Preisniveau ist mit dem von Deutschland vergleichbar, während das normale Leben eher etwas günstiger ist. In den Großstädten fällt das Preisniveau erwartungsgemäß etwas höher aus als in ländlichen Regionen. Bei großen Anschaffungen sollte man die Quittungen aufheben, da man sich unter bestimmten Bedingungn (begrenzte Dauer des Aufenthaltes, etc.) in Deutschland die Mehrwertsteuer erstatten lassen kann. Dies gilt aber nur in einigen Provinzen, z. B. in Quebec.

Die Kanadier lieben – wie die Amerikaner – Rabattmarken jeglicher Art, die es oft in den Tageszeitungen gibt. So kann man den einen oder anderen Dollar sparen. Außerdem gibt es auch einen „kanadischen Aldi", z. B. „Food Basics" oder „No frills". Die Qualität ist hier auch sehr gut und im Vergleich zu den großen Supermarktketten deutlich günstiger.

In den meisten Geschäften werden die gängigen Kreditkarten wie Mastercard, Visacard und American Express akzeptiert. Mit der Kreditkarte Geld abzuheben ist jedoch sehr teuer, so dass es sich lohnt, ausreichend Travellerschecks mitzunehmen, mit denen man z. B. auch die Unterkunft bezahlen kann. In den großen Städten und an den internationalen Flughäfen gibt es Geldautomaten, an denen man mit der deutschen EC-Karte (Maestro-Symbol) Geld abheben kann. Außerdem haben viele deutsche Banken Partnerbanken in Kanada (z. B. Deutsche Bank und Scotia Bank), bei denen man mit der EC-Karte sogar kostenlos Geld abheben kann.

Die Kanadier geben sehr großzügige Trinkgelder. 10% werden als absolutes Minimum angesehen.

Um die üblichen Studentenrabatte zu bekommen, sollte man einen internationalen Studentenausweis haben. Diesen erhält man bei der Heimatuni bei der Fachschaft (ist jedoch immer nur für ein Jahr gültig). Man sollte sich auch nicht scheuen, immer nach speziellen Studentenrabatten zu fragen.

4.7 Tipps und Tricks

Mietwagen

Wenn man sich einen Wagen mieten möchte, empfiehlt es sich, diesen für einen längeren Zeitraum zu mieten und dann hemmungslos zu handeln. Gerade in ländlichen Regionen, in denen der Umsatz nicht so hoch ist, kann man so mehrere hundert Dollar sparen. Meist hat man jedoch eine Kilometerbegrenzung, die etwas störend ist. Um einen Wagen zu mieten, muss man einen Internationalen Führerschein haben und mindestens 21 Jahre alt sein. Bis zum 25. Lebensjahr muss man häufig noch einen Aufschlag bezahlen. Es ist ratsam, sich an die in Kanada sehr strenge Geschwindigkeitsregelung (in km/h, nicht Meilen) zu halten. Auch bei Ausländern drücken die *traffic cops* nur selten ein Auge zu (die Kanadier steigen in ihren Versicherungsprämien, wenn sie beim *speeding* erwischt werden!). Sollte man jedoch erwischt werden, immer nett und freundlich bleiben!

Political Correctness

Kanadier pflegen einen weitaus „europäischeren" Lebensstil als ihre amerikanischen Nachbarn. Sie sind auch deutlich weltoffener als diese. Jedoch sollte man sich mit Systemkritik sehr zurückhalten, da die Kanadier trotz allem sehr patriotisch sind. Der *Canada Day* zum Beispiel ist ein hoher Feiertag, an dem der Gründung des Landes gedacht wird. Für viele Kanadier gelten Deutsche noch immer als potentielle Gefahr des Ostens, so dass man gut daran tut, lieber ein bisschen zu höflich und nachsichtig zu sein. Viele Kanadier haben jedoch auch deutsche Vorfahren, so dass man nicht überrascht sein darf, wenn einige von ihnen gut Deutsch verstehen, nämlich genau das, was nicht für ihre Ohren bestimmt ist. Ansonsten gelten im Krankenhaus die gleichen Verhaltensregeln wie in Deutschland.

Shopping

In Kanada gibt es einige *outlet malls*, in denen man Markenartikel deutlich günstiger als im normalen Geschäft bekommt. Leider sind sie bei weitem nicht so verbreitet wie in Amerika. In den großen Städten gibt es oft mehrere *malls*, die meist die gleichen Marken wie in Deutschland führen. Meist sind in diesen *malls* die Preise – insbesondere für Mode – jedoch etwas höher als in Deutschland.

Landestypische Dinge kann man am besten in ländlichen Regionen günstig in kleinen Privatgeschäften erstehen. Den so begehrten *Maple Syrup* kauft man am besten auf dem Land, hier wird er meistens noch selber von Hand hergestellt.

Strom

Für deutsche Geräte braucht man in Kanada einen Steckdosenadapter, den man am besten von zu Hause mitbringt oder in kleinen *hardware stores* kauft. Die Netzspannung in Kanada beträgt 120 Volt, deshalb bitte die Umstellmöglichkeiten an den elektrischen Geräten prüfen.

Telefonieren

Deutsche Handys funktionieren in Kanada, vorausgesetzt, es handelt sich hier um Triband-Handys. Einige Mobilfunkanbieter geben auch Leihgeräte aus. Es lohnt sich, in einem Vertragsladen oder bei der Kundenhotline nachzufragen. Lohnenswert ist die Anschaffung einer kanadischen Prepaid-Karte (Netzabdeckung überprüfen) für das Handy. Im Falle einer Panne in abgelegenen Gebieten ist ein Mobiltelefon ohne *Roaming*-Gebühren Gold wert. Kanadische Festnetzpreise sind etwas günstiger als deutsche Tarife; ferner besteht auch die Möglichkeit, bestimmte *Call-by-call*-Vorwahlen zu verwenden. Die günstigsten Anbieter findet man am besten vor Ort heraus.

5 Neuseeland

P. Müller

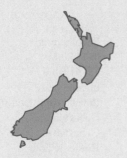

Geografische Lage	Ozeanien/Pazifik; 166°O–179°O/47°S–34°S
Einwohner/Staat	3 864 129 Einwohner
Hauptstadt	Wellington (Nordinsel) 174° 47' O 36° 55' S
Größte Stadt	Auckland (Nordinsel) (1 000 000 Einwohner)
Amtssprache	Englisch, Maori
Codes	NZ, NZL, www.*.nz
Gesamtfläche	268 680 qkm
Landfläche	268 670 qkm
Wasserfläche	10 qkm
Küstenlinie	15 134 km
Angrenzende Länder	keine
Tiefster Punkt	Pazifischer Ozean 0 m
Höchster Punkt	Mount Cook 3 764 m
Währung	1 Neuseeland-Dollar (NZ$) = 100 Cents
Unabhängigkeit	26. September 1907
Nationalfeiertage	6. Februar (Tag des Vertrages von Waitangi im Jahre 1840)
Zeitverschiebung	11 Stunden (MEZ)
Religionen	Christen 56,0% Konfessionslose 20,0% Sonstige 24,0%
Ethnische Gruppen	Europäer 76,0% Maori 14,0%

Polynesier 5,5%
Sonstige (Asiaten) 4,5%

Bevölkerung:	3,8 Mio. (2004)
0–14 Jahre	22,36%
15–64 Jahre	66,11%
über 65 Jahre	11,53%
Bevölkerungswachstum	0,90%
Geburtenrate	14.23 Geburten/1 000 Einwohner
Geburten je 1000 Einw.	14,28
Kinder je Frau	1,8 Kinder/Frau
Sterberate	7,55 Todesfälle/1 000 Einwohner
Kindersterblichkeit	6,18 Todesfälle/1 000 Lebendge-burten
Geschlechterverhältnis:	
bei Geburt	1,04 Frauen/Männer
unter 15 Jahre	1,05 Frauen/Männer
15–64 Jahre	1,01 Frauen/Männer
65 und darüber	0,77 Frauen/Männer
Gesamtbevölkerung	0,99 Männer/Frauen
Lebenserwartung Männer	75,17 Jahre
Lebenserwartung Frauen	81,27 Jahre
Analphabeten	4,50%

5.1 Land und Leute

In Neuseeland leben ca. 3,8 Millionen Menschen. 76% davon sind europäischer Abstammung. Der Anteil der Ureinwohner (Maori) beträgt 14%, 5,5% sind Polynesier und 4,5% Asiaten. Die Bevölkerungsdichte ist mit 13,7 „Kiwis" (wie sich die Neuseeländer nach dem nur hier vorkommenden flugunfähigen Vogel nennen) pro Quadratkilometer sehr gering. Zum Vergleich: In Deutschland leben 227 Einwohner pro Quadratkilometer. Die politische Hauptstadt ist Wellington, jedoch ist Auckland das unangefochtene wirtschaftliche und kulturelle Zentrum des Landes.

Über zwei Drittel aller Neuseeländer leben auf der Nordinsel, die Gesamtbevölkerung der Südinsel entspricht ungefähr der von Auckland. Die sechs größten Bevölkerungszentren des Landes befinden sich in Auckland (ca. 1 Million Einwohner), Wellington (ca. 340 000 Einwohner), Christchurch (ca. 330 000 Einwohner), Hamilton (ca. 135 000 Einwohner), Napier-Hastings (ca. 115 000 Einwohner) und Dunedin (ca. 113 000 Einwohner).

Geschichtlicher Überblick

Es wird angenommen, dass die Besiedlung Neuseelands um ca. 800 n. Chr. durch polynesische Auswanderer begann, die mit Kanus von Inseln wie Tahiti, Tonga und Samoa die lange und gefährliche Reise über das offene Meer antraten. Die frühesten festen Siedlungen konnten in archäologischen Ausgrabungen auf ca. 1000 n. Chr. datiert werden.

Im wärmeren Norden des Landes konnte sich eine Agrarwirtschaft entwickeln, im kühleren Süden etablierte sich die Jagd. Um 1300 bis 1500 traten zunehmend kriegerische Auseinandersetzungen zwischen den Bevölkerungsstämmen auf, von denen viele hierbei völlig ausgelöscht wurden.

Der Holländer Abel Tasman erreichte 1642 die Westküste Neuseelands, trat jedoch kurz darauf wieder die Heimreise an, nachdem beim ersten Landgang einige Besatzungsmitglieder durch kriegerische Maori getötet worden waren.

Erst 1769 kam wieder ein Europäer nach Neuseeland. Der Brite James Cook kartografierte die beiden Inseln, und machte bei seinen Landgängen wesentlich angenehmere Erfahrungen mit den Maori.

Nachdem zuerst Abenteurer, Robben- und Walfänger in Neuseeland Fuß fassten, kamen ab Anfang des 19. Jahrhunderts zunehmend europäische Siedler hierher.

Es kam unweigerlich zu Auseinandersetzungen zwischen Europäern und Maori, die sich von den Eindringlingen um ihr Land betrogen fühlten.

Am 5. Februar 1840 wurde daher der historische Vertrag von Waitangi geschlossen, der der britischen Regierung offiziell die Hoheit über das Land gab, den Maori im Gegenzug aber den Schutz der Britischen Krone sowie alle Rechte und Pflichten der britischen Staatsbürgerschaft garantieren sollte. Respektiert wurde der Vertrag jedoch vor allem nicht von den Siedlern, und so kam es schon einige Jahre später zu den so genannten Maori-Kriegen (1844 bis 1872), die letztlich durch die überlegenen Kolonialtruppen für England entschieden wurden. Die verbleibenden Maori wurden ins Abseits gedrängt.

1865 wurde Wellington als Landeshauptstadt ausgewiesen.

Als erstes Land weltweit beschloss Neuseeland 1893 das Wahlrecht für Frauen sowie soziale Einrichtungen wie Altersrente oder Mindestlohn.

Als Mitte des 20. Jahrhunderts der Bedarf an Agrarprodukten im Rahmen der Wiederaufbauphase nach dem 2. Weltkrieg hoch war, erlebte Neuseeland seine wirtschaftliche Blütezeit, die jedoch in den 70er und 80er Jahren durch die weltweite wirtschaftliche Rezession gestoppt wurde.

Heute ist Neuseeland ein zwar agrarisch geprägtes, jedoch modernes und aufgeschlossenes Land. Die Maori-Kultur wird vielerortens wieder gepflegt, Maori ist offiziell zweite Staatssprache, und es wird versucht, die Grausamkeiten der Kolonisierung wieder gut zu machen.

5.2   Gesundheitssystem

Das öffentliche neuseeländische Gesundheitswesen unterscheidet grundsätzlich zwischen Erkrankung aus „innerer Ursache" oder „Erkrankung durch Unfall". Es garantiert jedem Neuseeländer eine auf hohem Niveau befindliche medizinische Versorgung, die der in der USA oder Mitteleuropa in nichts nachsteht.

Erkrankung aus „innerer Ursache"

Eine gesetzliche Krankenversicherung gibt es in Neuseeland nicht, das öffentliche Gesundheitswesen ist staatlich organisiert und finanziert sich aus Steuergeldern. Das Land ist in 21 Distrikte unterteilt, die medizinische Versorgung wird durch die entsprechenden *District Health Boards*, den Verwaltungs- und Kontrollbehörden, gewährleistet. Bei lebensbedrohlichen oder schwerwiegenden Erkrankungen wird unverzüglich die nötige Diagnostik und Therapie veranlasst, bei nicht kritischen Erkrankungen jedoch muss sich der Patient mit zum Teil immensen Wartezeiten abfinden. Die Wartezeit für eine herkömmliche Sonographie zum Beispiel kann durchaus 4 bis 6 Wochen betragen, bei Gastro- oder Koloskopien liegt sie teilweise noch höher. Für den Patienten sind die Leistungen des öffentlichen Gesundheitswesens gebührenfrei. Dies gilt auch weitgehend für Medikamente: Aufgrund der Unterstützung durch das öffentliche Gesundheitswesen muss für viele Medikamente nur ein Betrag von umgerechnet ca. 8 € für maximal 20 Verpackungseinheiten pro Jahr zugezahlt werden, für Kinder unter 6 Jahren sind diese Medikamente gebührenfrei. Andere Medikamente sind vom Patienten vollständig selbst zu zahlen, da sie keine staatliche Unterstützung erhalten.

Wie in nahezu allen westlichen Ländern besteht jedoch auch in Neuseeland die Möglichkeit der privaten Krankenversicherung, welche aufgrund der durchaus günstigen Beitragszahlungen sehr häufig genutzt wird (s. u.). Der größte private Versicherungsträger, *Southern Cross*, verzeichnet schon alleine mehr als eine Million Mitglieder. Die privaten Versicherungsgesellschaften betreiben eigene Hospitäler und andere medizinische Einrichtungen wie Labore und radiologische Praxen.

Privatpatienten haben praktisch keine Wartezeiten auf sich zu nehmen, und die privaten Krankenhäuser bieten jeden erdenklichen Komfort im Gegensatz zu staatlichen Institutionen, welche im Allgemeinen eher renovierungsbedürftig und wenig einladend sind. Im Krankheitsfall begibt sich der privat versicherte Patient üblicherweise zunächst in die Behandlung eines privaten Hausarztes (*general practitioner – GP*), welcher ihn dann gegebenenfalls weiter in fachärztliche Behandlung überweist. Der Facharzt veranlasst dann einen eventuell nötigen Krankenhausaufenthalt. Ein Besuch beim Hausarzt wird von der privaten Krankenversicherung vollständig übernommen (je nach Region ca. 20–30 €), die meist sehr teuren Spezialisten und Krankenhausbehandlungen bis zu einem bestimmten Limit. Dies hängt schlicht und ergreifend von der Höhe der Beitragszahlungen ab: Für umgerechnet ca. 230 € pro Jahr werden dem Versicherten ca. 80% seiner medizinischen Unkosten erstattet, für ca. 500 € jährlich werden 100% rückerstattet. Die Kosten für eine vierköpfige Familie betragen bei 100%iger Rückerstattung ca. 1700 € pro Jahr.

Patienten ohne private Krankenversicherung wenden sich an oben genannte öffentliche Ambulanzen und Krankenhäuser ohne dafür bezahlen zu müssen, haben dafür allerdings die langen Wartezeiten in Kauf zu nehmen. Sollte aufgrund der Erkrankung trotzdem noch ein Hausarzt aufgesucht werden müssen, so sind die Kosten vom Patienten vollständig selbst zu tragen, Sozialhilfeempfänger zahlen einen geringen Prozentsatz selbst. Als Selbstzahler kann man selbstverständlich alle Leistungen analog denen eines Privatversicherten erhalten.

Alle Ausländer (außer Australiern, Briten oder Bewohnern der Cook Islands, mit deren Heimatländern Abkommen existieren) werden bei Krankenhausaufenthalten, die nicht auf einen Unfall zurückzuführen sind, zur Kasse gebeten: Pro stationärem Krankenhaustag sind mindestens 400 € fällig!

Erkrankung durch Unfall

Hier greift automatisch das staatliche System *ACC* (*Accident Compensation Corporation*), welches sich über Arbeitgeberbeträge und einer Abgabe bei der Kfz-Zulassung finanziert. Hierbei ist es unerheblich, ob es sich um einen Berufs- oder Freizeitunfall handelt. Bezahlt werden sämtliche Leistungen bis zum Abschluss der Behandlung, angefangen beim Transport von der Unfallstelle über die medizinische Versorgung bis hin zu Rehabilitationsmaßnahmen und sogar Arbeitsunfähigkeitsrenten.

Auch Ausländer (Touristen, Arbeiter und Studenten) profitieren von der *ACC*, da die durch die medizinische Versorgung entstandenen Kosten aus Unfallfolge vollständig übernommen werden. Alle weiteren Auslagen, z. B. für Heimflug, Rehabilitation oder Nachbehandlungen werden durch die *ACC* nicht bezahlt.

5.3   Medizinstudium

Bewerbung

In ganz Neuseeland gibt es drei Universitäten, die über eine *School of Medicine* (entspricht der „Fachrichtung Medizin" an einer deutschen Hochschule) verfügen:

1. University of Auckland (www.health.auckland.ac.nz) mit Lehrkrankenhäusern in Auckland, Rotorua und Hamilton
2. University of Otago (www.healthsci.otago.ac.nz) mit Lehranstalten in Wellington, Dunedin, Invercargill und Masterton
3. University of Christchurch (ebenfalls über www.healthsci.otago.ac.nz)

Unter den angegebenen Homepages sind die Adressen, Tel.- und Fax-Nummern aller Lehrkrankenhäuser zu finden.

Das Studium im englischsprachigen Raum ist generell sehr viel praxisbezogener und patientenbezogener als bei uns. Als Student erhält man recht schnell einen oder mehrere „eigene Patienten", für die man – natürlich unter fachmännischer Anleitung und Überprüfung – die gesamte Behandlung plant (*bedside teaching*). Das Ergebnis dieser Studienform ist ein wesentlich leichterer Berufsstart als in Deutschland, der „Stoß ins kalte Wasser", den viele Berufsanfänger schmerzlich erleben müssen, entfällt vollständig.

Die erste Kontaktaufnahme erfolgt durch ein schriftliches, natürlich in Englisch verfasstes Bewerbungsschreiben per Luftpost oder E-Mail. In jüngeren

Semestern schreibt man das *Office for Student Affairs* der betreffenden Fakultät an, bei PJ-Aufenthalten richtet man seine Bewerbung direkt die gewünschte Fachrichtung (*Department*, z. B. *Department of Surgery, Department of Medicine, Department of Paediatrics…*). Es existiert meistens ein eigenes Büro für studentische Angelegenheiten in jedem *Department*.

Es empfiehlt sich, einen Lebenslauf (*Curriculum vitae – CV*) mit Passbild und alle Referenzen und Zeugnissen, die man in der Universität bekommen kann (so viele wie möglich sammeln!), direkt in Kopie mitzuschicken. Neuseeland bietet eine nur sehr geringe Zahl an freien Plätzen im Medizinstudium an, und es schadet mit Sicherheit nicht, sich so etwas „interessanter" zu machen.

Aus dem gleichen Grund sollte die erste Bewerbung rechtzeitig erfolgen (ca. 1 bis 1,5 Jahre vor geplantem Famulatur- bzw. PJ-Datum). Insbesondere Auckland ist aufgrund seines kulturellen Angebots und der vielfältigen Freizeitmöglichkeiten teilweise für mehrere Semester im Voraus ausgebucht.

Aber auch unmittelbar vor dem gewünschten Termin lohnt sich eine Anfrage nach dem *Last-minute*-Prinzip, denn oftmals springen Studenten in letzter Minute ab und hinterlassen einen freien Studienplatz.

Mit etwas Glück bekommt man nach ca. 2–3 Wochen eine positive Rückantwort, aber auch Absagen werden in jedem Fall schriftlich mitgeteilt, so dass keine Ungewissheiten entstehen.

Im Fall einer Zusage liegt der Rückantwort ein offizielles Bewerbungsformular (*application form*) sowie eine detaillierte Liste der erforderlichen Dokumenten bei.

Diese bestehen in der Regel aus:

1. Ausgefüllter *application form*
2. *Letter of the dean*, d. h. ein Schreiben des Dekans der Heimat-Universität, der den Antragsteller als „*senior medical student in good standing*" bestätigt
3. *Curriculum vitae* mit Passbild, falls noch nicht mitgeschickt
4. *Letters of recommendation*, also Empfehlungsschreiben, falls noch nicht mitgeschickt
5. Krankenversicherungsnachweis über eine für die Dauer des Aufenthaltes gültige Auslandskrankenversicherung. Eine in englisch verfasste kurze Bestätigung der Versicherung mit der Angabe eines Ansprechpartners genügt meistens.
6. *Malpractice insurance*, d. h. Nachweis einer Berufshaftpflichtversicherung
7. Mikrobiologisches Abstrichergebnis auf MRSA-Freiheit (Methicillin-resistenter *Staphylococcus aureus*, gefürchteter Krankenhauskeim), durch negatives Abstrichergebnis aus Nase, Rachen, Achsel und Leiste zu erhalten. Durchzuführen zum Beispiel am Mikrobiologischen oder betriebsärztlichen Institut der Heimat-Uni.

8. Nachweis über Impf- und Infektionsstatus (Hepatitis A, B, C, HIV, Tuberkulose; hier bei positivem Test manchmal Anfertigung einer Röntgenthoraxaufnahme notwendig)
9. Nachweis ausreichender Englischkenntnisse, oftmals schon für den Erhalt des *letter of the dean* erforderlich bzw. durch diesen bestätigt. In jeder Anglistik-Fakultät nach ca. 20-minütigem englischem Gespräch zu erhalten.
10. *Application fee*, d. h. Studiengebühr.

Selbstverständlich sind alle Formulare und Dokumente in Englisch auszufüllen. Das gilt auch für Versicherungsnachweise und Empfehlungsschreiben, für die aber bei den betreffenden Stellen Vordrucke existieren.

Hinweise

Bei der Krankenversicherung auf keinen Fall sparen, eine Berufshaftpflichtversicherung ist für verhältnismäßig wenig Geld zu bekommen, z. B. über den Marburger Bund oder den Hartmannbund.

Fast alle Dokumente sollten (müssen!) in Kopie bereits per Post vorausgeschickt werden, in welcher Reihenfolge wird dem Studenten genau mitgeteilt. Infektionsserologie und MRSA-Abstrich müssen jedoch jünger als 8 Wochen vor Abflug sein! Diese Dokumente werden dann vom Studenten persönlich beim zuständigen Sachbearbeiter vor Ort eingereicht.

❗ Achtung: Bei positiver Rückantwort sollte man sich vom zuständigen Landesprüfungsamt (LPA) in jedem Falle die schriftliche Bestätigung einholen, dass das ausgewählte Krankenhaus auch wirklich als Lehrkrankenhaus akzeptiert wird. Es ist schon mehrere Male vorgekommen, dass ein Student bei Anmeldung für das 3. Staatsexamen darauf hingewiesen wurde, dass das betreffende ausländische Krankenhaus vom LPA leider nicht akzeptiert werden konnte. Hat man jedoch die schriftliche Bestätigung, kann diesbezüglich nichts mehr schief gehen.

Studium

Am ersten Tag findet man sich im *Office for Student Affairs* ein. Die Formalitäten werden sehr unbürokratisch und schnell abgewickelt, der Umgang ist freundschaftlich, man wird herzlich begrüßt und sofort beim Vornamen angeredet. Meistens findet sich ein bereits vorbereitetes Paket mit allen erforderlichen Informationen, einem Lauf- oder Rotationsplan, einer Liste mit Ansprechpartnern und allen notwendigen Ausweisen, Schlüsselkarten, etc. Alles in allem ist die Organisation lückenlos und durchgeplant. Es wird direkt der Kontakt zum ersten Betreuer hergestellt, und der Aufenthalt kann beginnen.

Im Wesentlichen erfüllt man praktische Aufgaben wie Stationsdienst, Aufnahmeuntersuchungen, Visiten, Verbandswechsel, Blutabnahmen etc., natürlich unter ständiger Rücksprache mit dem zuständigen Betreuer. Dazwischen finden die üblichen Lehrveranstaltungen statt, die aufgrund der zumeist sehr übersichtlichen Studentenzahlen eher Seminar- als Vorlesungscharakter haben. Referate und Diskussionen spielen hierbei eine wichtige Rolle, auch der Gaststudent wird vor kleineren Vorträgen nicht verschont. Das Arbeitsklima ist aber freundlich, von gewissen Sprachunsicherheiten sollte man sich nicht abschrecken lassen, diese werden nahezu vorausgesetzt, und Hilfestellung wird gerne gewährt.

Der Arbeitsaufwand in diesem Studiensystem ist höher als bei uns, dafür erlangt man aber auch sehr schnell die nötige Routine im Umgang mit Patienten und den praktischen Fertigkeiten, die man hierzulande als Berufsanfänger schmerzlich vermisst.

Was der Student aus seinem Aufenthalt im wunderschönen Neuseeland macht, obliegt seiner eigenen Verantwortung und ist sehr abhängig von seiner Eigeninitiative. Die Lehrpersonen und Betreuer wissen sehr genau, dass die meisten Studenten nicht nur ans andere Ende der Welt fliegen, um zu studieren. Zeit für einen ausgiebigen Urlaub und Ausflüge werden in den allermeisten Fälle gerne gewährt, legt man es darauf an, so kann das Studium eine nur sehr untergeordnete Rolle spielen, was natürlich keinem der Leser geraten werden soll. Bei entsprechendem Interesse ist man jedoch auch ein gern gesehener Gast und kann genau so gut wie die Einheimischen ausgebildet werden.

Studiengebühren

Die Studiengebühren in Neuseeland sind für unser Verständnis zum Teil extrem hoch. Die *Wellington School of Medicine* zum Beispiel verlangt ca. 1250 € pro Monat, d. h. für ein PJ-Tertial satte 5 000 €. Andere Universitäten, z. B. Auckland, sind wesentlich günstiger, dafür aber auch erheblich früher ausgebucht. Üblicherweise erfolgt zunächst eine Anzahlung per Auslandsüberweisung auf die angegebene Bankverbindung, die Restzahlung wird kurz vor Studienantritt getätigt.

5.4 Visum

Für die Einreise nach Neuseeland benötigt man bei einem Aufenthalt von bis zu 3 Monaten als Tourist kein Visum, als Student jedoch muss bei der zuständigen Botschaft ein *student permit* beantragt werden. Für die Bereitstellung der erforderlichen Dokumente empfiehlt sich ein Besuch auf der Homepage der neuseeländischen Botschaft (http://www.nzembassy.com) oder ein kurzes Telefonat mit der neuseeländischen Botschaft in Berlin oder dem neuseeländischem Generalkonsulat in Hamburg.

Erforderlich hierfür sind:

1. Antragsformular: Von der Homepage der neuseeländischen Botschaft (s. o.) herunterzuladen
2. Bestätigung der Gastuniversität über den Studienaufenthalt
3. Nachweis über ausreichende finanzielle Mittel, z. B. Bürgschaft der Eltern, Kontoauszüge oder Kreditkartennachweis
4. Nachweis des bereits gebuchten Rückfluges
5. Reisepass
6. Bearbeitungsgebühr, meist in bar oder per Überweisung

Die Visaformalitäten dauern normalerweise 2–3 Wochen, können jedoch auch bis zu 6 Wochen in Anspruch nehmen, also rechtzeitig beantragen!

❶ Fliegt man über die USA, so sind insgesamt 64 kg Gepäck erlaubt! Die günstigeren Fluganbieter mit der Flugroute über Asien lassen jedoch nur 20 kg und 5 kg Handgepäck zu. Also sehr genau planen, was man braucht!

5.5 Unterkunft

In jedem Bewerbungsformular befindet sich ein Abschnitt über den Wunsch der Organisation einer Unterkunft in einem Studentenwohnheim. Man tut sich einen großen Gefallen, dieses Angebot anzunehmen, denn es besteht erstens meist eine direkte räumliche Nähe zu Krankenhaus und Universität, zweitens kommt es schnell zu neuen Kontakten mit Einheimischen und anderen Ausländern, und drittens ist es schlicht und einfach mit keinerlei organisatorischem Aufwand für den Antragssteller verbunden. Für solch ein Wohnheimzimmer müssen in etwa 50–80 € pro Woche veranschlagt werden. Vor Ankunft ist unbedingt in Erfahrung zu bringen, wo der Zimmerschlüssel abgeholt werden kann, in der Regel wird er beim Wachdienst hinterlegt.

Vor Ort muss man sich in den meisten Fällen mit Notwendigkeiten wie Besteck, Küchenutensilien etc. ausstatten, in der Regel gibt es Gemeinschaftsküchen und -bäder. Es lohnt sich in jedem Fall, erst einmal zu prüfen, was bereits vorhanden ist, bevor man seinen halben Hausrat aus Deutschland einführt. Oftmals können auch die gebrauchten Utensilien von abreisenden Studenten günstig erworben werden.

Sollten Neuanschaffungen nötig sein, ist die bei weitem preiswerteste Möglichkeit die Haushaltswaren-Kette „*Warehouse*", die in jeder Stadt zu finden ist.

Nicht in jedem Fall entspricht das Wohnheimzimmer den Vorstellungen des Einzelnen. Eine private Unterkunft kann per Zeitungsannonce, z. B. in der „*Trade & Exchange*" oder Aushang am Schwarzen Brett vor Ort ohne größere Probleme organisiert werden. Dafür müssen jedoch auch höhere Kosten in Kauf genommen werden.

5.6 Kosten

Neuseelands Preisniveau ist mit dem deutschen durchaus vergleichbar, die Lebenshaltungskosten liegen in etwa gleich hoch. Agrarerzeugnisse und Fleisch sind etwas teurer als bei uns, das gleiche gilt auch für Alkohol und Tabakwaren. Dies ist verwunderlich, nimmt die Landwirtschaft doch einen großen Teil der Wirtschaft des Landes ein. Aber die dezent höheren Kosten können allein schon durch die hervorragende Qualität der Produkte verschmerzt werden. Gastronomie und Freizeitaktivitäten unterscheiden sich nicht wesentlich von unseren Preisen, Benzin ist erheblich günstiger als in Mitteleuropa.

Als Zahlungsmittel stehen Bargeld, Kredit-/EC-Karte und Travellerschecks zur Verfügung. Eine Kreditkarte ist ein unumgängliches Muss. Die großen Gesellschaften Eurocard/Mastercard und Visa werden auch in der kleinsten Ortschaft und in der entlegensten Tankstelle akzeptiert, mit einer American-Express- oder Diners-Club-Karte stößt man hier manchmal auf Probleme. Für einen Mietwagen oder eine Flugreservierung ist eine Kreditkarte zwingend erforderlich, da sie als Sicherheit von Seiten der Vermieter/Veranstalter betrachtet wird.

Auch eine EC-Karte ist von großem Nutzen, da man mit ihr Dank des fast mit jeder EC-Karte möglichen Maestro- bzw. Cirrus-Systems ohne größere Gebühren an fast allen Bankautomaten des Landes Bargeld abheben kann.

Travellerschecks können in jedem Supermarkt, jeder Tankstelle und jeder Jugendherberge eingelöst werden. So steht man auch nicht ohne Bargeld da, wenn in der Einsamkeit der Südinsel am traumhaften Milford Sound kein Geldautomat zur Verfügung steht.

Es empfiehlt sich, immer eine gesunde Mischung aller drei Zahlungsweisen bei sich zu haben, vor allem bei Reisen und Ausflügen abseits der Ballungszentren.

5.7   Tipps und Tricks

Einkaufen

Wie bereits erwähnt gibt es keinen wesentlichen Preisunterschied für die Notwendigkeiten des täglichen Lebens zwischen Neuseeland und Mitteleuropa. Dementsprechend ist Neuseeland kein „Shopping-Paradies", Schnäppchenjäger finden hier keine Angebote wie z. B. in der Türkei, Südafrika oder Asien. Generell wird aber qualitativ hochwertige Ware verkauft, die ihr Geld in jedem Fall wert ist. Relativ günstig zu bekommen sind Camping- und *Outdoor*-Artikel, v. a. Fleece-Jacken, Wanderschuhe, etc.

Es finden sich in jeder größeren Stadt Einkaufszentren und sehr europäisch anmutende Fußgängerzonen. Bekannte Fastfood-Ketten gibt es an jeder Ecke, dem verwöhnten mitteleuropäischen Besucher dürfte es an nichts fehlen.

Freizeit

Die Neuseeländer sind sehr naturverbunden, und die unberührte und einzigartige Natur macht den besonderen Reiz des Landes aus. Kein Wunder also, dass sich hier eine Vielzahl von *Outdoor*-Aktivitäten anbieten. Von Trekking-, Rad- und Kanu-Touren über Ausritte und alle erdenklichen Sportarten zu Lande zu Wasser und in der Luft bis hin zu *Bungee-Jumping*, „*Zorbing*" (man rollt in einem überdimensionalen Wasserball einen Hügel hinunter), „*Abseiling*" (Abseilen an einer senkrechten, oft mehrere hundert Meter tiefen Steilwand) oder *Speedboat* fahren und *Rafting* sind der Phantasie keine Grenzen gesetzt.

Auch kulturell bieten sich vielfältigste Angebote, die größte Auswahl an Museen, Konzerten oder Ausstellungen findet sich in Auckland.

Etwas entwicklungsbedürftig jedoch ist das *night life*, mit Ausnahme vielleicht von Auckland. Jedoch sind alle größeren Orte sehr bemüht, diesem Missstand ein Ende zu bereiten, Wellington rühmt sich z. B. seit Kurzem mit der größten Café- und Bistrodichte weltweit.

Reisen

Neuseeland gehört zu Recht zu den schönsten Ländern der Erde. Die isolierte Lage mit der einzigartigen Flora und Fauna, die besonderen geografischen und klimatischen Bedingungen und die Naturverbundenheit und Gelassenheit der Bewohner machen das Bereisen des Landes zu einem unvergesslichen Erlebnis.

Neuseeland bietet unberührte Natur und nahezu jede Art von Landschaftsbild auf engstem Raum vereint. So wälzen sich z. B. auf der Südinsel gewaltige Gletscher die Southern Alps hinab, eingerahmt von Regen- und Farnwäldern, um nicht weit von Bilderbuchstränden in die Tasmanische See zu kalben. Alpines Skigebiet und Badestrand liegen oft nur eine Autostunde voneinander entfernt. Es ist wohl die Kombination dieser Gegensätze, die den besonderen Reiz des Landes ausmacht.

Generell bietet die Nordinsel ein eher sanftes und grünes Bild mit warmen, angenehmen klimatischen Verhältnissen. Eine Ausnahme bildet das Vulkangebiet um Rotorua mit seinen Lavafeldern, heißen Schwefelquellen und Geysiren. Nördlich von Auckland sind teilweise subtropische Verhältnisse mit ganzjährig warmen Temperaturen und weißen Sandstränden anzutreffen. Im Zentrum der Nordinsel befindet sich ein wildes Hochland mit alpinen Skimöglichkeiten und phantastischen Wanderwegen am Fuß imposanter Vulkane und Felsmassive. Der Süden der Nordinsel ähnelt klimatisch sehr mitteleuropäischen Verhältnissen mit empfindlich kühlen Wintern und in der Regel angenehm warmen Sommern.

Die Südinsel zeigt sich deutlich wilder und schroffer und ist für den Reisenden wesentlich spektakulärer, weshalb man hier auch etwas mehr Zeit einplanen sollte. Das Klima ist rauer, und an der Westküste fallen die höchsten Niederschlagsmengen weltweit. Man kann in drei Stunden mit der Interislander-Fähre von Wellington nach Picton in den einsamen unberührten Marlborough Sounds übersetzen, die sich hervorragend für Kanutouren eignen, oder das Flugzeug z. B. nach Christchurch oder Dunedin nehmen.

In Nord-Süd-Richtung ziehen sich über fast die gesamte Südinsel die gewaltigen Southern Alps mit nervenzerreißenden Pässen und Strassen. An der Westküste sind die eindrucksvollen Gletscher zu bestaunen, sowie im Südwesten der Fjordland-Nationalpark mit Neuseelands wohl bekanntester Attraktion, dem Milford Sound. Der äußerste Süden der Südinsel bietet für den Touristen nur wenig Interessantes, hier hat sich die Fischfang- und -verarbeitungsindustrie angesiedelt.

An der Ostküste liegen die größte Stadt der Südinsel, das sehr britisch geprägte Christchurch, und die Studentenstadt Dunedin, in der man sich bei Dudelsackklängen fast in Schottland wähnt. Nördlich von Christchurch kann man aus nächster Nähe Pottwale und Delfine beobachten, und die Region um Blenheim ist für seine erstklassigen Weine weltberühmt.

Um das ganze Land mit all seinen Facetten zu bereisen sollte man insgesamt 6 Wochen einplanen. Es zieht sich ein dichtes Netz von Campingplätzen, Jugendherbergen, Pensionen und Hotels bis in das entlegenste Fleckchen, die Preise sind erschwinglich. Man zahlt für ein Schlafsaalbett 10 €, ein Campingplatz für ein Wohnmobil incl. Stromanschluss und Besatzung kostet 8–10 €, *Bed & Breakfast* ca. 20–25 € pro Person. Das Reisen ist problemlos, sicher und entspannend, da meist keine langen Tagesetappen zurückgelegt werden müssen.

Man kann mit dem Mietwagen, einem Wohnmobil, das vermutlich die größtmögliche Freiheit und Flexibilität ermöglicht, oder auch per Backpacker-Bus, z. B. dem grünen „Kiwi-Explorer" vorwärts kommen. Öffentliche Verkehrsmittel (Reisebus oder Zug) fahren nur die großen Bevölkerungszentren an und sind nicht billig. Die Bus- bzw. Straßenbahnverbindungen innerhalb der Ballungszentren sind allerdings ausgezeichnet.

Die Preise für einen Mietwagen sind stark saisonabhängig. Autovermietungen finden sich in jedem größeren Ort. Zu empfehlen sind renommierte Anbieter, da diese das dichteste Netz an Servicestationen aufweisen. In Auckland herrscht ein regelrechter Preiskrieg der Autovermieter, die Preise sind hier deutlich niedriger als im Rest des Landes. Beim Übersetzen zwischen Nord- und Südinsel kann man so z. B. den Wagen im Hafen abgeben und sich im Zielhafen einen neuen Wagen geben lassen, ohne das teure Fährticket für ein Auto bezahlen zu müssen.

Natürlich bietet sich auch die Möglichkeit, einen günstigen Gebrauchtwagen zu erstehen und diesen bei Abreise wieder zu verkaufen. Eine sehr preiswerte Möglichkeit, vorausgesetzt, es kommen keine Reparatur- oder Unfallkosten auf einen zu. Manche Autohändler bieten eine Rückkaufgarantie, d. h. sie nehmen den Wagen garantiert bei Verlassen des Landes zurück, natürlich für weniger Geld als man selbst bezahlt hat, und unter der Bedingung, dass das Auto noch in gutem Zustand ist. Die Zeitschrift *Trade & Exchange* bietet einen großen Gebrauchtwagenteil.

Eine Kfz-Versicherung ist in Neuseeland nicht vorgeschrieben, wenngleich zu empfehlen. Die Anmeldung und Bezahlung der Kfz-Steuer kann in jedem Postamt ganz unbürokratisch erledigt werden.

Ein internationaler Führerschein ist nicht zwingend notwendig, am besten informiert man sich im Internet bei den entsprechenden Autovermietern, ob dieser erforderlich ist. In Neuseeland herrscht Linksverkehr. Wenn man jedoch seine ersten Fahrversuche nicht direkt in der Innenstadt von Auckland macht, ist es bei dem geringen Verkehr außerhalb der Zentren kein Problem, sich an die anderen Gegebenheiten zu gewöhnen.

Sonne und Regen

In Neuseeland muss man sich auf plötzliche Wetterwechsel gefasst machen, wetterfeste Kleidung gehört zwingend ins Gepäck, ebenso wie ein starker Sonnenschutz, denn das Ozonloch ist förmlich spürbar, die Sonne brennt wesentlich intensiver als z. B. am Mittelmeer. Ein Hut mit breiter Krempe sowie Insektenschutz sollten ebenfalls nicht fehlen.

Telefonieren

Die Vorwahl von Neuseeland lautet 0064. Mit *Call-by-call*-Anbietern (zu finden im Internet) kann man schon für ca. 5–7 Cent pro Minute von Deutschland aus über den halben Erdball telefonieren. Um Kontakt mit der Heimat zu halten, ist es empfehlenswert, sich anrufen zu lassen, billiger geht es nicht.

Für Gespräche nach Europa empfehlen sich Telefonkarten, die man überall erwerben kann.

Die Anschaffung einer neuseeländischen Prepaid-Karte (am besten von Vodafone, beste Netzabdeckung) für das Handy ist unbedingt anzuraten. Die Tarife sind nicht teurer als bei uns, und im Fall einer Panne auf einsamer Straße oder für telefonische Reservierungen eines *youth hostels* ist das Mobiltelefon ohne die immensen *Roaming*-Gebühren Gold wert. Die Karten können in jeder Tankstelle und in jedem Kiosk aufgeladen werden. Im Gegensatz zu den USA funktionieren Dualband-Handys in Neuseeland.

Wichtige Dinge fürs Reisegepäck

1. Reiseführer/Stadtplan
2. EC-Karte, Kredit-Karte, Travellerschecks, Bargeld, immer eine gesunde Mischung aus allem mit sich führen
3. Kopie des Reisepasses und des Visums immer bei sich führen, um sich bei Verlust des Originals trotzdem ausweisen zu können
4. Adapter für Elektrogeräte, in jedem Elektrogeschäft günstig zu bekommen (1–1,50 €). Nicht in Europa oder im *Tourist Office* vor Ort kaufen, maßlos überteuert! Elektrogeräte aus Europa können mit Adapter problemlos benutzt werden.
5. Reiseapotheke, Durchfall-Medikation, Antibiotikum, Pflaster/Verbandsmaterial. Schmerzmittel sind im Supermarkt frei verkäuflich.
6. Sonnenschutz, Kopfbedeckung, Insektenschutz

7. Wetterfeste Kleidung

8. Ein Internationaler Studentenausweis verschafft einem viele interessante Rabatte, z. B. bei öffentlichen Verkehrsmitteln, Kino, Museen… – Nachfragen lohnt sich!

9. Internationaler Führerschein schadet nicht. Erhältlich bei jeder Führerscheinstelle.

10. Kamera, es lohnt sich!

11. Schlafsack und anderes Equipment besser in Neuseeland besorgen, da es zu sperrig für das Flugzeug und vor Ort billig zu bekommen ist (am besten im *Warehouse*).

12. Man sollte schon in Deutschland ein englisches Lehrbuch für die betreffende medizinische Fachrichtung lesen, um sich die Fachsprache anzueignen. Andernfalls bekommt man in den ersten zwei Wochen keinen zufriedenstellenden Satz heraus, wenn es um klare medizinische Details gehen sollte.

6 Südafrika

M. Groppe

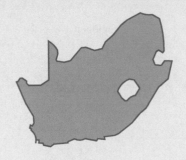

Offizieller Name	Republik Südafrika
Geografische Lage	Afrika, 17°O–33°O/22°S–34°S
Hauptstadt	Pretoria
	28° 10' O 25° 45' S
Größte Stadt	Kapstadt (2.000.000 Einwohner)
Amtssprache	Afrikaans und Englisch
Codes	ZA, ZAF, www.*.za
Grenze gesamt	4 862 km
Gesamtfläche	1 219 912 qkm
Landfläche	1 219 912 qkm
Küstenlinie	2 798 km
Angrenzende Länder	Botsuana: 1 840 km
	Lesotho: 909 km
	Mozambique: 491 km
	Namibia: 967 km
	Swasiland: 430 km
	Simbabwe: 225 km
Tiefster Punkt	Atlantischer Ozean 0 m
Höchster Punkt	Njesuthi 3 408 m
Währung	1 Rand (R) = 100 Cents
Unabhängigkeit	31. Mai 1910
Nationalfeiertage	27. April (Tag der Verfassung)
	16. Juni (Jahrestag des Schüleraufstands von Soweto)
	16. Dezember (Tag der Versöhnung)
Zeitverschiebung	2 Stunden (MEZ)

Religionen	Christen 67,0%
	Hindus 2,0%
	Moslems 2,0%
	Sonstige 29,0%
Ethnische Gruppen	Asiaten 4,0%
	Farbige 10,0%
	Schwarze 70,0%
	Weiße 16,0%
Bevölkerung:	43,6 Mio (2004)
0–14 Jahre	32,01%
15–64 Jahre	63,11%
über 65 Jahre	4,88%
Bevölkerungswachstum	2,00%
Geburtenrate	20.63 Geburten/1 000 Einwohner
Geburten je 1000 Einw.	21,12
Kinder je Frau	2,38 Kinder/Frau
Sterberate	18,86 Todesfälle/1 000 Einwohner
Kindersterblichkeit	61,78 Todesfälle/1 000 Lebendge-burten
Geschlechterverhältnis:	
bei Geburt	1,02 Frauen/Männer
unter 15 Jahre	1,01 Frauen/Männer
15–64 Jahre	0,94 Frauen/Männer
65 und darüber	0,6 Frauen/Männer
Gesamtbevölkerung	0,94 Männer/Frauen
Lebenserwartung Männer	45,19 Jahre
Lebenserwartung Frauen	45,68 Jahre
Analphabeten	15,00%

6.1   Land und Leute

Im Jahrbuch der Republik Südafrika bezeichnet sich der Staat selber als Regenbogennation, einer Mischung aus verschiedenen Ländern, Kulturen und Sprachen, die unter einem Staatengebilde zusammengekommen sind.

Bei der letzten offiziellen Bevölkerungsschätzung aus dem Jahr 2001 lebten 43,6 Millionen Menschen in Südafrika. Von diesen waren rund 70% schwarz, 16% weiß, 10% *coloured* und 4% indisch. Dabei gibt es unter der schwarzen Bevölkerung hauptsächlich folgende Stämme mit eigener Sprache und Kultur: Zulu, Xhosa, Ndebele, Swazi, Sotho, Tsonga und Venda. Die weiße Bevölkerung spaltet sich in einen britisch ausgerichteten Englisch sprechenden Teil und einen Afrikaans sprechenden Bevölkerungsteil, die sich als „Afrikaners" bezeichnen. Innerhalb der westlich ausgerichteten *Coloured*-Bevölkerung gibt es sowohl Afrikaans als auch Englisch Sprechende. Der Begriff *coloured* stammt zwar aus der Zeit der Apartheid, hat sich aber als Identifikationsbegriff für die Mischbevölkerung gehalten, die aus europäischen Einwanderern, der Urbevölkerung sowie den schwarzen Rassen primär in der Kapregion entstanden ist. Dabei ist der Terminus nicht als rassistisch zu werten, sondern beschreibt einen Bevölkerungsteil mit eigener Geschichte und Kultur. Die asiatische Bevölkerung stammt zum Großteil aus Indien, wobei die Immigration zumeist schon vor drei bis vier Generationen stattgefunden hat, aber die ursprüngliche Kultur beibehalten wurde.

In Südafrika gibt es 11 offizielle Sprachen, wobei isiXhosa (22,9%), Afrikaans (14,4%), Sepedi (9,2%) und Englisch (8,6%) die am häufigsten benutzten sind. Dabei wird Englisch als Zweitsprache von vielen Bewohnern gesprochen. Südafrika ist in neun Provinzen unterteilt, die sich voneinander durch die Bevölkerungszusammensetzung unterscheiden, was dazu führt, dass die regionale Sprachenverteilung sehr unterschiedlich ist.

Mit 80% der Bevölkerung stellen die christlichen Konfessionen die wichtigste Religion dar. Weiterhin sind nennenswerte Bevölkerungsanteile Moslems, Hindus und Juden. Nur eine kleine Minderheit der Bevölkerung ist Anhänger von traditionellen- oder Naturreligionen.

Südafrika ist von der Fläche ca. 3,5mal so groß wie die Bundesrepublik Deutschland. Im Süden, Westen und Osten grenzt Südafrika an den Atlantischen- und Indischen Ozean. Dabei kommt es durch die Benguela und Agulhas-Meeresströmungen zu kalten Wassertemperaturen im Westen und warmen im Süden und Osten. Vereinfacht kann das Land anhand seiner physiogeografischen Gegebenheiten in zwei Bereiche unterteilt werden: die zentralen Hochebenen mit einer durchschnittliche Höhe von 1200 m und dem 240 bis 60 km breiten Gürtel, der sich bis zur Küste anschließt. Die Grenze dieser Gebiete bildet eine Gebirgskette (Great Escarpment) mit Gipfeln bis 3400 m Höhe.

Klimatisch befindet sich Südafrika im subtropischen Bereich, wobei es sowohl deutliche lokale als auch regionale Unterschiede gibt. So hat Kapstadt ein mediterranes Klima und der Krüger-Nationalpark ist tropisch geprägt.

Geschichtlicher Überblick

Die ältesten Knochenfunde, die die Existenz von Menschen in der Kapprovinz von Südafrika belegen, werden auf 100 000 v. Chr. datiert. Seit 30 000 Jahren lebten Buschmänner (San) als Jäger und Sammler im südlichen Afrika. Um Christus brachten die Khoi-Khoi die Viehzucht in den Südwesten Afrikas. Erst im Jahr 500 wanderten schwarze Völker aus Zentralafrika in das heutige Südafrika ein. Bartholomeu Diaz war im Jahre 1488 der erste Europäer, der Südafrika betrat.

Im Jahre 1652 landet Jan van Riebeek in der Tafelbucht und gründet Kapstadt, eine Versorgungskolonie für die Holländische-Ostindische-Gesellschaft. Vom Kap aus erfolgte die weitere Besiedlung Südafrikas durch die Buren. 1779 kam es zu den ersten kriegerischen Auseinandersetzungen zwischen Schwarz und Weiß.

In Folge des Britisch-Holländischen Krieges übernahmen 1795 die Briten die Herrschaft am Kap.

Im Osten von Südafrika kam es zum Aufstieg der Zulu unter ihrem König Shaka und zu blutigen Kriegen mit anderen schwarzen Völkern, wobei von 1816–1828 weite Landstriche praktisch entvölkert wurden.

Aufgrund der Abschaffung der Sklaverei brachen 1935 ungefähr 6000 Buren im Großen Treck von der Kapkolonie Richtung Nordosten auf. Beim Zusammentreffen mit der Streitmacht der Zulus wurden diese 1938 am Blood River endgültig geschlagen. Die Buren gründeten mit dem Transvaal und Oranje-Freistaat eigene Staaten. Die britische Provinz Natal an der Ostküste wurde 1943 britische Kronkolonie.

1869 wurden die ersten Diamanten in Kimberley aufgefunden, worauf England diesen Teil von Oranje-Freistaat annektiert. Von 1880–1881 fand der erste Krieg zwischen Buren und Briten statt, den die Buren unter ihrem Führer Paul „Ohm" Krueger für sich entscheiden konnten.

Der zweite Burenkrieg begann am 11. Oktober 1899. Die Burenrepubliken Transvaal und der Oranje-Freistaat verbündeten sich gegen die Briten. Nach einigen Erfolgen mussten die Buren die Übermächtigkeit der Briten anerkennen und wechselten von da an zu einem Guerillakrieg über. Die Briten antworteten mit der Vernichtung ihrer Farmen und Besitztümer. Frauen und Kinder wurden in Konzentrationslager verschleppt, wo sie zu zehntausenden an Unterernährung und Seuchen starben. Das große Sterben in den Lagern führte schließlich dazu, dass die Buren die Waffen niederlegten. Mit dem Sieg der Briten verloren die Burenrepubliken am 31. Mai 1902 mit dem Vertrag von Vereening ihre Unabhängigkeit.

1910 wurde die südafrikanische Union gegründet, bestehend aus den Burenrepubliken Transvaal und Oranje-Freistaat sowie den britischen Kolonien Natal und Kap. Erster Premierminister wurde Louis Botha, sein Stellvertreter Jan Smuts, beides Afrikaner, die pro-britisch eingestellt waren. Die schwarze Bevölkerung wurde nicht in die Bildung des neues Staates eingebunden und hatte auch keine politischen Rechte. 1912 wurde der *African National Congress* (*ANC*), die erste Partei für Schwarze, ins Leben gerufen.

1948 siegte die Nationale Partei bei der Wahl und die Politik der Apartheid wurde offizielles Programm der Burenregierung. Das Ziel dieser Politik war die vollständige Trennung von weißer und schwarzer Bevölkerung.

1959 spaltete sich die militante Bewegung *Pan-Africanist Congress* (*PAC*) vom *African National Congress* (*ANC*) ab. Im folgenden Jahr starben 69 Teilnehmer bei einer Demonstration in Sharpeville im Kugelhagel der Polizei. Der *ANC* und *PAC* wurden verboten und operierten von nun an aus dem Untergrund. Einer der führenden Aktivisten des *ANC* war Nelson Mandela. Dieser wurde 1962 verhaftet und später zu lebenslanger Haft verurteilt. In den folgen Jahrzehnten kam es zu vielfältigen Auseinandersetzungen zwischen Schwarzen und Weißen sowie zwischen den verschiedenen schwarzen Parteianhängern. Diese erreichten 1986 den Höhepunkt, worauf der Ausnahmezustand verhängt wurde. Die Wirtschaftssanktionen aus dem Ausland nahmen zu. Im Jahre 1989 trat der amtierende Präsident P. W. Botha zurück. Sein Nachfolger Frederik Willem de Klerk erklärte die Apartheidpolitik für gescheitert. 1990 wurde Nelson Mandela nach 27 Jahren Haft freigelassen. Das Verbot von 33 Oppositionsgruppen, darunter auch der *ANC*, wurde aufgehoben. Auch die internationalen Wirtschaftssanktionen wurden zunehmend gelockert.

Mit der Abschaffung der *Native Land Act*, der *Group Area* und der *Population Registration Act* fielen die drei Grundpfeiler der Apartheidpolitik.

1993 erhielten Präsident de Klerk und Nelson Mandela den Friedensnobelpreis, die letzten internationalen Sanktionen wurden aufgehoben.

Am 27. April 1994 fanden die ersten freien Wahlen in der Geschichte Südafrikas statt. Der *ANC* ging mit 62% der Stimmen als Sieger hervor. Nelson Mandela wurde erster schwarzer Präsident von Südafrika. Die neue Verfassung trat am 4. Februar 1997 in Kraft. Im gleichen Jahr legte Nelson Mandela das Amt des Präsidenten nieder und übergab es an seinen Nachfolger Thabo Mbeki. Dieser wurde 1999 und 2004 als Präsident bestätigt.

6.2   Gesundheitssystem

Durch weitreichende Reformen wird zur Zeit versucht, eine ausreichende medizinische Grundversorgung der Bevölkerung zu gewährleisten. Dennoch kam Südafrika im internationalen Vergleich der *World Health Organisation* (*World Health Report 2000*) mit Platz 175 in den letzten Bereich.

Der private Sektor, der von Hausarztpraxen bis hin zu ganzen Krankenhäusern reicht, entspricht in Ausstattung und Qualität europäischen Verhältnissen. Obwohl dieser Sektor nur der wohlhabenden Bevölkerung bzw. Patienten mit privater Krankenversicherung zugänglich ist, fallen knapp 60% der Gesundheitskosten in diesem Bereich an. Insgesamt entfallen pro Kopf und Jahr 255 US$ an Ausgaben in den Gesundheitsbereich. In der BRD sind es 2422 US$ (Stand 2000/2001). Dies entspricht 8,8% des Bruttosozialprodukts in Südafrika und 10,6% in der BRD.

Das staatliche System wird in eine primäre, sekundäre und tertiäre Versorgung unterteilt. Die primäre Gesundheitsversorgung wird als fundamentales Recht angesehen und steht der Bevölkerung kostenlos zur Verfügung. Dabei übernehmen zumeist Krankenschwestern oder Pfleger die Behandlung und Versorgung der Patienten, wobei Impfprogramme, pränatale und postnatale Versorgung, ambulante Behandlung von akuten und chronischen Krankheiten sowie Zahnheilkunde im Vordergrund stehen. Patienten mit einer Krankenversicherung sind von dieser Versorgung ausgeschlossen.

Die allgemeine ärztliche Versorgung, vor allem der ländlichen Regionen, wird durch ein obligatorisches Pflichtjahr, das junge Ärzte ableisten müssen, gewährleistet. Die sekundäre Versorgung wird zur Zeit durch 357 regionale Krankenhäuser sichergestellt. Die Behandlung ist kostenpflichtig und wird nach dem Einkommen des Patienten gestaffelt. Ist es einem Patienten oder seiner Familie unmöglich die anfallenden Kosten zu übernehmen, werden diese durch die lokale Verwaltung getragen. Die Universitätskliniken stellen den tertiären Bereich der Versorgung dar. Sie stehen wie die provinziellen Krankenhäuser der allgemeinen Bevölkerung zur Verfügung, wobei die dort arbeitenden *consultants* (s. u.) zumeist auch private Patienten versorgen.

Die medizinische Ausbildung und die Organisationsstrukturen im Krankenhaus sind stark an das britische System angelehnt. Dem fünf bis sechsjährigen Medizinstudium folgt eine einjährige Arbeit als *intern*, die der früheren Tätigkeit als Arzt im Praktikum entspricht. Danach folgt eine einjährige Zeit als *community service doctor*, wodurch der Staat den Ärztemangel im ländlichen Sektor und generell im staatlichen Bereich aufzufangen versucht. Erst danach ist es möglich, eine Approbation zu bekommen, die sowohl die Arbeit im staatlichen als auch privaten Sektor erlaubt. In den Krankenhäusern gibt es drei

Hierarchiestufen: *senior house officer* (*SHO*), *registrars* und *consultants*. Dabei entspricht der *SHO* einem deutschen Assistenzarzt, der *registrar* ist zwischen Facharzt und Oberarzt anzusiedeln und die *consultants* entsprechen leitenden Oberärzten bzw. Chefärzten. Sie stehen kleinen Teams vor, von denen es in der Regel mehrere in einem Fachbereich pro Krankenhaus gibt.

Im Gegensatz zu Europa treten in Südafrika Infektionskrankheiten deutlich häufiger auf. Allen voran stellt HIV/AIDS das schwerwiegendste Problem dar. Schätzungen gehen von einer 20%igen Prävalenz (2002) mit steigender Tendenz aus. Zudem nehmen Tuberkulose, Gewaltverbrechen, Alkohol und Drogenmissbrauch einen weitaus größeren Stellenwert im Gesundheitssystem ein als in europäischen Ländern. Malaria kommt nur im Südosten des Landes vor und wird somit als regionale Erkrankung angesehen.

Die statistischen Gesundheitsdaten der *WHO* für Südafrika zeigen, dass sich das Gesundheitssystem auf dem Stand eines Entwicklungslandes befindet. So liegt die durchschnittliche Lebenserwartung bei 49,0 Jahren (BRD: 78,2). Die Kindersterblichkeit ist mit ca. 62/1000 (BRD: 4,5/1000) auch sehr hoch.

6.3   Medizinstudium

In Südafrika gibt es neun medizinische Fakultäten. Die Universitäten arbeiten und verwalten sich unabhängig von Regierungsbehörden. Dadurch variieren die Studienpläne zum Teil deutlich. Bisher dauerte das Studium 6 Jahre. In einigen Reformstudiengängen wird ein Abschluss nach fünf Jahren angestrebt.

Je nach Universität gibt es unterschiedliche Unterrichtssprachen. Dies sollte bei der Auswahl der Studienorte bedacht werden. So wird zum Beispiel an der Universität von Stellenbosch vorwiegend in Afrikaans unterrichtet, wohingegen an der benachbarten Universität von Kapstadt Englisch gesprochen wird. Dennoch sprechen fast alle Ärzte Englisch und sind auch willens, sich auf ausländische Studenten einzustellen. Die Kommunikation mit den Patienten kann dagegen je nach vorherrschendem Bevölkerungsanteil eingeschränkt sein.

Zum Teil gibt es an den Universitäten mehrere *teaching hospitals*, die eventuell separat voneinander angeschrieben werden müssen.

Insgesamt ist die medizinische Ausbildung in Südafrika wesentlich praxisorientierter, so dass die Studenten des letzten Ausbildungsabschnitts direkt in die Krankenversorgung eingebunden sind. Der Unterricht erfolgt in thematischen Blöcken, die nach Fachbereichen geordnet sind. Je nach Universität sind diese Blöcke unterschiedlich lang und thematisch variabel. Die wichtigsten Fächer sind Innere Medizin, Chirurgie, Frauenheilkunde und Geburtshilfe

Web-Adressen der Fakultäten

University of Port Elizabeth	www.upe.ac.za/faculties/health
University of Cape Town	www.health.uct.ac.za
University of Stellenbosch, Tygerberg	www.sun.ac.za/healthsciences
University of the Orange Free State, Bloemfontein	www.uovs.ac.za
University of the Witwatersrand, Johannesburg	www.health.wits.ac.za
University of Transkei, Eastern Cape	www.utr.ac.za/academic/faculties/health
University of Natal, Durban	www.nu.ac.za
University of Pretoria	www.up.ac.za/academic/medicine/
Medical University of Southern Africa, Pretoria	www.medunsa.ac.za

sowie Kinderheilkunde, in denen zum Teil mehrmonatige Rotationen absolviert werden. Deutsche Studenten werden bei Aufenthalten als Famulant oder PJ-Student in diese Unterrichtsform eingebunden oder direkt einem Team für einen bestimmten Zeitraum zugeteilt. Die dem deutschen System fremde Unterrichtsmentalität garantiert, dass die Ärzte sich der Ausbildung verschrieben fühlen und häufig auch informellen Unterricht erteilen.

Bewerbung

Die Kontaktadressen der zuständigen Mitarbeiter für ausländische *elective students* können auf den Homepages der jeweiligen Universitäten gefunden werden. Dabei findet sich zumeist eine Dienstbezeichnung, wie *medical elective students co-ordinator* oder *foreign elective officer*. In den meisten Fällen sind die benötigten Bewerbungsformulare nicht online zugänglich, sondern werden auf Anfrage zugesandt. Dabei handelt es sich in der Regel nur um folgende:

1. *Application form.* Muss zumeist vom Dekanat der Heimatuniversität unterschrieben werden.
2. *Curriculum vitae*, meistens mit Foto
3. *Letter of recommendation.* Nur in einigen Fällen wird ein Empfehlungsschreiben benötigt.

Dabei sollten folgende Punkte beachtet werden:

1. Die Plätze an Südafrikanischen Universitätskliniken und dabei besonders die der Küstenstädte und Johannesburg sind sehr begehrt und eine rechtzeitige Bewerbung bis zu 2 Jahre vor PJ Beginn ist nötig. Ist nur eine Famulatur, ein Aufenthalt kürzer als vier Monate oder eine Rotation im Wahlfach geplant, können auch kürzere Fristen ausreichend sein. Für Kurzentschlossene gibt es meistens noch einige Wochen vor Beginn den ein oder anderen Platz, der aufgrund von Absagen anderer Studenten wieder frei geworden ist.
2. Die Bewerbungsunterlagen sollten alle in Englisch verfasst werden.
3. Für die Studienerlaubnis in Südafrika ist eine Registrierung am *South African Medical and Dental Council* notwendig. Die Anmeldung erfolgt in der Regel durch die Universität. Eine geringe Gebühr (ca. 20 €) muss direkt an das *council* überwiesen werden.

Hinweise

Impfungen

Wie bei den meisten Auslandsaufenthalten ist es ratsam, Rücksprache mit einem Reise- oder Tropenmediziner zu nehmen, um sich über die aktuellen Impfempfehlungen zu informieren. Zum Teil wird dieser Service für Medizinstudenten kostenlos durch die deutschen Universitätskliniken angeboten. Dies sollte schon frühzeitig geschehen um nötige Impfungen zu ermöglichen. In welcher Form eine Malariaprophylaxe nötig ist, sollte ebenfalls vor Abflug geklärt werden.

HIV/AIDS

Vor einem Aufenthalt in Südafrika muss in Betracht gezogen werden, dass über 30% der stationären Patienten unter HIV/AIDS leiden. Auch die Durchseuchung mit Hepatitis B und C ist höher als in Deutschland. Dies stellt ein Sicherheitsrisiko dar, welches nicht außer Acht gelassen werden darf. Es ist ratsam im Vorfeld zu klären, ob eine postexpositionelle antivirale Therapie durch das Krankenhaus bereitgestellt wird. Im Zweifelsfall sollte Rücksprache mit den jeweiligen AIDS-Ambulanzen der Heimatuniversität gehalten werden und eigene Medikamente für den Therapiebeginn mitgenommen werden.

Versicherung

Eine Berufshaftpflichtversicherung sollte zur Sicherheit abgeschlossen werden. Informationen hierzu halten sowohl der Marburger Bund als auch der Hartmannbund bereit.

Flüge

Flüge gibt es täglich aus Deutschland mit Lufthansa oder South African Airlines nach Johannesburg oder Kapstadt, und von dort weiter zu den jeweiligen regionalen Flughäfen. Daneben sollten auch die Preise anderer nationaler Fluggesellschaften, wie British Airways, Air France, KLM und ähnliche verglichen werden. Bei allen Gesellschaften gilt in der Regel 20 kg Höchstgepäck.

Immatrikulation

Oben erwähnte *foreign elective officers* oder das *Office of Students Affairs* sind für die Immatrikulation zuständig. Für die Einschreibung und für den Studentenausweis werden in der Regel Passfotos benötigt, die am besten schon in Deutschland angefertigt werden. Es ist ratsam, alle Unterlagen inklusive Reisepass und Registrierung, wie auch den Bankbescheid der Studiengebühren in Kopie mitzunehmen.

Der Studentenausweis, der mit Lichtbild ausgestattet ist, muss immer sichtbar getragen werden. Dies allein ermöglicht den Eintritt in bestimmte Krankenhausbereiche.

Die genaue Zuteilung zu einem Team oder einer Rotation erfolgt mit der Einschreibung. Dabei sind Änderungswünsche meistens noch möglich. Die weiteren Abläufe werden dann direkt auf den Stationen mit den jeweils zuständigen Ärzten geregelt.

Im Krankenhaus

Rotation

Je nach Universität, Krankenhaus und Fachbereich können die Rotationen sehr unterschiedlich sein. Falls es keine feste Rotation mit anderen Studenten gibt, ist es von Vorteil, selber eine klare Vorstellung über die eigenen Studienziele zu haben und diese auch zu äußern. Durch die gezahlten Studiengebühren (s. u.) kann und sollte eine geregelte Ausbildung erwartet werden. Falls es dennoch zu Schwierigkeiten kommt, sind die *foreign elective officers* erste Ansprechpartner und oft sehr hilfreich.

Kleiderordnung

Die Kleidungsvorschriften sind abhängig von dem jeweiligen Krankenhaus und auch von den klimatischen Verhältnissen. In der Regel wird es gerne gesehen, wenn die Herren Hemd, Krawatte, Stoffhose mit dunklen Schuhen und die Damen dezente Kleidung tragen. Das Tragen von Jeans sollte möglichst vermieden werden. Teilweise ist dies nicht nötig, was schnell vor Ort herausgefunden werden kann. Die Medizinstudenten tragen meistens kurze Kittel, an denen sie auch als solche erkannt werden. Diese können entweder vor Ort ausgeliehen oder gekauft werden.

Studiengebühren

Die Studiengebühren werden nach der Zusage fällig. Sie sind in der Regel im Voraus zu bezahlen. Dabei handelt es sich um einen Betrag von ca. 600 bis 1200 €.

6.4   Visum

Bürger der Europäischen Union brauchen für einen Studienaufenthalt in Südafrika ein Visum. Die notwendigen Formulare können auf der Web-Seite der südafrikanischen Botschaft eingesehen werden (www.suedafrika.org).

In der Regel werden folgende Unterlagen benötigt:
1. Reisepass
2. Zusage der *medical school*
3. Registrierungsurkunde des *South African Medical and Dental Council*
4. Police der Auslandskrankenversicherung
5. Kopie der Flugtickets

6.5   Unterkunft

Die Suche nach einer Unterkunft stellt neben der Suche nach dem Studienplatz und geeigneten Verkehrsmitteln die größte Herausforderung dar. Zum Teil stellen die Universitäten günstige Wohnheimzimmer zur Verfügung. Dies hat den Vorteil, dass schon vor Reiseantritt alle Formalitäten geregelt werden können und man eine sichere Unterkunft hat. Zudem kann man so häufig einfacher Anschluss an andere Studenten bekommen. Die Wohnheime sind oft speziell für ausländische Studenten und lokale Krankenhausangestellte eingerichtet.

Wenn das Krankenhaus diese Möglichkeit nicht bietet, gibt es einige Alternativen. Falls sich über diverse Internetseiten mit Mietangeboten nichts Geeignetes finden lässt, besteht die Möglichkeit in einem *Backpacker* unterzukommen. Dies sind private Jugendherbergen oder einfache Hotels, die zum Teil sehr gute und günstige Zimmer vermieten. Für längere Aufenthalte ist es möglich, spezielle Preise vor Ort auszuhandeln. In Reisebüros ist der „Backpacker Guide Südafrika" mit allen Adressen und Telefonnummern erhältlich.

Die Mieten in Südafrika sind sehr günstig, so dass es möglich ist, Wohnungen oder Häuser zu bekommen, die über dem Standard der durchschnittlichen deutschen Studentenbehausung liegen. Dies wird umso einfacher, wenn man sich mit mehreren Studenten zusammenschließt. In den Anzeigen der lokalen Zeitungen, die zum Teil auch im Internet einsehbar sind, findet sich oft schnell etwas.

Es bietet sich an, auf die Erfahrungen anderer deutscher Studenten zurückzugreifen. Falls niemand an der eigenen Universität bekannt ist, der in der gleichen Stadt in Südafrika studiert hat, geben die *elective officers* auf Anfrage auch die E-Mail-Adressen anderer deutscher Studenten heraus, die sich zur Zeit vor Ort befinden.

Die benötigte Ausstattung für jede Form des Wohnens, sprich Geschirr, Kochutensilien, Bettwäsche usw. kann günstig vor Ort gekauft werden.

6.6   Kosten

Durch die schwache wirtschaftliche Situation und den niedrigen Wechselkurs des südafrikanischen Rand im Vergleich zum Euro sind die Lebenshaltungskosten in Südafrika sehr niedrig. Die üblichen Zahlungsmethoden sind Bargeld oder Kreditkarte (Master- und Visakarte). Das Umtauschen von Travellerschecks kann sich als schwierig gestalten. An allen Geldautomaten kann mit den üblichen deutschen Maestro-Bankkarten Geld abgehoben werden. Je nach Bank sind die Gebühren unterschiedlich und eventuell gibt es auch Kooperationen zwischen den Banken, so dass Gebühren komplett entfallen. Deshalb kann es ratsam sein ein neues Konto vor Abreise zu eröffnen. In der Regel besteht keine Notwendigkeit vor Ort ein Konto einzurichten.

6.7 Tipps und Tricks

Sicherheit

Südafrika hat eine der höchsten Kriminalitätsraten der Welt. Dabei stehen auch Gewaltverbrechen und Mord weit vorne. Mit der nötigen Vorsicht ist es aber möglich, vielen Konfliktsituationen aus dem Weg zu gehen und von den oben erwähnten Problemen komplett unberührt zu bleiben. Der Großteil der Verbrechen ist auf sogenannte *Hotspots* beschränkt, wobei es sich vor allem um die *Slums* und *Townships* der Großstädte handelt, die gemieden werden sollten. Dies bedeutet zum Glück nicht, dass man auf die Erkundung der Innenstädte, Strände und sonstigen Attraktionen verzichten muss. Touristischen Attraktionen und ländlichen Regionen sind insgesamt relativ sicher.

Falls es dennoch zu einer brenzligen Situation kommen sollte, darf man auf keinen Fall den Helden spielen, denn die Gewaltbereitschaft ist meist sehr hoch.

Einkaufen

Alle Produkte, die in Südafrika produziert werden, sind deutlich günstiger als in Deutschland. Dies betrifft vor allem Lebensmittel und Getränke. Dienstleistungen, wie z. B. Autoreparaturen, Filmentwicklungen, Tauch- und Surfunterricht sind ebenfalls günstiger. Dagegen sind importierte Produkte, wie elektronische Artikel oder Markenkleidung häufig teurer als in Europa. In den Einkaufszentren der Großstädte bekommt man alles, was man sich wünscht.

Wassersportinteressierte können sich falls nötig vollständig mit Südafrikanischen Produkten ausstatten. Dies umfasst Tauchausrüstungen, Surf-, Windsurf und *Kitesurf-Equipment*. Die Supermärkte sind meist bis 21.00 oder 22.00 Uhr geöffnet, wohingegen die Geschäfte der *Shopping-Malls* meist um 20.00 Uhr schließen. Die Läden der Innenstädte haben variable Öffnungszeiten. In Supermärkten können Bier und Wein gekauft werden, wohingegen es für Spirituosen sogenannte *liqueur shops* gibt.

Ernährung

Die südafrikanische Küche ist so vielfältig wie die Regenbogennation selber. Je nach Region sind die kulturellen Einflüsse unterschiedlich stark. Es gibt eine Vielzahl von Gemüsesorten und Früchten, wobei diese zu den typischen Erntezeiten angeboten werden und nicht das ganze Jahr über verfügbar sind. Auch an Brot, das den Namen verdient, herrscht kein Mangel.

Die Speisen der Weißen und *Coloured*-Bevölkerung ähneln sehr der deutschen bzw. holländischen Küche. Typisch sind lange Grillabende oder -tage mit der ganzen Familie und Freunden, die als „Braai" bezeichnet werden.

Die Restaurantpreise sind auch im Vergleich zu den Supermarktpreisen sehr niedrig, so dass oft die Wahl zwischen selber Kochen oder Essengehen nicht schwer fällt. Auch die Getränkepreise sind in Restaurants, Bars und Kneipen sehr günstig. Dabei sollten aber zu touristische Plätze gemieden werden, da hier allmählich eine Europäisierung der Preise einsetzt.

Ethnische Gruppen/Rassen

Nach der Freilassung Nelson Mandelas und dem Ende der Apartheid ist die Rassentrennung de facto aufgehoben. Trotz allem gibt es bei der Verteilung des Reichtums noch große Unterschiede, die zu Konflikten führen. Bei der Besetzung von öffentlichen Ämter und Führungspositionen in der Wirtschaft wird stark auf einen Rassenausgleich gesetzt, was dazu führen kann, dass die Stellen nicht immer mit dem qualifiziertesten Bewerber besetzt werden. Viele der weißen englisch sprechenden Südafrikaner haben noch eine zweite Staatsangehörigkeit und verlassen das Land in Richtung Europa, Australien und Kanada, was dem Aufschwung von Südafrika nicht gut tut. In der jüngeren Generation gibt es eine immer stärkere Durchmischung, wobei dies oft auf die indischen, *coulored* und weißen Südafrikaner beschränkt bleibt. Eine völlige Durchmischung wird von keiner der Rassen gewünscht und angestrebt. So wird es in Südafrika noch lange ein Nebeneinander und Miteinander der Kulturen geben: eine Regenbogennation eben.

Freizeit

Bei Freizeitangeboten fehlt es in Südafrika an nichts. Die Südafrikaner haben eine große Sportbegeisterung und *Outdoor*-Mentalität, die von Golfen bis hin zu Extremsportarten alles einschließt. Besonders die Küstenstädte Durban,

Port Elizabeth und Kapstadt haben ein ideales Angebot an Wassersportarten. Im Frühjahr gibt es in Kapstadt mit dem *Argus* das größte Radrennen der Welt, und der *Two-Ocean*-Marathon, der vom Indischen zum Atlantischen Ozean führt, ist ebenso bekannt. Die Großstädte bieten auch ein vielfältiges Nachtleben. An Bars, Kneipen und Clubs mangelt es nicht, wobei besonders Kapstadt und Johannesburg heraus stechen.

Bei einem Besuch in Südafrika sollte auf keinen Fall versäumt werden, auch die weitere Umgebung zu besichtigen. Besonders bekannt und herausragend ist die Gegend um Kapstadt mit Tafelberg, Kap der guten Hoffnung und dem umliegenden Weinland mit den Weinstädten Stellenbosch, Paarl und Frenshhoek. Die *Gardenroute*, der Küstenstreifen von Mosselbay bis Port Elizabeth wird von keinem Touristen ausgelassen. Im Nordosten an der Grenze zu Mozambique befindet sich der Krüger-Nationalpark. Obwohl dies der bekannteste und größte Park ist, gibt es einige kleinere, bei denen zum Teil bessere Wildbeobachtungen unter Malaria-freien Bedingungen möglich sind.

Tankstellen

An den meisten Tankstellen gibt es Bedienung, und es muss mit Bargeld bezahlt werden. In der Regel gibt man nur wenig Trinkgeld. Die Benzin und Dieselpreise liegt weit unter den Gewohnten, so dass es keine finanziellen Hindernisse gibt, auch weite Strecken mit dem Auto zu bewältigen.

Telefonieren

In den Städten und Wohnheimen gibt es überall Telefonzellen, die entweder mit Münzen oder Telefonkarten betrieben werden können. Dort ist es auch möglich, angerufen zu werden.

In Südafrika funktionieren deutsche Mobiltelefone und es besteht die Möglichkeit bei drei verschiedenen Anbietern Prepaid-Karten zu erwerben. Einen Vertrag für die relativ kurze Zeit abzuschließen, lohnt sich in der Regel nicht und gestaltet sich bei fehlendem Konto schwierig.

Durch den Zeitunterschied von nur einer Stunde ist es einfach, mit der Heimat in Kontakt zu bleiben.

Transport

Der öffentliche Transport in Südafrika ist sehr eingeschränkt. Das Schienennetz eignet sich nicht für größere Reisen, besonders dann nicht, wenn entlegene Ziele angefahren werden. In den Großstädten gibt es Busnetze und halbprivate Minibusnetze. Diese sind praktisch Sammeltaxis, die mit abenteuerlicher Fahrweise feste Routen abfahren, und bei Bedarf halten um neue Fahrgäste aufzunehmen oder herauszulassen. Hierbei sollte man immer auf die eigene Sicherheit achten und bestimmte Linien meiden.

Für Ausflüge, gerade zur *Gardenroute*, gibt es ein *Backpacker*-Busnetz, das die Süd- und Ostküste von Kapstadt bis Durban bedient. Dabei kann man mit einer Karte beliebig viele Stopps einlegen, um touristische Attraktionen anzusteuern oder Übernachtungen einzuplanen.

Das komfortabelste Verkehrsmittel ist sicherlich das Auto. Hier gibt es drei verschiedene Möglichkeiten. Zum einen kann man ein Auto für eine bestimmte Zeit leihen, wobei die Raten vor Ort und bei kleinen unabhängigen Vermietungen günstiger sind als Internetbuchungen von Deutschland aus. Zum anderen gibt es in einigen Städten, wie z. B. Kapstadt, Unternehmer, die einen *Rent-a-beetle*-Service anbieten. Für sehr günstige Raten bekommt man einen alten VW-Käfer. Sobald es zu einer Panne kommt, wird einem der nächste Käfer zur Verfügung gestellt. Es gibt dabei den Nachteil, dass man bestimmte Radien um eine Stadt nicht mit dem Auto verlassen darf.

Die dritte Möglichkeit ist der Kauf eines Gebrauchtwagens. In den Mittwochs- und Samstagsausgaben der lokalen Zeitungen finden sich genügend Anzeigen. Gebrauchtwagenpreise sind deutlich höher als in Deutschland und kommerzielle Anbieter wesentlich teurer als der private Markt. Wie bei jedem Gebrauchtwagenkauf ist es hilfreich, sich mit Autos auszukennen. Vor Kauf sollte man sich mit dem Aussehen von Zulassungspapieren vertraut machen und immer darauf bestehen, dass der Wagen eine aktuelle TÜV-Zulassung (RWC) hat. Diese Zulassungen müssen bei jedem Verkauf beantragt werden und sind für 6 Monate gültig, so dass man mit Glück nach 4 Monaten seinen Wagen wieder verkaufen kann ohne eine neue beantragen zu müssen. Das Auto sollte bei der staatlichen Zulassungsstelle auf den eigenen Namen angemeldet werden. Beim Gebrauchtwagenkauf ist es auch wieder nützlich, die E-Mail-Adressen von anderen deutschen Studenten am gleichen Krankenhaus ausfindig zu machen, um eventuell deren Autos direkt zu übernehmen. Wichtig ist, dass das Transportproblem zügig geklärt wird, denn umso schneller kann man mehr von Südafrika genießen.

Für das Führen von Fahrzeugen wird offiziell ein internationaler Führerschein gebraucht, wobei man in den meisten Autovermietungen auch mit dem deutschen oder dem EU-Führerschein auskommt. Wichtig ist, dass in Südafrika Linksverkehr herrscht. Dies braucht immer eine gewisse Eingewöhnungszeit, besonders, weil Steuer und Schaltung ebenfalls auf der anderen Seite sind, und man sich so gut die Finger der rechten Hand bei unüberlegten Schaltversuchen an der Fahrertür verstauchen kann.

Sonstiges

1. Das Stromnetz ist mit dem Europäischen kompatibel, so dass elektrische Geräte benutzt werden können. Die benötigten Adapter sind in Deutschland nur sehr schwer zu erhalten und in Südafrika wesentlich billiger.
2. E-Mail-Kontakt mit der Heimat kann am billigsten in den Computerräumen der Universität aufrecht erhalten werden. Ansonsten schießen überall Internetcafés aus dem Boden. Die meisten *Backpackers* bieten auch zu relativ günstigen Konditionen die Möglichkeit zur Internetnutzung an.
3. Die üblichen Medikamente der Reiseapotheke bekommt man in Südafrika viel günstiger.

7 USA

D. Gödde

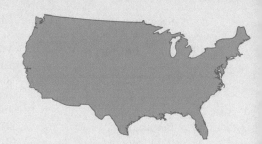

Offizieller Name	Vereinigte Staaten von Amerika
Geografische Lage	Nordamerika, 67°W–172°W/24°N–72°N
Hauptstadt	Washington, 83° 24' W 39° 32' N
Größte Stadt	New York (7 700 000 Einwohner)
Amtssprache	Englisch (Spanisch)
Codes	US, USA, www.*.us
Grenze gesamt	12 034 km
Gesamtfläche	9 629 091 qkm
Landfläche	9 158 960 qkm
Wasserfläche	470 131 qkm
Küstenlinie	19 924 km
Angrenzende Länder	Kanada 8 893 km (2 477 km mit Alaska) Mexiko 3 141 km US-Flottenstützpunkt in Guanta-namo Bay, Kuba (wird von USA gemietet) Grenze 29 km
Tiefster Punkt	Death Valley -86 m
Höchster Punkt	Mount McKinley 6,194 m
Währung	1 US-Dollar (US$) = 100 Cents
Unabhängigkeit	4. Juli 1776 (von Großbritannien)
Nationalfeiertage	4. Juli (Tag der Unabhängigkeit von Großbritannien im Jahre 1776)
Zeitverschiebung	-6 Stunden bis -9 Stunden (zur MEZ)

Religionen	Christen 87,0%
	Sonstige 13,0%
Ethnische Gruppen	Weiße 77,1%
	Afroamerikaner 12,9%
	Sonstige 6,0%
	Asiaten 3,0%
	Indianer 1,0%
Bevölkerung:	278,1 Mio (2004)
0–14 Jahre	21,12%
15–64 Jahre	66,27%
über 65 Jahre	12,61%
Bevölkerungswachstum	1,10%
Geburtenrate	14.1 Geburten/1 000 Einwohner
Geburten je 1000 Einw.	14,2
Kinder je Frau	2,07 Kinder/Frau
Sterberate	8,7 Todesfälle/1 000 Einwohner
Kindersterblichkeit	6,69 Todesfälle/1 000 Lebendge-burten
Geschlechterverhältnis:	
bei Geburt	1,05 Frauen/Männer
unter 15 Jahre	1,05 Frauen/Männer
15–64 Jahre	0,98 Frauen/Männer
65 und darüber	0,72 Frauen/Männer
Gesamtbevölkerung	0,96 Männer/Frauen
Lebenserwartung Männer	74,5 Jahre
Lebenserwartung Frauen	80,2 Jahre
Analphabeten	4,00%

7.1   Land und Leute

Alle 10 Jahre wird in den USA eine Zählung der Bevölkerung und der Industrie vom *U.S. Census Bureau* durchgeführt. Die letzte dieser Zählungen erfolgte im Jahre 2000. Die demographischen Daten zeigen ein reiches Mosaik an Nationalitäten, ein breites Altersspektrum und eine große Bandbreite an Lebensverhältnissen. Von den ca. 278,1 Millionen in den Vereinigten Staaten von Amerika lebenden Menschen entfällt der größte Anteil mit ca. 77,1% auf die weiße Bevölkerung (davon 15% spanischer Abstammung). 12,9% gehören der afroamerikanischen Volksgruppe an, 6% sind Asiaten und Pazifik-Insulaner und einen kleinen Anteil von 1% stellen Indianer und die Ureinwohner Alaskas. Durch den Anstieg der Lebenserwartung kam es in den letzten Jahrzehnten zu einer Bevölkerungsexplosion bei den älteren Menschen. Die geburtenstarken Jahrgänge der Nachkriegszeit zwischen 1946 und 1964 haben heute bereits eine durchschnittliche Lebenserwartung von 77 Jahren.

Das schnellste Bevölkerungswachstum konzentriert sich auf die westlichen Bundesstaaten, gefolgt vom Süden und dem mittleren Westen. Bei den schnell wachsenden Bundesstaaten führt Nevada vor Arizona und Colorado, gefolgt von Utah, Idaho und Kalifornien.

Geschichtlicher Überblick

Während bereits die Wikinger in einzelnen Fahrten über Grönland den Nordamerikanischen Kontinent erreichten, etablierte sich eine dauerhafte Verbindung über den Atlantik erst mit Errichtung der iberischen Kolonialreiche in Mittel- und Südamerika nach den Fahrten des Kolumbus 1492. Die eigentliche Kolonialisierung der heutigen USA und Kanadas erfolgte mit Beginn des 17. Jahrhunderts, insbesondere durch Engländer und Franzosen, aber auch durch Niederländer und Schweden. Beweggründe für die Auswanderung waren soziale Nöte der ländlichen und städtischen Bevölkerung Europas und die Entfaltung des überseeischen Handels, die einen Neuanfang in der Neuen Welt vielversprechend machte. Nach zahlreichen Konflikten zwischen den einzelnen Kolonien, die zum Teil durch Kriege in Europa motiviert waren, wurde Großbritannien zur führenden Kolonialmacht in Nordamerika. Jedoch führten siedlungspolitische, wirtschaftliche und staatsrechtliche Interessenkonflikte bald zu einer Entfremdung der 13 britischen Kolonien vom Mutterland. Im Amerikanischen Unabhängigkeitskrieg von 1775–1783 erlangten die neu gegründeten Vereinigten Staaten von Amerika ihre Souveränität. In den folgenden Jahren konsolidierte sich die junge Nation durch die Errichtung politischer Institutionen, die territoriale Expansion und die Stärkung des Binnenmarktes, was weitere Anreize für eine Immigration lieferte. Insbesondere aus Europa, Russland und China strömten die Menschen in mehreren Einwanderungswellen in die USA, was später durch Präsident John F. Kennedy als „eine Gesellschaft von Einwanderern, wo jeder sein Leben neu begonnen hat; unter den gleichen Voraussetzungen" beschrieben wurde.

7.2   Gesundheitssystem

Traditionell war und ist es in Amerika die Angelegenheit von privaten Wohlfahrtsorganisationen und den Kommunen, den Armen und Sozialschwachen zu helfen. Es war Aufgabe der Familie und des Einzelnen, sich um die Gesundheitsvorsorge zu kümmern. Noch heute werden über 50% der Kosten für Behandlung und Medikamente vom Patienten oder seinen Angehörigen direkt aus eigener Tasche bezahlt. In den USA verzögerte sich die Etablierung staatlicher Sozialprogramme, da die schnelle Industrialisierung und das überall verfügbare Ackerland die Überzeugung nährte, dass jeder, der arbeiten will, auch Arbeit findet. Erst die Wirtschaftskrise 1929 rüttelte an dieser Einstellung. Eines der von Franklin D. Roosevelt eingeführten zeitlich begrenzten Hilfsprogramme wurde später zu einer amerikanischen Institution: die Sozialversicherung. Aus der Sozialversicherung, die durch Arbeitnehmerabgaben finanziert wird, werden die Rentenversicherung, die Arbeitslosenversicherung, die Erwerbsunfähigkeitsversicherung und andere Hilfsprogramme finanziert. In den sechziger Jahren wurden weitere Sozialhilfeprogramme eingeführt, so auch *Medicaid* und *Medicare*.

Medicare ist eine Gesundheitsversicherung für US-Amerikaner, die über 65 Jahre alt sind, körperlich und geistig Behinderte jeden Alters und Menschen mit Nierenversagen, die auf eine Spenderniere oder wöchentliche Dialysebehandlungen angewiesen sind. *Medicare* ist in zwei Versicherungen unterteilt: Zum einen in eine Krankenhausversicherung, Teil A genannt, die den Aufenthalt in einem Krankenhaus (*in-patient care*), einem Hospiz oder die pflegerische Betreuung zu Hause abdeckt. Zum anderen wird durch den Teil B die medizinische Seite, mit ärztlicher Versorgung, klinischer Diagnostik und ambulanter Behandlung (*out-patient care*) abgedeckt.

Medicaid ist ein staatliches Programm, das US-Amerikaner mit geringem Einkommen und wenigen Rücklagen unentgeltlich unterstützt. *Medicaid* sichert dabei Leistungen ab, die von *Medicare* nicht einbezogen werden, wie zum Beispiel verschreibungspflichtige Medikamente (*outpatient prescription drugs*). Die Leistungen von *Medicaid* variieren dabei von Bundesstaat zu Bundesstaat, doch in Kombination mit *Medicare* sind die meisten medizinischen Leistungen abgedeckt.

Neben diesen existieren noch weitere staatliche und private Programme: *Medicare saving program, prescription drug assistance program, All-inclusive care for the elderly* (PACE), *medicare supplement insurance* (*Medigap*), *employer health coverage*, etc. Des Weiteren ist zu erwähnen, dass an sozialschwache Patienten Medikamente in „Probepackungen" abgegeben werden, die durch die Pharmaindustrie finanziert werden.

Für (ehemalige) Mitglieder der amerikanischen Streitkräfte stehen noch weitere Programme und Einrichtungen zur Verfügung, z. B. *TRICARE for Life* kümmert sich um pensionierte Armeeangehörige sowie deren Hinterbliebene. In fast jeder Stadt wird sich zudem ein *Veterans' Affairs Hospital* finden, welches vom Staat getragen und finanziert wird. Neben Veteranen können sich dort auch über *Medicare-* oder *Medicaid*-Versicherte behandeln lassen.

Obwohl der Staat, die Bürger und die Krankenversicherungen in den USA mehr Geld für Arztbesuche, Medikamente und Krankenhausaufenthalte ausgeben als in jedem anderen Land der Welt (13,7% des BIP), erreicht das amerikanische Gesundheitssystem 2001 im internationalen Effizienzvergleich nur Platz 37. Darüber hinaus profitieren nicht alle US-Amerikaner gleichermaßen von den erbrachten Leistungen, obwohl deren Qualität sehr hoch ist. Dies liegt nach Einschätzung der *WHO* vor allem daran, dass die Menschen in den unteren sozialen Schichten gar nicht oder nur unzureichend krankenversichert sind.

7.3   Medizinstudium

Bewerbung

Bei der Wahl der Universität sollten verschiedenen Faktoren berücksichtigt werden: *Ranking*, Studiengebühren, Stadt, etc. Die Entscheidungskriterien sind für jeden unterschiedlich. Oft ist es hilfreich, sich im Internet oder an der Heimatuniversität nach Erfahrungsberichten anderer Studenten zu erkundigen.

Auf der Homepage der ausgewählten Universität wird man eine Liste der für eine Bewerbung geforderten Unterlagen finden. In der Regel besteht eine Bewerbung für einen Studienplatz als Gaststudent aus folgenden Dokumenten:

1. *Application form* (Antrag auf Aufnahme als Gaststudent an die Gastuniversität, findet man auf der Homepage der Gastuniversität).
2. Anträge für die einzelnen Rotationen, d. h. für jeden Monat wird ein eigenes Formular ausgefüllt, das u. U. vom Dekan der Heimatuniversität unter-

schrieben werden muss. Hier können die gewünschten Kurse angegeben werden, die man in seiner beabsichtigten Fachrichtung zu belegen gedenkt. Die genaue Zuteilung erfolgt durch die Gastuniversität.

3. *Letter of the dean* (d. h. ein Schreiben des Dekans der Heimatuniversität, worin der Student als *senior medical student in good standing* ausgewiesen werden sollte).

4. *Letters of recommendation* (mindestens 2–3 Empfehlungsschreiben).

5. *Curriculum vitae* mit Foto.

6. Krankenversicherungsnachweis (der auf jeden Fall einen Ansprechpartner der Versicherung in den USA ausweisen sollte!).

7. Nachweis ausreichender Englischkenntnisse (wird z. T. schon im *letter of the dean* bestätigt).

8. *Statement of support* (Nachweis ausreichender finanzieller Mittel – z. B. Bankbürgschaft eines Ex-Erziehungsberechtigten, wichtig für den Visum-Antrag).

9. *Application fee* (in Form eines Zahlungsauftrags im Außenverkehr, welcher bei jeder Bank erhältlich ist, um die geforderte Bearbeitungsgebühr an die Gastuniversität zu überweisen).

Es ist selbstverständlich, dass alle Formulare auf Englisch ausgestellt werden müssen! Wenn es möglich ist, sollten auch die Empfehlungsschreiben direkt an die Universität gerichtet werden (z. B. *I was asked to write a letter of recommendation for Max Mustermann (dob January 1st, 1977) in order to support his application for an elective in internal medicine at the No-Name University, New York*).

Hinweise

Versicherungen

1. Eine Krankenversicherung kann (oder muss sogar je nach Vorgabe der Universität) auch in den USA vor Ort abgeschlossen werden. Allerdings sind diese Kosten um ein vielfaches höher als bei einem Abschluss in Deutschland!
   Eine in Deutschland abgeschlossene Krankenversicherung wird nur dann akzeptiert, wenn eine Kontaktadresse in den USA oder ein Kooperationspartner der deutschen Versicherung auf dem Versicherungsschreiben auf-

geführt ist. Zuvor jedoch unbedingt nachfragen, da einige Universitäten ausländische Versicherungen nicht akzeptieren!
2. Eine Berufshaftpflichtversicherung sollte vor Ort abgeschlossen werden. Diese ist in der Regel preiswert und deckt das gesamte Spektrum des amerikanischen Rechtssystems bezüglich Medizin ab. Sie wird oft von der Universität oder dem besuchten Krankenhaus selbst angeboten.

Bewerbungsgebühr

Ohne *application fee* wird die Bewerbung gar nicht von der zuständigen Stelle an der Gastuniversität bearbeitet. Allerdings wird die Bewerbungsgebühr in jedem Fall einbehalten, leider auch im Falle einer Ablehnung der Bewerbung (ärgerlich, aber nicht zu ändern).

Immatrikulation

Die Immatrikulation erfolgt normalerweise am ersten Tag des Aufenthalts. Der erste Weg am ersten Arbeitstag führt ins *Office of Student Affairs*. Hier werden das Vorgehen der Anmeldung und die einzelnen zu besuchenden Abteilungen erklärt. Neben der Anmeldung im *Office of Student Affairs* werden am ersten Tag der Impfstatus kontrolliert, die Studiengebühren bezahlt, die Kranken- und Haftpflichtversicherung überprüft (bzw. gegebenenfalls neu abgeschlossen), Lichtbildausweise besorgt und der Lehrfilm *„Bloodborn Pathology"* gezeigt. Oft wird jeder neue Student mit dem Sticker der Gastuniversität versorgt. Diesen an seinem Kittel anzubringen ist freigestellt.

Zu beachten ist:
1. Bei der Immatrikulation ist der Reisepass mit Visum und Einreisenachweis vorzulegen. Ohne Pass keine Immatrikulation!
2. Die amerikanischen Universitäten akzeptieren oft keine Kreditkarten. Deshalb ist es ratsam, die Studiengebühren in bar oder mit Travellerschecks zu bezahlen.
3. Der Lehrfilm *„Bloodborn Pathology"* klärt den Studenten darüber auf, dass mit dem Blut infektiöse Krankheiten wie Hepatitis C oder HIV übertragen werden können. Dies scheint auf den ersten Blick sehr merkwürdig, ist allerdings eine juristische Absicherung des Krankenhauses gegenüber Klagen auf Schadensersatz. Viele Universitäten schließen an den Film eine kurze, einfache *Multiple-Choice*-Klausur an, die zu bestehen kein Problem darstellt.

Nach der Immatrikulation werden die Studenten auf ihre *Departments* (z. B. *Department of Surgery, Internal Medicine* etc.) verteilt. Jedes *Department* hat einen eigenen Ansprechpartner, der sich um die Belange der Studenten kümmert. Auch hier wird man in der Regel sehr freundlich begrüßt und mit seinem Rotationsplan ausgestattet. Änderungen der Rotationen können mit dem Zuständigen des *Departments* besprochen werden.

Die Studenten können dann Kontakt mit ihrem zugeteilten Arzt aufnehmen. Dies kann ein *attending* (Facharzt) oder aber ein *fellow* (Arzt in den letzten Jahren der Facharztausbildung) sein, da diese Ärzte in den USA die Lehrerlaubnis haben. Der Arzt führt den Studenten in das Team ein und teilt ihm seine Aufgaben oder auch gleich eigene Patienten zu.

Der Lichtbildausweis, die sogenannte *badge*, ist im Krankenhaus immer gut sichtbar mit sich zu führen. Oft ist der Lichtbildausweis mit einem Magnetstreifen ausgestattet, der dem Studenten Einlass in verschiedene Bereiche des Krankenhauses (z. B. die Radiologische Abteilung, dem *Emergency Department* oder der *Intensive Care Unit*) gewährt.

Im Krankenhaus

Kleiderordnung

Eine Kleidungsvorschrift gibt es in den USA nur für die Kittel. Dennoch wird es gerne gesehen, wenn in den nichtoperativen Fächern die Herren Hemd, Krawatte und dunkle Schuhe tragen, die Damen Rock oder Hosenanzug. In den operativen Fächern werden im Alltag die sogenannten *scrubs* bevorzugt, die im OP getragen werden. Manche ältere Ärzte bestehen allerdings auch hier in Besprechungen auf Hemd und Krawatte.

Im amerikanischen Krankenhaus ist es möglich, anhand des Kittels den Ausbildungsstand eines Arztes zu erkennen. Studenten haben einen kurzen, hüftlangen Kittel zu tragen, der einem Jackett gleicht. Einen *attending* erkennt man an den Knöpfen, die, im Gegensatz zu den „gewöhnlichen" Knöpfen eines *fellows* oder *residents*, aus Stoff geflochten sind. Sich durch seinen Kittel zu *outen* ist allerdings kein Nachteil, da ein Student auch mal gerne von einem fachfremden Arzt angesprochen und unterrichtet wird. Ein Kittel kann in den USA vor Ort erstanden werden, manche amerikanische Universitäten bieten auch den Verleih von studentischen Kitteln an.

7.4   Visum

An dieser Stelle sei auf die Homepage der amerikanischen Botschaft verwiesen (www.usembassy.de), da allein im Zeitraum der Entstehung dieses Buches die Einreisebestimmungen mehrfach geändert wurden. Wichtig ist in jedem Fall, genügend Zeit einzuplanen, da sich die Bearbeitung des Visumantrags unter Umständen erheblich verzögern kann.

Man sollte dabei allerdings auf folgende Punkte achten:

1. Das von der Universität geforderte Studentenvisum ist zu beantragen.
2. Man benötigt in der Regel einen Nachweis, dass man nach Ablauf des Visums wieder die USA verlassen möchte. Dies kann z. B. ein Schreiben der Heimatuniversität sein mit dem Hinweis, dass man sein Studium noch abschließen muss.
3. Die Kosten des Visumantrags sind zuvor an die Botschaft zu überweisen. Eine Kopie des Überweisungsauftrages oder der Quittung mit Stempel der Bank sind mitzuschicken.
4. Die von der Botschaft geforderten Dokumente sind auf der Homepage zu finden und können ausgedruckt werden.

7.5   Unterkunft

Neben der Bewerbung um einen Studienplatz ist die Suche nach einer Wohnung essenziell. Um Ärger vor Ort aus dem Weg zu gehen und sich einen möglichst reibungslosen Start zu ermöglichen, sollte die Unterkunft schon von Deutschland aus gebucht werden. Die Preise variieren dabei von etwa 400 US$ bei Jugendherbergen und privaten Anbietern über 500 bis 600 US$ pro Monat in Wohnheimen. Nach oben sind hierbei keine Grenzen gesetzt. Auf der Homepage der Gastuniversität findet sich fast immer ein Link zu einem der Universität bzw. dem Lehrkrankenhaus angeschlossenen Wohnheim (*student housing*). Diese Unterkünfte sind zu empfehlen, da

*   eine räumliche Nähe zum Arbeitsort besteht (gerade im Süden der USA ist das öffentliche Verkehrsnetz mangelhaft ausgebaut),
*   sich schnell Kontaktmöglichkeiten zu anderen Studenten ergeben,
*   diese Wohngelegenheit am einfachsten aus Deutschland zu organisieren ist.

Eine Unterkunft in einer Bruder- oder Schwesternschaft (*fraternities*; entsprechen aber nicht den deutschen Verbindungen) oder einem Studentenhaus (ein normales Haus als WG) zu bekommen gestaltet sich deshalb schwierig, weil diese Unterkünfte oft strenge Aufnahmeregeln haben oder einfach nicht im Internet vertreten sind. Ohne das berühmte „Vitamin B(eziehung)" ist deshalb das Wohnheim die ideale Anlaufstelle.

Wichtig ist, sich so früh wie möglich zu bewerben, da die Wohnheime zumeist ausgebucht sind. Die Anmeldung kann per E-Mail erfolgen oder ein spezielles Anmeldeformular kann von der Homepage heruntergeladen und ausgefüllt in die USA gefaxt werden. Normalerweise wird eine Kaution verlangt, die vom Konto abgebucht oder auch vor Ort gezahlt werden kann. Am Ende des Aufenthalts wird das Geld wieder auf das eigene Konto zurückgebucht.

Man sollte sich auf jeden Fall um eine schriftliche Bestätigung der Wohnung bemühen.

Es sollte auch im Voraus geklärt werden, wo der Schlüssel für sein Zimmer abgeholt werden kann. Dies ist am einfachsten über das Internet oder am Telefon zu erfahren: an Werktagen im Geschäftszimmer, in der Nacht oder am Wochenende meist beim Wachdienst der Universität.

Ein Zimmer in einem Studentenwohnheim ist meist möbliert, hat aber keine weitere Ausstattung wie Töpfe, Besteck oder Besen. Nach Bezug seiner Bleibe ist es ratsam, einige Kontakte zu knüpfen. So erfährt man am einfachsten, wo der nächste Supermarkt ist, welche Bezirke der Stadt man meiden sollte, oder wo man einige Küchenutensilien erhalten kann. Oft ist es in den Wohnheimen Usus, dass Töpfe, Gläser und Bügeleisen von den „alten" Studenten an Neuankömmlinge vererbt oder für wenig Geld verkauft werden.

7.6 Kosten

In den USA, dem Land der unbegrenzten Möglichkeiten, gibt es ebenso viele Wege, sein Geld auszugeben. Als Zahlungsmittel stehen einem dabei die Kreditkarte, Travellerschecks und Bargeld zur Verfügung.

Ohne eine Kreditkarte ist es schwierig in den USA zurechtzukommen. (Fast) jeder Laden, jede Tankstelle und jedes Restaurant akzeptiert Kreditkarten vom Typ Master- oder Visacard. Auf jeden Fall sollte bei der Bank, die die Kreditkarte zur Verfügung stellt, nachgefragt werden, ob und wie hoch der Auslandseinsatz mit Gebühren belastet wird. Außerdem ist es empfehlenswert, sich eine Foto-Kreditkarte ausstellen zu lassen, da neben der Kreditkarte oft ein Ausweis zur Identifikation verlangt wird (und genauso oft wird der deutsche Personalausweis nicht anerkannt). Dem kann mit einem Foto auf der Kreditkarte vorgebeugt werden.

Neben der Kreditkarte sollte auch eine EC-Karte mitgenommen werden. Bei der Wahl der EC-Karte sollte man auf einen Kooperationsvertrag zwischen einer deutschen und einer amerikanischen Bank achten. Besteht ein solcher Vertrag, kann mit der EC-Karte kostenlos an den Bankautomaten des amerikanischen Kooperationspartners Geld abgehoben werden. Beispiele hierfür sind Deutsche Bank und *Bank of Amerika*.

Travellerschecks stellen eine gute Rücklage dar, sollte die Brieftasche einmal abhanden kommen oder verlegt werden. Die Universitäten akzeptieren nur selten eine Kreditkarte, wohingegen die Studiengebühren problemlos mit Travellerschecks beglichen werden können.

Es ist nicht überall in Amerika ratsam, sich mit großen Summen Bargeld auf der Straße zu bewegen. Allerdings sollte man etwas Kleingeld in Münzen und einige Dollar immer mit sich zu führen, für Bus, Taxi oder Eintritt. Eine weitere Möglichkeit zu Bargeld zu kommen besteht darin, beim Einkauf die Kassiererin zu bitten, die Rechnungssumme um einen bestimmten Betrag zu erhöhen, den man sich dann beim Zahlen mit Kreditkarte bar ausbezahlen lässt.

7.7   Tipps und Tricks

African Americans

Je weiter man in den Süden reist, desto mehr wird man mit afrikanisch-stämmigen Amerikanern in Kontakt kommen. Seit den Tagen von Martin Luther King und Malcom X hat die afrikanisch-stämmige Bevölkerung Amerikas ein neues Selbstbewusstsein entwickelt. Um unangenehmen Situationen aus dem Weg zu gehen, sollte man peinlich genau darauf achten, diese als *Afroamericans* zu bezeichnen. Auch wenn z. B. in einer Gesprächssituation nur „Weiße" oder „Hispanier" zugegen sind – diese Bezeichnungen werden als politisch korrekt akzeptiert, würden andere Bezeichnungen für die afrikanisch stämmige Bevölkerung Unmut erregen.

Einkaufen: Rückgaberecht und Rabatt

Die großen Einkaufsketten in den USA (wie K-Mart oder Walmart) haben ein 90-Tage-Rückgaberecht auf die meisten ihrer Produkte. Diese können ohne Angabe von Gründen gegen Vorlage der Quittung wieder zurückgebracht werden. Ein einfaches *„I'm not satisfied with this product"* reicht aus. Das Geld wird auf die Kreditkarte zurückgebucht. Am Eingang hängen in der Regel die Konditionen des Rückgaberechts für das jeweilige Kaufhaus aus. Darauf ist unbedingt zu achten, da z. T. Sonderangebote von diesem Service ausgenommen sind. Im Zweifelsfall nachfragen!

In jedem Supermarkt wird man einen gesonderter Tresen für den Kundenservice finden, den sogenannten *customer service point*. Er ist zumeist im Eingangsbereich lokalisiert. Hier werden u. a. Reklamationen entgegen genommen und auch sogenannte *Customer Reward Cards* auf Nachfrage vergeben. Diese Plastikkarten mit Strichcode kann jeder Kunde bekommen, sie müssen beim Bezahlen an der Kasse vorgezeigt werden. Auf Produkte, die von der Supermarktkette selbst vertrieben werden, erhält man dann Rabatt. Auf diese Art und Weise spart man bei jedem Einkauf 5–15 % ein, was sich mit der Zeit rechnet.

Einkaufen: Shopping-Mall, Fabrikverkauf, Online-Shopping und Feiertage

Gerade Einkaufen in einer amerikanischen *Shopping Mall* darf man sich als Europäer nicht entgehen lassen. Die Dimension einer amerikanischen *Shopping-Mall* übertreffen die der europäischen um ein Vielfaches. Nach Feiertagen, z. B. Weihnachten, der 4. Juli oder dem Erntedankfest, gibt es zudem oft großzügige Rabatte. Ob Jeans, Lederjacke, Stereoanlage oder Fotokamera, ein Preisnachlass bis zu 90 % ist möglich. Allerdings ist es auch ohne diese zusätzlichen Rabatte lohnenswert, in Amerika zu *shoppen* („*shop 'till you drop!*"). So sind z. B. elektronische Artikel günstig zu ersehen.

Wenn man mit dem Auto auf dem Highway unterwegs ist, fällt einem früher oder später ein Fabrikverkauf ins Auge. Dort kann man das ganze Jahr über auf günstige Preise spekulieren.

Wer eine Kreditkarte und eine Postadresse in den USA besitzt, kann auch online einkaufen. Nur kommt es manchmal vor, dass der Online-Vertrieb die deutsche Kreditkarte nicht akzeptiert.

Eine weitere Besonderheit ist das *mail in rebate*. Bei einigen besonders ausgezeichneten Produkten kann durch Einsendung eines Briefes mit Kassenbon und Produktstrichcodes beim Hersteller ein Rabatt erworben werden, wobei der Hersteller einen Teil des Geldes auf das eigene Konto zurück überweist. Allerdings nur unter folgenden Bedingungen: 1. Nur ein Produkt je Haushalt und Hersteller erlaubt. 2. Innerhalb von (meist) einer Woche nach Kauf muss der Brief dem Hersteller zugeschickt werden. 3. Man muss sich wenigstens noch weitere 2 Monate im Land aufhalten.

Wer alkoholische Getränke einkaufen oder mit seiner Kreditkarte bezahlen möchte, wird an der Kasse in der Regel nach einem Ausweis gefragt. Es empfiehlt sich, immer mehr als einen Pass mit sich zu führen, da nie sicher ist, welcher Ausweis gerade akzeptiert wird.

Ernährung und Fastfood

Jeder, der sich schon einmal in den USA aufgehalten hat, wird bestätigen, dass viele US-Amerikaner ein Gewichtsproblem haben. Dies berichten auch immer wieder verschiedene amerikanische Zeitungen, und Bill Clinton beschrieb das Übergewicht seiner Landsleute als eines der wichtigsten Probleme des 21. Jahrhunderts. *Fast food* wurde in den USA erfunden und ist noch heute ein Teil der amerikanischen Lebensphilosophie. Ob McDonalds, Burger King, Wendys oder Taco Bell, in jeder Stadt und an jedem *Highway* wird man auf mehrere *Fastfood*-Restaurants stoßen. Verhungern ist in den USA demnach fast unmöglich. Daneben finden sich weitere *Fastfood*-Ketten, die in Europa nicht weiter bekannt sind und ein gänzlich anderes Angebot haben, z. B. Denny's, La Madelaine und Wafflehouse mit großem Frühstück.

Auch beim Einkauf im Supermarkt wird man von der Fülle der angebotenen Lebensmittel förmlich erdrückt. Im Gegensatz zu Deutschland, wo alle Nudeln in einem Regal und alle Käsesorten in der gleichen Kühltheke zu finden sind, bietet mancher Supermarkt in den USA seine Produkte nach Marken geordnet an. So ist es ratsam, den Supermarkt erst einmal zu erkunden und sich umzusehen. Spätestens bei den Chips oder Eissorten wird der europäische Konsument verzweifeln, da hier die Auswahl schier grenzenlos erscheint. Allerdings wird man auch einige Produkte, die man aus dem deutschen Angebot kennt, vermissen, wobei sich schnell Ersatz finden lässt. Mit ein wenig Experimentierfreude findet man schnell das Richtige für seinen Gaumen. Wer auf bissfestes Brot nicht verzichten möchte, kann auf verschiedenste Sorten von *bagles* zurückgreifen. Auch der eine oder andere gute Wein stammt meist aus US-amerikanischer Produktion. Beim Käse oder beim Bier sollte „mal probieren" das Motto sein.

Mietwagen, Versicherung und Free Miles

Amerika ist als Land der Autofahrer bekannt. Insbesondere im Süden der USA ist man ohne ein Auto in seiner Beweglichkeit erheblich eingeschränkt. Die öffentlichen Verkehrsmittel sind verhältnismäßig schlecht ausgebaut, da die gesamte Infrastruktur auf ein eigenes Auto ausgelegt ist.

Es besteht die Möglichkeit, sich ein gebrauchtes Auto zu kaufen. Obwohl die eigene Beweglichkeit somit ein Maximum erreicht, sind einige Dinge zu beachten. Empfehlenswert ist es, sich vor Ort zu erkundigen, welche Automarken beim Wiederverkauf den geringsten Wertverlust haben. Auch sollte hierbei die wirtschaftliche Situation in den USA eingeplant werden, da zur Zeit einer Rezession weniger Autos gekauft werden. Eine Halbjahres- oder Jahresgarantie ist oft gegen einen geringen Aufpreis zu erhalten und enthebt den Besitzer von Reparatursorgen. Ferner ist bei der Versicherung darauf zu achten, einen für die eigenen Bedürfnisse abgestimmten Vertrag zu bekommen (z. B. 4–8 Monate, nur für bestimmte Staaten, etc.). Zwischen den einzelnen Versicherungsanbietern gibt es Unterschiede, so dass es sich lohnen kann, mehrere Angebote einzuholen.

Zu beachten ist, dass der deutsche Führerschein in den USA nicht anerkannt wird. Einen Internationalen Führerschein kann man sich in Deutschland bei jeder Führerscheinstelle ausstellen lassen.

Es rechnet sich allerdings in der Regel eher, nur am Wochenende einen Wagen zu mieten. Dies ist ohne weiteres übers Internet oder aber auch vor Ort möglich. Auch hierbei gilt es die einzelnen Anbieter miteinander zu vergleichen und nach Wochenend-Sonderangebote zu fragen. Die billigsten Wagen werden in der *economy class* angeboten, nach oben sind – wie immer – keine Grenzen gesetzt. Der Mietvertrag gilt in der Regel für 24 Std., wobei meist eine Stunde Kulanz gewährt wird, zuvor Nachfragen ist hierbei allerdings Pflicht. Das gewünschte Fahrzeug kann über das Internet reserviert werden. Auch findet man auf der Homepage der Anbieter in der Regel den nächsten Autoverleih in seiner Nähe. Ist dieser zu weit entfernt, wird oft ein kostenloser *Pick-up-Service* angeboten.

Zu beachten ist dabei, dass die Preise immer ohne Versicherung angegebenen sind. Es kommen pro Tag ungefähr 30–35 US$ Versicherungsgebühr hinzu. Die Versicherung setzt sich aus 3 Einzelversicherungen zusammen:

- Schäden verursacht durch eigenes Handeln, *Automobile Liability Property Damage Protection*, ca. 20 US$
- Schäden am Fahrzeug, *Loss Damage Waiver*, ca. 10 US$
- Personenversicherung, *Personal Accident Insurance*, ca. 5 US$

Bei ausreichender eigener Kranken- und Unfallversicherung kann allerdings auf die Versicherung gegen Personenschäden verzichtet werden. Hat man Glück und ist der bestellte Wagen nicht mehr verfügbar, bekommt man mit ein wenig Verhandlungsgeschick ein kostenloses *upgrading*. So kann es vorkommen, dass man anstatt mit einem Kleinwagen mit einer 7-Personen-Limousine durch die Landschaft kutschiert.

Telefonieren

Für alle, die längere Zeit in den USA bleiben möchten, lohnt es sich, einen eigenen Telefonanschluss zu beantragen. Dies kann man schon von Deutschland aus versuchen, wenn man seine Adresse in den USA (im Wohnheim mit Zimmernummer) kennt. Der Tarifdschungel ist in den USA noch viel ausgeprägter als in Deutschland und von Bundesstaat zu Bundesstaat unterschiedlich. Es empfiehlt sich allerdings, den billigsten Tarif zu nehmen (z. B. nur Anschluss mit freien Ortsgesprächen, Kosten ca. 20 US$ pro Monat) und auf alle angebotene Extras zu verzichten. Für Auslandsgespräche kann man vor Ort eine Telefonkarte speziell für Auslandsgespräche erstehen. Dies ist viel billiger als über die amerikanischen Telefongesellschaften ins Ausland zu telefonieren, und die billigsten Karten kosten nur 2–5 Cents pro Minute. Allerdings sollte man darauf achten und sich beraten lassen, welche Kartenart man erwirbt – Karten mit *connection fee* (Gebühr, die alleine für die Verbindung erhoben wird) sind nicht zu empfehlen, da ausgesprochen teuer. Vielerorts findet man auf Telefonkarten spezialisierte Geschäfte, in denen man fachkundig beraten wird. Eine Telefonkarte für 10 US$ sollte bei zweimaligem Gebrauch pro Woche für ca. 30-Minuten-Gespräche etwa einen Monat reichen.

Sonstiges

Hier nur einige Anregungen:
1. Stadtkarte und/oder Reiseführer besorgen.
2. Vom Reisepass und vom Visum immer eine Kopie mit sich führen, da der deutsche Personalausweis in den USA nicht anerkannt wird und man den sperrigen Reisepass nicht immer mit sich führen möchte. Allerdings kann es keine Garantie geben, dass die örtliche Polizei sich mit der Kopie in Verbindung mit dem deutschen Personalausweises zufrieden gibt.
3. Oft hilft es abends, den deutschen Personalausweis und den Internationalen Studentenausweis mit sich zu führen. Beim Alkoholausschank wird ein Ausweis mit Foto verlangt, und es kommt vor, dass der eine oder der andere nicht anerkannt wird.
4. Die Gastuniversität bzw. das *student housing* anschreiben und über seine Ankunft informieren. Dabei gleich nach seinem Zimmerschlüssel (bzw. dessen Erreichbarkeit) fragen und sich eine Wegbeschreibung geben lassen.

5. Mögliche Zwischenmieter für eigene Wohnung suchen, z. B. bei der Heimatuniversität nachfragen, da auch dort Gaststudenten für 4 Monate angenommen werden und eine Bleibe suchen, etc.

6. Internationalen Führerschein (im Rathaus) und Internationalen Studentenausweis (an der eigenen Universität) beantragen. Das jeweilige deutsche Pendant wird in den USA nicht akzeptiert.

7. Reisemedikation für den Flug mitnehmen.

8. Multistecker für das amerikanische Stromnetz einpacken, aber Achtung: in den USA kommen nur 110 Volt aus der Steckdose!

9. Dualband-Handys zu Hause lassen, in den USA funktionieren nur Triband-Geräte, und diese auch nur bedingt, je nach Netzabdeckung.

10. Funkwecker zu Hause lassen, da ebenfalls kein Netz vorhanden ist.

„Wie sieht der Aufbau einer Anamnese aus und wie schreibe ich diese? Wie drücke ich mich adäquat aus? Worauf muss ich bei der täglichen Visite achten? Wie kommuniziere ich mit dem Patienten?"

Dies sind einige der Fragen, die uns zu Anfang unserer Arbeit in den USA und in Großbritannien am meisten beschäftigten. In diesem Kapitel wollen wir Ihnen hierzu Hilfestellungen geben, die Ihnen am Anfang vielleicht als Anleitung und später als Nachschlagewerk zur Verfügung stehen: Aufbau einer Anamnese und diverser Anordnungen, Wortsammlungen für die Anamnese und körperliche Untersuchung, etc. Zudem haben wir, für den Fall des Falles, ein kurzes Wörterbuch in Spanisch, Französisch und Africaans angefügt, falls Patienten nicht der englischen Sprache mächtig sind.

Zum besseren Verständnis sind einzeln verwendete englische Wörter und Phrasen kursiv abgebildet. In längeren englischen Texten oder Sätzen haben wir jedoch hierauf, auch der besseren Übersichtlichkeit wegen, verzichtet.

Sprachführer

1 Sprachführer Englisch

1.1 Untersuchungen und Dokumentation in den Commonwealth-Staaten und Irland

Dieses Kapitel stellt – in mehrere Abschnitte gegliedert – eine mögliche Vorgehensweise zu Anamnese, körperlicher Untersuchung, Anordnungen sowie fachspezifischen Besonderheiten (Innere Medizin, Chirurgie/Orthopädie, Neurologie, Gynäkologie sowie Pädiatrie) innerhalb des Commonwealth-Systems vor. Es wird ergänzt durch einen Vokabularteil, der die Kommunikation mit dem Patienten erleichtern (erweitern) soll. Es besteht kein Anspruch auf Vollständigkeit, sondern es sollen lediglich Anregungen gegeben und dabei geholfen werden, Sprachbarrieren zu überwinden. Da die medizinischen Systeme der Commonwealth-Mitgliedsstaaten mehrheitlich auf dem britischen basieren, kann die vorgestellte Methodik generell, wenn auch mit kleineren Abweichungen, für Kanada, Australien, Irland oder Neuseeland übernommen werden. So benutzen britische Mediziner übrigens keinerlei Vordrucke (wie zum Beispiel die Anamnesebögen in Deutschland), da sie während des Studiums immer und immer wieder trainieren, eine möglichst umfassende Anamnese (die natürlich im Einzelfall auch weniger umfangreich sein kann) anhand einer immer gleich ablaufenden Struktur zu erfassen.

Anamnese

Die Briten sind sehr höfliche Menschen. An einigen medizinischen Hochschulen Großbritanniens führt es z. B. in Prüfungssituationen zum sofortigen Abbruch der Prüfung, wenn man vergisst, sich zu Anfang eines Aufnahmegespräches bei seinem Patienten vorzustellen. Man sollte sich daher generell angewöhnen, beim ersten Kontakt mit einem neuen Patienten, nachdem man für Ruhe und eine möglichst private Atmosphäre gesorgt hat, seinen Namen und seinen Ausbildungsstand zu nennen, z. B.:

„Good morning, Mrs. X/Mr. Y,
My name is Max Müller, I am a third year German medical student – how can I help you?"
oder
„Hello Mrs. X/Mr. Y,
My name is Max Müller, I am senior student to Dr./Mr. (Name des Chefarztes, Chirurgen) – what is the matter with you?"

Vorzugsweise sollte man von der rechten Seite des Patienten aus arbeiten und eine Position auswählen (sitzend/stehend), in der Augenkontakt auf gleicher Höhe möglich ist, die dem Patienten aber auch die Möglichkeit bietet, die Augen abzuwenden. Es gibt verschiedene *questioning techniques*, die anwendbar sind: *Focusing* (eingrenzen), *open-ended questions* (offene Fragen), *facilitation* (Unterstützung, Verstärkung: *„uh-huh", „yes", „okay", „tell me more"*), *repetition*, *clarification* (Richtigstellung) sowie *checking accuracy of understanding*. Auf jeden Fall sollte man Umgangssprache, schwammige Ausdrücke (*vague terms*) sowie soziale Vorurteile vermeiden! Die Briten gehen bei der Anamnese nach einem genau vorgegebenen Schema vor:

1. Identification and vital statistics (ID)
2. Complaining of (Principal complaint/Chief Complaint) (C/O, PC, CC)
3. History of present(ing) complaint (History of presenting illness) (HPC, HPI)
4. Past medical history (PMH)
5. Medication (Meds)
6. Allergies (All)
7. Family history (FH)
8. Social history (SH)
9. Review of Systems (RoS)

ID and Vitals

Hierzu gehören immer: Name, Vorname (*christian name*), Geburtsdatum (DOB, *date of birth*), Beruf, Datum und Zeitpunkt der Aufnahme (*assessment*), Geschlecht, ethnische Gruppe, Sozialstatus sowie Name des behandelnden (zuständigen) Arztes (*attending physician*) zum Beispiel:
Moore, Martin   St. Bartholomew Hospital 07-07-2002 12.21
*23.04.1956
WM (white male), married, no children, mechanic
Dr. XYZ's team

C/O, PC, CC – Care of, Present (Principal) Complaint, Chief Complaint

Ein kurzer Satz, der den Grund für die Aufnahme beschreibt („What is the reason you have come to hospital/clinic today?"):
„Headache since 7 days, now worse" oder
„Heartburn for 10 days" oder
„Sent in by GP (general practitioner) for appendicitis evaluation"

HPC/HPI – History of Present Complaint (Illness)

Hier empfiehlt sich das SOCRATES-Schema, um spezifischere Informationen zur Erkrankung (Leitsymptom Schmerz) zu erhalten.
S – Site
O – Onset (suddenly, gradually)
C – Character (sharp, dull, blunt)
R – Radiation (Ausstrahlung)
A – Association (nausea, vomiting)
T – Time (chronology, duration)
E – …
S – …

Alternativ bietet sich das OPQRSTUVW-Schema:
O – Onset and duration
P – Provoking and alleviating (erleichternd, verbessernd) factors
Q – Quality of pain (sharp, dull, throbbing, consistent)
R – Radiation
S – Severity (1 – 10)
T – Timing („Is the pain constant or intermittent")
U – „How does it affect 'U' in your daily life?"
V – „Déjá Vu?" (Ähnliche Erlebnisse in der Vergangenheit)
W – „What do you think is causing it?"

PMH – Past Medical History

An dieser Stelle sollte die bisherige Krankheitsgeschichte des Patienten aufgelistet werden – ausgenommen hiervon können Operationen sein, die je nach Ausbildungsstätte, noch einmal separat unter einer PSH (*past surgical history*)

aufgeführt werden. Abgefragt werden sollten in jedem Fall:
1. Kinderkrankheiten (childhood diseases)
2. Operationen, Traumata (s. o.)
3. Wesentliche Vorerkrankungen (serious illnesses):

CVS, Cardiovascular (Herz-Kreislauf)

MI	myocardial infarction
CAD	coronary artery disease
CABG	coronary artery bypass graft
↑**BP**	raised blood pressure
HTN	hypertension
DVT	deep vein (venous) thrombosis clot in one's leg

RS, Respiratory System (Lunge)

COPD	chronic obstructive pulmonary diseases bronchitis
AB	bronchial asthma
TB	tuberculosis
SOB	shortness of breath
PND	paroxysmal nocturnal dyspnoea
DOE	dyspnoea on exertion (Atemnot bei Anstrengung)
HF	hay fever (Heuschnupfen)

GIT, Gastrointestinal Tract

abdo pain

changes in eating habits (Essverhalten)

recent weight changes (Gewichtsveränderungen)

nausea and vomiting (Übelkeit, Erbrechen)

indigestion (Verdauungsstörungen)

bowel habits (Stuhlgang)

liver trouble oder jaundice (Ikterus)

GUS, Genitourinary System

	loin pain (Flankenschmerz)
	oligo-, poly-, haemat-, noct- oder dysuria (Miktion, Urin)
	urge incontinence, stress incontinence
	kidney trouble
Männer	
prostata	hesitancy (Harnverhalt, zögerliches Wasserlassen)
	poor stream
	terminal dribbling (Nachtröpfeln)
Frauen	
LMP	last menstrual period
IMB	intermenstrual bleeding
PCB	postcoital bleeding
PMB	postmenopausal bleeding
	vaginal discharge (Fluor)

NS, Neurology Status

	migraine
CH	cluster headache
Ep	epilepsy, fits, seizures
LOC	loss of consciousness
CVA	cerebrovascular accident, stroke
	dizziness, vertigo (Schwindel)
	gait (Gang) – unsteady (unsicher, schwankend)
	weakness of limbs (Muskelschwäche)
	Gefühlsstörungen:
	tingling (Kribbeln)
	numbness (Taubheitsgefühl)
	pins and needles (Ameisenlaufen)
	visual disturbances (Sehstörungen)
	blurred vision (Verschwommensehen)
	sleeping habits
	emotional or psychiatric problems (depression, worried, anxiety)

ES, Endocrinological System

DM	diabetes mellitus
RF	rheumatoid fever
RA	rheumatoid arthritis
	thyroid trouble (goiter)? hyper-, hypothyreodism?
	lipid disorders? hyperlipemia? hyperlipidemia?

Ferner sollte nach *tropical illnesses* (gerade in GB nicht zu unterschätzen!) sowie *skin trouble* gefragt werden.

Impfungen: „Immunizations – complete? Up to date?"

In diesem Teil der Aufnahmeuntersuchung sollten nur relevante, bzw. gravierende Erkrankungen des Patienten aufgeführt werden. Eine ausführliche Betrachtung der einzelnen Organsysteme findet sich unter ROS (*review of systems*, s. S. 126 ff).

Medication (Meds, Drugs)

Hier wird die aktuelle Medikation des Patienten erfragt; nützliche Fragen können sein:

„Are you taking any medicine on a regular base at all?"

„Are you on the pill/oral contraceptives?"

„Do you need sleeping tablets?"

„Do you take laxatives?"

„Do you know the dosage and frequency of your medication?"

Allergies (All)

In diesem Abschnitt wird die Allergieanamnese des Patienten erhoben. Folgendes ist unbedingt zu erfragen:

Medikamentenallergien

„Has any medicine ever upset you? Please describe what happened!"

„Are you allergic to

- penicillin or
- contrast agents?"

Tierallergien
„Are you allergic to any kind of insect bites (stings)? Animals in general?"

Beruf
„Are you allergic to any occupational substance(s)?"

ℹ️ Medikamentenallergien können im Einzelfall auch der Medikamentenanamnese angefügt werden, oder beide Teile werden zusammen festgehalten.

FH/SH – Family History/Social History

Nachfragen für Eltern, Geschwister und Kinder:
Age? (A+W) Alive and well? Ill? Deceased? What cause?
Erbkrankheiten (Hereditary diseases)? Z. B.:

„Any diseases running in the family?"
Spezieller:
„Any history of…
…diabetes (DM)/coronary artery disease (CAD)/hypertension (HTN)/obesity/hyperlipidemia/chronic obstructive pulmonary disease (COPD)/tuberculosis (Tbc)/stroke/polyposis/adenomatosis (Kolon)/multiple endocrine neoplasias (MEN)/psychiatric diseases in the family?"

SH, Social History (Sozialanamnese)

family	married, single, divorced (geschieden), widowed (verwitwet)
accomodation (Unterkunft)	where? how many people in the flat/the house?
occupation (Beruf)	happy, unhappy, impaired,
leisure interests (Freizeit)	hobbies, animals, social life,
alcohol	units/week (1 unit = ½ pint Bier (0,28 l) oder 0,1 l Wein)
smoking habits	pack years (1 Schachtel/Tag/Jahr)
drugs	IDA (illegal drug abuse) IVDA (intravenous drug abuse)

ROS (Review of Systems)

General

PC	physical condition (Allgemeinzustand)	good, fair, poor fevers, chills or diaphoresis (extremes Schwitzen)
	nutrition (Ernährungszustand)	obese (übergewichtig), muscular, wasted (ausgezehrt)
FB	fluid balance (Flüssigkeitshaushalt)	dehydrated, oedematous
LOC	level of consciousness (Bewusstseinslage)	alert (wach), confused, drowsy (schläfrig)
	Appetite, thirst (Nahrungsaufnahme)	
	sleeping habits (Schlafgewohnheiten)	fatigued (erschöpft)

Skin/Derm

birthmarks, moles	Muttermale	changes in size, form, pigmentation
rashes	Hautausschlag	discrete, confluent, size, flat, raised, scaling (schuppig), tender (druckschmerzhaft)
pallor	Blässe	
jaundice	Ikterus	
pruritus	Pruritus	
lumps	Tumore, Knoten	
bleeding, bruising	Einblutung, Hämatome	
temperature	Temperatur	cold, warm, sweaty
hands, appendages	Hände, Anhänge	hair or nail changes
clubbing	Trommelschlegelfinger	
splinter hemorrhage	Nagelbetteinblutung	

HEENT

Head	Headaches? Migraines? Any head injury in the past? Vertigo? Epilepsy (fit, seizure; Anfall)? Loss of vision?
Ears	Hearing loss? Tingling (besser: ringing) noise in ears? Any pain or fullness in ears? Recent infections, especially ear bones (mastoiditis)?
Eyes	Diplopia? Vision changes? Blurring of vision (Sehstörungen)? Any loss of vision to one side? Blind in one eye? Any paroxysmal changes of vision? Any pain in the eyes or behind them? Known cataracts or high eye pressure (glaucoma)? Are your eyes watery? Do you wear glasses or contact lenses?
Nose	Inflammation of the maxillary sinus or any other chronic inflammation regarding the nose? Colds frequently? Nose bleeds (epistaxis)? Impaired sense of smelling? Nasal fracture?
Throat	Frequently sore throat? Any voice changes lately? Persistent hoarseness (Heiserkeit)? Feeling a lump when swallowing (Globusgefühl)?
Mouth	Any inflammation? Ever had any ulcers or soreness in mouth, tongue or on the gums? Wearing dentures (Zahnersatz, auch false teeth; edentolous = zahnlos)? Teeth: natural, missing, false or rotten?
Neck	Goiter [auch goitre, (Kropf, Struma)]? Any swelling in neck or enlarged nodes? Any pain in the neck? Any stiffness in the neck?

CVS, Cardiovascular System

CP	Chest pain: ever experienced? Where, radiation to, duration, related to breathing (pleuritic pain, chest wall pain)? Immer genau Beginn dokumentieren!
SOB	Shortness of breath, dyspnoea: breathless at any time, on exertion, at rest? Ever experienced a bout (Anfall) of rheumatic fever? History of a sore throat and heart trouble, kidney trouble or puffy ankles (geschwollene Knöchel)?
DOE	Dyspnoea on exertion? Orthopnoea: how many pillows used in bed?

PND	Paroxysmal nocturnal dyspnoea: waking up at night gasping for breath?
	Oedema: swelling ankles? Puffy face (Aufgedunsenes Gesicht)?
	Palpitations: aware of heart beating?
IC	Intermittent claudication: walking distance without pain in legs?
VS	Venous system: ever had a clot (Thrombose) in legs or lungs? Suffering from varicose (nasty) veins?
	Syncope: any blackouts or faints?

🚫 Risikofaktoren für CAD (KHK) nicht vergessen!
Hyperlipidemia, overweight (BMI, waist-to-hip-ratio), diabetes mellitus, hypertension, metabolic syndrome, hyperuric(a)emia, hereditary clotting disorders, etc.

RS, Respiratory System

cough	Dry cough? Coughing (bringing) up any phlegm, sputum, spit?
sputum, phlegm	Colour (whitish, green, brown, yellow, red)?
hemoptysis	Ever coughed up any clots (Gerinnsel) of blood?
wheeze	Did you notice any ...? Ever had asthma, bronchitis, a pneumonia? Aware of any occupational exposure to hazardous substances? Ever had tuberculosis? Ever had pain when breathing in deeply? When was last chest-X-ray? Where done?

GIT, Gastrointestinal Tract

abdominal pain	Any pain in tummy? Where? Relation to meals or opening bowels?
appetite	Lost or gained appetite?
weight	Any weight loss? Put on any weight recently? How much, over what time?
nausea	(Übelkeit) Do you feel sick?
vomiting	(Erbrechen) Have you been sick? What does it look like? Is it relieving (erleichternd)? What does it look like - blood, green (bilious), any other colour, dark? Coffee-ground (Kaffeesatz)?

dysphagia	(Schluckbeschwerden) difficulty in swallowing
odynophagia	(Schluckschmerzen) Pain on swallowing?
indigestion	(Verdauungsstörungen) Discomfort in stomach after eating? Heartburn (Sodbrennen)? Acid regurg(itation) (Reflux)?
bowel habit	Any known bowel trouble? How often do you open your bowels (Stuhlgang)? What do the motions look like (consistency, colour, any blood, pus, mucus? Ever been pale, tarry, bulky, floating?) Constipation or diarrhoea? Bloating (Blähungen)? Haemorrhoids? Any food upsetting the bowels?
BRPR	Bright red blood per rectum?
jaundice	(Ikterus) Ever had dark urine or pale stools? Any tablet recently (ASS, NSAIDs (non steroidal anti-inflammatory drugs), antibiotics)? Suffering from itching (jucken)? Ever had gallbladder stones or a colic? Ever had a bout (Anfall) of pancreatitis or inflammation of the liver?
hx of ulcers	Ever had a peptic ulcer in stomach or bowels?

GUS (Genitourinary System)

loin pain	(Flankenschmerz) Any pain in back? Renal colics, stones? Any gravel (Konkremente) in the waters? Any chronic infection of kidneys or bladder?
urine	Waterworks alright? Any difficulty with passing water? Dribbling at the start or at the end? Any difficulties getting started?
frequency	How often do you spend a penny? Any recent changes of frequency? Volume? Color?
polyuria oliguria	Urinmenge – Trinkmenge?
urethral discharge	Nocturia: Frequency? Dysuria: Any discomfort (burning, stinging, when)? Hematuria: Any bloody urine?
continence	Urge incontinence: Passing water by accident? Stress incontinence: Passing water (hesitancy, Zögerlichkeit), poor stream, terminal dribbling?

Nachfragen: Circumcised? Fulfilling intercourse, ejaculation, orgasm? Any children? Ever had an inflammation of the prostate gland?

OB-GYN (Obstetrics-Gynaecology)

obstetrics	How many pregnancies? How many live births? Any miscarriages? Any problems during the pregnancies? Breast-feed?
menstruation	Last menstrual period (LMP)? Any problems? Pattern (Verlauf): Are you regular? How often do you come on? How many days would you bleed? Nachfragen nach menorrhagia, intermenstrual bleeding (IMB), postcoital bleeding (PCB), postmenopausal bleeding (PMB)?
vaginal discharge	Any discharge from the front passage? Any discharge down below? Any itching or burning?
sex	Any problems with sex? Ever suffered from STDs (sexually transmitted diseases)? Last PAP-smear? Using a birth control method? Which?
dyspareunia	Any pain on intercourse?
breast	Ever noticed any lumps? Any breast enlargement lately? Noticed any ulceration, nipple discharge or galactorrhoea? Date of last mammogram? Any prior surgery?

Endocrine
Fragen nach z. B.:
Diabetes mellitus: „Have you noticed an enlarged (excessive) thirst lately? Do you pass a lot of water lately?"
Thyroid gland: „Goiter (Kropf)? Swollen, sore eyes? Can you stand the heat or cold? More nervous lately? Suffering from brittle bones (Osteoporose)?"

Hematopoetic
Fragen nach z. B.:
„Do you fatigue (erschöpfen) easily? Any pallor (Blässe)? Easy bruising (Hämatomneigung)? Lymph node swellings? Recurrent infections? Any fevers, night sweats, loss of appetite or weight?"

Rheumatic and Locomotor
Fragen nach z. B.:
„Any joints swelling up? Any joint stiffness in the morning? At night (diurnal variation)? Better with moving or at rest? Warm joints? Any pain in joints? Which ones, both sides? Any muscular pain? Any relieving or aggravating factors? Any back pain? Worse on coughing or sneezing? Any bouts (Anfälle, Episoden) of white fingers, with or without pain?"

CNS (Central Nervous System) neurological and Psychiatric

headache	Any at all? Associated with vomiting or blurred vision? What part of head? Always on the same side? How often a day, month, how long do they last? Character of the pain?
sleep, insomnia	Problems getting into sleep? Waking up at night?
dizziness, vertigo	Does the world seem to go round, up and down?
visual disturbance	Blurred vision (Sehstörungen)? Double vision?
hearing	Are you hard of hearing? Deafness? Tinnitus (funny noises)?
LOC,	Loss of consciousness.
fits	Do you get funny episodes, do you pass out?
gait	(Gang) Unsteady? Any difficulties in walking or running?
weakness of limbs	(Muskelschwäche) Did you notice any…?
tingling or numbness	(Empfindungsstörungen) Did you notice any patches (Stellen) of …? Any pins and needles up or down your arms, legs, spine, chest, face?
sphincter control	Can you hold the motions?
depression	Mood? Generally a worrier? Anxious?
dysarthria, dysphasia	Slurred (verwaschen) speech? Any problems finding the right words?

Zu guter Letzt: „Is there anything that l haven't asked you, which you think is important? Do you have any questions?"

Körperliche Untersuchung (Physical Examination, O/E)

In diesem Abschnitt soll eine Möglichkeit vorgestellt werden, wie die im Anschluss an die Anamnese folgende körperliche Untersuchung durchgeführt werden kann. Üblicherweise verwendete Abkürzungen sowie Zeichnungen oder Graphiken sind ebenfalls aufgeführt.

O/E	Physical Examination
1. GA	General Assessment oder General Appearance
2. CVS	Cardiovascular System
3. RS	Respiratory System

4. GIT — Gastrointestinal System
5. GUS — Genitourinary System
6. LOC — Locomotor System/Musculoskeletal
7. CNS — Central Nervous System/Neuro Exam

GA (General Assessment/General Appearance)

Generell gilt: Alter, ethnische Zugehörigkeit, Geschlecht, Haltung (*posture*) sowie unbedingt den *status of hygiene* notieren. Ausschau halten nach pathognonomischen Anzeichen (*diagnostic facies* oder *body habituses*). Leidender oder zufriedener Patient?

physical condition (PC)	Körperl. Verfassung; Allgemeinzustand	good, fair, poor, „ill", lines, tubes
nutrition	Ernährungszustand	obese (fat, overweighed), muscular, wasted (ausgezehrt), well nourished
hydration		dehydrated, oedematous
level of consciousness (LOC)	Bewusstseinslage	alert (wach, aufmerksam), confused, drowsy (schläfrig, somnolent), comatose
mood	Stimmung, Psyche	cooperative, cheerful (fröhlich), sad, depressed

Vital signs

BP	blood pressure
HR	heart rate
RR	respiration rate
temp	temperature
height	Größe
weight	(Gewicht) BMI = body mass index, kg KG/Größe (m^2)

Skin

colour	pale (pallor, Blässe), cyanosed (cyanosis), jaundiced (jaundice), pigmentation, sun-tan
lesions	scars, grazes (Abschürfungen), eczema, bruising (blaue Flecke), petechiae
rash (Hautaus- schlag)	position, size, colour, discrete (abgesetzt) or confluent, flat or raised, surface, scaling (schuppig), temperature, tenderness, blanches on pressure (auf Druck weiß werdend)

Hands, Arms, Legs

evidence of arthropathy	Arthrosezeichen
nails	clubbing (Trommelschlegelfinger), splinter hemorrhages (Einblutungen im Nagelbett, z. B. traumatisch oder infektiös, Endokarditis, Septikämie), leuconychia, pitted nails (Grübchennägel), koilonychia (Löffelnägel), Lindsay's nails (proximal normal, distal braun, bei chron. Lebererkrankungen oder Azotemia), Terry's nails (weiße Nagelbetten bei Leberzirrhose der Hypoalbuminämie)
palms	palmar erythema, anemia, dupuytren's contracture
pulse	radiofemoral or radio-radial delay
arms, legs	scratch marks (Kratzer), bruising (Einblutungen), axillary or inguinal lymphadenopathy (LAD)

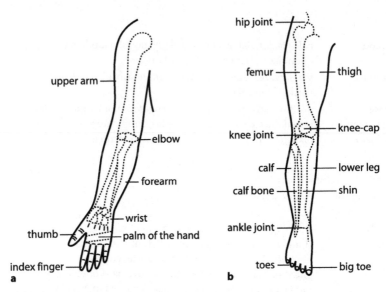

Abb. 1
Orientierende Darstellung wichtiger anatomischer Strukturen der oberen und unteren Extremität

HEENT

<u>Head</u>

	any bony abnormalities? masses, scars, bruits or rashes? hair and scalp normal? any alopezia? vasculitis rash? fontanelles? (bei Neugeborenen)
NC	normocephalic?
AT	atraumatic?
CN VII, CN VII (cranial nerves)	symmetrical face?
CN V	tender (druckschmerzhaft)? dysaesthesias?

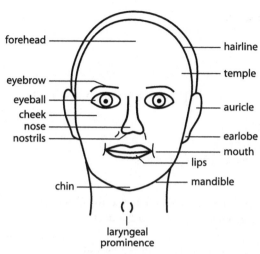

forehead — hairline

temple

eyebrow —

eyeball — auricle

cheek —

nose —

nostrils — earlobe

mouth

lips

chin — mandible

( )

laryngeal
prominence

Abb. 2

Orientierende Darstellung wichtiger anatomischer Strukturen des Kopfes

Eyes

	Untersuchung ankündigen, Patienten um Erlaubnis bitten! reflexes? nystagm? visual field (Gesichtsfeld)?
EOMI	extraocular muscle involvement (intact)?
CN III, IV, VI	eye movements?
PERLA	pupils equal and reactive to light and accommodation?
CN II	visual acuity (Sehschärfe, Visus: normal 20/20 (Standard, d. h. eine Person sieht auf 20 Fuß das, was alle anderen normsichtigen Probanden auch sehen würden)). Any correction? glasses or contact lenses?
sclerae	(Skleren) jaundiced (ikterisch)? conjunctivae injected? anemic?
appendages	lid lag (Lidschlag)? exophthalmos? xanthelasma? lashes (Augenlider)? eyebrows? ptosis?
	fundoscopic examination (lens, disc, retinal vessels)

Ears

auricula (Ohrmuschel)	intact? scars? deformities?

external auditory canal	intact? scars? signs of infection?
tympanic membrane?	otoscopy
CN VIII	hearing acuity (3 ft. whisper distance; Rinne, Weber Test)

Nose

CN I	smell/olfaction?
Rhinoscopy	mucosa? septum? polyps? exudates?

Throat

	mucosal ulcers? lips? teeth (natural, false, rotten, missing, edentolous (zahnlos))? gums? buccal mucosa?
tongue (CN XII)	motility status (moist, cyanosed, coated, furred, glossitis)?
palate (Gaumen)	soft~, hard~? uvula? tonsils (injected)?
CN IX, X	gag reflex (Schluckreflex)
breath	foetor (alcoholic, fruity, ketotic, hepatic)?

Neck

carotids	pulses present and palpable (PPP)? bruits (Strömungsgeräusche)?
JVP	jugular venous pulse (45° Oberkörper hochlagern, untersuchen): 1. vertical height (Höhe der Pulsation der V. jug. ext. über Sternum (cm)) 2. wave form (Art der Pulsation) 3. hepatojugular reflux
trachea	position – central or deviated (verschoben)?
SCL	supraclavicular lymph nodes?
ROM	range of movement (CN XI, nuchal rigidity (Nackensteife), meningism); larynx mobility, tenderness (Druckschmerz)?
thyroid	size? shape? texture (Konsistenz) goiter (goitre) – localised, generalised, multinodular, bruit (Strömungsgeräusch)?
LAD	lymphadenopathy – Untersuchung von neck (Hals), armpits (Achselhöhle) und groins (Leisten)

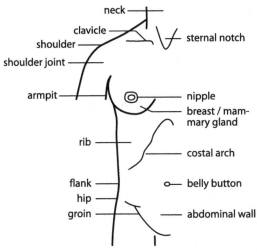

Abb. 3
Orientierende Darstellung wichtiger anatomischer Strukturen des Rumpfes

Chest

contour	symmetrical? scars? deformities (scoliosis, kyphosis, funnel chest (Trichterbrust), barrel chest (Faßthorax), keeled chest (Hühnerbrust))? spider naevi? hair loss? respiratory expansion? intercostal muscle retraction? chest-abdominal paradoxical movement?
palpate	chest wall
auscultate	heart and chest
percuss	entire chest

Breasts

⚠ Wichtig! Männliche Untersucher **immer** eine weibliche Hilfsperson dazubitten (Anstandsdame – *person, chaperon, female nurse*)

inspection	asymmetry? nipples inverted (eingezogen) or deviated (verlagert)? rash? redness? lumps (Tumore)? discharge (Absonderungen) dimpling?

lumps (Knoten)	site? size? shape? fixed or mobile? painful? gynaecomastia?
consistency	Auch *texture*; cystic, solid, soft, hard, rubbery (gummiartig), tender, pulsatile (pulsierend)?

CVS (Cardiovascular System)

Generell achten auf: *Finger clubbing* (Trommelschlegelfinger), *central/peripheral cyanosis*, *signs of dyspnoea/distress*

PPs, peripheral pulses

rate	Frequenz
rhythm	regular, irregular, irregularly irregular (absolut arryhthmisch)
waveform	Qualität, Pulswellenform; z. B. „waterhammer" (voller Puls mit plötzlichem Kollaps bei Aorteninsuffizienz) oder „bisferriens" (doppelgipfeliger Puls mit systolischem Dip, Vorkommen bei Aorteninsuffizienz, kombinierter Aorteninsuffizienz und -stenose, sowie Kardiomyopathie)
volume	Füllungszustand
radiofemoral delay	Verzögerung; z. B. bei AF (atrial fibrillation)
pulse deficit	
bruits	Strömungsgeräusche
peripheral (o)edema	pitting ("wegdrückbar") or non-pitting (o)edema, varicose veins, leg ulcers

BP, blood pressure (immer beide Arme messen)

wide pulse pressure	hoher Blutdruck z. B. 160/50, sprich „160 over 50"
narrow pulse pressure	niedriger Blutdruck z. B. 90/60, sprich „90 over 60"

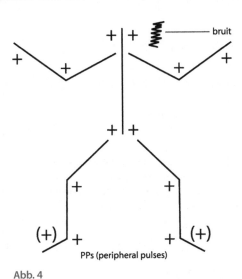

Abb. 4

Schematische Darstellung des peripheren Pulsstatus eines Patienten
(Eine solche Zeichnung sollte stets Bestandteil der Anamnese sein. Auffällige Befunde können wie hier gezeigt markiert werden)

JVP, jugular vein pressure

	Beurteilung des rechtsatrialen Drucks (ZVD); Pat. 30° OK hoch, Kopf nach links, dann Winkelveränderung (↑↓) bis Pulsationen sichtbar
vertical height	Höhe der Pulsation der Vena jug. ext. (cm), senkrecht gemessen von Sternum. Normal <4 cm
wave form	Art der Pulsation: s. Wellenverlauf (Physiologie)
kussmaul's sign	Paradoxe Hebung bei Inspiration; z. B. bei Rechtsherzinsuffizienz, konstr. Perikarditis, Trikuspidalstenose, restriktiver Kardiomyopathie
hepatojugu-lar reflux	Manuelle Kompression der Leber für 10 sec. Beobachtung des JVP (>4 cm ist pathologisch)

Heart

palpation	apex beat	Herzspitzenstoß
	character	Charakter
	thrills	tastbare Herzbewegungen, auch: „palpable pulsations"
	ventricular heave	hebender Ventrikel

auscultation		
heart sounds	HS, S1,S2	Herzgeräusche (soft, normal oder loud); achten auf: systolic clicks, opening snap, pericardial knock, rubs (pathognonomische Reibe-, Mahl-, Mühlengeräusche)
	mitral, tricuspid valve closure	Anspannungston
	aortic, pulmonary valve closure	Klappenton
	usual split on respiration	atemabhängige Spaltung

added sounds		
	S3	(3. Herzton) rapid ventricular filling sound in early diastole
	S4	(4. Herzton) atrial contraction towards the end of diastole

murmurs (Nebengeräusche)

	character	pitch (Klang) loud (in x/6), soft, scratchy (kratzend)
	length	early diastolic, mid systolic,…
	location	maximum at, radiating to; relation to posture or breathing
	duration	incompetence, insufficiency, regurge vs. stenosis

RS (Respiratory System)/Pulmo

inspection

UA (upper airways) – nose, tonsils, tongue, pharynx

trachea	central, shifted (deviated)
sputum, phlegm	quantity, consistency, colour, blood, smell

auscultation

breath sounds	vesicular, bronchial, diminished (abgeschwächt, auch diminuished)
added sounds	pleural rub, crackles (fine = crepitations, feine Rasselgeräusche) (coarse = rales, grobe Rasselgeräusche)
wheeze	auch: „*rhonchi*", exspiratorisches Pfeifen, Giemen oder Brummen
broncho-phonia	Patienten „66" flüstern lassen (*whisper 66*) und Lunge auskultieren; auch: „VR" (*vocal resonance*) genannt
stridor	
hoarseness	Heiserkeit

cough

dry, hacking ~	viral, interstitiell, Tumor, allergisch, Aufregung
barking ~	croup, pseudo-croup
morning ~	„Raucherhusten"
nocturnal ~	nächtlich; z. B. Herzinsuffizienz (CHF – congestive heart failure) oder Asthma

percussion

resonant	increased (hypersonor) or decreased, dull (dumpf, Schenkelschall), tympanitic, impaired (eingeschränkt), hepatic/cardial dullness (Dämpfung)
fremitus	Patienten „99" sagen lassen, Lungenbasis von hinten mit beiden Händen fühlen; auch „*tactile vocal fremitus*" genannt

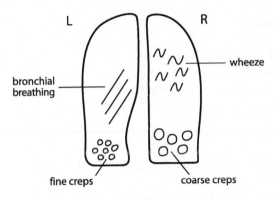

Abb. 5

Schematische Darstellung der Auskultationsphänomene der Lunge
(eine Übersichtszeichnung gehört in jeden Befundbogen. Eventuelle Befunde
werden wie angegeben in das Schema eingezeichnet)

GIT (Gastrointestinal Tract)
Den Patienten bitten, sich zu entkleiden.

GA	general appearance	soft, fat, obese, distended (gebläht) Achten auf: striae, body hair, scars, dilated veins, umbilicus, swellings, obvious masses, herniae, movement on respiration, peristalsis, pulsations
percussion	dullness	Dämpfung
	tympany	Schenkelschall, tympanitisch
LKS	liver, kidney, spleen	position, edge (Begrenzungen), texture (Beschaffenheit), tenderness (flank or loin pain, Flankenschmerz), size, hepatojugular reflux
	hernial orifices	„free" or closed
	tenderness	superficial, deep, rebound guarding (Abwehrspannung, Loslassschmerz)
	rigidity	(Spannung) board-like (bretthart)
	ascites	shifting dullness (veränderte Dämpfung), fluid waves

BS	bowel sounds	(Darmgeräusche) present, absent, decreased, hyperactive, tinkling (metallisch klingend), bruit (Strömungsgeräusch)
LAD	lymphade-nopathy	Inguinal lymphadenopathy
rectal examination	PR (per rectum)	external lesions, tenderness, fissures, sphincter tone, stricture, hemorrhoids, masses, prostate (size, sulcus, nodules), stool appearance, blood (on glove, fecal occult blood (FOB), hemoccult test)

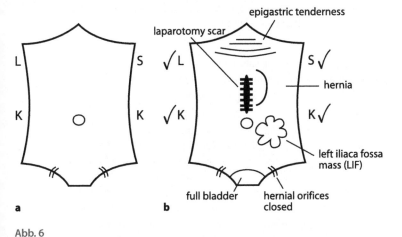

Abb. 6
Schematische Darstellung der Untersuchungsbefunde am Abdomen
(eine Übersichtszeichnung wie links gehört in jeden Befundbogen; eventuelle Befunde werden z. B. wie rechts angegeben in das Schema eingezeichnet)

GUS (Genitourinary System)

❗ Wichtig! Männer dürfen Frauen nur im Beisein von Frauen untersuchen (*chaperon* = Anstandsdame oder *female nurse* dazuholen).

male	inspection, palpation of scrotum and testicles (size), varicocele, hydrocele, ulcers, lesions on penis, escutcheon (Schambehaarung), evidence of infection, inguinal or femoral hernia
female	vaginal examination (VE), examination per vaginam (PV), vulva, clitoris, urethra, escutcheon (Schambehaarung), internal examination: vagina, consistency of cervix, lie, position and size of uterus, appendages, discharge, high vaginal swab (HVS)

LOC (Locomotor System)/Musculoskeletal

Regel: Look, feel, move, get an X-ray

stature		Größe, Statur
posture		Körperhaltung
joints	inspection	swelling, enlargement, deformity, discolouration, muscle wasting (Atrophie), contractures, active range of movement (aROM), spasms, fasciculations, tremor
	examination	tenderness, pain, warmth, swelling, fluctuation (effusion, Erguss), nodules
	movement	crepitus; passive range of movement (pROM)
back	spinal contour	scoliosis, lordosis, kyphosis
	ROM	range of motion, tenderness

CNS (Central Nervous System)/Neuro Exam

Mental Status

LOC	level of consciousness: alert (Wachheitsgrad), confused, drowsy/stuporous (schläfrig), comatose, rousable (weckbar)

responsive-ness	Ansprechbarkeit
attention	Aufmerksamkeit
concen-tration	Konzentrationsfähigkeit, Merkfähigkeit
general behaviour	allgemeines Verhalten
affect	Affekt
mood	Stimmungslage; z. B. cheerful (heiter), agitated, irritable (reizbar), depressed
MSE	Mental status examination; Folstein-Test (bei V. a. Demenz oder Delir)

Mental Score Questions

MSQ	Test auf „cognitive function and orientation"; landestypische Fragen stellen, die man auch selbst beantworten können sollte: What day is it? Where are you now? Who is Prime Minister, President, King or Queen?

Memory

immediate recall	Kurzzeitgedächtnis
serial arithmetic sevens	von 100 in siebener Schritten rückwärts
current and past events	Test des Mittel- und Langzeitgedächtnisses

Speech Defect

character	scanning (skandierend), slurred (verwaschen) oder hoarse (heiser)?
rate, rhythm	
aphasia, dysarthria, dysphonia	
flow, form, content	

Cranial Nerves

CN I–XII	**R = L?** NAD (*no abnormalities detected*) oder *grossly intact*

Muscles

muscle tone	**R = L?** normal, no rigidity, stiff (increased, steif) or floppy (decreased, schlaff)
muscle power	muscular wasting (atrophy)
gait	Gangbild
involuntary movement	tremor, flapping tremor, asterixis (Flattertremor, flapping-tremor), tic, athetosis, fasciculations

Die Muskelstärke wird für die Extremitäten im Seitenvergleich tabellarisch festgehalten:

Power	UE (**upper extremity**)	LE (**lower extremity**)
R	5/5	5/5
L	5/5	5/5

Die Beurteilung der Muskelstärke wird in fünf Grade unterteilt:

0	no contraction
1	flicker oder trace (Spur) of contraction
2	active movement with gravity eliminated
3	active movement against gravity
4	active movement against gravity and resistance
5	normal power

Tendon Reflexes (Jerks)

Grundsätzlich beurteilen: Reflexes equal and adequate? Any clonus?

UE		upper extremities
	BJ	biceps jerk
	TJ	triceps jerk
	SJ	supinator jerk (Radiusperiostreflex)
	JJ	jaw jerk (Masseterreflex)
SAR		superficial abdominal reflexes (Bauchhautreflexe)
LE		lower extremities
	PJ	patellar jerk

AJ	ankle/Achilles jerk
PL	plantars or plantar response (= Babinsky: up-going, down-going)

Die Beurteilung der Reflexantwort wird schriftlich analog des folgenden Schemas festgehalten:

Reflexe	BJ	TJ	PJ	AJ	Babinski
R	++	++	++	++	↓
L	++	++	++	++	↓

– absent, + = reduced, ++ = normal, +++ = brisk, exaggerated (gesteigert)

Cerebellar Function (Koordination)

finger-to-nose test	Finger-Nase-Versuch
finger-to-finger test	Finger-Finger-Versuch
heel-to-shin test	Knie-Hacken-Versuch
dysdiadochokinesis	rapid alternating movement (RAM)
ataxia	Ataxie
apraxia	Apraxie
Romberger's	Romberg Versuch

Sensation (Sensibilität)

Grundsätzlich gilt: **R = L?**	NAD (no abnormalities detected)?
pain	Schmerzempfindung, Dysästhesie, Parästhesie
temperature	Temperaturempfindung
light touch	Berührungsempfindung
two-point discrimination	Zweipunktdiskrimination
graphesthesia	Fähigkeit, auf die Haut Geschriebenes zu erkennen
agnosia	Agnosie
joint position	Propriozeption
vibration	Vibrationsempfinden, Propriozeption
pin prick	Nadelstichempfindung

Gait (Gang, Gangbild)

spastic gait	Spastik
foot drop	Steppergang
shuffling gait	schlurfender Gang
hysterical gait	psychogenes Schwanken

painful gait   Schmerzhinken
heel-to-toe walking   Seiltänzergang (Test)

Impression (IMP)/Summary

An dieser Stelle kann eine Arbeitshypothese, bzw. -diagnose gestellt werden. Falls dies noch nicht möglich scheint, sollte man die markantesten Auffälligkeiten sammeln und zusammenstellen, zum Beispiel:

- „A 46 year old male with a 4 hour history of constant, crushing, left sided chest pain."
- „A 75 year old lady with a 3 day (3/7) history of increasing shortness of breath and increased fremitus over the left lower lung."
- „A 18 year old male with sudden onset of shortness of breath (SOB) and dull percussion over right lung."

Differential Diagnosis (Differentialdiagnosen)

Nun sollte eine kurze Liste der wahrscheinlichsten Differentialdiagnosen erstellt werden, wobei häufig zwei oder drei verschiedene ausreichen. Zuerst sollte die nach subjektivem Empfinden am wahrscheinlichsten Zutreffende genannt werden. Daran anschließend werden nun weitere durchzuführende Untersuchungen sowie Therapievorschläge (sofern diese nicht schon begonnen wurde, z. B. bei einem Infarkt) folgen.

Weitere Untersuchungen (Investigations)

Die Liste angeforderter Untersuchungen hängt natürlich stark von der favorisierten Arbeitsdiagnose ab. Jedoch gibt es ein paar „Universaluntersuchungen", die eigentlich jeder Patient im Krankenhaus erhält (erhalten sollte):

1. Laboratory investigations (LAB)/Tests
2. Full blood count (FBC) /complete blood count (CBC)
3. Urea and electrolytes (U+E)
4. Creatinine (Crea)
5. Glucose (Glc)
6. Liver function tests (LFT) (incl. (G)OT, (G)PT, total protein and albumin)
7. Radiology: Chest X-ray (CXR)
8. Electrocardiogram (ECG)

Das EKG wird man wahrscheinlich selbst schreiben müssen. Die Anforderungsscheine sehen je nach Krankenhaus sehr unterschiedlich aus: Von der Größe einer Postkarte angefangen gibt es Formulare für *Biochemistry lab* oder *Hematology*, *Microbiology* oder *Histology*, *X-rays* oder andere *forms*. Zuweilen bleibt einem auch die Etikettierung gerade abgenommer Proben selbst überlassen. Manchmal findet sich jedoch auch hilfsbereites Pflegepersonal, das ein wenig „firmer" in solchen Dingen ist.

Spezialtests

Lab
Thyroid function tests (TFT)
Serum protein electrophoresis
Creatine-kinase and mb-fraction (CK, CKMB)
Lactate-dehydrogenase (LDH)

X-ray
Abdominal X-ray erect and supine (liegend) (AXR e+s)
CT-scan (auch CAT-scan)
Veno-gram; doppler-venogram
Spine-X-rays
Pelvic X-ray

Microbiology
Blood for culture and sensitivity (C+S)
Blood cultures (BC)
Sputum for culture and sensitivity (C+S)
Skin swabs (Abstriche)

Histology
Microscopy (spinal fluid, pleural fluid, biopsies)

Biochemistry
Notfallabor: Na, K, Cl, U, Crea, Glc, arterial blood gasses (ABG)
Routine: Liver function tests (LFTs), Thyroid function tests (TFTs)
Ca, PO_4, Mg, CK

Hematology

Full blood count (FBC, Hb, WBC, Plt), clotting screen (aPTT, INR, TT, fibrinogen), erythrocyte sedimentation rate (ESR, Blutsenkung)

Häufiges ist häufig... (common conditions)

Im Folgenden findet sich eine Liste häufiger Erkrankungsbilder mit den geeignetsten Untersuchungsmethoden. Generell sollten durchgeführt werden: FBC, U+E, Crea, LFT, Glc, CXR, ECG. Darüberhinaus empfehlen sich folgende Untersuchungen:

accelerated, malignant hypertension acute myocardial infarct	clotting (Gerinnung), G&S (*group and save*; Kreuzblut und Blutgruppe)
palpitations (SVT/VT/tachyarrhythmia) congestive cardiac failure (CCF)	ABG (arterial blood gases)
exacerbation of COPD	ABG, BC (blood culture), PEFR (peak expiratory flow rate)
acute asthma	ABG, BC, PEFR
pneumonia (lobar-, broncho-)	BC
pulmonary embolus (PE, PTE)	clotting, ABG
pneumothorax	ABG
gastro-intestinal bleed	clotting, G&S oder X-match
stroke: hemiparesis or brain stem stroke, coma	Glc (glucose), ABG, BC
meningitis	CCT, wenn blande, LP (lumbar puncture)
DVT (deep vein thrombosis)	clotting
cellulitis (Bindegewebsentzündung)	BC
deranged (entgleist) diabetes mellitus	ABG, BC, GLC
hyperglycemic ketoacidosis	ABG, BC, GLC
hyperosmolar non-ketotic coma	ABG, BC, GLC
hypercalcemia	Ca
hyperkalemia	repeat U+E instantly
self poisoning	Salicylate-, Paracetamol-level, ABG (falls komatös)
deliberate (absichtlich, vorsätzlich) self harm	photographieren, Psychs (Psychiatrie)

Fachspezifische Besonderheiten

In diesem Abschnitt werden einige fachspezifische Besonderheiten angesprochen. Da man in Großbritannien – sowie in anderen Commonwealth-Staaten auch – seine Rotation in einem bestimmten Team absolviert, gilt es häufig, seine Anamnese zu fokussieren. Exemplarisch sind hier dargestellt Chirurgie/Orthopädie/Rheumatologie, Gynäkologie, Pädiatrie sowie „Kopfkrankheiten" (Neurologie, Neurochirurgie und Psychiatrie).

Surgery/Orthop(a)edics/Rheumatology

TPRBP	temperature, pulse, respiration, blood pressure
Erkrankung	Elektiv? Dringlich (urgent)? Notfall (emergent)?
pain-hx	Schmerzanamnese (exakt) → siehe SOCRATES oder OPQRST
inspection	SEADS (Swelling? Erythema? Atrophy? Deformity? Skin changes?)
stationär	Symptomatik weiterbestehend (persistent)? Diagnose korrekt? Neu aufgetretene Beschwerden?
Patientinnen	Schwangerschaft? Antikonzeptiva (Pille)?

Diagnostik

FBC	full blood count (Hämatologie)
U+E	urea + electrolytes (klinische Chemie)
HBsAg	bei Verdacht
sickle-cell test	bei Afrikanern erhöhte Prävalenz
CXR	chest X-ray Unterschiedliche Empfehlungen; sinnvoll u. a. bei AHT (hypertension) oder chronischen Lungenerkrankungen oder ab einem Alter >60 Jahre
ECG	Electrocardiogram Sinnvoll bei Herzerkrankungen oder einem Alter >50 Jahre
G+S	Blutgruppe
X-match	cross-match (Kreuzblut)
patient's consent	Einverständniserklärung

Ordo (Anweisung)

NGT	nasogastric tube, Magensonde
bowel preps	Abführen
foley cath	Dauerkatheter, auch: „*urinary catheter*"

Lumps (Knoten)

since when	Beginn	*experience abroad*	Fernreisen, Reisen
painful	schmerzend	*fixed or mobile*	beweglich, fixiert
growing	Wachstum	*pulsatile*	pulsierend
any other lump	weitere Herde	*bruits*	Strömungs-
expansile	V. a. Aneurysmen		geräusche

Beachte auch die 6 „Tumor-S":

- Site
- Size in two dimensions
- Shape
- Smoothness
- Surface
- Surroundings

Thyroid

palpation		movable? fixed? goiter (Kropf)?
examination	O/E	tender? painful? surface? consistency? any palpable nodules („6 Tumor S", s. oben)? retrosternal extension? any bruit?
signs and symptoms		z. B. heat/cold intolerance, fatigue (Erschöpfung), memory impairment (Minderung), irritability (Reizbarkeit), puffy face (aufgedunsen), eyelid lag, hoarseness (Heiserkeit), brisk reflexes (lebhaft)
diagnostics	labs	T3, T4 (TSH), antibodies, FBC (full blood count), LFT (liver function test), U+E (urea + electrolytes)
	radiology	U/S (ultrasound) CXR (chest X-ray), „thoracic-inlet-view" (Tracheazielaufnahme)
	ENT	ear-nose-throat → state of vocal chords?
post-OP	labs	serial Ca-levels (parathyroid glands)

Breast Lumps

Um Erlaubnis zur Untersuchung fragen! Speziell Männer: „Get a female nurse or chaperon (Anstandsdame)"

palpation		any tender areas or masses? (Zeigen lassen! Immer die gesunde Seite zuerst untersuchen! Ausdehnung (Größe) beschreiben!) discrete (abgesetzt)? merges with normal breast tissue (kein Übergang tastbar?) consistency (firm, fluctuant, soft)? single or multiple? rough or smooth surface? fixity to other structures, especially to skin or pectoral muscles?
examination	O/E	any asymmetry? eczema? any visible masses? abnormal fixation? nipple retraction or alteration of the nipple axis? any sign of neoplasia?
	nipple changes	deviation, retraction, blood-stained discharge, ulceration, texture
	skin changes	dimpling (Retraktion), peau d'orange, fungation (Ulzerationen) or direct skin infiltration by a neoplasm, „cancer en cuirasse" (confluent skin nodules)
inspection		s. unten

Merkspruch für die Palpation – die 6 „S":
- Site
- Size in two dimensions
- Shape
- Smoothness
- Surface
- Surroundings

Merkspruch für die Inspektion – die 7 „D":
- Destroyed
- Depression
- Discolouration
- Displacement
- Deviation
- Discharge
- Duplication

ferner		axillary and supraclavicular nodes?
		pitting (wegdrückbar) oder non-pitting oedema (lymphoedema)?
		sputum (haemoptysis → pulmonary metastases)?
		ascites?
		abdomen (liver)?

🛈 Nicht vergessen: Patient wieder ankleiden lassen – für die Kooperation bedanken!

Abdominal Masses

inspection	**hands**	z. B. palmar erythema, thenar wasting, clubbing
	eyes	z. B. jaundiced sclerae
	mouth	z. B. hemorrhages
	supraclavicular fossa	Virchow's node
	facies	cushingoid? moon facies (round, puffy)? plethora?
	scars	alle Narben aufzeichnen! z. B. laparotomy scar, Pfannenstiel incision, colon resection, nephrectomy, etc.
	abdomen	contour? protuberant? bulging flanks (vorwölbend)? distendend? umbilicus? hernias? veins?
palpation	**LSK**	liver, spleen, kidneys, palpation of the kidneys by „balloting" (analog der in Deutschland üblichen Untersuchungsmethode)
	RUQ, RLQ, LLQ, LUQ	right upper → right lower → left lower → left upper quadrant (Reihenfolge) true involuntary guarding? rebound-tenderness?
percussion		illicit (ungewöhnlich, außergewöhnlich) intra-abdominal tenderness due to peritonitis or peritonism?
auscultation		bowel sounds? bruits?

| examination | O/E | external genitalia (Männer); digital examination of the rectum (alle! – faeces? blood)? tender areas? masses within pelvis or abdomen? |
| note | | prostate – size and consistency; cervix – any tenderness? any lumps? site? size in two dimensions? shape? smoothness? surface? surroundings? |

Distended abdo: Geblähtes Abdomen – die 7 „F":
- Fat
- Fluid
- Faeces
- Flatus
- Fatal growth
- Fetus
- Full bladder

Lumps in Groin (Leiste) and Testis
Testis und Epididymis darstellen. Wieder an die 6 „S" (site, size in two dimensions, shape, smoothness, surface, surroundings) und 4 „T" denken:
- Translucency (Durchscheinen)
- Tenderness
- Temperature
- Tension

ferner	expansile cough impulse (Hustenstoß)? lump reducible? lump reappearing-valsalva manoeuvre or cough? inguinal, abdominal or supraclavicular LAD (lymphadenopathy)?
differentials (DDx)	inguinal hernia, femoral hernia, LAD, sapheno varix, ectopic testis, femoral aneurysm, hydrocele, lipoma of cord, psoas bursa, psoas abscess
diagnostics	Vor allem bei *suspected malignancy*: AFP (alpha fetoprotein), HCG (human chorionic gonadotropin), CXR, IVU (intravenous urogram)

Gallstones

signs	Murphy's (Cholecystitis) or Courvoisier's sign [tastbare Gallenblase und Ikterus (jaundice)]? Non-stone-obstruction of the bile ducts?
diagnostics	FBC, U+E, LFT, amylase, WBC, MSU (mid-stream-urine), CXR, ECG, U/S, post-op cholangiogram
plan	Therapie: NBM (nil by mouth), pain relief, spasmolytic, IVI/F (intravenous infusion/fluids), eventuell abx (antibiotics)

Gastric/Duodenal/Gastrointestinal Bleeding

diagnostics	FBC, U+E, CXR, ECG, clotting (Gerinnung), G+S und/oder x-match, NGT
plan	OGD (oesophago-gastro-duodenoscopy), operation

Limb Ischemia

inspection	colour? capillary filling time? venous filling? pressure (sore) areas?
palpation	temperature? capillary refilling? pulses present/not present?
auscultation	bruits?

Zeichen einer akuten Ischämie – die 6 „P":

- Pale (bleich, minderdurchblutet)
- Pulseless
- Painful
- Paralysed
- Paraesthetic
- Perishing-with-cold (= prostration) (Abgestorben)

Varicose Veins

primary ~	pressure effects – obesity, abdominal or pelvic masses
secondary ~	z. B. bei Zustand nach DVT (deep venous/vein thrombosis)
examination (O/E)	Distribution: Long saphenous (vein)? Short saphenous (vein)? Unilateral, bilateral? Saphena varix (Venenstern) or „blow-outs" (Fasziendefekte an den Vv. perforantes)? Venous ulcers? Hyperpigmentation? Varicose eczema? „Cough impulse" in the groin (Leiste)? Bei insuffizienten Saphenofemoralen Klappen Brodie-Trendelenburg und Perthes-Test durchführen.

Orthopaedics/Rheumatology

Generell gültiges Behandlungskonzept in angloamerikanischen Ländern: *Look, Feel, Move, get an X-ray*!

Röntgenregel: **Two views** *of* **two limbs** *with* **two joints** *on* **two occasions**.

🛑 Vorsicht! Patienten, die über die Notaufnahme (*casualty, A&E, accident and emergency*) kommen, sind in den allermeisten Fällen bereits durch erfahrene *casualty officer* (SHO, *senior house officer*, oder *registrar*) voruntersucht – im Zweifelsfalle dem Patienten **nicht noch weitere** Schmerzen zufügen! Bedenke: „Primum nihil nocere"

note	onset? fluctuations? influences (what brings it on)? precipitating (auslösend) relieving (lindernd)? aggravating (verschlimmernd)? pattern of joint involvement (Gelenkverteilung)?
CC	most common complaints, pain, swelling, deformity, stiffness
Pain Hx	where? radiation? duration? onset (Beginn)? frequency?
associated symptoms (Begleitssymptomatik)	stiffness? diurnal variation (tägliche Veränderungen)? andere systemische Mitbeteiligungen: swelling? rashes? iritis? rheumatoid nodules? Raynaud's phenomenon? IBD (inflammatory bowel disease)? urethritis? buccal ulceration?
O/E on examination	C + M (compare and measure): muscle-wasting? any thickening? any deformities (fixed, mobile)? skin changes?
O/E – Feel	tenderness? warmth? heat? erythema? joint lines (Konturen)? synovial thickening? bony protuberances? tendons and tendon sheaths (Sehnen und Sehnenscheiden)? Gaenslen's grip (Hyperextension der Hüfte bei V. a. lumbosakrale Erkrankungen)
ROM	range of movements (Bewegungsumfang) – active/passive?
POM	pain on movement (Bewegungsschmerz) Crepitus? Stress?
stability and functional assessment	pain? „tender arc", contractures? gait (Gang)? limp (Hinken)? use of stick/other walking aids? drawer sign (Schubladenzeichen – anterior or posterior glide in cruciate ligament injury)? Schober? Ott Test? chest expansion?

| **diagnostics** | ESR (erythrocyte sedimentation rate), FBC, rheumatoid factor, ANA (anti-nuclear antibodies), X-rays, serum uric acid (Harnsäure), alk(aline) phos(phatase), tissue-typing, synovial fluid, ~biopsy, arthroscopy, arthrography, bone-scan (scintigraphy) |

Immer auch die Gegenseite beachten. Auf Haltung (posture) und Gangbild (gait) achten!

Nützliches

SLR (straight leg raising)	Lasegue
spine	Wirbelsäule
disc prolapse	Bandscheibenvorfall
protrusion	Vorwölbung
sciatica	Ischiasschmerz
CDH (congenital dislocation of the hip)	angeborene Hüftdysplasie
talipes (equinovarus; club foot)	Klumpfuß
cruciate ligaments	Kreuzbänder
supine	in Rückenlage
erect	aufrecht stehend
pedunculated tear	gestielter Einriss
hammer toes	Hammerzehen
claw toes	Klauenzehen
replacements	Prothesen
flail chest	instabiler Thorax (Rippenserienfraktur)
compound fracture	komplizierte Fraktur
comminuted fracture	Trümmerfraktur
closed fracture	geschlossene Fraktur
open fracture	offene Fraktur
greenstick fracture	Grünholzfraktur
avulsion	Ausriss (eines Knochenstücks)
dislocation	Verrenkung
plaster slab	Gipsverband
splint	Schiene, Schienung
strain	Zerrung
sprain	Bandriss
laceration	Risswunde

to scrub up	chirurgisch waschen
scrub-nurse	Instrumentierschwester
gown	Kittel
swab	Tupfer
forceps (blunt or sharp)	Pinzette (stumpf oder scharf)
clamp	Klemme
retractor	Haken
probe	Sonde
to stitch up	Zunähen
screw	Schraube
nail	Nagel
pin	Draht
rod	Stab
K-wire	Kirschner-Draht

Obs & Gyn – Obstetrics and Gynaecology

Obs & Gyn-Rotationen in Ländern des Commonwealth sind eine sehr gute Wahl, da man bereits als Student die Möglichkeit bekommt, „richtig" geburtshilflich tätig zu werden (*to deliver babies*). Für diese Aufgabe bedarf es jedoch ausgesuchter sprachlicher Fähigkeiten sowie sensibler Umgangsformen. Wiederum gilt: *Be a Lady, be a Gentleman, and get a chaperon* (Anstandsdame) *if in doubt!*

GA, general assessment

Age? menstrual hx, obstetric hx, sexual and contraceptive hx, medication/ substance use, gyn hx (pap smears, infections, infertility), breast hx, fam hx

PMH, past medical history

menstrual Hx	LMP (last menstrual period)? Menarche? PM (postmenopausal)? Menses x/y (x Tage mit Blutungen/y Zyklustage), Duration? Flow? Number of pads used? Teaspoonful? Regular? Irregular? Menorrhagia? Metrorrhagia? Dysmenorrhoea (pre-, intra-, postmenstrual)? Dyspareunia (external, internal)? PMS (premenstrual syndrom)
obstetric Hx	GxPy (Anzahl der Schwangerschaften (G = gravida) und der Geburten (P = para)), birth weight? (Zustand der Kinder): A+W (alive and well) or dead/stillbirth (Totgeburt)? Komplikationen unter der Geburt?

GTPALM	Gravidity, term/premature deliveries, abortion, live/multiple births
micturition	frequency (D/N)? incontinence? dysuria?
gyn Hx	STDs (sexual transmitted diseases), PID (Pelvic inflammatory disease), UTI (urinary tract infections)

O/E

PV	examination per vagina: external genitalia? perineum? introitus? cysto-, urethro-, recto-, enterocele? vagina? cervix?
uterus	size? (egg = 6 cm, orange = 8 cm, grapefruit = 12 cm) shape? consistency (hard, firm, cystic)? mobility? position? tenderness?
tubes	ovaries? parametria? pouch of douglas? any masses?

Nützliches

Aufgrund der delikaten Untersuchungsregion sei nochmals auf eine adäquate Wortwahl hingewiesen. Unbedingt zweideutige Ausdrücke vermeiden! Anstatt „*spread your legs*" heißt es besser „*let your knees fall apart*" oder anstelle von „*withdrawing the blade*" heißt es besser „*removing the speculum*". Niemals als Student eine *pelvic examination* ohne *supervisor* machen!

EUC (expected date of confinement)	voraussichtlicher Geburtstermin
EDD (expected date of delivery)	voraussichtlicher Geburtstermin
parity	Zahl der Geburten
labour	Geburtswehen, Geburtsvorgang
contractions	Wehen
labour-suite	Kreißsaal
labour-ward	Kreißsaal
flooding	starke Menstrualblutung
clots	Blutgerinnsel
spolting	geringe Menge Menstrualblut
pads	Vorlagen
sanitary towels	Binden
DUB (dysfunctional uterine bleeding)	intermenstruelle Blutung
PID (pelvic inflammatory disease)	Entzündung im kleinen Becken, Adnexitis
coil	Spirale
intra-uterine contraceptive device (IUCD)	Spirale

sheath	Hülle, hier: Kondom
french letter	Kondom
cap	Diaphragama
abortion	Abtreibung
miscarriage	Fehlgeburt
threatened abortion	drohende Fehlgeburt
inevitable abortion	unausweichliche Fehlgeburt
EUA (evacuation under anaesthesia)	Curettage, CAVE! auch *„examination under anaesthesia"*
fibroids	Fasergeschwulst, Myome
to go through the changes	Wechseljahre durchmachen
D&C (dilatation & curettage)	Curettage
Curettage scrape	
HVS (high vaginal swab)	hoher vaginaler Abstrich
midwife	Hebamme
week of gestation (x/40)	Schwangerschaftswoche
crown-rump-length	Scheitel-Steiß-Länge
induced labour	eingeleiteter Geburtsvorgang
to go into spontaneons labour	spontaner Geburtsvorgang
ARM (artificial rupture of membranes)	künstliche Membranruptur
pain	Wehen
first, second, third stage	erstes, zweites, drittes Stadium
delivery	Geburt
lie (longitudinal, transverse)	Lage
presentation (cephalic, breech (Steiß), shoulder, face)	Lage, vorausgehender Kindsteil
Engagement of... into...	Eintritt von ... in ...
cervix (soft, effaced, fully dilated)	Zervix (weich, erweitert, vollkommen erweitert)
afterbirth	Nachgeburt, Plazenta
Caesarian section	Kaiserschnitt

Paediatrics (Paeds)

In der Pädiatrie muss dem Entwicklungsstand des Kindes Rechnung getragen werden. Häufig sind die Patienten zu „klein", als das eine direkte Anamneseerhebung in Frage kommt. Deshalb ist hier die Fremdanamnese entscheidend, am besten beginnen mit: „Who's reporting?" „Family size?" „Parental occupation?"

PMH

	pregnancy	Wanted? Planned? Full term (reif) or premature (unreif)?
	birth	Means of delivery – normal? Forceps? Caesarean section? Birth weight? Where delivered? SCBU (special care baby unit), APGAR?
	thrive (Wachstum, Gedeihen)	Jaundice? Bottle- or breast-feed? Recent weight – gain or loss? Failure-to-thrive (Gedeihstörungen)?
	immunisations	Status – which done, which planned? Any adverse reactions?
DHx	**developmental history**	Es empfiehlt sich, bei der Beurteilung (assessment) des Patienten nach prägnanten Entwicklungsschritten zu fragen (milestones): Head lift? Roll over? Crawl? Sit? Stand alone? Walk? Fontanellen palpieren: Tense (gespannt), normal, sunken
O/E		Geschlecht, Alter, Gewicht, Größe, Vitalparameter (Puls, Atemfrequenz, Temperatur), BPC (Biparietal circumference)

Nützliches

Definitionen:
- Neonate — 4 Wochen
- Infant — 1. Lebensjahr
- Child — 2. bis 12. Lebensjahr
- Adolescent — 12. bis 18. Lebensjahr

❗ Kinder sind keine kleinen Erwachsenen, ihre Beschwerden sind häufig unspezifisch. Atmung und Puls in Ruhe untersuchen (nicht bei schreiendem Kind!), invasive Untersuchungen (RR, Ohren/Hals) am Ende der Untersuchung!

Primitive Reflexe		Verlust
galant's trunk incurvation reflex	Galant Rückgratreflex	~2–3 Monate
placing response	Schreitphänomen	~2–5 Monate
rooting response	Suchreflex	~3–4 Monate
Moro's reflex	Moro Umklammerungsreflex	~3–5 Monate
palmar grasp reflex	Greifreflex	~3–5 Monate
extrusion	Saugreflex	~4 Monate
vertical suspension positioning	symmetr. tonischer Halsreflex	~nach 4 Monaten
tonic neck response	assymetr. tonischer Halsreflex	~5 Monate
crawling	Krabbeln	~7 Monate
blinking		~nach einem Jahr

floppy infant	hypotones Kind
diaper/napkin/nappy	Windel
toddler	Kleinkind bis 3 Jahre, Strampler
nursery school	Kindergarten
skills	Fertigkeiten
foster family	Zieh-, Pflegefamilie
cot death	plötzlicher Kindstod
cerebral palsy	Sammelbegriff für Zerebralschäden, M. Little
mental subnormality	geistige Minderbegabung
rickets	Rachitis
scurvy	Skorbut
failure to thrive	Gedeihstörung
scalds/burns	Verbrennungen
hives	Urtikaria
NAI (non-accidental injury)	Kindesmisshandlung
child abuse	Kindesmisshandlung
bow legs	O-Beine
knock knees	X-Beine
quinsy	Mandelentzündung
measles	Masern
rubella, german measles	Röteln
whooping cough	Keuchhusten

chicken pox, varicella	Windpocken
smallpox	Pocken
scarlet fever	rheumatisches Fieber
glandular fever	Mononukleose
wart	Warze

Neurology and Neurosurgery

Meistens ist es unmöglich, in der hektischen Betriebsamkeit der Klinik jedem Patienten eine umfassende neurologische Untersuchung zukommen zu lassen. Es empfiehlt sich jedoch, immer einige grob orientierende Untersuchungen durchzuführen.

GA, general assessment

head	circumference? contour? bruits (Strömungsgeräusche)?
neck	nuchal rigidity (Nackensteife)? movement? carotid pulse? bruits?
spine	deformities? tenderness? Kernig, Lasegue (SLR, straight-leg-raising)

mental state

orientation	time, place, person
conscious-ness	alert, confused, drowsy (schläfrig), comatose; rousable (erweckbar), unrousable
behaviour, mood	agitated, irritable (reizbar), depressed

HCF

higher cortical functions	dominance (handedness), speech (scanning (skandierend), slurred (verwaschen), hoarse (heiser), memory

CN (Cranial Nerves) by Sides (R/L)

I	olfactory nerve	smell
II	optical nerve	colour test, visual acuity, visual fields, fundoscopy (disc, papilledema, optic atrophy), pupillary light reflex

III	oculomotor nerve	(PERLA = pupils equal and reactive to
IV	trochlear nerve	light and accomodation), external ocular
VI	abductor nerve	movement intact (EOMI), nystagmus, lid-lag (Lidschluss) VI = pupil size, pupil shape, pupil reaction cardinal positions of gaze (Blickrichtung)
V	trigeminal nerve	corneal reflex, facial sensation, mastication, jaw deviation, jaw jerk (Masseterreflex)
VII	facial nerve	facial movement (Bell's palsy), taste, corneal reflex
VIII	vestibulocochlear nerve	auditory acuity, air conduction and bone conduction (AC/BC), whisper, Weber/Rinne-Test, conductive deafness, sensory deafness, tympanic membrane
IX	glossopharyngeal nerve	palatal movement, gag reflex
X	vagal nerve	swallowing, phonation, gag reflex (Schluckreflex)
XI	accessory nerve	sternomastoid and trapezius muscle movement
XII	hypoglossal nerve	tongue deviation, wasting, fasciculation

Motor Function

general	stance	Stand, Standbild
	gait	Gang, Gangbild
	limp	(Hinken); on line, blind, on one leg
pathological findings	gait and limp	spastic, foot-drop (Steppergang), shuffling (schlurfend), hysterical (psychogenes Schwanken), painful
	balance	walking heel to toe (Seiltänzergang), Romberg, aids to walking needed?

UL/LL (Upper Limb/Lower Limb) by Sides (R/L)

GA, general assessment	wasting (Atrophie)? abnormal movements (tremor, fasciculation, choreatic)?
power	shoulder, elbows, wrists, hands, thighs, calves, feet (5/5; 0 = no activity, 1 = visible contractions, 2 = movement without gravity, 3 = movement against gravity, 4 = movement against resistance, 5 = full power)
tone	stiff, normal, floppy (schlaff), rigor
coordination	finger-nose-test, play piano, heel-shin test (Knie-Hacken-Test), Romberg
sensation	pinprick (Nadelstich), temperature, light touch, position sense, vibration (tuning fork, Stimmgabel), cortical sensory loss (inattention, stereognosis, graphesthesia)
reflexes	biceps jerk (BJ), supinator jerk (SJ, Radiusperiostreflex), triceps jerk (TJ), knee jerk (KJ), ankle jerk (AJ, Achillessehnenreflex), plantars (normal: up-going, pathological: down-going (= Babinski positive)), clonus
bladder and bowel	anal tone, anal reflex, continence, retention
diagnostics	LP (lumbar puncture): clear, hazy, cloudy, purulent, number and type of cells, type of bugs (Erreger); EEG; EMG; nerve conduction time (Leitungszeit); VEP (visualty evoked potentials); SXR (skull X-ray)

Psychiatry

Dieses Kapitel enthält lediglich einige Vorschläge, da dringend geraten wird, bei dem Verdacht auf eine schwerwiegendere psychiatrische Erkrankung schnellstmöglich einen psychiatrischen Fachmann/Fachfrau zu Rate zu ziehen, insbesondere bei V. a. Fremd- oder Selbstgefährdung (*deliberate selfharm*) oder bei V. a. Intoxikationen (O/D, *overdoses*)

GA	**general assessment**	basic demographic data, circumstances of contact, presenting problem, FHx (parents, siblings (Sippschaft), other relatives (Verwandte)), family psychiatric Hx personal Hx: course of pregnancy and possible later hospitalisation, infancy, childhood and adolescence, adult life so far, marriage, sex

PMH	past medical history	
PPHx	previous psychiatric history	dates and location of specialist contacts, O/Ds (overdoses, what drug, how severe, suicidal intention), specific treatments (drugs, ECT (electro-convulsive therapy) psychotherapy)
	personality	hobbies, character traits, use of alcohol, tobacco, drugs
HPC	history of present complaint	onset (dates), course, symptomatology (positive and negative symptoms), previous episodes, treatment, circumstances leading to presentation

Mental State

appearance and behaviour	clothes, makeup, cleanliness, hair, facial expression, mobility, movement, social skills
talk	form (rapid or slow), spontaneous or monosyllabic, volume (loud or quiet), amount of speech
thoughts	form (formal thought disorder or manic flight of ideas (Ideenflucht), thought alienation (Gedankeneingebung))
mood	patient report, own impression, biological symptoms of depression, suicidal thoughts, plans or actions, future plans
attention and concentration	during interview, on report
beliefs	content of thought (Gedankeninhalte): delusions (Wahn), overvalued (überbewertet) ideas, ideas of reference (abnormes Bedeutungsbewusstsein), misinterpretations, preoccupations (Voreingenommenheit) Fragen: „Did you notice any difficulty in the way you are thinking?"
perceptions	hallucinations (2nd, 3rd person), insight, illusions, deja-vu , depersonalisation
obsessional features	intrusive thoughts (Gedankendrängen), images, compulsive rituals (Zwangsrituale)

| insight | „problems", „someone else's fault", „no problems" |
| cognitive | orientation for time, place, person, memory (short-, long-term) |

1.2 Dokumentation in den USA

In amerikanischen Krankenhäusern und Praxen ist es üblich, alle seine Handlungen und angeordneten Untersuchungen in der Patientenakte zu dokumentieren. Im Folgenden sind für Anamnese, Untersuchung, diverse Prozeduren und Weiteres Vorlagen zu finden. Hier konnte allerdings auf lokale Variationen keine Rücksicht genommen werden.

Studentische Dokumentation (Student Note)

Jeder von einem Studenten niedergeschriebene Vermerk muss auch als solcher gekennzeichnet werden, da sich andere Ärzte auf diesen ansonsten vorbehaltlos beziehen. Als Überschrift wird das Team, für das der Student tätig ist, im Kopf eingetragen: CVS, *student note* oder *Neph, student note*. Dann folgt die Niederschrift der erhaltenen Parameter und Untersuchungsbefunde. Bevor die Anordnungen und Medikamentenverordnungen aufgeführt werden, sollte ein kurzes Resümee des Patienten in einem Satz erfolgen (*assessment*, s. u.). Dieses stellt eine Arbeitsdiagnose dar. Neben der eigenen Unterschrift darf nicht vergessen werden, seinen Ausbildungsstand zu dokumentieren, z. B. „MS # 4" (*4th year medical student*, entspricht dem deutschen PJler).

Empfehlenswert ist es, sich zu Beginn der Tätigkeit mit seinem betreuenden Arzt über den Aufgabenbereich des Studenten zu verständigen. Viele Ärzte übernehmen z. B. die *progress note* des Studenten und fügen nur eigene Anmerkungen bei. Andere wiederum sehen es lieber, wenn die Medikamentenanordnungen nur in Ihrem Beisein vom Studenten niedergeschrieben werden.

Dem Studenten fällt bei den Visiten und Konsilien die Aufgabe eines Voruntersuchers zu. Er untersucht eigenständig den Patienten, schreibt daraufhin eine erste *progress note* und stellt anhand dieser Notiz später den Patienten dem Arzt vor. Es ist dabei erwünscht, dass der Student den Zustand des Patienten beurteilt, den Einsatz von Medikamenten diskutiert sowie weitergehende Untersuchungen vorschlägt. Diese Anordnungen werden mit dem zuständigen Arzt diskutiert und, wenn nötig, korrigiert. Selbstverständlich überzeugt sich der Arzt anfangs von den Fähigkeiten des Studenten, indem die ersten Untersuchungen gemeinsam durchgeführt werden. Allerdings legt das amerikanische

Ausbildungssystem viel Wert auf eigenständiges Arbeiten und praktische Erfahrung. Schon nach wenigen Tagen ist der Student bei seiner Arbeit auf sich gestellt. Das *teaching* erfolgt später bei der Besprechung des Patienten. Nach dem Motto *see one, do one, teach one* kommt es auch vor, dass Studenten aus einem unteren Semester einem *last year student* im Rahmen seiner Möglichkeiten anvertraut werden.

Verlaufsdokumentation (Progress Note)

Bei jeder täglichen Visite werden die Befunde des Patienten sowie die weitere Planung in einer sogenannten *progress note* festgehalten. Damit werden sowohl die Befunde des Patienten täglich dokumentiert als auch ein Nachweis über die erbrachte ärztliche Leistung geführt. Wichtig ist zu erwähnen, dass der behandelnde Arzt nur über einen niedergeschriebenen Vermerk abrechnen kann. Sollte ein Vermerk vergessen werden, ist das also mit einem Verdienstausfall zu vergleichen.

Der Aufbau einer *progress note* folgt ganz bestimmten Regeln: Als erstes werden unter *subjectives* Aussagen des Patienten festgehalten. Alle vom Arzt erhobenen Befunde werden unter *objectives* zusammengetragen. Darunter fallen neben Vitalzeichen und Laborgrößen auch die körperliche Untersuchung und die derzeitige Medikation. Als *assessment* wird die Einschätzung des Zustandes des Patienten durch den Untersucher in Form einer Arbeitsdiagnose festgehalten. Der *plan* sollte neben den Anordnungen für weitere Untersuchungen bzw. Maßnahmen auch die Auflistung der geänderten Medikation beinhalten.

Alle Konsile, die im Laufe des Tages durchgeführt werden, beziehen sich auf den vom behandelnden Arzt niedergeschriebenen Vermerk. Hierbei ist es dem konsiliarisch tätigen Arzt allerdings überlassen, weitere Parameter erneut zu erheben um die aktualisierten Werte in seiner Diagnose zu verwenden.

Auf den einzelnen Stationen wird jeweils ein andere Schwerpunkt gelegt, so dass sich hier große Unterschiede auftun können.

Internal Progress Note

Die täglich vom Pflegepersonal und der Ärzteschaft erhobenen Befunde eines Patienten während der (zumeist) morgendlichen Visiten werden als sogenannte *progress notes* in der Patientenakte schriftlich festgehalten. Dabei übernimmt der behandelnde Arzt die vom Pflegepersonal erhobenen basalen Parameter (z. B. Blutdruck, Puls oder Stuhl- und Urinausscheidungen) für seine eigene *note.* Er wird daneben die sowohl ärztliche Einschätzung als auch die für sein Fachgebiet wichtigen Befunde in einem gesonderten Abschnitt aufführen.

Headline	Name of service, student note (wichtig!), date
Subjective	Alles, was der Patient angibt
Objective	VS: (vital signs)

        P   (pulse)
        RR   (respiratory rate)
        BP   (blood pressure)
        HR   (heart rate)
        I&O   (intake & output)

PE: (physical examination)

        Gen: (general conditions)
        HEENT: (head, ears, eyes, nose, throat)
        CVS: (cardiovascular system)
        Pulm: (pulmonary)
        Abd: (abdomen)
        Extr: (extremities)
        Neuro: (neurology)

Labs:

Na	Cl	BUN	
			Glucose
K	CO_2	Crea	

		RBC/MCV/MCH/MCHC
	Hb	
WBC		Platelets
	Hct	
		Seg/band/lym/mono/bas/eos

    ABG: $pH/CO_2/O_2/HCO_3/O_2$ Sat
    Studies: (CXR, MRI, EEG, ECG, ...)
    Meds:

Assessment	Zusammenfassung des Zustandes inkl. aller Probleme des Patienten mit Angaben zum Patienten, seiner Vorgeschichte und wichtigsten Arbeitsdiagnose
Plan	Therapie und Diagnostik
Signature	MS # 2/3/4 (2nd/3rd/4th year medical student) (+Unterschrift)

Beispiel einer Progress Note

CVS, student note:

Subj: Pat. awake, alert, orientated to place and time, Pat. reports of no pain/no acute distress over night, poor appetite, bowl movement twice yesterday
Pat. c/o fever and cough

Obj: VS: T 98°, P 78, RR 20, BP 150/85, I&O–540 cl
Physical Exam:
- Gen: diaphoretic, feverish
- HEENT: PERRLA, EOMI, MMM
- CVS: Peripheral pulses palpable (2+), no central edema, S1 + S2, no S3/S4, no murmur, no gallops
- Lungs: + wheezes RLL, no rales, no stridor, breath sounds bronchial, increased percussion RLL
- Abdomen: + BS, no rigidity, no tenderness, no masses, no hernia
- Extremities: no C/C/E, 5/5 mot., 5/5 sen.
- Neuro: no headaches reported

Labs: Cx-sputum: + + Staph. aureus,   Cx-blood: no growth # 4

Meds: Clexane
MVI

A: 58 y/o AAF with h/o 35 pack years, s/p thoracotomy (# 7) b/o SCLC LUL T3N1, now with possible pneumonia RLL (*Staph. aureus*)
(58-jähriger Afroamerikaner, seit 35 Jahren Raucher, Zustand nach Thorakotomie wegen eines kleinzelligen Lungenkarzinoms des linken Unterlappens (T3, N1), nun mit möglicher Pneumonie des rechten Unterlappens durch *Staph. aureus*)

P: 1. CX-ray daily
2. Cx of blood and sputum
3. d/c tube left chest
4. cont. with current medications
5. start Ancef 500 mg susp. bq,   MS # 4
(start Ab$_x$ for full 14 days, today # 1)   M. Mustermann
start Tylenol 325 mg p.o. bq

Surgical Progress Note

Die Verlaufsdokumentation der operativen Fächer gleicht der *internal progress note*. Sie wird in der Regel kürzer gehalten, aber um die Inspektion der Wunde ergänzt. Besonderen Wert sollte hier auf die *ins and outs*, die Infektionsparameter und den klinischen Eindruck des Patienten gelegt werden.

ICU Progress Note

Die *progress note* auf der Intensivstation ist sehr ausführlich, da jedes einzelne Organsystem ausführlich untersucht wird. Auch werden für jedes System eine eigene Zusammenfassung sowie ein eigener Plan erstellt. Die Erwartungen an den Studenten sind hier dieselben wie bei einer *non-ICU progress note*.

Headline	Name of service, student note, date, day on ICU
Vital Signs	P/RR/BP/HR/I&O/weight
Medication	Alle Medikamente inkl. Dosierung und Dauer der Verabreichung
Systems	A/B: (Airway/Breathing)
	Vent settings
Werden in	Apneic episodes
alphabetischer	ABGs (arterial blood gases)
Reihenfolge angegeben	pO_2/CO_2/Saturation
	CNS: (central nervous system)
	CVS: (cardio-vascular system)
	F/E/N: (fluids / electrolytes / nutrition)
	GI: (Gastrointestinal)
	Hem: (Hematology)
	ID: (Infectious Diseases)
	J/B/M: (joints/bones/muscles)
	Kidney:
	Lines: (alle ZVKs, periphere Zugänge aufführen, inkl. Dauer der Liegezeit und Beschreibung der Eintrittstelle)
	Skin:
Signature	MS # 2/3/4 (2nd/3rd/4th year medical student) (+Unterschrift)

Weitere Dokumentationen (Orders and Procedures)

Auf allen normalen Stationen, auf der Intensivstation oder im Operationssaal werden zusätzlich zu der täglichen *progress note* weitere Dokumentationen in der Patientenakte vorgenommen.

Simple Admission Order

Bei der Aufnahme wird wie in einem deutschen Krankenhaus ein eigenes Formular verwendet. Darin werden die ersten Anordnungen in Form einer *simple admission order* in die Patientenakte eingetragen. Als Merkspruch gilt hier ADC-DAAVID.

A	Admit to: (Station, Name des Arztes, Pagernummer des Arztes, Datum)
D	Dx: (diagnosis)
C	Condition: (Zustand des Patienten)
D	Diet: (NPO, full liquids, soft, regular, ...)
A	Activity: (bed rest, ambulate, out of bed in am, …)
A	Allergies:
V	Vital Signs:
I	IVF: (intravenous fluids)
D	Diagnostic:

       X-ray:

       ECG:

       Labs:

(Name des Teams, Unterschrift, Datum)

ICU Admission Order

Die *admission orders* für die Intensivstation sind weit ausführlicher als diejenigen für die Aufnahme auf einer normalen Station.

1. Admit to: (team, staff, resident, intern, ... pager)
2. Dx: (alle!)
3. Condition: (stable, guarded, critical, …)
4. Vital Signs: (welche in welcher Frequenz, …)

5.   Allergies:
6.   Activity:
7.   Nursing: (Anordnungen an die Pflegekräfte, wie Kontrolle der Zugänge, ...)
8.   Diet: (low fat, <2 gm NaCl, regular, ...)
9.   I & O:
10.   Daily weight:
11.   IVF: (intravenous fluids) (welche Infusionen, wann, wie viel, ...)
12.   Oxygen/Vents: (Angabe der Beatmungsparameter und O_2-Gabe)
13.   Labs: (Auflistung aller Laborwerte, die am nächsten Tag benötigt werden)
14.   X-Ray: (CXR q am (jeden morgen Rö-Thorax), post-procedure, ...)
15.   ECG:
16.   Call HO if ... (den Arzt rufen bei ... Luftnot, Blutung der Wunde, etc.)
17.   Acuchechs q (Blutzuckerkontrolle)
18.   Insulin sliding scale: (Beispiel: If glucose <60 or >400 call M.D., if 61–150 do nothing, if 151–200 give 2 U regular insulin, if 201–250 give 4 U, if 251–300 give 6 U, if 301–350 give 8 U, if 351–400 give 10 U)
19.   Consults: (Anforderung spezieller Konsile)
20.   Old chart at floor:
21.   Code status: (Patient gefährdet? Wiederbelebung? ...)
22.   Medications: (Alle inkl. Dosierung und Dauer der Verabreichung)
(Name des Teams, Unterschrift, Datum)

Procedure Note

Für Eingriffe, die auf Station durchgeführt werden, erfolgt ein Eintrag in die Patientenakte.

Name of service, date
1.   Procedure:
2.   Consent form: (Verweis auf die unterschriebene Einverständniserklärung)
3.   Description: („pt draped and prepped in a sterile manner, local anesthesia achieved")
4.   Findings: fluid withdrawn, specimens sent to pathology
5.   Complications: (wenn ja, vom Arzt selbst schreiben lassen)
MS # 2/3/4 (2nd/3rd/4th year medical student)

Operative Note

Durch den Assistenten oder den Studenten wird nach jedem operativen Eingriff eine eigene Operations-Verfahrensnotiz in die Akte des Patienten geschrieben.

1.   Date of procedure:
2.   Procedure performed:
3.   Pre-op diagnosis:
4..   Post-op diagnosis:
5.   Surgeon:
6.   Assistant(s):
7.   Type of anesthesia:
8.   Anesthesiologist:
9.   Pump Time: (bei Einsatz der Herz-Lungen-Maschine)
10.   Clamp Time: (Dauer der Abklemmung der Aorta bei Einsatz der HLM)
11.   Findings:
12.   Specimen(s): (Auflistung aller entnommenen Proben)
13.   Tubes/drains : (NG, ETT, Foley, wound drains)
14.   EBL: (estimated blood loss) (Anästhesie fragen!)
15.   Fluids in: (Typ und Mengenangaben)
16.   Fluids out: (Urin, Drainagen, …)
17.   Complications: (wenn ja, vom Operateur selbst schreiben lassen)
18.   Condition/Diposition: („pt transfered to ICU, awake, extubated and stable")

MS # 2/3/4 (2nd/3rd/4th year medical student)

Post-op Order

Neben der *operative note* wird noch eine *post-op order* in die Krankenakte eingetragen, die die weitere Therapie des Patienten unmittelbar nach der Operation anordnet. Es ist darüber hinaus üblich, dass das Operationsteam den Zustand des Patienten zusätzlich während der nächsten Tage bis zu seiner Entlassung verfolgt.

A.   Admit to: (Station, Name des Arztes, Pagernummer des Arztes, Datum)
B.   S/P: (status post) (Name der Prozedur)
C.   Condition: (stable, fair, critical, …)

D.   Vital Signs: (q4, q2) (alle 4/2 Stunden, inkl. neurologischer und vaskulärer Untersuchung)

E.   Call HO for … (Anweisung, das Operationsteam zu benachrichtigen, wenn …)

F.   Allergies:

G.   Activity: (bed rest, ambulate, out of bed in am, …)

H.   I & O:

I.   Daily weight:

J.   NGT: (nasogastral tube) (Drainage dokumentieren, wann ex, …)

K.   Chest tube: (inkl. Angaben zur Saugstärke der Drainage, z. B. to 20cc H_2O)

L.   Ventilator settings: (Einstellungen der Beatmungsgeräte)

M.   Diet: (NPO, full liquids, soft, regular, …)

(Name des Teams, Unterschrift, Datum)

Discharge Order

Wird ein Patient entlassen, wird sowohl eine letzte Anordnung in die Patientenakte eingetragen als auch eine Zusammenfassung des Aufenthaltes.

Team, staff, student order, date

1.   Discharge: to home, to nursing home, to regular ward

2.   Dx: admit diagnosis/discharge diagnosis

3.   Condition: good, stable, critical, intubated, …

4.   Diet:

5.   Activity: bedrest, ambulate,…

6.   Precautions/special Instructions: no heavy lifting for 1 month,…

7.   Medications:

8.   Return to clinic: in 1 week, 2 months,…

9.   Return to ER: if execessive bleeding, severe chest pain, …

MS # 4, (Unterschrift)

Discharge Summary

Der Entlassungsbrief wird oft direkt bei der Entlassung diktiert. Viele Krankenhäuser verfügen dazu über eine spezielle Anlage, die sich auf das vorhandene Telefonnetz stützt. Man kann den Anrufbeantworter der Schreibkraft direkt anrufen und seinen Brief auf das Band sprechen. Der Brief beginnt mit: „Dictated by ..., medical student, for ..., M.D. on ... (date)". Es folgen ...

... patient name, medical record number
... admit date, admit diagnosis
... discharge date, discharge diagnosis
... date and type of surgery
... brief summary of patient's history & physical examination
... summary of hospital course
... pathology reports
... disposition: discharge medications, follow-up instructions, discharge to home/nursing home/etc., discharge diet and activity
... copies to:

Der Schlusssatz „Repeat dictated by ..., medical student, for ..., M. D., on ... (date)" wird mit der Wiederholung des Patientennamens und seiner *medical record number* beendet.

1.3   Fachvokabular Englisch

Pain

Nature of Pain

aching	schmerzend	*agonizing*	qualvoll, quälend
annoying	störend	*awful*	furchtbar
bad	schlimm	*beating*	schlagend
blinding	blendend, stechend	*boring*	bohrend, stechend
burning	brennend	*bursting*	berstend
chronic	chronisch	*colicky*	kolikartig
convulsive	konvulsiv	*crampy*	krampfartig
cruel	grausam	*crushing*	zerschlagend
cutting	schneidend	*darting*	einschießend, blitzartig
distressing	besorgniserregend	*dragging*	ziehend
drilling	bohrend	*drawing*	ziehend
dreadful	schrecklich, furchtbar	*dull*	stumpf
electric	elektrisierend	*excruciating*	sehr stark

178

exquisit	neuronaler, punktueller Schmerz	*fearful*	furchtbar, schrecklich
fleeting	flüchtig, vergänglich	*flickering*	einschießend
frightful	schrecklich, furchtbar	*gnawing*	nagend
grinding	schleifend	*gripping*	packend, fesselnd
hammering	hämmernd	*heavy*	schwer
horrible	schrecklich	*hot*	heiß
hurting	schmerzend	*jabbing*	stechend
keen	scharf	*knife-like*	wie ein Messer
lacerating	reißend	*lancinating*	lanzinierend
lightning-like	wie ein Blitzschlag	*niggling*	quälend
numb	betäubend, taub	*paroxysmal*	anfallsartig
penetrating	penetrierend	*phantom*	Phantomschmerz
piercing	durchbohrend	*pinching*	kneifend, zwickend
pounding	klopfend	*pressing*	drückend
pricking	stechend	*prickling*	stechend, kratzend
pulsating	pulsierend	*scalding*	siedend, brühend
searing	glühend heiss	*sharp*	scharf
shooting	einschiessend	*sickening*	krankmachend
smarting	brennend	*spasmodic*	spastisch
splitting	rasend, heftig	*squeezing*	drückend
stabbing	messerstichartig	*stinging*	stechend
straining	reissend	*suffocating*	erstickend
tearing	rasend, reißend, zerrend	*tender*	druckschmerzhaft
terrifying	grauenerregend, entsetzlich	*throbbing*	pulsierend
tingling	prickelnd, kribbelnd	*twinging*	stechend
twisting	winden (drehen) vor Schmerzen	*unbearable*	unerträglich
wicked	bösartig	*vague*	unbeschreibbar
vicious	teuflisch		

Time-Scale of Pain

acute	akut	*chronic*	chronisch
continuous	kontinuierlich	*constant*	konstant
persistent	hartnäckig	*persisting*	anhaltend
intermittent	intermittierend	*sporadic*	sporadisch
periodic	periodisch	*episodic*	episodisch
transient	vorübergehend	*evanescent*	vergänglich
brief	kurz	*momentary*	momentan
progressive	progredient	*recurrent*	wiederkehrend
relapsing	wiederkehrend	*rhythmic*	rhythmisch

Severity of Pain

		Adverbien:	
moderate	moderat, erträglich	*somewhat*	ein bisschen
extreme	extrem	*slightly*	ein wenig
(very) severe	extrem schlimm	*mildly*	leicht, sanft, mild
mild	mild	*moderately*	moderat
intense	intensiv	*rather*	vielmehr, ziemlich
slight	leicht	*markedly*	deutlich, merklich
violent	brutal	*severely*	kritisch
minimal	minimal	*extremely*	extrem

Site of Pain

precisely localized	gut zu lokalisieren	*migratory*	wandernd
(poorly) localized	schlecht zu lokalisieren	*referred*	fortgeleitet
spreading	ausbreitend	*diffuse*	diffus
radiating	ausstrahlend		

Ease of Treatment (Behandlungsmöglichkeiten)

difficult to move	schwer behandelbar	*obstinate*	hartnäckig
intractable	hartnäckig	*stubborn*	widerspenstig, hartnäckig

Skin

Colour

angry	entzündet	*pale*	bleich
beefy	fleischig	*pallid*	blass, fahl
beet red	Rote-Beete-artig	*piebald*	scheckig
blotchy	fleckig	*reddened*	gerötet
cadaverous	leichenartig	*ruddy*	„gesunde" Farbe
dark	dunkel	*sallow*	fahl, teigig
flecked	gesprenkelt, getüpfelt	*sunburned*	sonnenverbrannt
florid	strahlend bunt		
flushed	errötet	*swarthy*	dunkel, dunkelhäutig
freckled	sommersprossig	*tanned*	sonnengebräunt
inflamed	entzündet	*waxy*	wächsern
livid	bleifarben	*white ashen*	aschfahl
marbled	marmoriert	*yellow(ish)*	gelblich
mottled	gesprenkelt, fleckig		

Appearance

abraded	abgeschabt	*horny*	verhornt, schwielig
bloated	gebläht	*lacerated*	lazeriert
brawny	muskulös, kräftig	*macerated*	mazeriert
calloused	kallös	*(o)edematous*	ödematös
cicatrized	vernarbt	*papular*	papulös
clammy	klamm, feucht	*puffy*	geschwollen, verschwollen
contused	gequetscht, geprellt	*pustular*	pustulös
doughy	teigig	*scaly*	schuppig
eczematous	ekzematös	*scarred*	vernarbt
exanthematous	exanthematös	*ulcerated*	ulzeriert
excoriated	exkoriert	*wrinkled*	faltig
fissured	rissig		

Hair

balding	kahl werdend	*scurfy*	schorfig
curly	lockig	*shaggy*	zottelig
frizzy	kraus	*sparse*	schütter
greasy	fettig	*straight*	glatt
grizzled	ergraut, grauhaarig	*thin*	dünn
wiry	drahtig	*wavy*	gewellt
lank	strähnig	*unkempt*	ungekämmt

Tongue

black	schwarz	*fissured*	rissig
caviar	Kaviar	*furrowed*	gefurcht
coated	belegt	*furry*	pelzig
cobblestone	kopfstein-, pflasterartig	*smooth*	glatt
geographic	Landkartenzunge	*strawberry*	Erdbeerzunge
hairy	haarig		

Body Weight

cachetic	kachektisch	*slender*	schlank
corpulent	korpulent	*slim*	dünn
malnourished	fehlernährt	*undernourished*	unterernährt
emaciated	abgemagert	*underweight*	untergewichtig
obese	krankhaft fettleibig	*wasted*	ausgezehrt
overnourished	überernährt	*well-nourished*	gut genährt
overweight	übergewichtig		

Emotional and Psychological State

alert	wach, aufmerksam	*lethargic*	lethargisch
anxious	ängstlich, aufgeregt	*listless*	lustlos
apathetic	apathisch	*lucid*	klaren Verstandes
apprehensive	ängstlich, besorgt	*manic*	manisch
belligerent	streitlustig, kampflustig	*nervous*	nervös
blunted	abgestumpft	*normally oriented*	normal orientiert
comatose	komatös	*obtunded*	bewusstseins-getrübt
confused	verwirrt	*overwrought*	überreizt
cranky	verrückt, griesgrämig	*quivery*	zitternd, bebend
dazed	benommen	*resentful*	ärgerlich
depressed	deprimiert, traurig	*restless*	ruhelos, unruhig
despondent	mutlos	*shallow*	oberflächlich
disoriented	desorientiert	*shocky*	schockig
distraught	verzweifelt, außer sich	*sluggish*	träge, langsam
drowsy	schläfrig, benommen	*stuporous*	stuporös
elated	in Hochstim-mung	*sulky*	eingeschnappt, beleidigt
euphoric	euphorisch	*suspicious*	argwöhnisch
evasive	ausweichend	*tearful*	tränenüberströmt
fidgety	zappelig	*tense*	angespannt
flattened	niedergedrückt	*terrified*	erschrocken
frightened	erschreckt	*timid*	ängstlich
high(ly) strung	nervös, angespannt	*toxic*	bösartig, giftig
hostile	feindlich	*unconscious*	bewusstlos
hyperactive	hyperaktiv	*uncooperative*	unkooperativ
hysterical	hysterisch	*unemotional*	ohne Emotionen
in panic	panisch	*upset*	aufgeregt, aufgewühlt
indifferent	gleichgültig	*violent*	gewalttätig

irritable	reizbar	*well-oriented (to time, place and person)*	zeitlich, örtlich und zur Person gut orientiert
jittery	rappelig	*withdrawn*	verschlossen
jumpy	unsicher, schreckhaft	*worried*	besorgt
labile	labil		

Pulse

absent	nicht tastbar	*rapid*	schnell
bounding	springend	*regular*	regelmäßig
collapsing	kollabierend	*regularly/ irregularly irregular*	arrhythmisch, absolut arrhythmisch
faint	schwach, matt	*slow*	langsam
fast	schnell	*sluggish*	träge, langsam
feeble	schwach, kläglich	*small*	niedrige Amplitude
frequent	regelmäßig	*soft*	weich
full	voll	*strong*	stark
galloping	rasend	*tensed*	gespannt, druckvoll
hard	hart	*thready*	fadenförmig
intermittent	pausierend	*vibrating*	vibrierend
jerking	springend	*weak*	schwach
low	schwach	*wiry*	fadenförmig
quick	schnell		

Blood

Colour

black	schwarz	*bright*	hell
dark	dunkel	*red*	rot
brown	braun	*pink*	frischblutig
coffeegrounds	kaffeesatzartig		

Nature

fresh	frisch	*altered*	verändert
stale	abgestanden	*watery*	wässrig
sticky	klebrig	*streaky*	streifig, verschmiert

Types and Frequency of Bleeding

capillary oozing	Sickerblutung	*venous flowing*	venöse Blutung
arterial jetting	spritzende, arterielle Blutung	*frank*	offene Blutung
moderate	moderate Blutung	*profuse*	reichlich
slight	leichte Blutung	*heavy*	starke Blutung
occult	okkulte Blutung	*prolonged*	verlängerte Blutung

Stools

Colour

black	schwarz	*pale*	blass, farblos
(light, dark)	hell-, dunkel-	*bulky and floating*	Steatorrhoe
brown	braun		
green	grün	*clay-like, -coloured*	lehmartig; -farben
grey	grau	*pea-soup like*	(Erbsensuppen-)artig
slaty grey	schiefergrau	*colourless (rice-water)*	farblos
yellow	gelb	*putty-like*	fensterkittartig
white	weiss	*tar(ry)*	Teer, teerartig

Consistency

bloody	blutig	*loose*	weich, flüssig
bulky	massig	*mushy*	matschig
dry	trocken	*purulent*	eitrig
fatty	fettig	*runny*	dünnflüssig, flüssig
floating	gleitend, treibend	*slimy*	schleimig
friable	bröckelig	*soft*	weich
frothy	schäumend	*watery*	wässrig

| greasy | fettig | well-formed | normal |
| hard | hart, fest | | |

Urine

Colour

amber	bernsteinfarben	orange	orange
black	schwarz	pink	pink
blood-streaked	Blutmischung	red	rot
bloody	blutig	reddish-brown	rötlich-braun
blue-green	blaugrün	straw-coloured	strohfarben
brown	braun	yellow	gelb
dark	dunkel		

Nature

clear	klar	muddy	schmutzig
cloudy	wolkig	slimy	schleimig
concentrated	konzentriert	smoky	rauchfarben
flecked	geflockt, flockig	thick	dickflüssig
foaming	schäumend	transparent	transparent
frothy	schäumend	turbid	trübe
milky	milchig		

Odour

ammoniacal	ammoniakartig	mousy	mäuseartig
fishy	fischig	maple syrup	(Ahornsirup)artig
fetid	übelriechend	sweet	süß
fruity	fruchtig		

Emesis

Colour

| black | schwarz | coffeegrounds | kaffeesatzartig |
| bloody | blutig | green | grün |

Nature

copious	reichlich, massiv	*sour-smelling*	säuerlich riechend
frothy	schäumend	*watery*	wässrig

Sputum

Colour

black-grey	schwarz-grau	*pink(ish)*	pinkfarben
blood-stained	blutig gefärbt	*prune-juice-like*	pflaumensaftartig
blood-streaked	Blutbeimischung, tingiert	*raspberry-like*	himbeerartig
brown	braun	*rust*	rostfarben
dark red	dunkelrot	*rust brown*	rostbraun
flecked	gefleckt, flockig	*streaked*	streifig, verschmiert
green	grün	*yellow*	gelb

Nature

clear	klar	*thick*	dick, zähflüssig
frothy	schaumig	*thin*	dünnflüssig
glassy	glasig	*transparent*	transparent
gelatinous	gelatinös	*viscid*	zähflüssig
jelly-like	wie Wackelpudding	*viscous*	viskös
opaque	trübe	*watery*	wässrig
sticky	klebrig		

Quantity

copious	reichlich	*scanty*	spärlich

Odour

fetid	übelriechend, fötide	*nauseating*	ekelerregend
foul	faulig	*putrid*	faulig

Vaginal Discharge

amine	ammoniakartig	*thick*	dick-, zähflüssig
brown	braun	*thin*	dünnflüssig
curdy	quarkartig	*watery*	wässrig
fishy	fischig	*white*	weiß
foul	faulig	*yellow*	gelb
green	grün		

Masses/Lumps

doughy	teigartig	*mushy*	breiig
firm	fest	*rubbery*	gummiartig
fixed	fixiert, immobil	*smooth*	weich, glatt
fluctuant	fluktuierend	*solitary*	solitär, einzeln
hard	hart, fest	*stony*	steinhart
(freely) moveable	(frei) beweglich	*woody*	hölzern

Respiratory System

Breath odour

alcoholic	alkoholisch	*ketotic*	ketonisch
fetid	übelriechend, fötide	*mousy*	mäuseartig
foul	faulig	*musty*	muffig
fruity	fruchtig	*putrid*	faulig, putride

Breathing

breathless	atemlos	*rapid*	schnell
cogwheel	Zahnrad, rasselnd	*regular*	regelmäßig
deep	tief	*irregular*	unregelmäßig
jerky	ruck-, reflexartig	*shallow*	flach
laboured	schwer	*sterterous*	röchelnd
noisy	laut	*strenuous*	angestrengt
quick	schnell	*troubled*	unruhig
quiet	leise	*weak*	schwach

Breath sounds

amphoric	amphorisch	*cogwheel*	Zahnrad, rasselnd
bronchial	bronchial	*tubular*	tubulär
bronchovesicular	bronchovesikulär	*vesicular*	vesikulär
cavernous	kavernös		

Rhonchi

coarse	rau	*musical*	musikalisch
high-pitched	hochfrequent	*post-tussive*	nach dem Husten
humming	summend, brummend	*sibilant*	scharf, zischend
low-pitched	niedrigfrequent	*sonorous*	sonor
moist	feucht	*whistling*	pfeifend

Rales

bibasilar	beidseits basal	*fine*	fein
bubbling	brodelnd, blubbernd	*gurgling*	gurgelnd, schmatzend
coarse	rau	*moist*	feucht
crackling	knisternd	*musical*	musikalisch
crepitant	Reibegeräusche	*post-tussive*	nach dem Husten
dry	trocken	*sticky*	klebrig

Cough

Tone

barking	bellend	*hollow*	hohl
brassy	blechern	*husky*	heiser
bubbling	blubbernd	*metallic*	metallisch
croupy	wie Krupphusten	*rasping*	keuchend
harsh	barsch, schroff	*rattling*	röchelnd
hawking	räuspernd	*wheezing*	giemend

Character

hard	hart	*suppressed*	unterdrückt
loose	locker, gelöst	*spasmodic*	spastisch
dry	trocken	*persistent*	persistierend
productive	produktiv	*wracking*	quälend

non-productive	nicht produktiv	*unrelenting*	unablässig
explosive	explosiv		

Gait

drop-foot	Steppergang	*scissors*	Scherengang
dystrophic gait	Watschelgang	*shuffling*	schlurfend
equine gait	Watschelgang	*steppage*	Steppergang
festinating	trippelnd	*waddling*	watschelnd
glue-footed	wie angewurzelt	*wide-based*	breitbasig

Prognosis

admitting	Aufnahme~	*excellent*	sehr gute ~
pre-operative	präoperative ~	*favourable*	günstige ~
provisional	vorläufige ~	*good*	gut
tentative	vorläufige, unverbindliche ~	*grave*	ernste, schlimme ~
working	Arbeits~	*guarded*	mit Vorsicht zu genießende ~
discharge	Entlassungs~	*poor*	schlechte ~
final	endgültige ~	*unfavourable*	ungünstige ~
post-operative	postoperative ~	*infaust*	infauste ~

Diagnosis

Type

clinical	klinische ~	*nursing*	pflegerische ~
differential	Differential~	*physical*	ärztliche ~
laboratory	laborchemische ~		

Nature

acquired	erworben	*late*	spät
acute	akut	*late onset*	später Beginn
agnogenic	ohne erkennbare Ursache	*latent*	latent
asymptomatic	asymptomatisch	*lethal*	lethal

chronic	chronisch	*life-threatening*	lebensbedrohlich
crisis	Krise	*low grade*	niedrige Stufe
dormant	ruhend, verborgen	*massive*	massiv
dysfunctional	nicht funktionell	*medicamentosa*	medikamentös induziert
early	früh	*occult*	okkult
endemic	endemisch	*of undetermined origin*	unklare Ursache
endogenous	endogen	*organic*	organisch
end-stage terminal	terminal	*paroxysmal*	paroxysmal
epidemic	epidemisch	*pre-senile*	präsenil
essential	essential	*primary*	primär
exogenous	exogen	*prodromal*	anfänglich
extrinsic	extrinsisch	*recrudescent*	wiederausbrechend
fatal	fatal	*refractory*	refraktär
florid	floride	*relapsing*	zurückfallend
frank	frei	*resistant*	resistent
full-grown	Vollbild	*reversible*	reversibel
fulminant	fulminant	*secondary*	sekundär
functional	funktionell	*self-limited, -limiting*	selbstbeendend
hereditary	erblich	*senile*	senil
iatrogenic	iatrogen	*silent*	leise
idiopathic	idiopathisch	*spontaneous*	spontan
impending	kurz bevorstehend	*status*	status
in progress	akut ablaufend	*subacute*	subakut
in remission	in remission	*subclinical*	subklinisch
infantile	infantil	*tardive*	spät
intermittent	intermittierend	*terminal*	terminal
intrinsic	intrinsisch	*undetermined*	unbestimmt

Location

diffuse	diffus	*localized*	lokalisiert
disseminated	disseminiert	*multiple*	multiple
focal	fokal	*regional*	regional
generalized	generalisiert	*systemic*	systemisch

Typische Redewendungen

Zum Ende noch ein paar typische Redewendungen, mit denen man in Großbritannien (und durchaus auch anderswo) konfrontiert werden kann: „Very british"...

1. „My waterworks are playing me up something chronic." (unspezifische urologische Problematik)
2. „I feel so queer when I'm on." (Unwohlsein während der Menstruation)
3. „I've been chesty all my life." (rezidivierende Infekte des Respirationstraktes)
4. „I get burning in the front passage when I spend a penny." (Wasser lassen)
5. „Can you give me something for my piles?" (Hämorrhoiden)
6. „I keep getting these dizzy spells." (Schwindelanfälle)
7. „My housemaid's knee (Bursitis praepatellaris) is really giving me gip!" (schmerzhaft)
8. „He's all bunged up/stuffy (verschnupft) and he's just been retching." (Übelkeit/Erbrechen)
9. „I had trouble with my womb (Uterus) two years ago, and I've still got some trouble down below."
10. „I've got a gippy tummy (Übelkeit/Unwohlsein) and I feel really whacked/clapped out/knackered/jiggered/buggered/done in." (erschöpft)
11. „My phlegm`s (Sputum/Auswurf) yellowish and I'm wheezing (keuchend) a lot."
12. „My number two is looseish (dünnflüssiger Stuhl), I've got gut ache and feel groggy/lousy."
13. „When I went cold turkey (Entzug), I got the munchies (Fressanfälle). I used to be on barbs/dexies/mogies/ludes/vals. (Drogen)"
14. Since I lost my job, I've been really browned-off/fed up/down in the dumps/blue." (deprimiert, niedergeschlagen)
15. „My ticker's always been a bit dicky." (unspezifische Herzprobleme)
16. „I haven't been for four days but before that I had the trots/run." (Durchfall)
17. „I threw up three times yesterday." (Erbrechen)
18. „I was laid up for three weeks with shingles." (Zoster, Gürtelrose)
19. „When I get heartburn (Sodbrennen), I burp a lot." (Aufstoßen)
20. „There's still some soreness (Wundsein) round my bum." (Po)
21. „I often get palpitations." (Tachykardien)
22. „When I was a kid I had German measles (Röteln), chickenpox (Windpocken), whooping cough (Keuchhusten) and glandular fever." (Pfeiffer Drüsenfieber)

23. „I caught a bug on holiday." (Ich hab mir was eingefangen)
24. „I've been under the doctor (in Behandlung) for over a year and off sick for a month." (krankgeschrieben)
25. „How's your wife? Oh, she's in the pink!" (gesund, rosig)
26. „How's your husband? Oh, he's on the mend/he's perking up." (fühlt sich besser)
27. „I've got a rash (Hautausschlag) on my privates/thing (Genitalien)."

Die Anamnese

1. How often do you have your bowels opened? (Stuhlgang)
2. Are your stools/motions loose? (Peristaltik)
3. How often do you see your periods? (Menstruationsfrequenz)
4. Have you any trouble with your water? (Miktionsprobleme?)
5. I'm going to listen to your tummy. (Abdomenauskultation, „Bäuchlein")
6. What about your legs – any nasty veins? (Krampfadern)
7. How many of your deliveries were Caesars? (Kaiserschnitte)
8. You're about three months on. (Im dritten Monat schwanger)
9. There appears to be a mass near your intestines. (Neubildung)
10. Have you had any discharge? (Ausfluss)

2 Sprachführer Spanisch

Da gerade in den südlichen Staaten der USA ein hoher Prozentsatz von *Hispanics* wohnt, deren English oftmals noch nicht ausreichend (oder gar nicht) vorhanden ist, folgt nun ein Abschnitt mit den wichtigsten Fragen und Anordnungen zu Anamnese und körperlicher Untersuchung auf Spanisch.

Allgemeines

Ich heiße…	*Me llamo ….*
Schön, Sie kennenzulernen.	*Mucho gusto en conocerle.*
Bitte setzen Sie sich.	*Siéntese.*
Wie heißen Sie?	*¿Cómo se llama usted?*
Wie alt sind Sie?	*¿Cuántos años tiene?*
Wo wohnen Sie?	*¿Dónde vive?*
Wo sind Sie geboren?	*¿De donde es usted?*
Wie lange leben Sie jetzt hier?	*¿Por cuánto tiempo ha vivido usted aquí?*

Anamnese

Wie kann ich Ihnen helfen?	*¿En qué puedo servirle?*
Wie fühlen Sie sich?	*¿Cómo se siente?*
Was stimmt nicht?	*¿Qué le pasa?*
Wo genau ist der Schmerz lokalisiert?	*¿Dónde está el dolor exactamente?*
Zeigen Sie mir, wo es Ihnen wehtut.	*¿Enséñeme dónde tiene el dolor?*
Wandert der Schmerz?	*¿El dolor se mueve a otros lados?*
Ist der Schmerz auf eine Stelle begrenzt?	*¿El dolor se queda aquí?*
Wie würden sie den Schmerz beschreiben?	*¿Cómo es el dolor?*
Scharf? Stumpf? Brennend? Lanzinierend?	*¿Agudo? Sordo? puzante*
Dolchartig? Drückend?	*¿Como piquentes? Como presión?*
Schlimmer Schmerz? Moderat? Leicht?	*¿Es un dolor fuerte? Moderado? Suave?*
Wann haben die Schmerzen begonnen?	*¿Desde cuándotiene el dolor?*
Ist das schon einmal vorgekommen?	*¿Le ha pasado antes?*
Wie oft?	*¿Cuánto tiempo?*

Zu welcher Tageszeit tritt der Schmerz auf?	¿A qué hora del día le viene el dolor?
Beschwerdebeginn häufiger am Morgen?	¿El dolor viene más en la mañana?
Nachmittags? Zu einem unbestimmten Zeitpunkt?	¿En la tarde? La hora que sea?
Wie lange hält der Schmerz an?	¿Cuánto tiempo le dura el dolor?
Ist es ein an- und abschwellender Schmerz?	¿Le va y le viene el dolor?
Ist es ein konstanter Schmerz?	¿Es un dolor constante?
Was tun Sie bei Beschwerdebeginn?	¿Qué está haciendo cuando le viene el dolor?
Gibt es einen Zusammenhang zu Mahlzeiten?	¿Tiene relación el comer?
Bei Belastung?	¿A hacer esfuerzos?
Was macht es besser? …was schlimmer?	¿Oué lo mejora? Que se lo empeora?
Haben Sie Medikamente genommen?	¿Ha tomado medicamentos?
Welche Medikamente?	¿Cuáles medicamentos?
Haben Sie geholfen?	¿Le han ayudado un poco?
Gibt es in der Verwandschaft Leute mit ähnlichen Beschwerden?	¿Hay familiares que tienen el mismo problema?
Kürzliche Auslandsaufenthalte? Reisen?	¿Ha viajado recientemente a otro estado o país?
Was denken Sie, woher Ihr Problem stammt?	¿Qué cree que le está causando el problema?
Sind sie diesbezüglich schon einmal bei einem Arzt gewesen?	¿Ha visto a un medico por este problema antes?
Warum sind Sie heute ins Krankenhaus gekommen und nicht an einem anderen Tag?	¿Por que vino al hospital hoy en vez de algún otro día?

Krankheitsgeschichte

Haben Sie irgendwelche Probleme medizinischer Natur?	¿Tiene algunos problemas médicos?
Bestehen ernsthafte Vorerkrankungen?	¿Ha tenido alguna enfermedad grave?
Hatten Sie schon einmal psychische Probleme?	¿Ha tenido alguna vez dificultades psíquicos?

Sind Sie schon einmal operiert worden?	*¿Ha tenido alguna operación?*
Waren Sie schon einmal im Krankenhaus?	*¿Ha estado ingresado alguna vez?*
Warum waren Sie im Krankenhaus?	*¿Por qué estaba ingresado?*

Medikamentenanamnese

Nehmen Sie irgendwelche Medikamente?	*¿Está tomando algúna medicina?*
Nehmen Sie irgendwelche nicht verschreibungspflichtigen Medikamente?	*¿Ha tomado algun medicamento que se vende sin receta médica?*
Nehmen Sie die Pille?	*¿Está tomando píldoras anticonceptivas?*
Haben Sie Ihre Medikamente bei sich?	*¿Trae sus medicamentos consigo?*
Welche Farbe haben die Tabletten?	*¿De qué color son las pastillas?*
Kapseln oder Tabletten?	*¿Son tabletas o cápsulas?*
Wie oft pro Tag nehmen Sie die Medikamente?	*¿Cuántas veces al día los toma?*
Vergessen Sie sie hin und wieder?	*¿Se les olvida de vez en cuando?*
Wie oft z. B. pro Woche?	*¿Por ejemplo, durante una semana, cuántas veces se le olvida tomar las pastillas?*
Wann haben Sie diese Tablette zum letzten Mal eingenommen?	*¿Cuándo fue la última vez que tomó esta pastilla?*
Bitte zeigen Sie mir, welche Tabletten Sie heute morgen schon eingenommen haben.	*¿Enséñéme precisamente cuáles pastillas tomó usted esta mañana.*
Wann sind Ihnen die Tabletten ausgegegangen?	*¿Cuándo se le acabaron las pastillas?*

Allergien

Sind Medikamentenallergien bei Ihnen bekannt?	*¿Es alérgico a alguna medicina?*
Haben Sie schon einmal auf ein Medikament reagiert?	*¿Ha tenido alguna vez una mala reacción después de tomar una medicina?*
Vertragen Sie Aspirin?	*¿Puede tolerar la aspirina?*

2

Sozialanamnese

Rauchen Sie oder haben Sie geraucht?	*¿Fuma? Ha fumado alguna vez?*
Wieviel rauchen Sie am Tag?	*¿Cuánto fuma al día?*
Wie lange rauchen Sie schon?	*¿Hace cuánto tiempo que fuma?*
Trinken Sie Alkohol? Wieviel pro Tag?	*¿Usted toma? Cuánto toma al día?*
Seit wann trinken Sie nicht mehr?	*¿Hace cuánto que no toma?*
Wann haben Sie zuletzt getrunken?	*¿Cuándo fue la última vez que tomó un trago?*
Haben Sie schon einmal versucht, aufzuhören?	*¿Ha tratado de dejar de tomar?*
Haben Sie schon einmal Drogen genommen? Welche?	*¿Usa o ha usado drogas? Cuáles?*
Essen Sie gut?	*¿Come bien?*
Schlafen Sie gut?	*¿Duerme bien?*
Treiben Sie Sport?	*¿Hace ejercicios regularmente?*
Welchen Beruf haben Sie?	*¿Qué trabajo tiene usted?*
Welchen Beruf haben Sie ausgeübt?	*¿Qué trabajo tenía?*
Warum wurden Sie arbeitsunfähig?	*¿Porqué no ha podido trabajar?*
Hatten Sie während der Arbeit Kontakt zu chemischen oder anderen Gefahrstoffen?	*¿Había sustancias químicas u otras cosas peligrosas donde trabajaba?*
Sind Sie schon einmal auf HIV getestet worden?	*¿Le han hecho la prueba para el virus que causa el SIDA?*

Familienanamnese

Gibt es irgendwelche Erkrankungen in der Verwandschaft?	*¿Hay enfermedades que vienen de la familia?*
Hat Ihre Mutter medizinische Probleme?	*¿Tiene algún problema médico su mamá?*
Woran ist Ihr Vater gestorben?	*¿De qué murió su papá?*
Wie alt ist er geworden?	*¿Qué edad tenia cuando murió?*
Leidet irgendjemand in Ihrer Familie an…	*¿Alguien en su familia tiene …*
… Krebs?	*… cancer?*
… Diabetes?	*… diabetes?*
… Herzerkrankungen	*… problemas del corazón?*
… Bluthochdruck?	*… alta presión?*

... Apoplex?   *... apoplegia?*

... Tuberkulose?   *... tuberculosis?*

Organsysteme - Allgemein

Hat sich Ihr Gewicht in letzter Zeit verändert?	*¿Ha cambiado de peso últimamente?*
Wieviel Pfund haben Sie zugenommen?	*¿Cuántos libras ha ganado?*
Wieviel verloren?	*¿Ha perdido?*
In welchem Zeitraum?	*¿En cuánto tiempo?*
Sind Sie so belastbar wie sonst auch?	*¿Tiene tanta energía como siempre?*
Wie lange haben Sie sich müde gefühlt?	*¿Desde cuándo se siente cansado?*
Arthritis	*artritis*
Schüttelfrost	*escalofríos*
Fieber	*fiebre/calentura*
Gicht	*gota*
Nachtschweiß	*sudores nocturnos*
Schmerzen	*dolores*

HNO

Haben Sie Kopfschmerzen?	*¿Tiene dolores de cabeza?*
Sehen Sie gut? Tragen Sie eine Brille?	*¿Puede ver bien? Usa lentes?*
Verschwimmt das Bild manchmal?	*¿Ve borroso a veces?*
Doppelbilder?	*¿Ve doble a veces?*
Katarakt? Glaukom?	*¿Tiene cataratas? Glaucoma?*
Sehen Sie nachts Kreise um Lichtquellen?	*¿Ve usted halos (circulos) alrededor de las luces en la noche?*
Ist Ihr Visus schon einmal überprüft worden?	*¿Le han revisado la vista alguna vez?*
Wann waren Sie zuletzt beim Augenarzt?	*¿Cuándo fue la última vez que vio a un oculista?*
Hören Sie gut?	*¿Oye bien?*
Hören Sie auf beiden Ohren gleich gut?	*¿Oye igual en los dos oídos?*
Kam es in letzter Zeit zu Hörverlusten?	*¿Se le ha empeorado la audición ultimamente?*
Haben Sie Ohrenschmerzen?	*¿Tiene dolor de oído?*

Haben Sie schon einmal eine Ohreninfektion gehabt?	¿Ha tenido infecciones del oído?
Sezerniert Ihr Ohr?	¿Le sale líquido del oído?
Dreht sich der Raum um Sie?	¿Siente como el cuarto estuviera dando vueltas alrededor de usted?
Leiden Sie häufig an Nasenbluten?	¿Le sale sangre de la nariz frecuentemente?
Leiden Sie an einer Sinusitis?	¿Tiene sinusitis?
Produzieren Sie viel Auswurf?	¿Produce esputo muy seguida?
Haben Sie Zahnschmerzen?	¿Le duele un diente?
Bekommen Sie häufig Zahnfleischbluten?	¿Le sangran facilmente las encías?
Haben Sie Halsschmerzen?	¿Le duele la garganta?
Haben Sie kürzlich Veränderungen Ihrer Stimme bemerkt?	¿Le ha cambiado la voz ultimamente?
Haben Sie Probleme mit der Halswirbelsäule?	¿Le duele el cuello?
Haben Sie irgendwelche Knötchen an Ihrem Hals?	¿Tiene bolas (bolitas) en el cuello?

Brust

Ich muss Ihre Brust untersuchen.	Necesito examinar el pecho.
Haben Sie Knoten in Ihrer Brust?	¿Tiene algunas bolas (bolitas) en el pecho?
Wurde bei Ihnen schon einmal ein Mammogramm durchgeführt?	¿Le han hecho un mamograma alguna vez?
Kommt manchmal Milch aus Ihrer Brust?	¿Le sale leche de los pechos a veces?
Andere Flüssigkeiten? Blut?	¿Otro líquido? Sangre?
Haben Sie gestillt?	¿Ha dado el pecho?

Herz

Haben Sie Herzprobleme? Hypertonie?	¿Tiene problemas con el corazón? Presión alta?
Woher wissen Sie, dass Sie an Hypertonie leiden?	¿Cómo sabe que tiene alta presión?
Hatten Sie schon einmal AP-Beschwerden?	¿Tiene dolor de pecho a veces?
Können Sie normal flach in Ihrem Bett schlafen?	¿Puede domir plana en la cama sin dificultades?

Wieviel Kissen brauchen Sie zum Schlafen?

¿Cuantas almohadas usa para domir?

Werden Sie nachts wegen Luftnot wach?

¿Ha despertado durante la noche alguna vez con una sensación de ahogo?

Hat man Ihnen schon einmal gesagt, dass Sie ein Herzgeräusch haben?

¿Le han dicho alguna vez que tiene un soplo cardíaco?

Hatten Sie als Kind...

¿Cuando era niño, tuvo una enfermedad que se llama ...

... rheumatisches Fieber?

... fiebre reumática?

... Herzattacken?

... ataque de corazón?

... Herzgeräusche?

... murmullo (sopio)?

... Palpitationen?

... palpitaciones?

... Apoplex?

... apoplegia (estroc)?

Lunge

Haben Sie Atemprobleme?

¿Tiene dificultad en respirar?

Haben Sie Luftnot?

¿Le falta aire?

Können Sie Treppen steigen?

¿Puede subir escalera?

Müssen Sie wegen Luftnot pausieren?

¿Tiene que parar para agarrar aire?

Wie weit können Sie gehen ohne anhalten zu müssen?

¿Qué distancia puede caminar sin parar?

Benutzen Sie Sauerstoff zu Hause?

¿Usa oxígeno en casa?

Haben Sie Husten?

¿Tiene tos?

Haben Sie Auswurf?

¿Le sale flema?

Wie sieht der Auswurf aus? Dick? Zäh?

¿Cómo se ve? Es espesa?

Welche Farbe? Wie Speichel?

¿De qué color es? Es como saliva?

Haben Sie schon einmal Blut gehustet?

¿Le ha salido sangre cuando tosía?

Haben Sie ...

¿Tiene ...

... Asthma?

... asma?

... Reizhusten?

... tos seca?

... ein Emphysem?

... enfisema?

... die Grippe?

... gripe?

... eine Pneumonie?

... pulmonia (neumonia)?

... Halsschmerzen?

... dolor de garganta?

GIT (Gastrointestinaltrakt)

Haben Sie Schluckbeschwerden?	¿Tiene dificultades con tragar?
Bleibt Ihnen das Essen im Hals stecken?	¿Se le atora la comida?
Haben Sie auch Probleme mit flüssiger Kost?	¿Tiene dificultades en tragar líquidos también?
Haben Sie Sodbrennen?	¿Tiene ardor del estómago?
Haben Sie sich übergeben oder ist Ihnen nur übel?	¿Vomitaba de veras o solo tenía ganas?
Haben Sie Blut erbrochen?	¿Vomitó sangre?
Haben Sie Magenschmerzen?	¿Tiene dolor de estómago?
Gibt es bestimmte Nahrung, die die Beschwerden verursacht?	¿Hay ciertas comidas que le provocan los dolores?
Haben Sie Probleme beim Stuhlgang?	¿Tiene problemas de exonerar el vientre?
Hat man Ihnen die Gallenblase entfernt?	¿Le han sacado la vesícula?
Hatten Sie Hepatitis?	¿Ha tenido hepatitis?
Hatten Sie schon einmal gelbe Haut? Gelbe Skleren?	¿Se le ha puesto amarilla la piel alguna vez? Sus ojos?
Haben Sie …	¿Tiene …
… Hämorrhoiden?	… hemorroides?
… Verstopfung?	… estreñimiento?
… Diarrhoe?	… diarrea?
… Gallensteine?	… cálculos biliares?
… Verdauungsstörungen?	… indigestión?
… Gelbsucht?	… ictericia?
… Übelkeit?	… nausea?
… Ulzerationen?	… úlceras?
… Erbrechen?	… vómito?

Urogastrointestinaltrakt, Urologie und Gynäkologie

Haben Sie Probleme bei Urinieren?	¿Tiene problemas con orinar?
Urinieren Sie häufiger als üblich?	¿Orina más que de costumbre?
Leiden Sie an Nykturie?	¿Tiene que levantarse durante la noche para orinar?
Brennt es beim Urinieren?	¿Le arde al orinar?
Hatten Sie schon einmal einen Harnwegsinfekt?	¿Ha tenido alguna vez una infección de la orina?
Haben Sie schon einmal Blut im Urin bemerkt?	¿Ha notado sangre en la orina alguna vez?

Haben Sie schon mal einen Stein ausgeschieden?	¿Ha eliminado una piedra en la orina alguna vez?
Haben Sie schon einmal an einer sexuell übertragbaren Krankheit gelitten?	¿Ha tenido alguna vez una enfermedad venérea?
Haben Sie Probleme sexueller Natur?	¿Tiene alguna dificultad sexual?

♂

Müssen Sie sich anstrengen, um Wasser lassen zu können?	¿Tiene que esforzarse para que salga la orina?
Wie stark ist der Strahl?	¿Cómo es el chorro?
Haben Sie Probleme mit tröpfelndem Urin?	¿Siguen saliendo gotas después de que haya terminado?
Haben Sie offene Stellen an Ihrem Penis?	¿Tiene úlceras en el pene?
Haben Sie Ausfluss aus Ihrem Penis?	¿Le sale una secreción del pene?

♀

Haben Sie unbeabsichtigten Wasserabgang?	¿Se le sale orina a veces sin querer?
Wenn Sie lachen oder husten?	¿Cuándo se rie o tose?
Bekommen Sie noch Ihre Periode?	¿Todavía tiene su regla?
Wann war Ihre letzte Periode?	¿Cuándo fue su última regla?
War sie normal?	¿Fue normal?
Leiden Sie unter Schmerzen während Ihrer Mens?	¿Tiene dolores con la regla?
Leiden Sie an starken Blutungen?	¿Sangra mucho durante la regla?
Wieviele Binden benutzen Sie?	¿Cuántas toallas usa?
Verwenden Sie Tampons?	¿Usa tampones?
Bekommen Sie Ihre Periode regelmäßig?	¿Vienen a tiempo sus reglas?
Haben Sie Zwischenblutungen?	¿Ha sangrado entre las reglas?
Wann hatten Sie Ihre Menarche?	¿A qué edad le vino la regla por la primera vez?
Wann begann die Menopause?	¿Cuándo le vino la menopausia?
Hatten Sie seitdem Blutungen?	¿Ha sangrado desde entonces?
Leiden Sie an Hitzewallungen?	¿Le vienen calores (sensaciones repentinas de calor)?
Wieviele Kinder haben Sie?	¿Cuántos niños ha tenido?

Gab es Probleme während der Schwangerschaften?	¿Tuvo problemas con alguno de los embarazos?
Hatten Sie Aborte oder Fehlgeburten?	¿Ha tenido abortos?
Interruptio oder natürlich?	¿Con intención o natural?
Wann hatten Sie das letzte Mal eine sexuelle Beziehung?	¿Cuándo fue la última vez que tuvo relaciones?
Verwenden Sie Verhütungsmittel?	¿Usa algún método anticonceptivo?
Die Pille? Diaphragma?	¿La píldora? El diafragma?

OB (Geburtshilfe)

Wie oft waren Sie schwanger?	¿Cuántas veces ha estado embarazada?
Hatten Sie eine Zwillingsgeburt?	¿Ha tenido gamelos?
Hatten Sie jemals eine …	¿Ha tenido …
… Zangengeburt?	… un parto con forceps?
… einen Kaiserschnitt?	… una cesarea?
Wann war Ihre letzte Periode?	¿Cuándo fue su última regla?
Wann hatten Sie Ihre Menarche?	¿A que edad empezó a menstruar?
Ist die Periode regelmäßig?	¿Tiene su regla cada mes?
Wie lange dauert Sie an?	¿Cuánto tiempo le dura su regla?
Verlieren Sie viel oder wenig Blut?	¿La baja poca o mucha sangre?
Haben Sie Zwischenblutungen?	¿Sangra entre sus reglas?
Wann haben die Beschwerden begonnen?	¿Cuándo empezaron los dolores?
Wie schnell kommen die Schmerzen hintereinander?	¿Cada cuánto le vienen los dolores?
Wie lange dauern die Beschwerden an?	¿Cuánto tiempo le duran los dolores?
Ist die Fruchtblase geplatzt?	¿Le ha salido mucha agua por la vagina?
Hatten Sie Blutungen?	¿Sangra por la vagina?

Körperliche Untersuchung

Stehen Sie bitte auf.	Por favor levántese.
Legen Sie sich bitte hin.	Acuéstese.
Bitte rutschen Sie näher an den Rand des Tisches.	Acérquese al borde de la mesa.
Bitte legen Sie Ihre Beine hier hin.	Por favor, ponga sus piernas aquí.
Versuchen Sie, Ihre Muskeln zu entspannen.	Trate de relajar los músculos.

Bitte langsam durch den Mund atmen.

Respire lentamente por la boca.

Ich muss Sie vaginal untersuchen.

Necesito hacerle un examen de la vagina.

Bitte drücken!

Empuje!

Sie werden genäht werden müssen.

Tendrá que tener puntadas.

Sie können morgen nach Hause gehen.

Usted puede irse a casa mañana.

Sie können in fünf Tagen nach Hause gehen.

Usted podrá irse a casa en 5 días.

3 Sprachführer Französisch

Da in Kanada auch ein nicht gerade kleiner Bevölkerungsanteil französisch spricht (und sich natürlich „Europäisch-traditionsgemäß" gerne weigert, Englisch zu sprechen), folgen hier einige, eventuell wichtige Fragen zur Anamneseerhebung auf Französisch.

Allgemeines

Ich heiße …	*Mon nom est …*
Schön, Sie kennenzulernen.	*Heureux de faire votre connaissance.*
Bitte setzen Sie sich.	*Veuillez vous asseoir.*
Wie heißen Sie?	*Quel est votre nom?*
Wie alt sind Sie?	*Quel âge avez-vous?*
Wo wohnen Sie?	*Où habitez-vous?*
Wo sind Sie geboren?	*Vous êtes né où?*
Wie lange leben Sie jetzt hier?	*Combien de temps avez-vous vécu ici?*

Anamnese

Wie kann ich Ihnen helfen?	*Comment puis-je vous aider?*
Wie fühlen Sie sich?	*Comment vous sentez-vous?*
Was stimmt nicht?	*Qu'est-ce qui ne va pas?*
Wo genau ist der Schmerz lokalisiert?	*Où est la douleur exactement?*
Zeigen Sie mir, wo es Ihnen wehtut.	*Montrez-moi où vous avez mal.*
Wandert der Schmerz?	*Est-ce que la douleur se déplace?*
Ist der Schmerz auf eine Stelle begrenzt?	*Est-ce que la douleur se trouve seulement ici?*
Wie würden sie den Schmerz beschreiben?	*Comment est cette douleur?*
Scharf? Stumpf? Brennend? Lanzinierend?	*Aiguë, sourde, cuisante, lancinante?*
Dolchartig? Drückend?	*Térébrante?*
Schlimmer Schmerz? Moderat? Leicht?	*Est-ce une douleur forte? Modérée? Faible?*
Wann haben die Schmerzen begonnen?	*Depuis quand?*
Ist das schon einmal vorgekommen?	*Est-ce déjà arrivé avant?*

Wie oft?	Combien de fois?
Zu welcher Tageszeit tritt der Schmerz auf?	A quel moment de la journée intervient la douleur?
Beschwerdebeginn häufiger am Morgen?	Cela se produit-il plutôt souvent le matin?
Nachmittags? Zu einem unbestimmten Zeitpunkt?	Dans l'après-midi? À n'importe quel moment?
Wie lange hält der Schmerz an?	Combien de temps cela dure?
Ist es ein an- und abschwellender Schmerz?	Est-ce que la douleur surgit par intermittence?
Ist es ein konstanter Schmerz?	Est-ce une douleur constante?
Was tun Sie bei Beschwerdebeginn?	Que faites-vous lorsque la douleur apparaît?
Gibt es einen Zusammenhang zu Mahlzeiten?	Cela a t'il quelque chose à voir avec la nourriture?
Bei Belastung?	Lors d'un mouvement?
Was macht es besser? … was schlimmer?	Qu'est-ce qui soulage? … aggrave?
Haben Sie Medikamente genommen?	Avez-vous essayez un médicament?
Welche Medikamente?	Quel médicament?
Haben Sie geholfen?	Cela vous soulage un petit peu?
Gibt es in der Verwandschaft Leute mit ähnlichen Beschwerden?	Est-ce que/ques membres de votre famille souffient des mêmbes douleurs?
Kürzliche Auslandsaufenthalte? Reisen?	Avez-vous voyager récemment?
Was denken Sie, woher Ihr Problem stammt?	Quelle est pour vous la cause du problème?
Sind sie diesbezüglich schon einmal bei einem Arzt gewesen?	Avez-vous déjà rencontré un médecin avant pour ce même problème?
Warum sind Sie heute ins Krankenhaus gekommen und nicht an einem anderen Tag?	Pour quoi êtes-vous venu aujourd'hui plutôt qu'un autre jour?

Krankheitsgeschichte

Haben Sie irgendwelche Probleme medizinischer Natur?	Avez-vous un autre problème médical?
Bestehen ernsthafte Vorerkrankungen?	Avez-vous déjà eu une maladie grave?
Hatten Sie schon einmal psychische Probleme?	Avez-vous déjà eu des problèmes d'ordre émotionnel?

Sind Sie schon einmal operiert worden?	*Avez-vous déjà été opéré?*
Waren Sie schon einmal im Krankenhaus?	*Avez-vous déjà été hospitalisé?*
Warum waren Sie im Krankenhaus?	*Pourquoi avez-vous été hospitalisé?*

Medikamentenanamnese

Nehmen Sie irgendwelche Medikamente?	*Prenez-vous des médicaments?*
Nehmen Sie irgendwelche nicht verschreibungspflichtigen Medikamente?	*Prenez-vous des médicaments sans ordonnance?*
Nehmen Sie die Pille?	*Prenez-vous des pilules de contrôle de naissance?*
Haben Sie Ihre Medikamente bei sich?	*Avez-vous vos médicaments sur vous?*
Welche Farbe haben die Tabletten?	*De quelle couleur sont les comprimés?*
Kapseln oder Tabletten?	*Se sont des capsules ou des comprimés?*
Wie oft pro Tag nehmen Sie die Medikamente?	*Combien de fois par jour vous en prenez?*
Vergessen Sie sie hin und wieder?	*Avez-vous déjà oublié vos médicaments?*
Wie oft z. B. pro Woche?	*Par exemple, dans une semaine, combien de fois oubliez-vous de prendre vos comprimés?*
Wann haben Sie diese Tablette zum letzten Mal eingenommen?	*Quand avez-vous pris votre comprimés la dernière fois?*
Bitte zeigen Sie mir, welche Tabletten Sie heute morgen schon eingenommen haben.	*Montrez-moi quelles comprimés vous avez pris ce matin.*
Wann sind Ihnen die Tabletten ausgegangen?	*Depuis quand vous n'avez plus de comprimés?*

Allergien

Sind Medikamentenallergien bei Ihnen bekannt?	*Êtes-vous allergique à certains médicaments?*
Haben Sie schon einmal auf ein Medikament reagiert?	*Avez-vous déjà fait une mauvaise réaction à certains médicaments?*
Vertragen Sie Aspirin?	*Pouvez-vous tolérer l'aspirine ?*

Sozialanamnese

Rauchen Sie oder haben Sie geraucht?	*Fumez-vous? Avez-vous déjà fumé?*
Wieviel rauchen Sie am Tag?	*Combien de cigarettes fumez-vous par jour?*
Wie lange rauchen Sie schon?	*Combien de temps avez-vous fumé?*
Trinken Sie Alkohol? Wieviel pro Tag?	*Buvez-vous de l'alcool? Combien de verres par jour?*
Seit wann trinken Sie nicht mehr?	*Depuis quand avez-vous arrêter de boire?*
Wann haben Sie zuletzt getrunken?	*Quand avez-vous bu la dernière fois?*
Haben Sie schon einmal versucht, aufzuhören?	*Avez-vous déjà essayé d'arrêter de boire?*
Haben Sie schon einmal Drogen genommen?	*Avez-vous déjà pris des drogue?*
Welche?	*Lesquelles?*
Essen Sie gut?	*Mangez-vous bien?*
Schlafen Sie gut?	*Dormez-vous bien ?*
Treiben Sie Sport?	*Faites-vous du sport?*
Welchen Beruf haben Sie?	*Quelle profession avez-vous exercé?*
Welchen Beruf haben Sie ausgeübt?	*Quel genre de travail avez-vous l'habitude de faire?*
Warum wurden Sie arbeitsunfähig?	*Pourquoi n'avez vous plus été capable de travailler?*
Hatten Sie während der Arbeit Kontakt zu chemischen oder anderen Gefahrstoffen?	*Il y avait t'il des produits chimiques ou autres où vous avez travaillé?*
Sind Sie schon einmal auf HIV getestet worden?	*Avez-vous fait le test de dépistage du SIDA?*

Familienanamnese

Gibt es irgendwelche Erkrankungen in der Verwandschaft?	*Y-at'ils des maladies actuellement au sein de votre famille ?*
Hat Ihre Mutter medizinische Probleme?	*Est-ce que votre mère a des problèmes médicaux?*
Woran ist Ihr Vater gestorben?	*De quoi est mort votre père?*
Wie alt ist er geworden?	*Quel âge avait t'il quand il est décédé ?*
Leidet irgendjemand in Ihrer Familie an …	*Est-ce que quelqu'un dans votre famille souffre …*

… Krebs?	… *d'un cancer?*
… Diabetes?	… *du diabète?*
… Herzerkrankungen?	… *d'une maladie du coeur?*
… Bluthochdruck?	… *de l'hypertension ?*
… Apoplexie?	… *d'une attaque d'apoplexie*
… Tuberkulose?	… *de la tuberculose*

Organsysteme – Allgemein

Hat sich Ihr Gewicht in letzter Zeit verändert?	*Est-ce que votre poids a changé récemment?*
Wieviel Pfund haben Sie zugenommen?	*Combien de kilo avez-vous pris?*
Wieviel verloren?	*… avez-vous perdu?*
In welchem Zeitraum?	*Sur quelle période?*
Sind Sie so belastbar wie sonst auch?	*Avez-vous autant d'énergie que d'habitude?*
Wie lange haben Sie sich müde gefühlt?	*Combien de temps vous-vous êtes senti fatigué?*
Arthritis	*Arthrite*
Schüttelfrost	*Frisson de fièvre*
Fieber	*Fièvre*
Gicht	*Goutte*
Nachtschweiß	*Sueur de nuit*
Schmerzen	*Douleur*

HNO

Haben Sie Kopfschmerzen?	*Avez-vous des meaux de têtes?*
Sehen Sie gut? Tragen Sie eine Brille?	*Voyez-vous correctement? Portez-vous des lunettes?*
Verschwimmt das Bild manchmal?	*Est-ce que votre vision se trouble de temps en temps?*
Doppelbilder?	*Voyez-vous double de temps à autre?*
Glaukom?	*Avez-vous un glaucom?*
Sehen Sie nachts Kreise um Lichtquellen?	*Voyez-vous des halos autour des lumières la nuit?*
Ist Ihr Visus schon einmal überprüft worden?	*Est-ce que votre vision a été examiné?*
Wann waren Sie zuletzt beim Augenarzt?	*Quand avez-vous vu pour la dernière fois un ophtalmologue?*

Hören Sie gut?	*Entendez-vous bien ?*
Hören Sie auf beiden Ohren gleich gut?	*Entendez-vous aussi bien des deux oreilles?*
Kam es in letzter Zeit zu Hörverlusten?	*Votre audition est-elle devenue plus-mauvaise?*
Haben Sie Ohrenschmerzen?	*Avez-vous des douleurs d'oreilles?*
Haben Sie schon einmal eine Ohreninfektion gehabt?	*Avez-vous eu une infection à l'oreille?*
Sezerniert Ihr Ohr? '	*Y-a-t-il un liquide qui écoule de votre oreille?*
Dreht sich der Raum um Sie?	*Avez vous des vertiges?*
Leiden Sie häufig an Nasenbluten?	*Avez-vous beaucoup de saignements de nez?*
Leiden Sie an einer Sinusitis?	*Souffrez-vous d'une sinusite?*
Produzieren Sie viel Auswurf?	*Est-ce que votre nez coule souvent?*
Haben Sie Zahnschmerzen?	*Avez-vous mal aux dents?*
Bekommen Sie häufig Zahnfleischbluten?	*Est-ce que vos gencives saignent facilement?*
Haben Sie Halsschmerzen?	*Avez-vous mal à la gorge ou au pharynx?*
Haben Sie kürzlich Veränderungen Ihrer Stimme bemerkt?	*Est-ce que votre voix a changé récemment?*
Haben Sie Probleme mit der Halswirbelsäule?	*Avez-vouz des problèmes au niveau du cou?*
Haben Sie irgendwelche Knötchen an Ihrem Hals?	*Avez-vous des glandes dans le cou?*

Brust

Ich muss Ihre Brust untersuchen.	*J'ai besoin d'examiner vos seins.*
Haben Sie Knoten in Ihrer Brust?	*Avez-vous des glandes dans les seins?*
Wurde bei Ihnen schon einmal ein Mammogramm durchgeführt?	*Avez-vous déjà fait une mammographie?*
Andere Flüssigkeiten? Blut?	*Avez-vous remarqué d'autre liquides qui coulent de vous têtons?*

Herz

Haben Sie Herzprobleme?	*Avez-vous des problèmes de cœur?*
Hypertonie?	*Souffrez-vous de l'hypertension?*

Woher wissen Sie, dass Sie an Hypertonie leiden?	*De qui savez-vous que vous souffrez d'une hypertension?*
Hatten Sie schon einmal AP-Beschwerden?	*Avez-vous déjà eu mal dans la poitrine?*
Können Sie normal flach in Ihrem Bett schlafen?	*Pouvez-vous dormir à plat ventre dans votre lit sans avoir de problèmes?*
Wieviel Kissen brauchen Sie zum Schlafen?	*Combien d'oreillers utilisez-vous pour dormir?*
Werden Sie nachts wegen Luftnot wach?	*Est-ce que vous vous réveillez avec un manque d'air la nuit?*
Hat man Ihnen schon einmal gesagt, dass Sie ein Herzgeräusch haben?	*On a déjà diagnostiqué une déficience cardiaque?*
Hatten Sie als Kind:	*Quand vous étiez enfant, avez-vous souffert:*
... rheumatisches Fieber?	*... d'une fiévre rhumatismale?*
... Herzattacken?	*... d'une attaque cardiaque?*
... Herzgeräusche?	*... d'un souffle du coeur?*
... Palpitationen?	*... des palpitations?*
... Apoplexie?	*... d'une attaque d'apoplexie?*

Lunge

Haben Sie Atemprobleme?	*Avez-vous des problèmes de respiration?*
Haben Sie Luftnot?	*Respirez-vous trop brièvement?*
Können Sie treppensteigen?	*Pouvez-vous monter les escaliers?*
Müssen Sie wegen Luftnot pausieren?	*Devez-vous vous arrêter pour bien respirer?*
Wie weit können Sie gehen ohne anhalten zu müssen?	*Combien de temps pouvez-vous courir sans vous arrêter?*
Benutzen Sie Sauerstoff zu Hause?	*Utilisez-vous de l'oxygène à la maison?*
Haben Sie Husten?	*Avez-vous de la toux?*
Haben Sie Auswurf?	*Vous toussez des glaires?*
Wie sieht der Auswurf aus? Dick? Zäh?	*Vos glaires ressemblent a quoi? Sont-ils durs?*
Welche Farbe? Wie Speichel?	*De quelle couleur est-ce? est-ce comme de la salive?*
Haben Sie schon einmal Blut gehustet?	*Avez-vous toussé du sang?*
Haben Sie...	*Vous...*
...Asthma?	*... souffrez-vous de l'asthme*

... Reizhusten? | ... *d'une toux sèche?*
... eine Pneumonie? | ... *d'une pneumonie?*
... Halsschmerzen? | ... *des maux de gorge?*

GIT (Gastrointestinaltrakt)

Haben Sie Schluckbeschwerden? — *Avez-vous des difficulté d'avaler?*

Bleibt Ihnen das Essen im Hals stecken? — *La nouriture reste coincé dans la gorge?*

Haben Sie auch Probleme mit flüssiger Kost? — *Avez-vous des difficultés d'avaler des liquides?*

Haben Sie Sodbrennen? — *Avez-vous des aigreurs?*

Haben Sie sich übergeben oder ist Ihnen nur übel? — *Est-ce que vous avez vomi ou en ressentez-vous le besoin?*

Haben Sie Blut erbrochen? — *Avez-vous vomi du sang?*

Haben Sie Magenschmerzen? — *Avez-vous des douleurs d'estomac?*

Gibt es bestimmte Nahrung, die die Beschwerden verursacht? — *Y-a-t-ils certains aliments qui déclenchent la douleur?*

Haben Sie Probleme beim Stuhlgang? — *Etes-vous constipé?*

Hat man Ihnen die Gallenblase entfernt? — *Est-ce qu'on vous-a enlevé la vésicule-biliaire?*

Hatten Sie Hepatitis? — *Avez-vous eu une hépatite?*

Hatten Sie schon einmal gelbe Haut? — *Est-ce que votre peau a virée au jaune?*

... Gelbe Skleren | ... *vos yeux*
... Hämorrhoiden | ... *hémorroides*
... Verstopfung | ... *constipé*
... Durchfall | ... *diarrhée*
... Gallensteine | ... *calculs-biliaires*
... Verdauungsstörungen | ... *troubles-digesttifs*
... Gelbsucht | ... *jaunisse*
... Übelkeit | ... *nausée*
... Magengeschwüre | ... *ulcèr-gastrique*
... Erbrechen | ... *vomissement*

Urogastrointestinaltrakt, Urologie und Gynäkologie

Haben Sie Probleme beim Urinieren? — *Avez-vous des difficulté pour uriner?*

Urinieren Sie häufiger als üblich? — *Urinéz-vous plus que d'habitude?*

Leiden Sie an Nykturie? — *Devez-vous vous lever la nuit pour uriner?*

Brennt es beim Urinieren?	*Avez-vous des brûlures lorsque vous urinez?*
Hatten Sie schon einmal einen Harnwegsinfekt?	*Avez-vous eu une inflammation uretère?*
Haben Sie schon einmal Blut im Urin bemerkt?	*Avez-vous remarqué du sang dans vos urines?*
Haben Sie schon mal einen Stein ausgeschieden?	*Avez-vous remarqué des calculs urinaire?*
Haben Sie schon einmal an einer sexuell übertragbare Krankheit gelitten?	*Avez-vous déja eu une maladie sexuellement transmissible?*
Haben Sie Probleme sexueller Natur?	*Avez-vous des problème dans votre vie sexuelle?*

♂

Müssen Sie sich anstrengen, um Wasser lassen zu können?	*Devez-vous vous forcer pour uriner?*
Wie stark?	*Quelle force?*
Haben Sie Probleme mit tröpfelndem Urin?	*Perdez-vous vos urines gouttes par gouttes?*
Haben Sie Ausfluss an Ihrem Penis?	*Avez-vous des écoulements?*

♀

Haben Sie unbeabsichtigten Wasserabgang?	*Perdez-vous occasionnellement de l'urine?*
Wenn sie lachen oder husten?	*Quand vous riez ou vous toussez?*
Bekommen Sie noch Ihre Periode?	*Avez-vous encore vos règles?*
Wann war ihre letzte Periode?	*Quand avez-vous eu la dernière fois vos règles?*
War Sie normal?	*Elles étaient normales?*
Leiden Sie unter Schmerzen während Ihrer Periode?	*Avez-vous eu des douleurs durant vos règles?*
Leiden Sie an starken Blutungen?	*Perdez- vous beaucoup de sang durant vos règles?*
Wie viele Binden benutzen Sie?	*Combien de serviettes hygiénique utilisez-vous?*
Verwenden Sie Tampons?	*Utilisez -vous des tampons?*
Bekommen Sie Ihre Periode regelmäßig?	*Vos règles sont-elles normales?*

Haben Sie Zwischenblutungen?	*Avez-vous des pertes de sang entre-temps?*
Wann hatten Sie Ihre Menarche?	*À quel âge avez-vous eu vos premières règles?*
Wann begann die Menopause?	*Depuis quand êtes vous ménopausée?*
Hatten Sie seitdem Blutungen?	*Avez-vous eu depuis des pertes de sang?*
Leiden Sie an Hitzewallungen?	*Avez-vous des bouffées de chaleur?*
Wie viele Kinder haben Sie?	*Combien d'enfants avez-vous?*
Gab es Probleme während der Schwangerschaften?	*Avez-vous eu des problèmes de grossesse?*
Hatten Sie Aborte oder Fehlgeburten?	*Avez-vous eu des fausses-couches?*
Wann hatten Sie das letzte Mal eine sexuelle Beziehung?	*Quand avez-vous eu la dernière fois des relations sexuelles?*
Verwenden Sie Verhütungsmittel?	*Utilisez-vous des contraceptifs?*
Pille? Diaphragma?	*La Pilule? Le Stérilet?*

Geburtshilfe

Wie oft waren Sie schwanger?	*Combien de fois avez-vous été enceinte?*
Hatten Sie eine Zwillingsgeburt?	*Avez-vous déjà eu des Jumeaux?*
Hatten Sie jemals eine …	*Avez-vous eu un …*
… Zangengeburt?	*… accouchement aux Forceps?*
… einen Kaiserschnitt?	*Avez-vous déjà eu une Césarienne?*
Wann war ihre letzte Periode?	*Quand avez-vous eu la dernière fois vos règles?*
Wann hatten Sie Ihre Menarche?	*À quel âge avez-vous eu vos premières règles?*
Ist ihre Periode regelmäßig?	*Vos règles sont-elles normales?*
Wie lange dauert sie an?	*Normalement combien de temps durant vos règles?*
Verlieren Sie viel oder wenig Blut?	*Perdez-vous peu ou beaucoups de sang?*
Haben Sie Zwischenblutungen?	*Avez-vous des pertes de sang entre-temps?*
Wann haben die Beschwerden begonnen?	*Quand est-ce que vos douleurs ont commencées?*
Wie schnell kommen die Schmerzen hintereinander?	*à quel intervalle la douleur intervient?*
Wie lange dauern die Beschwerden an?	*Combien de temps cela dure?*
Hatten Sie Blutungen?	*Avez-vous eu des pertes de sang?*

Körperliche Untersuchung

Stehen Sie bitte auf.	*Levez-vous s'il-vous plaît.*
Legen Sie sich bitte hin.	*Allongez-vous s'il-vous plaît.*
Rutschen Sie bitte näher an den Rand des Tisches.	*Glissez jusqu'au bord s'il-vous plaît*
Bitte legen Sie ihre Beine hier hin.	*Déposez vos jambes ici s'il-vous plaît.*
Versuchen Sie, ihre Muskulatur zu entspannen.	*Essayez de décontracter vos muscles.*
Bitte langsam durch den Mund atmen.	*Respirez bien par la bouche.*
Ich muss Sie vaginal untersuchen.	*Je dois faire un examen vaginal.*
Bitte drücken!	*Poussez!*
Sie werden genäht werden müssen.	*Cela sera cousu avec quelques points de sutures.*
Sie können morgen nach Hause gehen.	*Vous pouvez rentrer demain à la maison.*
Sie können in 5 Tagen nach Hause gehen.	*Vous pouvez rentrer dans 5 jours à la maison.*

4 Sprachführer Afrikaans

Da es in Südafrika, gerade in den sozial schwächeren Schichten, einige Patienten geben kann, die schlecht oder gar kein Englisch sprechen, folgt nun ein Abschnitt mit den wichtigsten Fragen/Anweisungen zu Anamnese und körperlicher Untersuchung in Afrikaans:

Allgemeines

Ich heiße...	*My naam is...*
Schön, Sie kennenzulernen.	*Aangename kennis.*
Bitte setzen Sie sich.	*Sit asseblief.*
Wie heißen Sie?	*Wat is jou naam?*
Wie alt sind Sie?	*Hoe oud is jy?*
Wo wohnen Sie?	*Waar bly jy?*
Wo sind Sie geboren?	*Waar is jy gebore?*
Wie lange leben Sie jetzt hier?	*Van vanneer af woon jy hier?*

Anamnese

Wie kann ich Ihnen helfen?	*Hoe kan ek jou help?*
Wie fühlen Sie sich?	*Hoe voel jy?*
Was stimmt nicht?	*Wat is verkeerd?*
Wo genau ist der Schmerz lokalisiert?	*Wys vir my presies waar die pyn is.*
Zeigen Sie mir, wo es Ihnen wehtut.	*Wys vir my waar jy pyn het.*
Wandert der Schmerz?	*Verander die pyn van plek?*
Ist der Schmerz nur auf eine Stelle begrenzt?	*Bly die pyn op een plek konstant?*
Wie würden sie den Schmerz beschreiben?	*Watter tipe pyn is dit?*
Scharf? Stumpf? Brennend? Lanzinierend?	*Skerp, dowwe, branndend, steekend?*
Dolchartig? Drückend?	*Vinnig herhaalende steekpyne? Drukkend?*
Schwerer (schlimmer) Schmerz? Moderat? Leicht?	*Is die pyn erg, gemiddeld, nie so erg nie?*
Wann haben die Schmerzen begonnen?	*Waneer het dit begin?*

Ist das schon einmal vorgekommen?	*Het dit al voorheen gebeur?*
Wie oft?	*Hoe gereeld?*
Zu welcher Tageszeit tritt der Schmerz auf?	*Waneer begin die pyn gedurende die dag?*
Beschwerdebeginn häufiger am Morgen?	*Begin dit gereeld in die oggend?*
Nachmittags? Zu einem unbestimmten Zeitpunkt?	*In die middag? Of enige tyd?*
Wie lange hält der Schmerz an?	*Hoe lank hou dit aan?*
Ist es ein an- und abschwellender Schmerz?	*Kom en gaan die pyn?*
Ist es ein konstanter Schmerz?	*Is dit konstante pyn?*
Was tun Sie bei Beschwerdebeginn?	*Wat doen jy waneer die pyn begin?*
Gibt es einen Zusammenhang zu Mahlzeiten?	*Het dit enigiets te doen met wanneer jy eet?*
Bei Belastung?	*Met oefening?*
Was verschafft Ihnen Linderung?	*Wat maak dit beter?*
Haben Sie Medikamente genommen?	*Het jy medikasie geneem?*
Welche Medikamente?	*Watter medikasie?*
Haben Sie geholfen?	*Het dit gehelp?*
Gibt es in der Verwandschaft Leute mit ähnlichen Beschwerden?	*Is daar vriende of familie met dieselfde probleem? (simptome?)*
Kürzliche Auslandsaufenthalte? Reisen?	*Het jy onlangs na'n ander staat of land gereis?*
Was denken Sie, woher Ihr Problem stammt?	*Wat dink jy is die oorsaak van die probleem?*
Sind sie diesbezüglich schon einmal bei einem Arzt gewesen?	*Het jy 'n dokter voorheen besoek met die probleem?*
Warum sind Sie heute ins Krankenhaus gekommen und nicht an einem anderen Tag?	*Waarom kom jy vandag na die hospital toe en nie voorheen nie?*

Krankheitsgeschichte

Haben Sie irgendwelche Probleme medizinischer Natur?	*Het jy ander mediese probleme?*
Bestehen ernsthafte Vorerkrankungen?	*Het jy voorheen ernstige siektes gehad?*
Hatten Sie schon einmal psychische Probleme?	*Het jy voorheen sielkundige probleme gehad?*

Sind Sie schon einmal operiert worden?	*Het jy al ooit voorheen n' operasie ondergaan?*
Waren Sie schon einmal im Krankenhaus?	*Het jy al ooit in die hospital gebly?*
Warum waren Sie im Krankenhaus?	*Waarom was jy in die hospitaal?*

Medikamentenanamnese

Nehmen Sie irgendwelche Medikamente?	*Neem jy enige medikasie?*
Nehmen Sie irgendwelche nicht verschreibungspflichtigen Medikamente?	*Het jy medikasie sonder n' voorskrif geneem?*
Nehmen Sie die Pille?	*Neem jy geboorte beperkings pille?*
Haben Sie Ihre Medikamente bei sich?	*Het jy jou medikasie by jou?*
Welche Farbe haben die Tabletten?	*Watter kleur is die pille?*
Kapseln oder Tabletten?	*Is hulle tablete of kapsules?*
Wie oft pro Tag nehmen Sie die Medikamente?	*Hoe gereeld neem jy die medikasie?*
Vergessen Sie sie hin und wieder?	*Vergeet jy elke nou en dan?*
Wie oft z. B. pro Woche?	*Omtrent hoeveel keer in 'n week vergeet jy jou pille te neem?*
Wann haben Sie diese Tablette zum letzten Mal eingenommen?	*Wanneer het jy laas die pille geneem?*
Bitte zeigen Sie mir, welche Tabletten Sie heute morgen schon eingenommen haben?	*Wys vir my watter pil jy vanoggend al geneem het?*
Wann sind Ihnen die Tabletten ausgegangen?	*Waneer het jy jou pille klaar gemaak?*

Allergien

Sind Medikamentenallergien bei Ihnen bekannt?	*Is jy alergies vir enige medisyne?*
Haben Sie schon einmal auf ein Medikament reagiert?	*Het jy al ooit 'n slegte reaksie op 'n medikasie gehad?*
Vertragen Sie Aspirin?	*Kan jy aspirien neem?*

Sozialanamnese

Rauchen Sie oder haben Sie geraucht?	*Rook jy? Het jy al ooit gerook?*

Wieviel rauchen Sie am Tag?	*Hoe veel rook jy per dag?*
Wie lange rauchen Sie schon?	*Hoe lank rook jy al?*
Trinken Sie Alkohol? Wieviel pro Tag?	*Drink jy? Hoe veel drink jy per dag?*
Seit wann trinken Sie nicht mehr?	*Hoe lank het jy al opgehou om te drink?*
Wann haben Sie zuletzt getrunken?	*Wanneer het jy laas gedrink?*
Haben Sie schon einmal versucht, aufzuhören?	*Het jy al ooit probeer ophou drink?*
Haben Sie schon einmal Drogen genommen?	*Het jy dwelms gebruk?*
Welche?	*Watter?*
Essen Sie gut?	*Eet jy goed?*
Schlafen Sie gut?	*Slaap jy goed?*
Treiben Sie Sport?	*Oefen jy gereeld?*
Welchen Beruf haben Sie?	*Watter soort werk doen jy?*
Welchen Beruf haben Sie ausgeübt?	*Watter soort werk het jy voorheen gedoen?*
Warum wurden Sie arbeitsunfähig?	*Waarom kon jy nie werk nie?*
Hatten Sie während der Arbeit Kontakt zu chemischen oder anderen Gefahrstoffen?	*Was daar chemiese of ande gevaarstowwe waar jy gewerk het?*
Sind Sie schon einmal auf HIV getestet worden?	*Is jy al ooit vir VIGS getoets?*

Familienanamnese

Gibt es irgendwelche Erkrankungen in der Verwandschaft?	*Is daar siektes in jou familie?*
Hat Ihre Mutter medizinische Probleme?	*Het jou ma mediese probleme?*
Woran ist Ihr Vater gestorben?	*Waarvan het jou pa gesterf?*
Leidet irgendjemand in Ihrer Familie an…	*Het enig iemand in jou familie…*
… Krebs?	*… Kanker?*
… Diabetes?	*… Suikersiekte?*
… Herzerkrankungen?	*… Hart probleme?*
… Bluthochdruck?	*… Hoë bloeddruk?*
… Apoplexie?	*… beroerte aanval?*
… Tuberkulose?	*… Tering?*

Organsysteme – Allgemein

Hat sich Ihr Gewicht in letzter Zeit verändert?	*Het jou gewig onlangs verander?*
Wieviel Pfund haben Sie zugenommen?	*Hoe veel kilogram het jy aangesit?*
Wieviel verloren?	*Hoe veel kilogram het jy verloor?*
In welchem Zeitraum?	*Hoe lank het dit geneem?*
Sind Sie so belastbar wie sonst auch?	*Het jy soveel energie soos voorheen?*
Wie lange haben Sie sich müde gefühlt?	*Hoe lank het jy moeg gevoel?*
Arthritis	*Atrietes*
Schüttelfrost	*Koue koors*
Fieber	*Koors*
Gicht	*Rumatiek*
Nachtschweiß	*nag sweet*
Schmerzen	*Pyn*

HNO

Haben Sie Kopfschmerzen?	*Het jy hoofpyn?*
Sehen Sie gut? Tragen Sie eine Brille?	*Kan jy goed sien? Dra jy 'n bril?*
Verschwimmt das Bild manchmal?	*Kry jy somtyds dowwe sig?*
Doppelbilder?	*Sien jy ooit dubbeld?*
Katarakt? Glaukom?	*Het jy karkaatjies? Glaukoma?*
Sehen Sie nachts Kreise um Lichtquellen?	*Sien jy snags sirkels rondome lighte?*
Ist Ihr Visus schon einmal überprüft worden?	*Is jou oë ooit getoets?*
Wann waren Sie zuletzt beim Augenarzt?	*Waneer was die laaste keer wat jy 'n oog dokter gesien het?*
Hören Sie gut?	*Hoor jy goed?*
Hören Sie auf beiden Ohren gleich gut?	*Hoor jy goed in altwee ore?*
Kam es in letzter Zeit zu Hörverlusten?	*Het jou gehoor onlangs slegter geword?*
Haben Sie Ohrenschmerzen?	*Het jy oorpyn?*
Haben Sie schon einmal eine Ohreninfektion gehabt?	*Het jy ooit 'n infeksie gehad?*
Sezerniert Ihr Ohr?	*Kom vloeistof uit jou oor?*
Dreht sich der Raum um Sie?	*Voel dit asof die kamer draai?*
Leiden Sie häufig an Nasenbluten?	*Kry jy neus bleeding?*

Leiden Sie an einer Sinusitis?	*Het jy sinusitus?*
Produzieren Sie viel Auswurf?	*Kry jy baie mukus?*
Haben Sie Zahnschmerzen?	*Het jy tandpyn?*
Bekommen Sie häufig Zahnfleischbluten?	*Bloei jou tandvleis gereeld?*
Haben Sie Halsschmerzen?	*Is jou keel seer?*
Haben Sie kürzlich Veränderungen Ihrer Stimme bemerkt?	*Het jou stem onlangs verander?*
Haben Probleme mit der Halswirbelsäule?	*Is jou nek seer?*
Haben Sie irgendwelche Knötchen an Ihrem Hals?	*Is daar lompe in jou nek?*

Brust

Ich muss Ihre Brust untersuchen.	*Ek moet jou borste ondersoek.*
Haben Sie Knoten in Ihrer Brust?	*Het jy lompe in jou borste?*
Wurde bei Ihnen schon einmal ein Mammogramm durchgeführt?	*Het jy ooit n mammogram gehad?*
Haben Sie gestillt?	*Vloei melk uit jou borste?*
Andere Flüssigkeiten? Blut?	*Enige ander vloeistof? Bloed?*

Herz

Haben Sie Herzprobleme? Hypertonie?	*Het jy hart probleme? Hoë bloed druk?*
Woher wissen Sie, dass Sie an Hypertonie leiden?	*Hoe weet jy dat jy hoë bloed druk het?*
Hatten Sie schon einmal AP-Beschwerden?	*Kry jy bors pyn?*
Können Sie normal flach in Ihrem Bett schlafen?	*Kan jy plat in die bed le sonder probleme?*
Wieviel Kissen brauchen Sie zum Schlafen?	*Met hoeveel kussings slaap jy?*
Werden Sie nachts wegen Luftnot wach?	*Het jy ooit in die nag wakker geword met moeilike asemhaling?*
Hat man Ihnen schon einmal gesagt, dass Sie ein Herzgeräusch haben?	*Is jy ooit vertel dat jy n hart murmur het?*
Hatten Sie als Kind…	*Toe jy n kind was, het gehad jy 'n siekte met die naam van…*
… rheumatisches Fieber?	*… Rumatiekkoors?*
… Herzattacken?	*… Hart aanval?*

... Herzgeräusche? ... *Murmur?*
... Palpitationen? ... *Palpitasies?*
... Apoplex? ... *Beroerte aanval?*

Lunge

Haben Sie Atemprobleme?	*Is dit moeilik om asem in te haal?*
Haben Sie Luftnot?	*Kry jy kort aasem?*
Können Sie Treppen steigen?	*Kan jy trappe loop?*
Müssen Sie wegen Luftnot pausieren?	*Moet jy asem skep?*
Wie weit können Sie ohne anhalten zu müssen gehen?	*Hoe ver kan jy loop sonder om op te hou?*
Benutzen Sie Sauerstoff zu Hause?	*Gebruik jy suurstof by die huis?*
Haben Sie Husten?	*Hoes jy?*
Haben Sie Auswurf?	*Het jy flem?*
Wie sieht der Auswurf aus? Dick? Zäh?	*Is dit dik?*
Welche Farbe? Wie Speichel?	*Watter kleur is dit? Is dit soos spoeg?*
Haben Sie schon einmal Blut gehustet?	*Het jy bloed gehoes?*
Haben Sie...	*Kry jy...*
...Asthma?	*... Asma?*
...Reizhusten?	*... Droë hoes?*
...ein Emphysem?	*... Emfiseem?*
...eine Pneumonie?	*... Longontsteking?*
...Halsschmerzen?	*... Seer keel?*

GIT (Gastrointestinaltrakt)

Haben Sie Schluckbeschwerden?	*Het jy probleme om te sluk?*
Bleibt Ihnen das Essen im Hals stecken?	*Sit kos in jou keel vas?*
Haben Sie auch Probleme mit flüssiger Kost?	*Het jy probleme om vloeistof te sluk?*
Haben Sie Sodbrennen?	*Kry jy sooibrand?*
Haben Sie sich übergeben oder ist Ihnen nur übel?	*Het jy opgegooi of voel jy soos jy moet opgooi?*
Haben Sie Blut erbrochen?	*Het jy bloed opgegooi?*
Haben Sie Magenschmerzen?	*Het jy maagpyn?*
Gibt es bestimmte Nahrung, die die Beschwerden verursacht?	*Is daar kos wat die pyn veroorsaak?*
Haben Sie Probleme beim Stuhlgang?	*Het jy probleme om toilet toe te gaan?*

Hat man Ihnen die Gallenblase entfernt?	*Is jou galblaas uit?*
Hatten Sie Hepatitis?	*Het jy ooit hepatitis gehad?*
Hatten Sie schon einmal gelbe Haut?	*Het jou vel ooit geel geword?*
Haben Sie …	*Het jy …*
… Hämorrhoiden?	*… Bloeding?*
… Verstopfung?	*… Hardlywigheid?*
… Diarrhoe?	*… Diarria?*
… Gallensteine?	*… Galstene?*
… Verdauungsstörungen?	*… Maag probleme?*
… Gelbsucht?	*… Geelsug?*
… Übelkeit?	*… Naarheid?*
… Ulzerationen?	*… Maag swere?*
… Erbrechen?	*… Braking?*

Urogastrointestinaltrakt, Urologie und Gynäkologie

Haben Sie Probleme beim Urinieren?	*Het jy probleme om water te laat?*
Urinieren Sie häufiger als üblich?	*Laat jy meer gereeld water?*
Leiden Sie an Nykturie?	*Moet jy in die nag wakker word om water te laat?*
Brennt es beim Urinieren?	*Brand dit as jy water laat?*
Hatten Sie schon einmal einen Harnwegsinfekt?	*Het jy ooit n blaaspyp onsteking gehad?*
Haben Sie schon einmal Blut im Urin bemerkt?	*Is daar ooit bloed in jou urine?*
Haben Sie schon mal einen Stein ausgeschieden?	*Het jy ooit n steen geskei?*
Haben Sie schon einmal an einer sexuell übertragbaren Krankheit gelitten?	*Het jy ooit n seksuele oordraagbare siekte gehad?*
Haben Sie Probleme sexueller Natur?	*Hey jy seksuele probleme?*

♂

Müssen Sie sich anstrengen, um Wasser lassen zu können?	*Moet jy hard druk om te urineer?*
Wie stark?	*Hoe hard?*
Haben Sie Probleme mit tröpfelndem Urin?	*Het jy probleme met dribbelende urine?*
Haben Sie offene Stellen an Ihrem Penis?	*Het jy sere op jou penis?*

Haben Sie Ausfluss an Ihrem Penis?	*Het jy n afskeiding van jou penis?*

♀

Haben Sie unbeabsichtigten Wasserabgang?	*Lei jy aan inkontinensie?*
Wenn Sie lachen oder husten?	*As jy lag of hoes?*
Bekommen Sie noch Ihre Periode?	*Menstrueer jy nog?*
Wann war Ihre letzte Periode?	*Waneer was jou laaste periode?*
War sie normal?	*Was dit normaal?*
Leiden Sie unter Schmerzen während Ihrer Periode?	*Kry jy pyn met jou periode?*
Leiden Sie an starken Blutungen?	*Bloei jy baie gedurend jou periode?*
Wieviele Binden benutzen Sie?	*Hoeveel sanitere doekies gebruik jy?*
Verwenden Sie Tampons?	*Gebruik jy tampons?*
Bekommen Sie Ihre Periode regelmäßig?	*Is jou periode gereeld?*
Haben Sie Zwischenblutungen?	*Bloei jy tussen periodes?*
Wann hatten Sie Ihre Menarche?	*Hoe oud was jy toe jou periode begin het?*
Wann begann die Menopause?	*Waneer het menopouse begin?*
Hatten Sie seitdem Blutungen?	*Het jy na menopouse gebloei?*
Leiden Sie an Hitzewallungen?	*Lei jy aan warm gloede?*
Wieviele Kinder haben Sie?	*Hoeveel kinders het jy gehad?*
Gab es Probleme während der Schwangerschaften?	*Was daar probleme met jou swangerskappe?*
Hatten Sie Aborte oder Fehlgeburten?	*Het jy 'n aborsie of 'n miskraam gehad?*
Wann hatten Sie das letzte Mal eine sexuelle Beziehung?	*Waneer het jy laas seksuele omgang gehad?*
Verwenden Sie Verhütungsmittel?	*Gebruik jy kontrasepsie?*
Die Pille? Diaphragma?	*Die pil? Diafragma?*

Geburtshilfe

Wie oft waren Sie schwanger?	*Hoeveel keer was jy swanger?*
Hatten Sie eine Zwillingsgeburt?	*Het jy tweelinge gehad?*
Hatten Sie jemals eine…	*Het jy ooit…*
… Zangengeburt?	*… Forseps geboorte?*
… einen Kaiserschnitt?	*… Caesarean geboorte?*
Wann war Ihre letzte Periode?	*Waneer was jou laaste periode?*
Wann hatten Sie Ihre Menarche?	*Waneer was jou eerste periode?*

Ist die Periode regelmäßig?	*Is jou period gereeld?*
Wie lange dauert Sie an?	*Hoeveel dae is dit?*
Verlieren Sie viel oder wenig Blut?	*Bloei jy baie of min?*
Haben Sie Zwischenblutungen?	*Bloei jy tussen periodes?*
Wann haben die Beschwerden begonnen?	*Waneer het die pyn begin?*
Wie schnell kommen die Schmerzen hintereinander?	*Hoe lank is dit tussen pyne?*
Wie lange dauern die Beschwerden an?	*Hoe lank is elke pyn?*
Ist die Fruchtblase geplatzt?	*Het die water gebreek?*
Hatten Sie Blutungen?	*Het jy gebloei?*

Körperliche Untersuchung

Stehen Sie bitte auf.	*Kan jy asseblief opstaan.*
Legen Sie sich bitte hin.	*Lê asseblief.*
Bitte rutschen Sie näher an den Rand des Tisches.	*Kom nader na die kant van die tafel asseblief.*
Bitte legen Sie Ihre Beine hier hin.	*Sit jou bene hier.*
Versuchen Sie, Ihre Muskeln zu entspannen.	*Probeer om jou spiere te ontspan.*
Bitte langsam durch den Mund atmen.	*Haal stadig deur jou mond asem.*
Ich muss Sie vaginal untersuchen.	*Ek moet n vaginale ondersoek doen.*
Bitte drücken!	*Druk!*
Sie werden genäht werden müssen.	*Jy sal steke moet kry.*
Sie können morgen nach Hause gehen.	*Jy kan more huis toe gaan.*
Sie können in fünf Tagen nach Hause gehen.	*Jy kan in vyf dae huis toe gaan.*

Die Wahrscheinlichkeit, dass man im klinischen Alltag mit Abkürzungen konfrontiert wird, ist im englischsprachigen Raum sehr hoch. Dabei erscheinen die Abkürzungen selbst oft kryptisch, in ihrer Anzahl verwirrend und auf den ersten Blick nicht immer plausibel. Hierbei ist jedoch zu bedenken, dass es sich um in den Jahren gewachsene Begrifflichkeiten handelt, die sich teils aus dem Englischen, teils auch aus dem Lateinischen ableiten. Wir haben uns bemüht, die (unserer Meinung nach) wichtigsten Abkürzungen heraus zu suchen. Zudem finden Sie all diejenigen englischen Fachwörter aufgeführt, die sich nicht aus dem Lateinischen ableiten lassen. Vereinzelt haben wir Ergänzungen oder Erklärungen angefügt, wo es uns für das Verständnis hilfreich erschien.

Vokabular und Abkürzungen

A

Abalienation   Geistesstörung; Geistes-
verwirrung

Abarognosis   Verlust des Gewichtsinnes

Abate, to: abnehmen; weniger werden;
abklingen (Entzündung)

Abdomen, boat-shaped   Kahnbauch

Abdomen, carinate   Kahnbauch

Abdomen, navicular   Kahnbauch

Abdomen, scaphoid   Kahnbauch

Abdomen, surgical   akutes Abdomen

Abirritant   reizlinderndes Mittel; reizlindernd

Abirritation   verminderte Reizbarkeit;
Schwäche; Schlaffheit; Erschlaffung;
Tonusmangel; Atonie

Abirritative   reizlindernd

Ablepsia   Blindheit; Erblindung; Amau-
rose

Abnormality, deflexion   Deflexionslagen
(Geburt)

Abnormality, fetal postural   Einstel-
lungsanomalie

Aborted   zu früh geboren; verkümmert;
zurückgeblieben; abortiv

Abortion   Abtreibung

Abscess, appendicular   appendizitischer
Abszess

Abscess, bone   Osteomyelitis; eitrige
Periostitis; Knochenabszess

Abscess, broad ligament   parametrianer
Abszess

Abscess, cheesy   verkäsender Abszess

Abscess, collar-button   Kragenknopfabszess

Abscess, diffuse   Phlegmone

Abscess, gravidation   Senkungsabszess

Abscess, gravity   Senkungsabszess

Abscess, hypostatic   Senkungsabszess

Abscess, migrating   Senkungsabszess

Abscess, scrofulous   tuberkulöser Abszess

Abscess, shirt-stud   Kragenknopfabszess

Abscess, strumous   tuberkulöser Abszess

Abscess, caseous   verkäsender Abszess

Abscess, cold   chronischer, kalter Abszess; tuberkulöser Abszess

Abscess, wandering   Senkungsabszess

Abscission   Abszessspaltung

Absence of menses   Amenorrhoe

Absent (pulse)   nicht tastbar

Abundant   reichlich; üppig

Acarbia   vemindertes Blut-Bicarbonat

Accident, cerebrovascular   Hirnschlag;
Schlaganfall; apoplektischer Insult;
Apoplexie

Accouchement   Geburt; Entbindung;
Partus

Accretion   anwachsen; Wachstum; Zuwachs; Zunahme (pathologisch)

Acesodyne   analgetisch

Acetosal   Acetylsalicylsäure

Acetous   Essigsäure betreffend oder
bildend

Achalasia, pelvirectal   aganglionäres,
kongenitales Megakolon; M. Hirsch-
sprung

Aching (pain)   schmerzend

Achor   Erkrankung bei Kindern (körni-
ger feuchter Kopfgrind); Pickel- (Pus-
tel-)bildung an den behaarten Stellen
des Körpers mit Bildung dünner, gelbli-
cher (grünlicher) Pusteln

Achoresis   vermindertes bis aufgeho-
benes Fassungsvermögen eines Hohl-
organs

Achroma   vollständige Farblosigkeit

Acid regurg(itation)   Reflux

Acid, acetic   Essigsäure

Acid, acetylformic   Brenztraubensäure

Acid, acetylformic Adenosinmonophosphat

Acid, benzoylaminoacetic   Hippursäure

Acid, bile   Gallensäure

Acid, carbonic   Kohlensäure

Acid, carboxylic   Karbonsäure

Acid, cevitamic   Ascorbinsäure; Vitamin C

Acid, ethanoic   Essigsäure

Acid, folinic   Leucovorin; Citrovorum-Faktor

Acid, formic   Ameisensäure

Acid, hydrochloric   Salzsäure

Acid, hydrocyanic   Blausäure

Acid, hydrofluoric   Flusssäure

Acid, malic   Äpfel-, Apfelsäure

Acid, prussic   Blausäure

Acid, pyruvic   Brenztraubensäure

Acid, succinic   Bernsteinsäure

Acid, sulfhydric   Schwefelwasserstoff

Acid, sulfuric   Schwefelsäure

Acid, uric   Harnsäure

Acid, ω-fatty   Omegafettsäure

Acid-fast   säurefest

Acid-fastness   Säurefestigkeit

Acidosis, bicarbonate depletion   Subtraktionsazidose

Acidosis, carbon dioxide   atmungsbedingte Azidose

Acidosis, hypercapnic   respiratorische Azidose

Acidosis, starvation   Hungerazidose

Acme   Höhepunkt; Kulminationspunkt

Acrid   scharf; beißend; reizend

Acroasphyxia   Akrozyanose

Acromacria   Achard-Marfan-Syndrom; Arachnodaktylie

Acrotic   pulslos

Acrotism   Pulslosigkeit

Actinocutitis   Strahlendermatitis

Actinometry   Strahlungsmessung

Actinotherapeutics   Bestrahlung; Bestrahlungsbehandlung

Actinotherapy   Bestrahlung; Bestrahlungsbehandlung

Acuchechs   Blutzuckermessgerät

Acuity   Schärfe; Klarheit; Scharfsinn; Klugheit; Sehschärfe; Visus

Acuity, visual   Sehschärfe; Visus

Acuteness   (Krankheit) akutes Stadium; Heftigkeit; Akutsein; (Schmerz) Intensität; Schärfe

Acuteness of sight   Sehschärfe

Acyclia   Kreislaufstillstand

Adamantinoma, pituitary   Kraniopharyngeom; Erdheim-Tumor

Adaption, cone   Zapfenadaptation

Adaption, photopic   Helladaptation, -anpassung

Adaption, scotopic   Dunkeladaptation, -anpassung

Adenalgia   Drüsenschmerz; Adenodynie

Adenosis, blunt duct   sklerosierende Adenose; Korbzellenhyperplasie

Adhere, to   anhaften

Adhesions, amniotic   amniotische Stränge; Schnürfurchen; Simonart-Bänder

Adjacent   (an-)grenzend; benachbart; neben-/anliegend; nahe liegend; nächstliegend

Adjunct   Hilfsmittel; Hilfsmaßnahme; Zusatz; Beigabe

Administration   (Medikament) Verabreichung; Gabe

Admit, to   aufnehmen (in die Klinik)

Admittance   Scheinleitwert

Aerate   mit Sauerstoff (Gas, Kohlensäure) anreichern; Sauerstoff zuführen

Aerated   mit Luft (Gas, Kohlendioxid) beladen; oxigenieren

Aeration   (Be-, Durch-)Lüftung; Anreicherung (mit Luft oder Gas); Sauerstoffzufuhr

Affliction   Gebrechen

Afflictions   Beschwerden; Betrübnis; Niedergeschlagenheit; Kummer

Afterbirth   Nachgeburt; Plazenta

A

Afterpains Nachwehen

Aggravating verschlimmernd; erschwerend; verschärfend; aggravierend

Aggravation Verschlimmerung; Erschwerung; Verschärfung

Agnogenic kryptogen; ohne erkennbare Ursache entstanden

Agonizing (pain) qualvoll; quälend

Ague Sumpffieber; Wechselfieber; Malaria

Ailment Krankheit; Erkrankung; Leiden; Gebrechen

Akamushi japanisches Fleckfieber; Scrub-Typhus; Milbenfleckfieber

Alert wach; ansprechbar; aufmerksam

Alertness (mental status) Wachheitsgrad; Aufmerksamkeit

Algoagnia, active Sadismus

Algoagnia, passive Masochismus

Alienation Entfremdung; Abwendung; Abneigung; Entfremdung; Depersonalisation

Alienation, mental Entfremdungspsychose

Alienist Psychiater (Genre)

Aliment Nahrung; Nahrungsmittel

Alimentary nahrhaft; nährend; Nahrungs-; Ernährungs-; zum Unterhalt dienend; alimentär

Alimentation Ernährung; Unterhalt

Alimentation, parenteral parenterale Ernährung

Alkaloid, animal Leichengift; Leichenalkaloid

Alkaloid, putrefactive Leichengift

Alkalosis, acapnial respiratorische Alkalose

Alkalosis, gaseous respiratorische Alkalose

Alleviate, to mildern; lindern; mindern

Alleviation Linderung; Milderung; Linderungsmittel (palliativ)

Allochroism Farbveränderungen, meist der Haut

Allodromy Herzstolpern; insbesondere Extrasystolen; subjektive, oft unangenehme Empfindung von Herzrhythmusstörungen

Allopathy Schulmedizin (eigentlich: Die der Homöopathie entgegengesetzte Heilmethode)

Amaurosis, toxic Intoxikationsamblyopie

Amber (urine) bernsteinfarben

Ambient Umwelt; Milieu; Atmosphäre; umgebend; Umwelt-; Umgebungs-

Amblyacusia Schwerhörigkeit; Hörstörung

Amblyopia Schwachsichtigkeit (Herabsetzung der zentralen Sehschärfe); „lazy eye"

Ambulate, to mobilisieren (eines Patienten)

Ambustion Verbrennung, Verbrühung (scald)

Amelioration Verbesserung

Amenia auch amenorrhea, (Amenorrhoe), Sistieren der Menstruation

Amenorrhea, dietary ernährungsbedingte Amenorrhoe

Amenorrhea, nutritional ernährungsbedingte Amenorrhoe

Ametropia Fehlsichtigkeiten aufgrund abnormer Bulbuslänge (Myopie, Hyperemetropie, Astigmatismus und Aphakie)

Ammoniac Ammoniak enthaltend; (Urin, Ausfluss) nach Ammoniak riechend; ammoniakalisch

Amphoric (breath sounds) amphorisch

Amyocardia Schwächung der Herzmuskulatur

Amyotonia verringerter bis fehlender Muskeltonus (limpness of muscles)

Amyxia mangelnde oder fehlende Muskelfunktion

Analgesia, permeation Oberflächenanästhesie

Anaphylaxin   Immunglobulin E

Anconeal   Ell(en)bogen betreffend; zum Ell(en)bogen gehörend

Anemia, achlorhydric   Faber-Anämie

Anemia, achylic   idiopathische hypochrome Anämie

Anemia, aregenerative   aplastische Anämie

Anemia, cameloid   hereditäre Elliptozytose

Anemia, crescent cell   Sichelzellanämie

Anemia, drepanocytic   Sichelzellanämie

Anemia, familial splenic   Morbus Gaucher; Glukozerebrosidose; Zerebrosidlipidose

Anemia, globe cell   hereditäre Sphärozytose; Kugelzellanämie

Anemia, malignant   perniziöse Anämie; Biermer-Anämie; Vitamin B_{12}-Mangelanämie

Anesthesia, permeation   Oberflächenanästhesie

Anesthesia, refrigeration   Kryoanästhesie

Anesthetic, general   (Allgemein-) Narkotikum; Narkosemittel

Anesthetic, topic   topisches Anästhetikum; Lokalanästhetikum

Aneurin   Thiamin; Vitamin B_1

Aneurysm, mural   Kammerwandaneurysma

Angina, Bretonneau's   Diphtherie

Angina, exudative   Croup, Krupp

Angina, Heberden's   Angina pectoris

Angioreticuloendothelioma   Kaposi-Sarkom

Angle, filtration   Iridokorneal-, Kammerwinkel

Angle, gonial   Angulus mandibulae

Angle, infrasternal   epigastrischer Winkel

Angle, iridocorneal   Kammerwinkel

Angry (skin colour)   entzündet

Anhelation: extreme Kurzatmigkeit (SOB, *shortness of breath*)

Anhematosis   abnormale Blutzusammensetzung

Ankle   (Fuß-) Knöchel; Knöchelregion; oberes Sprunggelenk; Talokruralgelenk; Sprungbein

Ankylosis, artificial operative   Gelenkversteifung; Arthrodese

Ankylosis, bony   knöcherne Gelenkversteifung

Ankylosis, fibrous   fibröse Gelenkversteifung

Annectent   verbindend

Annoy, to   belasten

Annoying (pain)   störend

Anoia   Wahnsinn (*lunacy*) oder Idiotie (*idiocy*)

Anoxemia   extremer Abfall des Blutsauerstoffs

Antecardium   Regio epigastrica; Magengrube

Antecedent   Vorläufer; Vorstufe; Vorgeschichte; voran-; vorhergehend

Antergic   Antagonismus betreffend; gegenwirkend; entgegengesetzt wirkend; antagonistisch

Anthorisma   Entzündung (auch *inflammation*); Schwellung (auch *swelling*)

Antiallexin   Antikomplement

Antibechic   hustenstillend; antitussiv

Antihidrotic   schweißhemmend; antihidrotisch

Antiphthiriac   gegen Läuse wirkend

Antipyresis   Fieberbekämpfung

Antipyrotic   gegen Brandwunden wirkend

Antisudorific   schweißhemmend; antihidrotisch

Antivenin   Gegengift; Antitoxin

Anus, imperforate   Analatresie

Anvil   Amboss; Incus

Anxiety   Angst; Angstgefühl; Ängstlichkeit; Unruhe; Beängstigung; Beklemmung

Anxious   ängstlich; aufgeregt

Aperitive   (mildes) Abführmittel; appetitanregend; abführend; laxativ

Apex beat   Herzspitzenstoß

Aphthae, epizootic   (echte) Maul- und Klauenseuche

Aphthae, malignant   (echte) Maul- und Klauenseuche

Aphthae, recurrent   Mikulicz's Aphthen

Apnaea, deglutition   Apnoe während des Schluckaktes; Deglutitionsapnoe

Apocrinitis   Schweißdrüsenabszess

Aponeurosis of insertion   (Muskel-) Ansatz

Aponeurosis of origin   (Muskel-)Ursprung

Apophyseopathy   M. Osgood-Schlatter; Apophysitis tibialis adolescentium

Apoplexy, heat   Hitzschlag; Thermoplegie

Apostasis   abnormer, gelegentlich schmerzhafter Abszess

Apparent   sichtbar; manifest; offensichtlich; ersichtlich; klar

Appearance   Erscheinung(-sbild); Phänomen; äußerer (An-)Schein; Auftreten; Vorkommen

Appendage, atrial   Herzohr

Appendage, auricular   Herzohr

Appendicitis, suppurative   eitrige Appendicitis

Appendicular   Wurmfortsatz; Appendix betreffend; Gliedmaße, Anhänge, Anhängsel betreffend

Appendix, ensiform   Schwertfortsatz; Processus xiphoideus

Appetite   Appetit; Esslust; Verlangen; Begierde; Gelüst; Hunger; Neigung; Trieb; Lust

Application   Anwendung; Verwendung; Gebrauch; (Salbe) auftragen; (Verband)

anlegen; (Medikament) verabreichen; Bewerbung; Antrag; Anmeldung

Apply, to   (Salbe) auftragen; (Pflaster) anlegen; anbringen; auflegen; anwenden; verwenden

Apprehension   Erfassen; Begreifen; Auffassungsvermögen, -gabe, -kraft; Verstand; Besorgnis

Apprehensive   empfindlich; empfindsam; besorgt; ängstlich

Apprehensiveness   schnelle Auffassungsgabe; Besorgnis; Furcht

Aptitude   Begabung; Befähigung; Talent; Geschick; Eignung; Auffassungsgabe; Intelligenz

Aqueous   Kammerwasser; Humor aquosus; wässerig; wässrig; wasserhaltig, -artig; Wasser-

Arc, Jonston's   kreisrunder Haarausfall; Pelade; Alopecia areata

Arch of foot   Fußgewölbe

Arch, crural   Leistenband; Ligamentum inguinale

Arch, dental   Zahnreihe, -bogen

Arch, malar   Jochbeinbogen; Arcus zygomaticus

Arch   Bogen; Wölbung; Gewölbe; sich wölben

Arches, branchial   Kiemenbögen; Viszeralbögen

Arcuate   bogenförmig; gewölbt; gebogen

Area, bare (of liver)   zwerchfellfreie nackte Leberoberfläche

Area, Celsus'   Alopecia areata; Pelade

Area, Jonston's   kreisrunder Haarausfall; Pelade; Alopecia areata

Arenoid   sandig; sandartig; körnig

Arm, golf   Epicondylitis humeri ulnaris

Arm, lawn tennis   Epicondylitis humeri radialis

Armpit   Fossa axillaris

Arousal   Wachsamkeit; Vigilanz; Vigilität

Arrest   Anhalten; Aufhalten; Stillstehen; Stillstand; Hemmung; Stockung

Arrest, cardiac   Herzstillstand

Arrest, heart   Herzstillstand

Arrest, reflexogenic cardiac   Reflextod

Arrest, respiratory   Atemstillstand; Apnoe

Arrest, to   anhalten; aufhalten; zum Stillstand bringen; hemmen; hindern; sperren; feststellen; blockieren; arrestieren

Arrhythmia, perpetual   absolute Arrhythmie

Arterial jetting (bleeding)   spritzende, arterielle Blutung

Arthrifuge   Behandlungsmöglichkeit bei Gicht (*gout*)

Arthritis, venereal   Reiter-Krankheit

Arthrocace   ulzerierte, abnorme Neoplasie an einem Gelenk

Arthrokleisis   operative Gelenkversteifung; Arthrodese; Anklyose

Arthrophyma   Vergrößerung und abnorme Schwellung eines Gelenks

Arthroplasty   Arthroplastik; Gelenkprothese

Articulation, arthrodial   Articulatio plana

Articulation, ball-and-socket   Kugelgelenk; Articulatio spheroidea

Articulation, condylar   Ellipsoid-, Eigelenk; Articulatio ellipsoidea/condylaris

Articulation, diarthrodial   echtes Gelenk

Articulation, enarthrodial   Nussgelenk; Enarthrose

Articulation, fibrocartilaginous   Symphyse; Synchondrose

Articulation, hinge   Scharniergelenk; Ginglymus

Articulation, multiaxial   Kugelgelenk; Articulatio spheroidea

Articulation, nonsynovial   kontinuierliche Knochenverbindung; Synarthrose

Articulation, peg-and-socket   Einkeilung; Einzapfung; Gomphosis

Articulation, pivot   Dreh-, Rad-, Zapfengelenk; Articulatio trochoidea

Articulation, polyaxial   Kugelgelenk; Articulatio spheroidea

Articulation, rotary   Dreh-, Rad-, Zapfengelenk; Articulatio trochoidea

Articulation, saddle   Sattelgelenk; Articulatio sellaris

Articulation, trochoideal   Dreh-, Zapfen-, Radgelenk; Articulatio trochoidea

Artus   Gelenk (*joint*) oder Glied; Gliedmaß (*limb*)

Asphyxia   Asphyxie; Atemstillstand durch komplette Atemwegsverlegung

Asphyxiation   Erstickung

Assay, to   einen Patienten untersuchen

Assessment   Einschätzung des Patientenzustandes; Arbeitsdiagnose

Assimilation, primary   Chylusbildung

Associated symptoms   Begleitssymptomatik

Asterixis   Flattertremor (*flapping tremor*)

Asthma, Cheyne-Stokes   Herzasthma

Asthma, exercise-induced   Anstrengungsasthma

Asthma, Heberden's   Stenokardie; Angina pectoris

Asthma, miller's   Müller-, Mehlasthma

Athlete's Foot   Fußpilz

Atrepsy   Säuglingsdystrophie; Marasmus

Atrionector   Sinus-, Sinuatrial-Knoten; SA-Knoten; Keith-Flack-Knoten

Atrophy, acute reflex bone   Sudeck-Dystrophie; Morbus Sudeck

Attack   Attacke; Anfall; Angriff; Einwirkung; (Krankheit) befallen; (chem.) angreifen

Attack, bilious   Gallenkolik

Attend to   sich kümmern um (einen Patienten); Aufmerksamkeit schenken; widmen

Attenuate, to   schwächen; herabsetzen

Attenuation   Verdünnen; Abschwächen; Vermindern; Dämpfung

Attic   Kuppelraum; Recessus epitympanicus

Attrition   Abrieb; Reibung; Abnutzung; Verschleiß

Auricle   Ohrmuschel; Herzohr

Auricle, atrial   Herzohr

Auricula   Ohrmuschel

Auriculoventricular   atrioventrikulär

Autokinesis   Willkürmotorik

Autopathic   ohne erkennbare Ursache (entstanden); idiopathisch essentiell; primär; genuin

Autopathy   idiopathische Erkrankung

Avian   Vögel betreffend; Vogel-

Avidity   Anziehungskraft; Bindungskraft; Säure-, Basenstärke

Avulsion   Abreißen; Ausreißen (Muskel- von Knochengewebe)

B

Baby, large-for date   Riesenkind; hypertrophes Neugeborenes

Baby, small-for-date   Mangelgeborenes; hypotrophes Neugeborenes

Baby, test-tube   Retortenbaby

Bacillus, Abel's   Ozäna-Bakterium; Klebsiella pneumoniae ozaenae

Bacillus, Kitasato's   Pestbakterium; Yersinia pestis

Bacillus, Klebs-Löffler   Corynebacterium diphtheriae

Bacillus, Nicolaier's   Clostridium tetani

Back, poker   M. Bechterew; Spondylitis ankylopoetica, ankylosans

Back, round   Rundrücken

Backbone   Rückgrat; Wirbelsäule; Grundgerüst

Backknee   überstreckbares Kniegelenk; Hohlknie; Genu recurvatum

Bad (pain)   schlimm

Bag   Sack; Beutel; Tasche

Bag, breathing   Beatmungsbeutel

Bag, to   (auf-)bauschen; sich (auf-)bauschen; (an-)schwellen; ausdehnen

Bag of waters   Amnionsack; Fruchtblase

Bag s.o., to   bebeuteln; beatmen

Bags of water   Fruchtblase

Baker's itch   durch Hefen ausgelöstes Ekzem

Baker's leg   Genu valgum; X-Bein (*knock knee*)

Balance, acid-base   Säure-Basen-Haushalt

Balance   Balance; Gleichgewicht; Haushalt

Balbuties   Stottern (*stuttering*)

Balding (hair)   lichtend

Baldness   Haarlosigkeit; Kahlheit; Alopezie

Baldness, male pattern   androgenetische Alopezie; androgenetisches Effluvium

Ball, food   Phytobezoar

Band, free ~ of colon   Taenia libera coli

Band, moderator   Trabecula septomarginalis

Bandage   Verband; Bande; Bandage

Bandage, compression   Druck-, Kompressionsverband

Bandage, figure-of-eight   Achter(gang)verband; Fächerverband; Schildkrötenverband

Bandage, plaster   Gipsbinde; Gips(verband)

Bandage, spica   Kornährenverband
Band-aid   Pflaster
Bands, longitudinal of colon   Taeniae coli
Bane   Gift; Toxin
Banewort   Tollkirsche; Belladonna
Bar   Stange; Stab; Bar (Einheit des Drucks)
Bar of bladder   Plica interureterica
Bar, Mercier's   Plica interureterica
Bar, terminal   Schlussleiste
Barber's Itch   Sycosis; Bartflechte
Bare   nackt; bloß; unbekleidet; kahl
Bare (to the waist)   mit nacktem Oberkörper; barhäuptig; freimachen; entblößen
Barking (cough)   bellend
Barrel chest   Faßthorax
Barren   unfruchtbar; infertil
Barrenness   Unfruchtbarkeit; Infertilität; Sterilität
Base, buffer   Pufferbasen
Base, nuclein   Purinbase
Bastard   unehelich geborenes Kind
Bathygastry   Magensenkung; -tiefstand; Gastroptose
Battarism   überstürzte, polternde Sprechweise (*stammering*)
Be in the pink, to   gesund; rosig aussehen
Be on the mend, to   sich besser fühlen; genesen
Be on xx. Months, to   im xxten Monat schwanger
Be retching, to   Übelkeit/Erbrechen
Beaker   Becherglass
Beard   Bart
Bearing Down   Presswehen (*pushing expulsive effort; second stage of labor*)
Beat   (Puls, Herz) Schlag
Beat, apex   Herzspitzenstoß
Beat, coupled   Bigeminus
Beat, escape   Ersatzsystole
Beat, paired   Bigeminus
Beat, premature atrial   Vorhofextrasystole

Beat, premature   Extrasystole
Beating (pain)   schlagend; klopfend
Bedbug, common   gemeine Bettwanze
Bedbug, tropical   tropische Bettwanze
Bedbug   gemeine Bettwanze
Bedsores   Dekubitus; Druckgeschwür (*stressed areas of a bedridden patient*)
Bedwetting   Bettnässen
Beefy (skin colour)   fleischig
Begma   Husten, Auswurf
Behavior   Benehmen; (Kinder) Betragen; Verhalten
Behavioral   Verhalten betreffend; Verhaltens-
Behind   Hinterteil; Hintern
Belch, to   aufstoßen; rülpsen
Belch   Aufstoßen; Rülpsen; Rülpser
Belching   Aufstoßen
Beliefs   Glauben; Überzeugungen
Belligerent (emotional + psychological state)   aggressiv; streitlustig; kampflustig
Bell's Palsy   Facialisparese
Belly   Bauch; Abdomen; Magen und angrenzende Darmabschnitte; Muskelbauch; Uterus
Bellybutton   Nabel
Bends   Taucherkrankheit bei zu schneller Dekompression, z. B. nach Tauchgängen
Bestiality   Sodomie
Bex   Husten
Bibasilar (Rales)   beidseits basal
Bile   Galle; Gallenflüssigkeit; Gallensaft
Bilious   Galle oder Gallenblase oder Gallengänge betreffend; biliär; gallig
Biliousness   leichte Leberverstimmung durch falsche Ernährung
Biopsy, punch   Stanzbiopsie
Biopsy, surface   Oberflächenbiopsie; Abstrich
Biopsy, trephine   Stanzbiopsie
Birth, premature   Frühgeburt

Birth-mark auffällige Hautfarbveränderungen eines Neugeborenen, normalerweise permanent

Bite Beißen; Biss; Beizen; Ätzen

Bite, locked Bisssperre

Bite, scissors Scherenbiss

Bite, to beißen; beizen; ätzen; zerfressen; angreifen

Black Death Beulenpest (auch *bubonic plague*)

Bladder, chyle Cisterna chyli

Bladder, fasciculated Balkenblase

Bladder, irritable Reizblase

Bladder, nonreflex autonome Blase

Bladder, sigmoid Sigma-Conduit

Bladder, tabic Tabikerblase

Bladder, trabecular Trabekel-, Balkenblase

Blanches on pressure Weissfärbung bei Druck

Bleach, to bleichen; bleich werden

Bleach Bleichen; Bleichmittel

Blear-eyed kurzsichtig; myop

Bleb Schwellung; Blase (*blister*)

Bleed, to bluten

Bleeding, supernumerary Zusatzblutung

Blenna Schleim; dünne Flüssigkeit

Blinding (pain) blendend; stechend

Blindness, twilight Schwäche des Dämmerungssehens

Blindness, word Leseunfähigkeit, -unvermögen

Blister, to Blasen bekommen; Blasen hervorrufen, ziehen oder bekommen

Blister Hautblase; Blase; Bläschen; Pustel; Brandblase; Wundblase; Zugpflaster

Blisters, fever Fieberbläschen; Herpes simplex/labialis

Bloated (appearance) aufgedunsen; gebläht

Bloating Blähungen

Block, arborization Ast-, Verzweigungsblock

Block, bundle-branch Schenkelblock

Block, dynamic Liquorblockade

Block, interventricular Schenkelblock

Blood for cross-matching Kreuzblut

Blood, banked konserviertes Blut; Blutkonserve

Bloodshot Blutspritzer

Blood-stained (sputum) blutdurchsetzt; blutig gefärbt

Blood-streaked (sputum) Blutbeimischung, tingiert

Blotch roter Hautfleck

Blotchy (skin colour) fleckig

Blue deprimiert; niedergeschlagen

Blue bloater Emphysematikertyp

Blunt stumpf; abgenutzt; abgestumpft

Blunted (emotional + psychological state) abgestumpft

Blurring verschwommen sehen

Blurring of vision Sehstörungen

Blushing erröten

Boil Eiterbeule; Furunkel; Blutgeschwür; Furunkel

Bond Verbindung; Band; Bindung; Brücke (chemisch)

Bone Onlay transplantiertes Knochengewebe; Interponat

Bone, ankle Sprungbein; Talus

Bone, astragaloid Sprungbein; Talus

Bone, calf Wadenbein; Fibula

Bone, cancellated Spongiosa

Bone, cancellous Spongiosa

Bone, cartilage Ersatzknochen

Bone, collar Schlüsselbein; Clavicula

Bone, epactal Nahtknochen

Bone, flank Darmbein; Os ilium

Bone, greater multangular Os trapezium

Bone, heel Fersenbein, Calcaneus

Bone, innominate Hüftbein; Hüftknochen; Os coxae

Bone, intermediate Mondbein; Os lunatum

Bone, odontoid Dens axis

B

Bone, primitive   Geflechtknochen
Bone, pyramidal   Dreiecksbein; Os triquetrum
Bone, thigh   Femur; Os femoris
Bone, tubular   Röhrenknochen
Bone, turbinate   Nasenmuschel; Concha
Bone, wormian   Schalt-, Nahtknochen
Bone, woven   Geflechtknochen
Booster   Auffrischung; Auffrischungsimpfung; Verstärkung; Verstärkungsreaktion
Boring (pain)   bohrend; stechend
Boss   Auswölbung an einem Knochen
Bougie   medizinisches Instrument zur Dilatation
Bougienage   Bougieren; Bougierung
Bounding (pulse)   springend
Bouts   Anfälle; Episoden
Bow legs   O-Beine; Genu varum
Bowel   Darm; Eingeweide; Gedärm
Bowel preps   Abführen
Bowel, irritable   Reizkolon; irritables/spastisches Kolon
Bowleg, nonrachitic   Blount-Krankheit; Osteochondrosis deformans tibiae
Bowleg   O-Bein; Genu varum
Bowlegged   O-Bein; Genu varum
Box Splint   Schiene zur Versorgung von Unterschenkelfrakturen
Brace   Schiene; Schienenapparat; Korsett; Orthese; (Gips-, Kunststoff-)Schale; Hülse
Braces   Zahnklammer; -spange; Halter; Strebe; Stütze; Bügel; Band
Brain, tween   Zwischenhirn; Diencephalon
Brain, vesicular   Blasenhirn; Hydranzephalie
Braincase   Hirnschädel; Neurocranium
Brainpan   Hirnschädel; Neurocranium
Branch block-like deformation   schenkelblockartige Deformierungen
Branch   Ast; Zweig; Ramus
Branched-chain   verzweigtkettig

Brash   Sodbrennen
Brash, water   Sodbrennen
Brassy (cough)   blechern
Brawny   muskulös, kräftig
Breakdown, anastomotic   Anastomoseninsuffizienz
Breast, caked   Stauungsmastitis
Breast, chicken   Kiel-, Hühnerbrust; Pectus gallinatum/carinatum
Breast, funnel   Trichterbrust; Pectus excavatum/infundibulum/recurvatum
Breast, pigeon   Kiel-, Hühnerbrust; Pectus gallinatum/carinatum
Breast, shotty   zystische/fibrös-zystische Mastopathie; Mammadysplasie
Breath, offensive   Mund-, Atemgeruch
Breath, short of   kurzatmig
Breech   Hinterteil; Gesäß; Steißgeburt; Geburt aus Beckenendlage
Breech presentation   Steißlage
Bridge of Varolius   Brücke; Pons cerebri
Bridou   Perlèche; Faulecken; Mundwinkelrhagaden
Brief (pain course)   kurz (Schmerzverlauf)
Brim   (Gefäß-)Rand; Beckenrand
Brim, pelvic   Beckenrand; Apertura pelvis superior
Bring up, to   aushusten; abhusten
Brisement   operative Gelenkmobilisierung
Brisk (reflexes)   lebhaft; rege
Brittle   zerbrechlich; brüchig; gebrechlich; fragil
Brittle bones   schwache Knochen; Osteoporose
Bronchiple   Bronchioli terminales
Bronchismus   Bronchospasmus
Bronchophonia   Patienten „66" flüstern lassen (*whisper 66*) und Lunge auskultieren; auch VR „*Vocal resonance*" genannt
Broth   Nährbrühe; Nährbouillon; Bouillon

Brow   Stirn; (Augen-)Braue

Browned off   deprimiert; niedergeschlagen

Bruise, to   sich verletzen

Bruise   Quetschung; Prellung; blauer Fleck; Bluterguss; Hämatom

Bruising   blaue Flecke bekommen; Einblutungen; Hämatome

Bruit   abnormes Auskultationsphänomen, z. B. Summen (*hum*) oder Murmeln (*murmur*); Strömungsgeräusch; Geräusch

Bruit de diable   Nonnensausen; Kreiselgeräusch

Bruit, Traube's   Galopp(rhythmus)

Bruit, jugular   Nonnensausen; Kreiselgeräusch

Bubbling (cough)   blubbernd; brodelnd

Bubo, climatic   Lymphogranuloma inguinale, venereum

Bubo, tropical   Lymphogranuloma inguinale, venereum

Bud   Knospe; Anlage

Bud, taste   Geschmacksknospe

Buffer   Puffer; Pufferlösung

Bug   Wanze; Insekt; Infekt; Bazillus; Erreger

Bug, assassin   Raubwanze

Bug, cone-nosed   Raubwanze

Buggered   erschöpft

Bugs   Erreger (Sammelbegriff)

Build   Körperbau; Statur; Figur; Form; Gestalt

Bulb   Bulbus; (Glas-)Ballon; (Glüh-)Birne; (Thermometer) Kolben

Bulging   anschwellend; vorwölbend

Bulkage   Ballaststoffe

Bulky (stools)   massig

Bulky and floating   Steatorrhoe

Bum   Po, Gesäß

Bundle Branches   Faszikel; Leitungsbündel; Schenkel; Befund bei Hallux valgus

Bunged up   verschnupft

Bunion   Hühnerauge, eigentlich Zehen-/Fußballen

Burn, caustic   Verätzung

Burn, corrosive   Verätzung

Burn, full-thickness   Verbrennungen 3. Grades

Burns   Verbrennungen

Burp, to   aufstossen (umgangssprachlich)

Burp   Aufstoßen; Rülpsen; Rülpser; Bäuerchen

Burrow   Hautgang; Fistel

Bursting (pain)   berstend

Buttock   Gesäßbacke

Buttocks   Gesäß; Hinterbacken; *clunes*; *nates* (umgangssprachlich)

By-effect   Nebenwirkung

Bysma   Tamponade; Pfropfen (*plug*)

C

Cacation   Defäkation (*release of feces*)

Calcareous   kalziumhaltig; kreideartig (*chalky*) in Aussehen und Geschmack

Calcicosis   Kalzikose; gutartige Pneumokoniose durch Einatmen v. Kalkstaub (*marbledust*)

Calcification, medial   Mediaverkalkung; Mediasklerose

Calcification, metastatic   metastatische Verkalkung; Kalzinose

Calcification, pulp   kalkige Degeneration; diffuse Pulpaverkalkung

Calf   Wade; Sura

Callous   schwielig; verhornt; verhärtet

Calloused (appearance)   kallös

Callus Hornschwiele; Kallus; Callositas; Callus

Calmative beruhigend; sedierend; sedativ

Calosity Hornschwiele; Kallus

Calves Unterschenkel; Waden

Calvities Kahlheit; Haarausfall

Cancellate spongiös; schwammig; schwammartig

Cancer, black malignes Melanom

Cancer, claypipe Pfeifenraucherkrebs

Cancer, corset Panzerkrebs; Cancer en cuirasse

Cancer, jacket Panzerkrebs; Cancer en cuirasse

Cancer, rodent knotiges, solides, nodularis Basaliom; Basalioma exulcerans

Cancer, soft medulläres Karzinom

Cancer, soot Kaminkehrerkrebs; Schornsteinfegerkrebs

Canine teeth Eckzähne; Reißzähne

Canker Mund-, Lippengeschwür

Canky (emotional + psychological state) griesgrämig; verrückt

Canthal Augenwinkel betreffend

Cap Diaphragama

Cap, bishop's Pars superior duodeni

Capillary oozing (bleeding) Sickerblutung; diffus blutend

Car Sickness Reisekrankheit; Schwindel (*equilibrium imbalance*)

Carcinoma, hair-matrix Basalzellkarzinom

Carcinoma, intermediate basosquamöses Karzinom

Carcinoma, metatypical basosquamöses Karzinom

Carcinoma, prickle cell Plattenepithelkarzinom

Carcinoma, transitional cell Übergangszellkarzinom

Carcinoma, tubal Tubenkarzinom

Cardiac arrest Herzstillstand

Cardiac souffle kardiales auskultatorisches (blasendes) Geräusch

Cardiataxia sehr unregelmäßige Herzaktionen

Caries, Pott's Wirbelkaries

Caseation Verkäsung; Verkäsen

Caseous verkäsend; verkäst

Caseworm Echinokokkus

Cast, Külz's Komazylinder

Cast Guss; Gussform; fester Verband; Stützverband; Gips; Gipsverband; Zylinder, Harnzylinder

Cast, mucous Pseudozylinder

Cast, plaster Gips(verband); Gipsabdruck, -abguss

Cast, spurious Pseudozylinder

Cast, tubular Harnzylinder; Nierenzylinder

Casualty Notaufnahme (UK)

Casuistry Kasuistik

Cataract, furnacemen's Glasbläserstar; Infrarotkatarakt; Cataracta calorica

Cataract, heat Feuer-, Glasbläserstar; Infrarotkatarakt; Cataracta calorica

Cataract, immature beginnender Star; Cataracta incipiens

Catarrh, autumnal Heuschnupfen; Heufieber

Catarrh, Bostock's Heuschnupfen; Heufieber

Catarrh, suffocative anfallsweise Atemnot; Asthma

Catarrh, vernal Frühjahrskonjunktivitis; Conjunctivitis vernalis

Catch a bug, to sich etwas einfangen (umgangssprachlich)

Catemenia Beginn der ersten Menstruationsblutung

Catharsis Darmreinigung; Darmentleerung

Cathartic abführend

Catheter, indwelling Verweil-, Dauerkatheter

Causative etwas auslösend

Causura   Fehlen oder Verschluss einer natürlichen Körperöffnung; Atresie; Atresia

Cautery   (Aus-)Brennen; Kauterisation; Kaustik; Brenneisen; Kauter; Ätz-, Beizmittel

Cautery, cold   Kryokauter

Cautery, electric   Elektrokauterisation

Cautery, galvanic   Elektrokauterisation

Caverns of spongy body: Harnröhrenschwellkörperkavernen; Cavernae corporis spongiosi

Cavity, cotyloid   Hüft(gelenks)pfanne; Acetabulum

Cell, air   lufthaltiger Hohlraum in Knochen oder Geweben

Cell, band   stabkerniger Granulozyt; Stabkerniger

Cell, beaker   Becherzelle

Cell, berry   Morulazelle

Cell, Bizzozero's   Thrombozyt

Cell, burr   Stechapfelform; Echinozyt

Cell, cameloid   Elliptozyt; Ovalozyt

Cell, chalice   Becherzelle

Cell, cleavage   Furchungszelle; Blastomere

Cell, encasing   Deck-, Mantel-, Hüllzelle

Cell, foot   Sertoli-Zelle; Stütz-, Ammen-, Fußzelle; Basalzelle

Cell, grape   Morulazelle

Cell, irritation   Türk-Reizformen

Cell, Marchand's   Adventitialzelle

Cell, marginal   (von) Ebner-Halbmond; Giannuzzi-Halbmond

Cell, Mexican hat   Schießscheibenzelle; Targetzelle

Cell, mucous neck   (Magen) Nebenzelle

Cell, noncleaved follicular center   Germinoblast; Zentroblast

Cell, oxyntic   (Magen) Beleg-, Parietalzelle

Cell, principal   Hauptzelle

Cell, scavenger   Abraumzelle

Cell, Schilling's band   stabkerniger Granulozyt

Cell, shadow   Halbmondkörper; Achromozyt

Cell, smudge   Gumbrecht-Kernschatten

Cell, spider   fibrillärer Astrozyt; Rouget-Zelle

Cell, stellate ~ of liver   (von) Kupffer-Zelle

Cell, sustentacular   Sertoli-Zelle; Stütz-, Ammen-, Fußzelle

Cellulite   Dermatopanniculosis deformans; altersbedingte Veränderungen der Subkutis-Struktur (bucklige Unregelmäßigkeiten der Hautoberfläche wg. eindringender Fettzellen ins Korium)

Cellulitis   Zellulitis; Entzündung (meist bakteriell-eitrig) des lockeren Unterhautgewebes

Cellulitis, clostridial   Clostridien-Cellulitis

Cellulitis, pelvic   Parametritis

Cellulitis, phlegmonous   Phlegmone

Cephalodactyly, Vogt's   Apert-Crouzon-Syndrom; Akrozephalosyndaktylie Typ IIa

Cerebral palsy   Sammelbegriff für Zerebralschäden, M. Little

Cerebration   mentale Aktivität

Cerumen, impacted   Ohrschmalzpfropf; Cerumen obturans

Cervix, barrel   Tonnenkarzinom

Cessation of breathing   Atmungsstillstand; Apnoe

Cessation, abnormal ~ of menses   Amenorrhoe

Cessation   Einstellung; Einstellen; Ende; Stillstand

Chafe, to   aufscheuern; wundscheuern

Chalk, French   Talkum

Challenge, to   herausfordern; provozieren

Chancre   Schanker; primäres Hautgeschwür (bei Geschlechtskrankheiten)

Chancre, Nisbet's Bubonulus; Lymphangiitis dorsalis penis

Chancre, true harter Schanker

Chancroid weicher Schanker; Ulcus molle

Change of Life Menopause; Klimakterium

Change of sound Biermer-, Gerhardt-Schallwechsel

Change of voice Stimmbruch

Change, puberty vocal Stimmbruch

Chaperon Anstandsdame; Anstandswauwau; Begleiter/in

Chapped Skin aufgesprungene Haut; spröde Haut

Charcoal, activated Aktivkohle

Charley horse steifes Bein; Verkrampfung

Chart, to graphisch darstellen; eintragen; in eine Kurve einzeichnen oder auftragen

Chart Krankenblatt; Patientenakte; Tabelle; graphische Darstellung; Skala; Diagramm;

Check x-ray Kontroll(röntgen)aufnahme

Cheek Backe, Wange; (Po-)Backe

Cheekbone Jochbein; Os zygomaticum

Cheilosis Lippenrhagaden

Chemosis Konjunktivenödem; Bindehautödem der Augen

Chest, barrel Fassthorax

Chest, cobbler's Schusterbrust

Chest, flail Brustwand-, Thoraxwandflattern

Chest, foveated Trichterbrust; Pectus excavatum/recurvatum

Chest, keeled Kiel-, Hühnerbrust; Pectus gallinatum/carinatum

Chest, pigeon Kiel-, Hühnerbrust; Pectus gallinatum/carinatum

Chest Brust; Brustkorb; Thorax

Chestly Bronchitis betreffend; mit Bronchitis verbunden; bronchitisch

Chesty rezidivierende bronchopulmonale Infektionen

Chickenpox Windpocken; Varicella; Varizellen

Chigger Tunga penetrans; Dermatophilus penetrans; Sandfloh des tropischen Amerika; weltweit verschleppt; Tungiasis (Hautreaktion auf die Eier): warzenähnliche, juckende, häufig superinfizierte Granulationen mit dunklem Zentrum, v.a. an Füßen (meist interdigital) sowie perianal und genital

Chilblain Frostbeule; Erythema pernio

Child abuse Kindesmisshandlung

Chill(s), shaking Schüttelfrost

Chill, death Algor mortis

Chill, spelter's Gießerfieber

Chill, to (ab-)kühlen; kalt machen

Chill, zinc (fume) Gießerfieber

Chill Frösteln; Kältegefühl; Schauer; Kälte; (Fieber-)Schauer

Chills Schüttelfrost

Chin Kinn; Mentum

Chirology Gebärdensprache

Chloremia vermindertes Hämoglobin und Erythrozyten

Chlorosis schwere Form der Eisenmangelanämie; Bleichsucht

Choke Obstruktion des Pharynx oder Ösophagus; ersticken; erdrosseln; (er)würgen

Chokedamp Grubengas; Kohlendioxid

Cholemia, familial intermit. Hyperbilirubinämie; M. Meulengracht; Icterus juvenilis intermittens

Chorea, acute Sydenham's chorea

Chorea, chronic Huntington's chorea

Chorea, degenerative Huntington's chorea

Chorea, hemilateral Hemichorea

Chorea, hereditary Huntington's chorea

Chorea, juvenile Sydenham's chorea

Chorea, rheumatic Sydenham's chorea

Chorea, simple Sydenham's chorea

Christian name　Vorname; Rufname

Chromaturia　abnorme Urinverfärbung

Cicatriced (appearance)　vernarbt

Cinema eye　auch *Klieg eye* genannt; Konjunktivitis; Lidödem; Lakrimation und Photophobie durch exzessive Lichtexposition

Cinematization　plastische Amputation; Kineplastik

Circulation, compensatory　Kollateralkreislauf

Cirrhosis, Hanot's　primäre biliäre (Leber-)Zirrhose

Cirrhosis, Laennec's　mikronoduläre Leberzirrhose

Cirsectomy　Varizenteilentfernung

Cistern, Pecquet's　Cisterna chyli

Clammy (appearance)　feucht; klamm

Clamp Time: Dauer der Abklemmung der Aorta bei Einsatz der HLM

Clamp　Klemme

Clapped out　erschöpft

Clavicle　Clavicula (*collar bone*)

Claw toes　Klauenzehen

Clay-like, -coloured　lehmartig; -farben

Cleavage　Spaltung

Cleavage, pudendal　Schamspalte; Rima pudendi

Cleave, to　spalten

Cleft　Spalt(e); Furche; Fissur; gespalten; geteilt; (auseinander-)klaffend

Cleft, branchial　Kiemengang; Kiemenspalte

Cleft, cluneal　Gesäßspalte; Rima ani

Cleft, gill　Kiemengang; Kiemenspalte

Cleft, natal　Gesäßspalte; Rima ani

Cleft, oblique facial　schräge Gesichtsspalte/Wangenspalte; Meloschisis

Cleft, palate　Gaumenspalte

Cleft, pharyngeal　Kiemengang; Kiemenspalte

Clinic　Poliklinik; Ambulanz; Sprechstunde; Beratungsgruppe; Therapiegruppe; Krankenhaus; spezialisiertes Krankenhaus, Klinik; *Bedside-Teaching*

Clitoridauxe　Klitorishypertrophie

Closed fracture　geschlossene Fraktur

Clot, to　zum Gerinnen bringen; gerinnen; (Blut) koagulieren

Clot　Klumpen; Klümpchen; (Blut-, Fibrin-)Gerinnsel

Clots　Blutgerinnsel

Clotting screen　Gerinnungslabor

Clotting time　Gerinnungszeit

Clotting　(Blut-, Fibrin-)Gerinnung; Koagulation; Klumpenbildung

Club foot　Klumpfuß; Talipes (pes) equinovarus (excavatus et adductus)

Clubbing (finger): Trommelschlegelfinger

Clubhand　Klumphand

Clunes　die Gesäßhälften; Gesäß(backen); Hinterbacken

Clyster　Klistier, Einlauf (*enema*)

Cnelmis　Unterschenkel; Schienbein; Tibia

Cnemial　Schienbein betreffend; Schienbein-

Coalescence　Verbindung; Vereinigung; Verquickung

Coarctation, reversed　Pulslos-Krankheit; Takayasu-Syndrom; Arteriitis brachiocephalica

Coarse (rales)　grobblasige; rauhe Rasselgeräusche

Cobblestone (tongue)　Kopfsteinpflasterzunge

Code 9　Reanimationscode im Krankenhaus

Code 14　Reanimationscode im Krankenhaus

Code blue　Reanimationscode im Krankenhaus in den USA

Code status: Anweisung bezgl. Reanimation - Patient gefährdet?, Wiederbelebung?

Coffee grounds (blood)　kaffeesatzartig

Cogwheel (breath sounds)   Zahnrad; rasselnde Atemgeräusche

Coil   Spirale, auch IUCD (*intra-uterine contraceptive device*) genannt

Cold Sores   Herpes simplex (labialis) Infektion im Gesicht (Lippe)

Cold turkey   Entzug

Colic, flatulent   Tympanie

Colic, hepatic   Gallenkolik; Colica hepatica

Colic, menstrual   Dysmenorrhoe

Colicky (pain)   kolikartig

Collar   Kragen; Halsband; Halskrause

Collar bone   Clavicula

Colloquial   umgangssprachlich

Colon, brown   Dickdarmmelanose

Colon, pelvic   Sigma; Sigmoid

Colourless (rice-water)   farblos (reiswasserartig)

Columnar cells   Zylinderepithel

Comminute   zertrümmerte Fraktur (*shattered*)

Commitment   Verpflichtung; Engagement; Überweisung eines Patienten

Complaint   Erkrankung

Complexion   (Haut-, Gesichts-)Farbe; Teint

Composite   Zusammensetzung; Mischung; zusammengesetzt (aus); gemischt

Compound fracture   komplizierte Fraktur

Compound   Verbindung; (pharmakol.) Kombination(spräparat); (Fraktur) kompliziert

Compulsive rituals   Zwangsrituale; -handlungen

Compulsive   zwanghaft

Compulsory   zwangsweise; gezwungen; Zwangs-; obligatorisch; verbindlich; zwingend; Pflicht-

Concealed   versteckt; verkappt; maskiert; larviert; verborgen; okkult

Conceive   empfangen; schwanger werden

Concretion   Konkrement

Concubitus   Geschlechtsverkehr

Concussion   Commotio cerebri; Gehirnerschütterung; Erschütterung; Commotio

Concussion of the retina   Commotio retinae

Concussion, brain   Gehirnerschütterung; Commotio cerebri

Concussion, cerebral   Gehirnerschütterung; Commotio cerebri

Conduction pathway   Reizleitung

Conduction   Überleitung; Reizleitung

Confinement   Entbindung; Niederkunft

Confusion, state of   verwirrt; bestürzt; verlegen

Congeal   (Blut) gerinnen lassen; (Blut) gerinnen

Congelation   Erfrierung(serscheinung); Erstarren; Fest-, Hartwerden; Gefrieren; Gerinnen

Congest, to   stauen (Blut)

Congested   blutüberfüllt; injiziert

Congestion   Stau(ung); Stockung; Ansammlung; Anhäufung; Andrang; (Blut-)Stauung

Conjunctivitis, arc-flash   Conjunctivitis actinica/photoelectrica; Keratoconjunctivitis

Consanguine   blutsverwandt

Consanguinity   Blutsverwandtschaft (*kinship*)

Conscience   Gewissen

Consciousness   Bewusstsein

Consensual   gleichsinnig; übereinstimmend; unwillkürlich; Reflex-

Constipated   an Verstopfung leidend; verstopft; obstipiert

Constipation   (Stuhl) Verstopfung; Obstipation

Constitutional   anlagebedingt; körperlich bedingt; naturgegeben; konstitutionell

Consultant   leitender Oberarzt; Chefarzt

Consumption   Verbrauch; Auszehrung

Contactant   Kontaktallergen

Content of thought   Gedankeninhalt

Contortion   Verrenkung; Verzerrung (*jerky, spasmodic twisting*)

Contractions   Wehen

Contuse, to   stoßen; prellen

Contused   gequetscht; geprellt

Convalesce   genesen; gesund werden

Convalescence   Genesung; Rekonvaleszenz

Convalescent   genesen; rekonvaleszent; Genesung betreffend; genesend

Convertible   konvertierbar (in einen anderen (Herz)rhythmus)

Convulsant   krampfauslösendes Mittel; Konvulsivum

Convulsion, crowing   falscher Krupp; Pseudokrupp; Laryngitis subglottica

Convulsive   krampfartig; krampfend; konvulsiv

Copious (emesis, sputum)   reichlich

Coraa   Hautschwiele (callous; heloma)

Cord   (anatom.) Strang; Band; Chorda; Leine; Kordel; Strang; Schnur

Cord, Billroth's   Milztrabekel

Cord, Ferrein's   Stimmfalte; Plicae vocalis

Cord, gangliated   Grenzstrang; Truncus sympathicus

Cord, ganglionated   Truncus sympathicus

Cord, hepatic   Leber(zell)bälkchen

Cord, lymph   (Lymphknoten) Markstränge

Cord, medullary   Hodenstränge; (Lymphknoten) Markstränge

Cord, sex   Keim-; Hodenstränge

Cord, spermatic   Samenstrang; Funiculus spermaticus

Cord, Weitbrecht's   Chorda obliqua

Cordate   herzartige Form

Corectomy   Iridektomie

Corn   Hühnerauge; Leichdorn; Clavus; Mais

Coroner   Leichenschauer; Gerichtsmediziner

Corpuscles, Bizzozero's   Thrombozyten

Corpuscles, colored   Erythrozyten

Corpuscles, colorless   Leukozyten

Corpuscles, concentric   Hassall-Körperchen

Corsucation   Blitzlicht vor den Augen

Coryza   Schnupfen; Virusschnupfen

Costive   an Verstopfung leidend; verstopft; obstipiert

Costiveness   Verstopfung; Obstipation

Cot death   plötzlicher Kindstod

Cottonpox   Alastrim; weiße Pocken; Variola minor

Counseling   Beratung

Course   Verlauf; auch Dauer einer Antibiotikatherapie „*course of ABx*"

Courses   Monatsblutung; Regel; Periode; Menses

Crack one´s squash, to   „Die Rübe (Nuss) knacken" (Kraniotomie, umgangssprachlich)

Crackling (rales)   knisternd

Crampy (pain)   krampfartig

Crapulent   exzessives Essen und Trinken

Crash cart   Rollwagen (für Medikamente, Spritzen etc.)

Cream, Leukocyte   Leukozytenmanschette

Crease   (Haut-)Falte

Crepitant (rales)   Reibegeräusche

Crescent   Halbmond; halbmondförmige Struktur; halbmond-; (mond-)sichelförmig

Crescent, articular   Meniskus

Crescentic   semilunar; halbmondförmig

Crest   (Knochen-)Leiste; Kamm; Crista

Crevice   Bruch; Spalte; Fissur

Cribbing   Luftschlucken; Luft verschlucken

Crossbirth   Querlage

Cross-eye   Einwärtsschielen; Esotropie; Strabismus internus; Strabismus convergens

Cross-knee   X-Beine; Genu valgum (*knock kneed*)

Croup, false   Pseudokrupp; Laryngitis subglottica

Croup, membranous   Kehlkopfdiphtherie

Croup, pseudomembranous   Kehlkopfdiphtherie

Croup, spasmodic   Pseudokrupp; Laryngitis subglottica

Croupious   pseudomembranös; entzündlich-fibrinös

Croupy   mit kruppartigen Symptomen; kruppartig; kruppähnlich; kruppös

Crowling   Reprise

Crown   Scheitel

Crowning   Durchtritt des Scheitels im Geburtskanal unter der Geburt

Crown-rump-length   Scheitel-Steiß-Länge

Crucible   (Schmelz-)Tiegel

Cruel (pain)   grausam

Crump, to   explodieren; bersten; krachen; hochgehen

Crushing (pain)   zerschlagend

Crust, milk   Milchschorf; frühexsudatives Ekzematoid; konstitutionelles Säuglingsekzem

Crutch   Krücke

Cuff   (aufblasbare) Manschette

Cuff, musculotendinous   Muskel-Sehnen-Manschette; (Schulter) Rotatorenmanschette

Cuff, rotator   (Schulter) Rotatorenmanschette

Culdoscopy   Kuldoskopie; Untersuchung des Douglas Raum bei Frauen

Culture, axenic   Reinkultur

Culture, concentration   Anreicherungskultur

Culture, slide   Objektträgerkultur

Culture, streak   (Aus-)Strichkultur

Cup   Tasse; Becher; Napf; Schale; Kelch

Cup, optic   Papillenexkavation; Augenbecher

Cup, physiological   Pupillenexkavation

Cup, suction   Saugglocke

Cup, to   schröpfen

Curdy (discharge)   quarkartige Absonderungen

Curettage scrape   Curettage

Curettage, suction   Saug-, Vakuumkürettage

Curettage, uterine   Abrasio uteri

Curietherapy   Radium Therapie

Current and past events: Test des Mittel- und Langzeitgedächtnisses

Cusp   Spitze; Zipfel; Segel

Cuspid   Eck-, Reisszahn (*canine tooth*)

Cuticle   Häutchen, z.B. an der Nagelfalz

Cyanosis, autotoxic   Stokvis-Talma-Syndrom

Cyanosis; enterogenous   Stokvis-Talma-Syndrom

Cyesis   Schwangerschaft; Gravidität

Cyst, adventitious   Pseudozyste

Cytula   die imprägnierte (befruchtet) Eizelle

D

Dactylion   Syndaktylie; Zusammenwuchs von Fingern und Zehen

Daltonism   Farbblindheit (*colorblindness*)

Dandruff   (Kopf-, Haar-)Schuppe

Dandy fever   Dengue; auch *breakbone fever*

Dangle foot   Steppergang; schlaff herabhängender Fuß bei N. fibularis Paresen (*drop foot*)

Darting (pain)   einschießend; blitzartig; schnell

Dazed (emotional + psychological state)   benommen

Deadbirth   Totgeburt

Deaf-mutism   Taubstummheit; Mutisurditas; Surdomutitas

Deaf-mutism, sensory   Seelentaubheit; psychogene, akustische Agnosie

Deafness   Taubheit; Surditas; Schwerhörigkeit

Deafness, apoplectiform   Hörsturz; akute Ertaubung

Deafness, conductive   Mittelohrschwerhörigkeit; Schallleitungsschwerhörigkeit

Deafness, middle ear   Mittelohrschwerhörigkeit; Schallleitungsschwerhörigkeit

Deafness, sudden   Hörsturz; akute Ertaubung

Deafness, transmission   Mittelohrschwerhörigkeit; Schallleitungsschwerhörigkeit

Deafness, word   Worttaubheit; akustische Aphasie

Death, crib   plötzlicher Kindstod; auch *sudden infant death syndrome*

Death rattle   Todesrasseln; Passage von Luft durch flüssigkeitsgefüllte Trachea (*windpipe*)

Death, cot   plötzlicher Kindstod; auch *sudden infant death syndrome*

Death, voluntary   Freitod; Suizid

Debilitant   Beruhigungsmittel

Debulking   partielle Geschwulstverkleinerung

Decalvant   Haarentfernung

Decay   Verfall; Zerfall; Verschlechterung; Schwäche; Altersschwäche

Decay, bakers'   Bäckerkaries

Decay, to   zerfallen; verwesen; sich auflösen; sich zersetzen; faulen; verfaulen

Decease, to   versterben; verscheiden

Decease   Tod; Ableben

Dechlorination   Senkung des Körpernatriums durch reduzierte Aufnahme

Declination   Neigung; Schräglage; Abweichung (*from* von); Verfall; Niedergang

Declination, negative   Inzyklovergenz

Declinator   Dura mater Retraktor

Decongestant   abschwellende Nasentropfen

Decrepit   (alters)schwach; körperlich heruntergekommen

Decrepitude   Senilität; Altersschwäche

Decussate, to   überkreuzen

Deep (pain)   tief; stark

Deflexion attitude   auch *malpresentation* genannt; Haltung (Deflexionshaltung) des Kindes kurz vor der Geburt

Deformity, Boutonnière   Knopflochdeformität

Deformity, duckbill   Entenschnabelbruch

Deformity, mermaid   Sirenenbildung; Sirenomelie; Sympodie

Degeneration, chitinous   amyloide Degeneration; Amyloidose

Degeneration, lardaceous   amyloide Degeneration; Amyloidose

Degeneration, liquefaction   Kolliquationsnekrose

Degeneration, spongy   Canavan-Syndrom

Degeneration, Türck's   Waller-Degeneration

Degeneration, Virchow's   amyloide Degeneration; Amyloidose

Degeneration, waxy   amyloide Degeneration; Amyloidose

Deglutition   Schluckvorgang

Dehiscence, abdominal incision   Platzbauch

D

Dejection   Niedergeschlagenheit; Depression

Delactation   Abstillen (*weaning the young*)

Delayed   verzögert; verschleppt; verspätet; ver-, aufgeschoben; Spät-

Deleterious   (gesundheits-)schädlich; schädigend; zerstörend; deletär

Deliberate self-harm   absichtliche, vorsätzlich Selbstverletzungen

Deliver, to   entbinden; gebären

Delivery room   Kreissaal

Delivery   Geburt; Entbindung; Partus

Delusion   Wahn

Delusion de grandeur   Größenwahn; Megalomanie; auch *expansive delusion* oder *grandiose delusion* genannt

Delusion of grandeur   expansiver Wahn; Größenwahn; Megalomanie

Delusion of persecution   Verfolgungswahn

Delusion of reference   Beziehungswahn

Delusion, dermatozoic   Dermatozoenwahn; taktile Halluzinose

Delusion, expansive   expansiver Wahn; Größenwahn; Megalomanie

Delusion, grandiose   expansiver Wahn; Größenwahn; Megalomanie

Delusion, persecutory   Verfolgungswahn

Delusion, residual   Residualwahn

Delusion, somatic   hypochondrischer Wahn

Denial   Verleugnung

Density, coin-shaped   Rundherd

Denture   Zahnprothese

Deplete, to   leeren; entleeren; entziehen

Depletion   Entleerung; Flüssigkeitsentzug; Flüssigkeitsarmut

Depraved   verdorben; verkommen

Deranged (Diabetes mellitus)   entgleister Diabetes

Derangement   Geistesgestörtheit; Unordnung; Durcheinander

Dermatozoic delusion   Dermatozoenwahn

Desiccate   austrocknen

Desmalgia   extremer, abnormer, ligamentärer Schmerz

Desmectasis   Sehnen (*tendon*) Dehnung

Desmotomy   Inzision eines Ligaments

Despondent (emotional + psychological state)   mutlos

Detachment   (Ab-)Trennung; (Los-)Lösung

Detelectasis   vollständiger Organkollaps

Detergent   Netzmittel; (Wunde) Reinigungsmittel; Waschmittel; reinigend

Deterioration   (Zustand) Verschlechterung; Verschlimmerung

Determinism   Determinismus (nichts passiert aus Zufall)

Detruncation   Dekapitation

Detumescence   Abschwellen

Deviation   Abweichung; Abweichen (von); (physik.) Ablenkung; Abweichung

Devil's grip   Bornholm Krankheit; Myalgia epidemica

Diabetes, brittle   insulinabhängiger Diabetes, Typ 1

Diabetes, ketosis-prone   insulinabhängiger Diabetes, Typ 1

Diagnosis by (of) exclusion   Ausschlussdiagnose

Diapason   Stimmgabel

Diaper   Windel

Diaphane   Zellmembrane

Diaphoresis   exzessives Schwitzen (*perspiration*)

Diarrhea, Cochin China   tropische Sprue

Diarrhea, stercoral   Verstopfungsdurchfall; Diarrhoea paradoxa

Diastema   Lücke; Spalte; Zahnlücke

Diathesis, gouty   Gichtdiathese; harnsaure/uratische Diathese

Dicliditis   Herzklappenentzündung

Diet, starvation   Nulldiät

Digit   Finger; Zehe; Ziffer

Digits, clubbed   Kolbenfinger; Trommelschlegelfinger; Digiti hippocratici

Dilation   Dilatation

Diminished (breath sounds)   abgeschwächt; auch *diminuished*

Diminution   Verringerung; Nachlassen

Dimpler   Grübchen; Gewebsretraktion (z. B. bei Mamma-Ca)

Dinical   konstanter Schwindel; Vertigo

Dionism   Homosexualität

Diplegia, infantile   Geburtslähmung; geburtstraumatische Lähmung

Diplegia, spastic   Erb-Charcot-Syndrom; spastische Spinalparalyse; Little-Krankheit

Disc prolapse   Bandscheibenvorfall

Discharge   Ausfluss (*evacuation, excretion*); Absonderungen, auch Entlassung; Sekret

Discharge, aural   Ohrenausfluss; Otorrhoe

Discharge, systolic   Schlagvolumen

Discharge, to   absondern; ausscheiden; ausströmen; abgeben; ablassen; entladen

Discharge, vaginal   Genitalfluor; Fluor genitalis

Discreet (rash, tumor)   dezent; diskret; abgesetzt

Disembowelment   Eviszeration

Disengagement   Lösung (des Fötus aus dem Geburtskanal)

Disfigured   verunstaltet; entstellt; missgestaltet; verformt; deformiert

Disk, Amici's   Z-Linie, -Streifen

Disk, choked   Papillenödem; Stauungspapille

Disk, germ   Keimscheibe

Disk, growth   epiphysäre Wachstumszone; Epiphysenfuge

Disk, herniated   Bandscheibenvorfall; Diskusprolaps

Disk, protruded   Bandscheibenvorfall, -prolaps, -hernie

Disk, ruptured   Bandscheibenvorfall, -prolaps, -hernie

Disk, slipped   Bandscheibenvorfall, -prolaps, -hernie

Dislocation   Verrenkung

Dismember, to   zergliedern; zerstückeln; amputieren

Dismemberment   Entfernung einer Extremität oder eines Körperanhanggebildes

Disorder, acute neuropsychologic   Delirium; Delir

Disorder, affective   affektive Psychose

Disorder, character   Persönlichkeitsstörung

Disorder, conversion   Konversionsreaktion, -neurose , -hysterie

Disorder, cycloid personality   Zyklothymie

Disorder, delusional paranoid   paranoides Syndrom; Paranoia

Disorder, mood   affektive Psychose; Gemütskrankheit

Disorder, personality   Persönlichkeit(sstörung); Psychopathie; Charakterneurose

Disorder, seizure   Krampfanfall-auslösende Erkrankung

Disorder, sleep terror   Nachtangst; Pavor nocturnes

Displacement, forward ~ of the uterus   Antepositio uteri

Disruption   Zerbrechung; Zerreißung; Zerrissenheit; Spaltung; Bruch; Riss

Distension   Blähen; (Auf)blähung

Distraught (emotional + psychological state)   verzweifelt; außer sich

Distress, fetal   fetaler Gefahrenzustand

Distress, idiopathic respiratory ~ of the newborn   Atemnotsyndrom des Neugeborenen

D

Distressing (pain)   besorgniserregend; betrüblich; erschreckend

Disturbance in conduction   Erregungsleitungsstörung

Disturbance of perfusion   Durchblutungsstörung

Disturbance, excitation   Erregungsbildungsstörung

Disturbances in stimulus conduction   Reizleitungsstörungen

Diurnal variation   tägliche Veränderungen

Division, cleavage   (Zell-)Teilung; Furchung

Division, maturation   Reifeteilung; Reduktion(steilung); Meiose

Divorced   geschieden

Divulsion   Auseinanderbringen; Auseinanderziehen

Dizziness   (subjektiver) Schwindel; Schwind(e)ligkeit; Schwindelanfall; Benommenheit

Dizzy spells   Schwindelanfälle

Dizzy   schwind(e)lig; vertiginös

Dominance handedness   Links- oder Rechtshändigkeit

Done   erschöpft (umgangssprachlich)

Dormancy   Schlaf; Schlafzustand; (mikrobiol.) Wachstumsruhe

Dormant   (Zelle) ruhend; verborgen

Dose, broken   fraktionierte Dosis

Dotage   Alterssenilität; Demenz

Douche   Spülung (*irrigation*)

Doughy (appearance)   teigig

Dowel   Dübel

Down in the dump   deprimiert; niedergeschlagen

Dr. Blue   Reanimationscode im Krankenhaus

Dr. Heart   Reanimationscode im Krankenhaus

Dragging (pain)   ziehend

Drastic   starkes Abführmittel; drastisch; stark; durchgreifend; gründlich; rigoros

Drawer signs   Schubladenzeichen

Drawing (pain)   ziehend

Dreadful (pain)   schrecklich; furchtbar; scheußlich

Dressing   Verband; Gaze (*gauze*); Verbinden; Verbandsmaterial

Drill, to   bohren

Drip, continuous   Dauertropf(infusion)

Dripfeeding   parenterale/künstliche Ernährung

Drive   (psychol.) Antrieb; Drang; Trieb; (physiolog.) Antrieb; Schwung; Elan; Energie; Dynamik; Verlangen; Lust

Drop foot (Gait)   Steppergang; schlaff herabhängender Fuß bei Paresen des N. fibularis; (*dangle foot*)

Drops, Dropsy   Aszites; Hydrops

Dropsy of amnion   Hydramnion

Dropsy of brain   Hydrocephalus

Dropsy of the chest   Hydrothorax

Dropsy, abdominal   Bauchwassersucht; Aszites

Dropsy, articular   seröser Gelenkerguss; Hydarthros

Dropsy, cardiac   Hydroperikard

Dropsy, famine   Hungerödem

Dropsy, nutritional   Hungerödem

Dropsy, salpingian   Hydrosalpinx

Dropsy, war   Hungerödem

Drowning   Ertrinken

Drowsiness   Schläfrigkeit; Benommenheit; Somnolenz

Drowsy   schläfrig; bewusstseinseingetrübt/-beeinträchtigt; somnolent; eingetrübt; dösend; benommen

Drum   Trommel; Walze; Zylinder; Paukenhöhle; Tympanon

Drumhead   Trommelfell; Membrana tympanica

Drunkenness   (Be-)Trunkenheit; Alkoholrausch, -intoxikation; Trunksucht

Drunkenness, sleep   Schlaftrunkenheit; (krankhafte) Schläfrigkeit; Verschlafenheit; Müdigkeit

Dull (pain)   stumpf

Dullness   Dämpfung

Dullness, hepatic   Leberdämpfung;
Leberschall

Dumb   stumm; ohne Sprache; sprachlos

Dumbness   Stummheit; Sprachlosigkeit

Dummy   Placebo

Dusky   dunkel; dunkelhäutig

Dwarf   Zwerg(in); Nanus; kleinwüchsig

Dwarfism   Zwergwuchs; Zwergwüchsig-
keit; Nan(n)osomie; Nan(n)ismus

Dye   Farbstoff; Färbeflüssigkeit, -mittel;
Tönung; Färbung; Farbe

Dysbasia   Gehschwierigkeiten; Gehstö-
rung

Dyspnea on exertion   Belastungsdyspnoe

Dystrophic (gait)   Watschelgang

E

Ear, glue   Seromukotympanon

Ear, swimmer's   (Bade-)Otitis externa

Earwax, impacted   Cerumen obturans

Ease of treatment   Behandlungsmöglichkeiten

Eburnation   Osteosklerose

Ecbolic   wehenförderndes Mittel; We-
henmittel; Abortivum; wehenfördernd;
abtreibend

Ecderon   Oberhaut

Ecouvillonage   teilweise oder vollständige Reinigung einer Wunde oder
Wundhöhle

Ectropion   (ophthal.) Ektropion; (gynäkol.) Auswärtskehrung; Ektopia
portionis

Ectropion, atonic   Ektropium paraly-
ticum

Eczema, asteatotic   Asteatose; Eczéma
craquelé

Edema, alimentary   Hungerödem

Edema, famine   Hungerödem

Edema, giant   Quincke-Ödem; angioneurotisches Ödem

Edema, Milroy's   Lymphödem/Trophö-
dem; Typ Nonne-Milroy

Edema, Milton's   Quincke-Ödem; angioneurotisches Ödem

Edema, solid   Myxödem

Edema, war   Hungerödem

Edentulous   zahnlos; ohne Zähne

Edge   (Messer) Schneide; Rand; Saum;
Kante; Grenze; Grenzlinie

Edge, acetabular   Pfannen-, Azetabu-
lumrand

Edge, anterior ~ of eyelid   vordere Lidkante

Edge, cutting ~ of nail   vorderer/freier
Nagelrand; Schnitt-, Abnutzungs-
kante

Edge, cutting   (Zahn) Schneidekante

Edge, posterior ~ of eye lids   hintere
Lidkante

Edge, shearing   (Zahn) Schneidekante

Edible   essbar; genießbar

Edulcorate, to   süßen; versüßen

Effaced (cervix)   erweiterte Cervix (unter
der Geburt)

Effect, anachoretic   (mikrobiol.) Anachorese; (psychiat.) Abkapselung;
Anachorese

Effect, undesirable   Nebenwirkung;
unerwünschte Arzneimittelwirkung

Effect, untoward   (Therapie, Medikament) Nebenwirkung

Effervescence   Sprudeln; Überschäumen

Effusion   (patholog.) Erguss; Flüssig-
keitsansammlung; Exsudat; Transsudat

Elated (emotional + psychological state)   himmelhochjauchzend; in Hochstimmung

Elation   extreme Fröhlichkeit oder Emotionen

Elbow, nursemaid's   Chassaignac-Lähmung; Subluxatio radii peranularis

Elbow, pulled   Chassaignac-Lähmung; Subluxatio radii peranularis

Elbow, tennis   Epicondylitis humeri radialis

Electric (pain)   elektrisierend

Elements, trace   Spurenelemente

Elkosis   Geschwür(s)leiden

Emaciated   abgemagert; abgezehrt; ausgezehrt; ausgemergelt; ausgelaugt

Emaciation   Auszehrung; (extreme) Abmagerung; (chem.) Auslaugung

Embradure   dilatieren; weiten

Emergency   Notfall; akute Lebensgefahr

Emesis   Erbrochenes

Emmenia   Monatsblutung; Periode; Regel; Menses; Menstruation

Emmenic   die Menstruation betreffend

Emmetropic   normalsichtig

Emollient   lindernd; beruhigend; weichmachend; entspannend

Emptysis   Aus-, Abhusten; Expektoration; Expektorieren; Bluthusten, -spucken; Hämoptoe

Emulgent   teilweise oder vollständige Austrocknung

Enamel   Zahnschmelz

Enarthritis   Enzündungen von Kugelgelenken (ball and socket joint)

Encelialgia   scharfer oder chronischer abdomineller Schmerz

Encephalitis, Vienna   (von) Economo-Krankheit; europäische Schlafkrankheit

Encephalitis, von Economo's   europäische Schlafkrankheit; (von) Economo-Krankheit

Endpleasure   Orgasmus

Enema, air-contrast barium   Doppel-, Bikontrastmethode

Enema   Einlauf; Klistier; Klysma

Enema, high   Dünndarmeinlauf; hoher Einlauf; Enteroklysma

Enervation   Verlust von Neuronen

Engagement of... into   Eintritt von ... in ... (des Kindes während der Geburt)

Engineering, genetic   Genmanipulation

Engorgement   Anschwellung; Überfüllung

Enhancement   Steigerung; Erhöhung; Vergrößerung; Enhancement

Enomania   die Sucht nach Alkohol (craving); Delirium tremens

Ensisternum   Schwertfortsatz; Processus xiphoideus

Enthesis   (anatom.) Muskel-, Sehnenansatz, -insertion; (chirurg.) alloplastische Deckung

Entocopy   Augeninnenuntersuchung

Ephelis   Sommersprossen; Epheliden (freckle)

Ephemeral   vergänglich; flüchtig; unbeständig; vorübergehend; transient; transitorisch

Epilepsy, automatic   psychomotorische Epilepsie

Epilepsy, cursive   Dromolepsie; Epilepsia cursiva

Epilepsy, matutinal   Aufwachepilepsie

Epioia   Bourneville-Syndrom; tuberöse (Hirn-)Sklerose

Eponym   Verwendung von Eigennamen bei Bezeichnung von Krankheiten oder Syndromen

Equilibrium   Gleichgewichtssinn (sense balance)

Equine (gait)   Watschelgang

Erect   aufrecht stehend

Ergasiatrics   Psychiatrie

Eruption, creeping   Hautmaulwurf

Eruption, drug   Arzneimitteldermatitis, -exanthem

Eruption, summer polymorphe Lichtdermatose (Haxthausen); Sommerpru-
rigo; Lichtekzem

Erysipela, swine Erysipeloid; Erythema
migrans; Schweinerotlauf

Erysipela, coast Onchocercose; Knoten-
filariose

Erythema, diaper Windeldermatitis;
Dermatitis ammoniacalis; Erythema
glutaeale

Erythema, epidemic Feer-Krankheit;
Rosakrankheit; Swift-Syndrom; Akro-
dynie; Acrodynia

Erythema, Jacquet's Windeldermatitis;
Dermatitis ammoniacalis; Erythema
glutaeale

Erythema, macular Roseola

Erythematosus, chilblain lupus Lupus
pernio

Escape rhythm (heart) Ersatzrhythmus

Eschar verschorftes Gewebe nach Verbrennungen

Escharotic Ätzmittel

Escutcheon Schild; Flecken; typisches
Verteilungsmuster der Schambehaa-
rung

Esodeviation latentes Einwärtsschielen;
Esophorie; Strabismus convergens
latens; Einwärtsschielen; Esotropie;
Strabismus convergens/internus

Esophoria Esophorie; latentes Einwärtsschielen; Strabismus convergens latens

Esophoric latent einwärtsschielend

Esotropia Einwärtsschielen; Strabismus
convergens; (crossed eyes)

Estimate, to schätzen; abwiegen

Estrum, Estrus weiblicher Zyklus

Estuarium Dampfbad (vapor bath)

Eugenics Erbforschung (the study of
inheritance)

Eupnea Eupnoe; Regelatmung

Evacuant Laxans

Evacuation Aus-, Entleerung; Evaku-
ation; (Darm) Entleerung; Abführen;
Stuhlgang; (Blase) Entleerung; Miktion;
Stuhl; Fäzes; Faeces

Evacuation, bowel Darmentleerung;
Stuhlgang; Defäkation

Evanescent (pain course) vergänglich
(Schmerzverlauf)

Evasive (emotional + psychological
state) ausweichend

Eventration, diaphragmatic Zwerchfell-
hochstand

Eventration, umbilical Nabelbruch

Evidement Ausräumung; Ausschabung;
Auskratzung; Kürettage; Exkochleation

Evisceration Entnahme innerer Organe

Exaggerated (reflexes) gesteigert

Examination, CSF Liquordiagnostik

Excoriated (appearance) wundgekratzt

Excruciating (pain) schrecklich stark;
sehr stark

Exenteration ausweiden; Entnahme
allen Inhalts; auch evisceration

Exfetation ektopische oder extrauterine
Schwangerschaft/Gravidität

Exfoliate, to abschilfern; abblättern

Exhaustion (extreme) Ermüdung; Erschöpfung

Exhaustion, nervous neurasthenisches
Syndrom; psychovegetatives Syndrom

Expansile cough impulse Hustenstoß
(Überprüfung möglicher Hernienaus-
trittsstellen)

Expansive delusion Größenwahn; Megalomanie; auch delusion de grandeur,
bzw. grandiose delusion genannt

Expire, to versterben (to exhale, to end,
to die)

Exquisit (pain) neuronaler, punktueller
Schmerz

Extirpate, to (chirurg.) (völlig) ent-
fernen; (mit der Wurzel) ausreißen;
ausmerzen

Extrasystole, auricular Vorhofextrasystole; atriale Extrasystole

Extremity   äußeres Ende; Endstück; Spitze; (anatom.) Extremitas; Gliedmaße; Glied

Extrude, to   ausstoßen; (her-)auspressen; (her-)vorstehen

Eye, blear   Lippitudo; Triefauge; Lidrandentzündung

Eye, brass   Chalkitis

Eye, shipyard   epidemische Keratokonjunktivitis

Eye, watery   Tränenträufeln, Epiphora

Eyefold   Mongolenfalte; Epikanthus

Eyelash   (Augen-)Wimper; Cilium

Eyepiece   Okular

Eyepit   Augenhöhle; Orbita

Eyestrain   Ermüdung oder Überanstrengung der Augen

Eyetooth   Eck-, Reißzahn; Dens caninus

Eyewash   Augenwasser; Collyrium

F

Facies, hurloid   Wasserspeiergesicht; Gargoylfratze

Facies, myopathic   Sphinxgesicht

Facies, seborrheic   Salbengesicht

Facilitate, to   erleichtern; fördern; ermöglichen

Facilitation   Bahnung; Facilitation; Förderung; Erleichterung

Factitious   künstlich

Faculty   Vermögen; Kraft; Fähigkeit; auch Fachbereich

Failure   Versagen; Störung; Insuffizienz

Failure of speech   Sprachversagen; Aphasie

Failure to thrive   Gedeihstörung

Faint (pulse)   schwach; matt

Faint, to   ohnmächtig werden; in Ohnmacht fallen (with, from vor)

Faint(s)   Ohnmacht; Ohnmachtsanfall; Synkope

Fallopian Tubes   Tuba uterine; Eileiter (*tubes, connecting ovaries with womb*)

Fang   Zahnwurzel

Farcy   Rotz (Zoonose); auch *glanders*

Fat, corpse   Fett-, Leichenwachs; Adipocire

Fat, grave   Fett-, Leichenwachs; Adipocire

Fat, moruloid   braunes Fettgewebe

Fat, mulberry   braunes Fettgewebe

Fatal   tödlich; mit tödlichem Ausgang; letal; unheilvoll; verhängnisvoll; unvermeidlich

Fatigue, to   sich erschöpfen

Fatigue   Schwäche; Abspannung; Ermüdung (*exhaustion; weariness*)

Fauces   Schlund; Schlundenge

Favourable (diagnosis, prognosis)   günstige ~

Favus   Erb-, Flechten; Kopf-, Pilzgrind

Fearful (pain)   furchtbar; schrecklich

Fecund   fruchtbar; zeugungsfähig; fortpflanzungsfähig; fertil

Fecundation   Befruchtung; Fertilisation

Fecundity   Fruchtbarkeit; Fertilität

Fed up   es satt haben

Feeble (pulse)   schwach; kläglich

Feeble-mindedness   dümmlich; Debilität

Felon   Fingerumlauf; Panaritium (*whitlow*)

Fester   Geschwür; Ulkus; eiternde Wunde

Fester, to   eitern; verwesen; verfaulen

Festinating (gait)   trippelnd

Fetation   Schwangerschaft

Fetid (breath smell, odour)   übelriechender, fötider Geruch; stinkend; fetid

Fetus, harlequin   Ichthyosis congenita (gravis/universalis); Keratosis universalis congenita

Fever, aden   Dengue-Fieber; Dandy-Fieber

Fever, African Coast   East-Coast-Fieber; bovine Piroplasmose; bovine Theileriose

Fever, ague   Sumpffieber; Malaria

Fever, Assam   viszerale Leishmaniose/Leishmaniase; Kala-Azar; Splenomegalia tropica

Fever, autumn   japanisches Herbstfieber; Siebentagefieber; Nanukayami –Krankheit

Fever, black   Felsengebirgsfleckfieber; amerikanisches Zeckenbissfieber; Kala-Azar

Fever, bouquet   Dengue-Fieber; Dandy-Fieber

Fever, Brazilian spotted   Felsengebirgsfleckfieber; *Rocky Mountain spotted fever*

Fever, breakbone   Dengue-Fieber; Dandy-Fieber

Fever, cachectic   viszerale Leishmaniose/Leishmaniase; Kala-Azar

Fever, camp   epidemisches/klassisches Läusefleckfieber; Hunger-, Kriegstyphus

Fever, Central European tick-borne   Frühsommer-Meningo-Enzephalitis

Fever, Colombian tick   Felsengebirgsfleckfieber; *Rocky Mountain spotted fever*

Fever, Congo red   endemisches/murines Fleckfieber; Ratten-, Flohfleckfieber

Fever, cosmopolitan relapsing   epidem. (europäisches) Rückfallfieber; Läuserückfallfieber

Fever, cotton-mill   Baumwollfieber; Byssinose

Fever, date   Dengue-Fieber; Dandy-Fieber

Fever, deer-fly   Tularämie; Hasen-, Nagerpest

Fever, enteric   Typhus (abdominalis)

Fever, eruptive   Zeckenbissfieber

Fever, famine   Rückfallfieber

Fever, Far Eastern hemorrhagic   koreanisches hämorrhagisches Fieber; akute hämorrhagische Nephrosonephritis

Fever, field   Zuckerrohrfieber; Zuckerplantagenleptospirose

Fever, five-day   Fünftagefieber; Wolhyn-Fieber

Fever, flood   Tsutsugamushi-Fieber; japanisches Fleckfieber

Fever, foundry man's   Metalldampffieber

Fever, Hankow   japanische Schistosomiasis/Bilharziose; Schistosomiasis japonica

Fever, hay   Heufieber; Heuschnupfen

Fever, hemp   Cannabiose; Hanffieber; Hanfstaublunge

Fever, hospital   epidemisches/klassisches Fleckfieber; Läusefleckfieber; Fleck-, Hungertyphus

Fever, inanition   Durstfieber

Fever, inundation   Milbenfleckfieber

Fever, island   Tsutsugamushi-Fieber; japanisches Fleckfieber

Fever, jail   epidemisches/klassisches Fleckfieber; Läusefleckfieber; Fleck-, Hungertyphus

Fever, Kedani   Tsutsugamushi-Fieber; japanisches Fleckfieber; Milbenfleckfieber

Fever, Kew Gardens spotted   Rickettsienpocken; Pockenfleckfieber

Fever, Kinkiang   japanische Schistosomiasis/Bilharziose; Schistosomiasis japonica

Fever, Korin   Nephropathia epidemica

Fever, latent typhus   Brill-Krankheit; Brill-Zinsser-Krankheit

Fever, Manchurian hemorrhagic   koreanisches hämorrhagisches Fieber; Nephropathia epidemica

Fever, Marseilles   Boutonneusefieber; Fièvre boutonneuse

Fever, Meuse   Wolhyn-Fieber; Fünftagefieber

Fever, mill   Baumwollfieber; Byssinose

Fever, Monday   Baumwollfieber; Byssinose

Fever, Mossman   Tsutsugamushi-Fieber; japanisches Fleckfieber; Milbenfleckfieber

Fever, nine-mile   Balkangrippe; Q-Fieber

Fever, nodal   Knotenrose; Erythema nodosum

Fever, Pahvant Valley   Tularämie; Hasen-, Nagerpest; Lemming-Fieber

Fever, paludal   Sumpf-, Wechselfieber; Malaria

Fever, prison   epidemisches/klassisches Fleckfieber; Läusefleckfieber; Fleck-, Hungertyphus

Fever, Pym's   Phlebotomus-, Pappataci-, Moskitofieber; Drei-Tage-Fieber

Fever, query   Balkan-Grippe; Q-Fieber

Fever, recrudescent typhus   Brill-Krankheit; Brill-Zinsser-Krankheit

Fever, red ~ of the Congo   endemisches/murines Fleckfieber; Ratten-, Flohfleckfieber

Fever, red   endemisches/murines Fleckfieber; Ratten-, Flohfleckfieber

Fever, Rhodesian   East-Coast-Fieber; bovine Piroplasmose/Theileriose

Fever, sandfly   Phlebotomus-, Pappataci-, Moskitofieber; Drei-Tage-Fieber

Fever, São Paulo   Felsengebirgsfleckfieber; amer. Zeckenbissfieber; *Rocky Mountain spotted fever*

Fever, scarlet   Scharlach; Scharlachfieber; Scarlatina

Fever, Schottmüller's   Paratyphus

Fever, seven-day   Feld-, Ernte-, Schlamm-, Sumpffieber; Leptospirosis grippotyphosa; benigne/anikterische Leptospirose; Nanukayami(-Krankheit), (japanisches) Siebentagefieber/Herbstfieber

Fever, ship   epidemisches/klassisches Fleckfieber; Läusefleckfieber; Fleck-, Hungertyphus

Fever, snail   Schistosomiasis; Bilharziose

Fever, solar   Dengue-Fieber; Dandy-Fieber; Sonnenstich; Heliosis

Fever, Songo   hämorrhagisches Fieber mit renalem Syndrom; koreanisches hämorrhagisches Fieber

Fever, South African tick-bite   Boutonneusefieber; Fiévre boutonneuse

Fever, Spirillum   Rückfallfieber; Febris recurrens

Fever, stiff-neck   Dengue-Fieber; Dandy-Fieber; Meningokokkenmeningitis

Fever, thermic   Hitzschlag; Thermoplegie

Fever, tick   Zeckenbissfieber; endemisches Rückfallfieber; Zeckenrückfallfieber

Fever, urticarial   japanische Schistosomiasis/Bilharziose; Schistosomiasis japonica

Fever, vivax   Drei-Tage-Fieber; Malaria tertiana

Fever, West African   Schwarzwasserfieber; Febris biliosa et haemoglobinurica

Feverish   fiebrig

Fibroids   Fasergeschwulst; Myome

Fidgety (emotional + psychological state)   zappelig

Fidgety fips   Zappelphilipp (umgangssprachlich)

Field of gaze   Blickfeld

Fillet   Schleife; Lemniscus

Filling   Plombe

Finger clubbing   Trommelschlegelfinger

Finger, baseball   Hammerfinger

Finger, clubbed   Trommelschlegelfinger

Finger, dead   Akroasphyxie; Akrozyanose

Finger, drop   Hammerfinger

Finger, drumstick   Trommelschlegelfinger

Finger, Hippocratic   Trommelschlegelfinger

Finger, mallet   Hammerfinger

Finger, stub   Stummelfingrigkeit; Perodaktylie

Finger, waxy   Akroasphyxie; Akrozyanose

Fire, St. Anthony's   Wundrose; Erysipel; Vergiftung durch Mutterkornalkaloide; Ergotismus

First, second, third stage   erstes, zweites, drittes Stadium (Wehen)

Fissions, multiple   Sporenbildung; Sporulation

Fit   Krampfanfall; auch *convulsion* oder *seizure*

Fit, apoplectic   Schlaganfall; Gehirnschlag; apoplektischer Insult

Fixation, screw   Verschraubung; Verschrauben; Schraubenosteosynthese

Fixation, wire   Verdrahtung; Verdrahten; Drahtosteosynthese

Flaccid   ohne Tonus/Spannung; schlaff; kraftlos; atonisch; (*flabby; weak; soft*)

Flail chest   instabiler Thorax (Rippenserienfraktur)

Flank pain   Flankenschmerz

Flap   Lappen; Hautlappen

Flattened (emotional + psychological state)   demoralisiert; niedergedrückt

Flavedo   Gelbsucht (*jaundice*); Xanthodermie

Flea   Floh

Flea, chegre/chigoe   Sandfloh; Tunga penetrans

Flea, common flea   Menschenfloh; Pulex irritans

Fleam   Lanzette

Flecked (urine/skin colour)   geflockt; flockig; gesprenkelt; getüpfelt

Fleeting (pain)   flüchtig; vergänglich

Flesh, goose   Gänsehaut; Cutis anserine

Flesh, proud   wildes Fleisch; Caro luxurians

Flickering (pain)   einschießend; flachernd

Flight of ideas   Ideenflucht

Floaters   „Mückensehen"; Sehstörungen; Myiodesonsia; Mouches volantes

Floating kidney   Wanderniere

Floating ribs   freie Rippen; ohne Kontakt zum Sternum

Flooding   (gynäkol.) starke Uterusblutung; Menorrhagie; (psychiat.) Reizüberflutung

Floor   Station

Floppy (infant)   hypotones, schlaffes Kind

Florid   floride; voll entwickelt; ausgeprägt; strahlend bunt

Flow, backward   Reflux; Regurgitation

Flow   Fließen; Rinnen; Strömen; Fluss; Strom; Periode; Regel; Menses; Menstruation; Strom(fluss)

Fluke   Saugwurm; Egel; Trematode

Flush   Wallung; Hitze; Flush

Flushed (skin colour)   errötet

Flushes, hot   Hitzewallungen

Flushing   Erröten

Flux   Fluß; Ausfluß

Foam cell   Schaumzelle (Makrophage)

Foaming (urine)   schäumend

Fold   Falte; Grat (*ridge*); Plica

Foley, cath   Urindauerkatheter; Blasenkatheter

Folie   Wahn (psychosis); auch als Folie à deux oder Folie simultanée im Deutschen: Übernahme wahnhafter Überzeugungen (o. ä.) eines psychisch Kranken durch eine andere Person (gesund oder krank)

Fontanell, bregmatic   anteriore Fontanelle

F

Fontanell, casserian   hintere Seitenfonta-
nelle; Warzenfontanelle

Fontanell, Casser's   hintere Seitenfonta-
nelle; Warzenfontanelle

Foot drop (gait)   Steppergang

Foot, athlete's   Athleten-, Sportlerfuß;
Fußpilz; Fußmykose; Tinea der Füße;
Tinea pedis/pedum

Foot, cleft   Spaltfuß

Foot, falt   Senkfuß

Foot, fungous   Madurafuß

Foot, march   Marschfraktur;
Deutschländer-Fraktur

Foot, mossy   Moos-Fuß

Foot, reel   (angeborener) Klumpfuß; Pes
equinovarus (excavatus et adductus)

Foot, splay   Spreizfuß; Pes transversus;
Plattfuß; Pes planus

Foot-plate   Steigbügelplatte; Basis
stapedis

Forceps (blunt or sharp)   Pinzette
(stumpf oder scharf); Zange (two-
pronged instrument)

Forefinger   Zeigefinger

Forehead   Stirn

Forelimb   obere Gliedmaße; Arm

Foretooth   Schneidezahn; Dens incisivus

Formal thought disorder   formale Denkstörung (bei Wahnerkrankungen)

Foster family   Zieh-, Pflegefamilie

Foul (odour)   fauliger Geruch

Fracture, ankle   Knöchelbruch; Malleo-
larfraktur

Fracture, avulsion   Ab-, Ausrissfraktur

Fracture, bending   Biegungsbruch,
-fraktur

Fracture, clay-shoveller's   Schipper-
krankheit

Fracture, cleavage   Abscher-, Abschä-
lungsfraktur

Fracture, comminuted   Trümmer-,
Splitterbruch

Fracture, compound   offene/komplizier-
te Fraktur

Fracture, crush   (Wirbelkörper-)Kom-
pressionsfraktur

Fracture, eversion   Eversionsfraktur

Fracture, flake   Abscher-, Abschälungs-
fraktur (des Capitulum humeri)

Fracture, hickory-stick   Grünholzbruch,
-fraktur

Fracture, Jefferson   Atlasfraktur

Fracture, neck   subkapitale Fraktur

Fracture, parry   Monteggia-(Subluxati-
ons-)Fraktur

Fracture, reverse   auch *Colles' fracture*;
Smith-Fraktur

Fracture, second degree Pott's   bimalle-
oläre (Knöchel-)Fraktur

Fracture, shearing   Abscherfraktur

Fracture, sprain   Ab-, Ausrissfraktur

Fracture, tuft   Berstungsbruch, -fraktur

Fracture, willow   Grünholzbruch, -fraktur

Fragility of blood   Erythrozytenresistenz

Fragility, hereditary ~ of bone   Osteogenesis imperfecta

Frame   Rahmen; Gestell; Gerüst; Gerip-
pe; Skelett

Frank   frei

Frank (bleeding)   offene Blutung

Fraternal   (Zwillinge) dizygot; zweieiig

Freak of nature   Laune der Natur

Freckle   Sommersprosse; Ephelide; Fleck;
Hautfleck; Fleckchen

Fremitus, pectoral   Stimmfremitus

Fremitus, rhonchal   Bronchialfremitus

Fremitus, vocal   Stimmfremitus

Fremitus   auch *tactile vocal fremitus*; Patienten „99" sagen lassen, Lungenbasis
von dorsal mit beiden Händen fühlen

French letter   Kondom (umgangssprachlich)

Frenzy   Ekstase; Verzückung; Besessenheit; Manie; Raserei; Rasen (*maniacal
excitement*)

Friable   bröckelig; krümmelig

Frightful (pain)   schrecklich; furchtbar

Fringes, Richard's   Eileiterfransen

Frizzy (hair)   gekräuselt

Front passage   ableitende Harnwege (umgangssprachlich)

Frost bite   Frostbeule

Frothy (stools, urine)   schäumend; schaumig

Fulguration   Blitzeinschlag; Blitzeinwirkung

Full term (newborn)   reifes Kind

Full-grown   Vollbild

Fumigation   Desinfektion

Fungation   Tumorulzerationen der Haut, z. B. bei Mamma-Ca

Funic souffle   auch *funicular souffle* oder *umbilical souffle*, seufzendes Auskultationsgeräusch synchron mit fetalen Herzgeräuschen (vermutlich Nabelschnur)

Funnel chest   Trichterbrust

Funny bone   Musikantenknochen

Funny episodes   Schwindelanfälle

Funny noises   Tinnitus

Furfur   Schuppen (*dandruff*)

Furrow   (schmale) Rinne oder Furche; Rille; (anatom.) Runzel; Furche

Furrowed (tongue)   pelzige Zunge

G

Gag reflex   Würgereflex

Gag, to   würgen (*to retch*)

Gag   Knebel, Mundsperre

Gait   Gang; Gangart; Gangbild

Gait, drop-foot   Steppergang

Gait, dystrophic   watschelnder Gang; Watschelgang; Watscheln

Gait, equine   Steppergang

Gait, (high) steppage   Steppergang

Gait, waddle   watschelnder Gang; Watschelgang; Watscheln

Gallbladder, contracted   Schrumpfgallenblase

Gallbladder, porcelain   Porzellangallenblase

Gargle, to   gurgeln

Gargoylism   Wasserspeiergesicht; Fratzengesichtigkeit; Gargoylfratze

Gargoylism, autosomal recessive type   Hurler- Syndrom; (von) Pfaundler-Hurler-Krankheit

Garrot   eine Form der Gefäßkompression (*type of tourniquet*)

Gas   Gas; Lachgas; Stickoxidul; Blähung; Wind; Flatus

Gas, inert   Edelgase

Gas, marsh   Methan

Gas, noble   Edelgase

Gas, rare   Edelgase

Gas, sweet   Kohlenmonoxid

Gasp   Keuchen; Schnaufen; schweres Atmen; Schnappatmung

Gasp for breath, to   nach Luft schnappen oder ringen

Gasp, to   keuchen; schnaufen; schwer atmen

Gauntlet   Handverband; eigentlich: Fehdehandschuh

Gauze   Gaze; Verband(s)mull

Gen   *General* (Allgemeinzustand)

Gender   (anatomisches) Geschlecht

Generic   Geschlecht oder Gattung betreffend; generisch

Generics   Generika

Genial   auf das Kinn bezogen

Genicular   auf das Knie bezogen

Geriatrics   medizinische Wissenschaft des hohen Lebensalters

Germ   Keim, Anlage

German measles   Röteln

Ghost   Erythrozytenghost; Schattenzelle; Blutkörperchenschatten

Gibbous   buckelig (*humpbacked*)

Giddiness   (subjektiver) Schwindel; Schwind(e)ligkeit; Schwindelanfall; Benommenheit

Giddy   schwind(e)lig; vertiginös

Gippy tummy   Übelkeit/Unwohlsein

Girdle   Gürtel; gürtelförmige Struktur; Cingulum

Girdle of inferior member   Beckengürtel

Girdle of superior member   Schultergürtel

Give gip, to   schmerzen

Glabrous   unbehaart; bartlos

Glanders   Rotz (Zoonose)

Glandular fever   Pfeiffer Drüsenfieber; Mononucleosis infectiosa

Glass, protective   Uhrglasverband

Glasses, contact   Haftschalen; Kontaktlinsen

Glassy   glasig; transparent; durchscheinend; glasartig; hyaloid; hyalin

Glaucoma, acute congestive   Engwinkelglaukom; Winkelblockung

Glaucoma, angle-closure   akutes Winkelblockglaukom/Engwinkelglaukom

Glaucoma, apoplectic   hämorrhagisches Glaukom

Glaucoma, chronic   Simplex-, Weitwinkelglaukom

Glaucoma, closed-angle   akutes Winkelblockglaukom/Engwinkelglaukom

Glaucoma, compensated   Simplex-, Weitwinkelglaukom

Glaucoma, congenital   Ochsenauge; angeborenes Glaukom; Hydrophthalmus

Glaucoma, congestive   akutes Winkelblockglaukom/Engwinkelglaukom

Glaucoma, Donders'   Offenwinkel-, Weitwinkel-, Simplexglaukom

Glaucoma, narrow-angle   akutes Winkelblockglaukom/Engwinkelglaukom

Glaucoma, noncongestive   Simplex-, Weitwinkelglaukom

Glaucoma, obstructive   akutes Winkelblockglaukom/Engwinkelglaukom

Glaucoma, pupillary block   akutes Winkelblockglaukom/Engwinkelglaukom

Gleet   urethraler Ausfluß bei chronischer Gonorrhoe

Glossitis, atrophic   Hunter Glossitis

Glossitis, benign migratory   Landkartenzunge; Lingua geographica

Glossitis, psychogenic   Zungenbrennen; Glossopyrosis, -pyrie

Glue-footed (gait)   wie angewurzelt

Gnawing (pain)   nagend

Go into spontaneous labour, to   spontaner Geburtsvorgang

Go through the changes, to   Wechseljahre durchmachen

Goblet cell   Becherzelle

Goiter   Kropf (*thyroid gland*); Struma

Goiter, diving   Tauchkropf

Goiter, exophthalmic   Morbus Basedow

Goiter, lymphadenoid   Hashimoto-Thyreoiditis

Goiter, malignant   Schilddrüsenkarzinom

Goiter, vascular   Struma vasculosa

Goiter, wandering   Tauchkropf

Goitre   Kropf (US)

Gomer   get out (of) my emergency room (umgangssprachlich)

Gonyectyposis   O-Bein; Genu varum

Gork   God only really knows (hirntoter, bzw. komatöser Patient, umgangssprachlich)

Gouge   Meissel; Beitel

Gout   Gicht; Überproduktion von Harnsäure (*uric acid*)

Gout, calcium   Profichet-Syndrom; Kalkgicht

Gown   Kittel

Gradatim   allmählich; nach und nach

Grafting   Transplantation; Implantation

Graft, accordion   Mesh-Transplantat; Maschen-, Gittertransplantat

Graft   Transplantat; transplantiertes Gewebe; Transplantation

Granulomatosis, lipoid   Xanthomatose

Granulomatosis, lipophagic intestinal   Morbus Whipple, Lipodystrophia intestinalis

Granulomatosis, malignant   Morbus Hodgkin

Grave (diagnosis)   ernste; schlimme ~

Gravel (urine)   Konkremente; Harngrieß

Grave-wax   Fett-, Leichenwachs; Adipocire

Grazes   (Haut)Abschürfungen

Greasy (hair, stool)   fettig

Greenstick fracture   Grünholzfraktur

Grinder   Backen-, Mahlzahn; Molar

Grinding (pain)   schleifend; zermürbend

Grip   grippaler Infekt; Influenza; Grippe; Virusgrippe

Grip, devil's   Bornholmer Krankheit; epidemische Pleurodynie; Myalgia epidemica

Gripes   Koliken; Bauchschmerzen

Gripping (pain)   packend; fesselnd

Grizzled (hair)   ergraut; grauhaarig

Groin   Leiste; Leistengegend, -region; Regio inguinalis

Groove   Furche; Rinne

Guarded (diagnosis)   mit Vorsicht zu genießende ~

Gullet   Schlund; Kehle; Gurgel; Speiseröhre; Ösophagus

Gum   Zahnfleisch; Gingiva; Gummi; Klebstoff; Gummiharz; Kautschuk

Gum, guaiac   Guajak; Guajakharz

Gum, wheat   Gluten

Gumboil   Parulis; Zahnfleischabszeß

Gut   Darm (*bowel*; *intestine*); Gedärme; Eingeweide

Gut, blind   Blinddarm; Zäkum

Gutta   Tropfen

Gynecomania   Satyriasis; Satyrismus

H

Hahnemannism   Homöopathie

Hair, bamboo   Bambus-Haare; Trichorrhexis-Syndrom

Hair, beaded   Spindelhaare; Monilethrichie; Monilethrix(-Syndrom); Aplasia pilorum intermittens

Hair, ringed   Ringelhaare; Pili anulati

Hair, twisted   Trichokinesis; Trichotortosis; Pili torti

Half-moon nail   Nagelhalbmond; Lunula unguis

Ham   Oberschenkel (*back part of thigh, above knee, below the buttock*)

Hammer toe   Hallux flexus; Hammerzehe

Hammering (pain)   hämmernd

Hamstrings   ischiokrurale Muskeln/Muskulatur

Hand, accoucheur's   Geburtshelferhand

Hand, benediction   Predigerhand

Hand, cleft   Spalthand

Hand, crab   Erysipeloid; Rotlauf; Schweinerotlauf; Pseudoerysipel

Hand, Marinesco's succulent   Tatzenhand; Safthand

Hand, obstetrician's   Geburtshelferhand

Hand, trident   Dreizackhand

Handedness   Händigkeit (rechts oder links)

Hangnail   Einriss der Nagelhaut

Harelip   Hasenscharte (*cleft lip*); Lippenspalte; Cheiloschisis

Harsh (cough)   barsch; schroff

Haunch   Hüftpartie; Hüfte (*hips and buttocks*)

Haut mal Grandmal Anfall

Have the trots/run, to Durchfall

Hawking (cough) räuspernd

Hay Fever Heuschnupfen;Polinosis; auch *June Cold* oder *Rose Fever* genannt

Hazy dunstig; diesig; unklar; verschwommen

Headache, bilious Migräne

Headache, blind Migräne

Healing by first intention primäre Wundheilung; Primärheilung

Healing by granulation sekundäre Wundheilung; Sekundärheilung

Healing by second intention sekundäre Wundheilung; Sekundärheilung

Healing, incomplete Defektheilung

Heart Murmur Herzgeräusch

Heart, boat shaped Aortenherz; Aortenkonfiguration; Schuhform

Heart, drop Herzsenkung, -tiefstand; Wanderherz

Heart, hairy Zottenherz; Cor villosum

Heart, irritable Soldatenherz; neurozirkulatorische Asthenie; Da Costa-Syndrom

Heart, pendulous Tropfenherz; Cor pendulum

Heart, sabot Holzschuhform des Herzens; Coeur en sabot

Heart, soldier's Soldatenherz; neurozirkulatorische Asthenie; Da Costa-Syndrom

Heartburn Sodbrennen; Pyrosis

Heartworm Dirofilaria immitis

Heat, prickly Roter Hund; tropische Flechte; Miliaria rubra

Heatstroke Hitzschlag; Thermoplegie

Heavy (pain) schwer

Hebetic Geschlechtsreife/Pubertät betreffend; während der Pubertät auftretend; pubertär

Hebetude (Sinne) Stumpfheit; Abstumpfung; Hebetudo

Heel Ferse; Fersenregion; Calx; Regio calcanea

Heel, black Tennisferse

Heel-to-shin test Knie-Hacken-Test; Fersen-Schienbein-Test

Heel-to-toe walking Seiltänzergang

Helcoid ulkusartig

Helcolsis Ulzeration

Helcoma Hornhautgeschwür, -ulkus; Ulcus corneae

Helcoplasty Geschwürplastik, -versorgung; Ulkusplastik, -versorgung; Helkoplastik

Heloma Hautschwiele (*callous; cora*)

Hem Hematology

Hematoma, aneurysmal falsches Aneurysma; Aneurysma spurium

Hematuria, gross makroskopische Hämaturie; Makrohämaturie

Hemiarthroplasty, hip Hüftkopfprothese

Hemoglobinuria, malarial Schwarzwasserfieber

Hemolysis, conditioned Immunhämolyse

Hemorrhage, accidental Plazentalösung

Hemorrhage, concealed innere Blutung

Hemorrhage, eyeglass Monokelhämatom

Hemorrhage, fetomaternal fetomaternale Transfusion

Hemorrhage, suffocation Erstickungsblutung

Hepatitis, enzootic Rift-Valley-Fieber

Hepatitis, familial Morbus Wilson; hepatolentikuläre/hepatozerebrale Degeneration

Hepatitis, MS-1 Hepatitis A

Hepatitis, MS-2 Hepatitis B

Hereditability Erblichkeit; Vererbbarkeit

Hereditable ererbt; vererbt; erblich; erbbedingt; angeboren; hereditär

Hereditary clotting disorders vererbte Gerinnungsstörungen

Hereditary ererbt; vererbt; erblich; erbbedingt; Erb-; angeboren

Heredity Erblichkeit; Vererbbarkeit; Vererbung; Erbgang; Erbmasse; Erbanlagen

Heritable vererbbar; erblich; hereditär; Erb-

Hermaphrodism Zwittrigkeit; Zwittertum

Hermaphrodite Zwitter

Hermaphroditism, false/spurious falscher Hermaphroditismus; Pseudohermaphroditismus

Hermaphroditism, true echter Hermaphroditismus; Hermaphroditismus verus

Hernia, bilocular femoral Hey-Hernie; Hernia encystica

Hernia, crural Schenkelhernie

Hernia, dorsal Hernia lumbalis

Hernia, incisional Narbenhernie

Hernia, pannicular Fettgewebsbruch; Fetthernie

Hernia, parietal Darmwandbruch; Littre-Hernie

Hernia, sliding Gleithernie

Hernia, slip Gleithernie

Hernia, slipped Gleithernie

Hernia, spigelian Spieghel-Hernie

Hernial orifices Öffnungen, durch die Hernien prolabieren können

Hesitancy (urine) zögerndes Wasserlassen; Harnverhalt

Hiccup(s) Schluckauf; Singultus

Hidden verborgen; versteckt; okkult; kryptisch

High(ly) strung (emotional + psychological state) angespannt; nervös

High-pitched (rhonchi) hochfrequente Rasselgeräusche

Hillock Höcker; (kleiner) Hügel

Hillock, axon Axonhügel; Ursprungskegel

Hillock, germ Eihügel; Cumulus oophorus

Hindbrain Okzipitallappen

Hindgut Dickdarm

Hip bone Hüftbein (*innominate bone*); Os coxae

Hippus Pupillenzittern; Irisblinzeln; Atetosis pupillaris

Hive Quaddel; Urtica

Hives Nesselsucht; Nesselausschlag; Urticaria

Hoarse heiser

Hollow (cough) hohl

Homicide Totschlag; Mord; Ermordung; Tötungsdelikt

Horrible (pain) schrecklich

Host Wirt; Wirtszelle

Host of predilection Hauptwirt

Host, accidental Fehlwirt

Host, definitive Endwirt

Host, paratenic Hilfs-, Transport-, Wartewirt

Host, transfer Hilfs-, Transport-, Wartewirt

Host, transport Hilfs-, Transport-, Wartewirt

Hostile feindlich

Hot (pain) heiß

Hot flashes Hitzewallungen

Housemaid's knee Bursitis praepatellaris

Humid feucht

Humidity (Luft-)Feuchtigkeit; Feuchtigkeitsgehalt

Humming (rhonchi) summende, brummende Rasselgeräusche

Humor, crystalline Glaskörper; Corpus vitreum

Humor, vitreous Glaskörper; Corpus vitreum

Humor (Körper-)Flüssigkeit; Humor; (Gemüts-)Verfassung; Stimmung; Laune

Humpback Buckel

Hunchback   Buckel

Hurting (pain)   Leiden verursachend; leidend

Husky (cough)   heiser

Hydatid, Virchow's   alveoläre Echino-kokkose

Hydrophthalmos   Ochsenauge; Glaukom der Kinder; angeborenes Glaukom

Hyperacuity   Übersichtigkeit (*sharp vision*)

Hyperplasia, angiolymphoid (with eosinophilia)   Kimura- Syndrom; papulöse Angioplasie

Hyperpyrexia, heat   Hitzschlag; Wärme-stauung

Hypertension, continued arterial   Huchard-Krankheit; Präsklerose

Hypertension, pale   maligne Hypertonie

Hypnagogic   schlaferzeugend; einschlä-fernd; hypnagog

Hypnagogue   schlaferzeugend; einschlä-fernd; hypnagog

Hyponatremia, depletional   Verlusthypo-natr(i)ämie

Hyponatremia, dilutional   Verdünnungs-hyponatr(i)ämie

Hyponoia   mentale Trägheit (*sluggish-ness*)

Hyposarca   Anasarka

Hysteria, anxiety   hysterische Angst; Angstneurose

Hysteria, conversion   Konversionshyste-rie; Konversionsneurose

Hysterical (gait)   psychogenes Hinken; Schwanken; hysterisch

I

Ichorous   eiterbildend; mit Eiter gefüllt; eitrig; eiternd; purulent; suppurativ

Id   das „Es" im psychologischen Sinne; das Unbewusste

Idea, Flight of   Ideenflucht

Ideas of reference   auch *referential idea*; abnormes Bedeutungsbewusstsein; Annahme des Patienten, dass bestimm-te Ereignisse in seiner Umgebung nur seinetwegen geschehen

Ideation   Ideebildung, Begriffsbildung

Idee Fixe   Obsession; Besessenheit

Idiocy, adult type of amaurotic   Kufs-Syndrom

Idiocy, cretinoid   Kretinismus

Idiocy, infantile amaurotic   Tay-Sachs-Syndrom; GM2-Gangliosidose Typ I

Idiocy, juvenile type of amaurotic   juve-nile Form der amaurotischen Idiotie; Stock-Vogt-Spielmeyer-Syndrom, neu-ronale/juvenile Zeroidlipofuszinose

Idiocy, late infantile type of amaurotic   Jansky-Bielschowsky-Krankheit/Syn-drom

Idiocy   Idiotie (I.Q. < 25)

Idiosyncrasy   Eigenheit; Eigenart

Idiot savant   geistig retardierter Mensch (niedriger IQ) mit einer herausragen-den Fähigkeit; z. B. Primzahlen feh-lerfrei bis in den fünfstelligen Bereich aufsagen, o. ä., jedoch ohne sich dieser Leistung bewusst zu sein

Ileac   Ileum betreffend; ileal; Ileo-; Ileum-

Ilelal   Ileum betreffend; ileal

Ileus, adynamic   paralytischer Ileus
Ileus, dynamic   spastischer Ileus
Ill   Übel; Unglück; Missstand; Krankheit; Erkrankung; Leiden; krank; erkrankt
Illacrimation   Tränenträufeln; Dakryorrhoe; Epiphora
Illegitimate   unehelich geboren (*born out of wedlock*)
Illicit   verboten; illegal
Illlness   Krankheit; Erkrankung; Leiden
Illness, summer minor   Sommergrippe
Imbrication   Plastisch-chirurgische Technik zum Verschluss tiefer Hautschichten
Immature   jugendlich; jung; unreif; juvenil
Immaturity   Immaturität
Immediate recall   Kurzzeitgedächtnis
Immediate   unmittelbar; direkt; (zeitlich) unmittelbar (bevorstehend); unverzüglich; sofort; nächste(r, s); (räumlich) nächst(gelegen); in unmittelbarer Nähe; Immediat-; direkt betreffend
Immedicable   (Krankheit) unheilbar; nicht heilbar; inkurabel
Immobility, catatonic   Atonität
Impacted   eingekeilt; verkeilt; impaktiert
Impacted tooth   verkeilter Zahn, der chirurgisch entfernt werden muss
Impaction   Einkeilung; Einklemmung; Verstopfung
Impaction, ceruminal   Ohr(en)schmalz; Cerumen obturans
Impaction, fecal   Koteinklemmung
Impairment   Behinderung; Beeinträchtigung
Impatent   (Gang) verschlossen; nicht durchgängig
Impending   kurz bevorstehend
Imperceptible   schlecht wahrnehmbar
Imperforate   Atresie betreffend; uneröffnet; ungeöffnet; geschlossen; atretisch
Impervious   undurchdringbar; undurchlässig; impermeabel

Impilation   Geldrollenbildung, -agglutination; Rouleau-Bildung
Imply, to   unterstellen; auch *to insinuate*
Impression   Eindruck; Abdruck; Impressio
Impulse, apex   Herzspitzenstoß
Impulse, apical   Herzspitzenstoß
Impulse, torque   Drehimpuls; Spin
In articuo mortis   genauer Todeszeitpunkt
In Extremis   zum Todeszeitpunkt
Inanition   Auszehrung; Hunger (*starvation*)
Inappropriate   unzureichend; unzulänglich
Inborn   angeboren (*innate; inherent*); bei der Geburt vorhanden
Inbred   aus Inzuchtfamilien stammend
Inbreeding   Inzucht
Incendiarism   Brandstiftung; (psychiat.) Pyromanie
Incipient   anfangend; beginnend
Inclination   Neigung
Incompetence of the cardiac valves   (Herz-)Klappeninsuffizienz
Incompetence, aortic   Aorteninsuffizienz; Aortenklappeninsuffizienz
Incontinence, overflow   paradoxe Harninkontinenz; Ischuria paradoxa
Incontinence, urge   Dranginkontinenz
Incretion   innere Sekretion
Incretory   innere Sekretion betreffend; inkretorisch; innersekretorisch; endokrin
Incrustation   Kruste; Grind; Schorf (*scab*)
Incubus   Albtraum (*nightmare*)
Incudal   Amboss/Incus betreffend; Amboss-; Incus-
Indigenous   einheimisch; landeseigen
Indigestion   Verdauungsstörung; Indigestion; Magenverstimmung; verdorbener Magen

Indigestion, acid   (Magen) erhöhte Salzsäureproduktion; Hyperazidität; Hyperchlorhydrie

Indigitation   Intussuszeption

Induced labour   eingeleiteter Geburtsvorgang

Induration, fibroid   Zirrhose

Induration, granular   Zirrhose

Inebriation   (Be-)Trunkenheit; Intoxikation

Inertia   Trägheit; Langsamkeit; Schwäche; (Massen-)Trägheit; Reaktionsträgheit

Inertia, uterine   Wehenschwäche; Inertia uteri

Inevitable abortion   unausweichliche Fehlgeburt

Infant, immature   Frühgeborene; Frühgeburt; Frühchen

Infant, premature   Frühgeborene; Frühgeburt; Frühchen

Infant, preterm   Frühgeborene; Frühgeburt; Frühchen

Infection, droplet   Tröpfcheninfektion

Infection, indirect   Schmierinfektion

Infection, metastatic   Pyämie

Infecund   unfruchtbar; infertil; steril

Infecundity   (weibliche) Unfruchtbarkeit; Infertilität; Sterilität

Infestation   Parasitenbefall

Infestation, crab lice   Phthiriasis

Infestation, flea   Pulikose

Infestation, lice   Pedikulose

Infested   (Parasit) verseucht; befallen; infiziert

Infirmary   Krankenhaus; Krankenzimmer, -stube, -revier; Sanitätsstation

Infirmity   Gebrechlichkeit

Inflamed (skin colour)   entzündet

Infraction   Haarbruch; (Knochen-)Fissur

Inherent   innere(r, s); innewohnend; innerhalb; endogen; intrinsisch

Inherit, to   (er-)erben (from von)

Inheritable   vererbbar; erblich; Erb-

Inheritance   Vererbung; Erbgut

Inherited   ver-; ererbt; Erb-

Injury, blast   Explosions-, Detonations-, Knalltrauma

Injury, chemical   Verletzung durch Chemikalien; Verätzung

Injury, corrosive   Verätzung

Injury, Goyrand's   Chassaignac-Lähmung; Pronatio dolorosa; Subluxatio radii peranularis

Injury, scald   Verbrühung; Verbrühungsverletzung

Injury, whiplash   Halswirbelsäulen-Schleudertrauma; Peitschenschlagphänomen

Innate   angeboren (in); bei der Geburt vorhanden; kongenital; hereditär; innewohnend; eigen

Innocuous   harmlos (*benign, harmless*)

Innominate bone   Hüftbein

Inquest   gerichtliche Untersuchung der Todesursache

Insanitary   unhygienisch

Insanity   (psychiat.) Geisteskrankheit; Irresein; Irrsinn; Verrücktheit; Tollheit; Wahnsinn

Insensible   ohne Bewusstsein; besinnungslos; ohnmächtig; bewusstlos

Insensitive   gefühllos

Insheathed   eingekammert; eingehüllt

Insidious   heimtückisch; verborgen (*stealthy*)

Insight   Einsichtsfähigkeit eines Patienten

Inspissated   angeschwollen durch äußere Einflüsse

Insulin sliding scale   Berechnung der zu injizierenden Insulindosis anhand des Glucosewerts

Interference, drug   Arzneimittelinterferenz

Intern   Assistenzarzt im ersten Jahr der Facharztfortbildung

Interstice   (schmale) Lücke; Spalte; Zwischenraum; (Gewebs-)Zwischenraum; Interstitium

Intestine, empty   Jejunum

Intestine, straight   End-, Mastdarm; Rektum

Intestine, twisted   Ileum

Intoxicant   Rauschmittel

Intractable   hartnäckig; schwer zu beherrschen; schwer zu behandeln

Intrarhachidian   in der Wirbelsäule

Introsusception   Intussuszeption

Intrusive thoughts   Gedankendrängen; übermäßiger Druck wiederkehrender Gedanken

Inverted   umgekehrt; invertiert; Homosexualität betreffend; homosexuell; homoerotisch

Inveterate   lange bestehend; hartnäckig; verschleppt; inveteriert

Irradiate, to   bestrahlen

Irregularly irregular: absolut arryhthmisch

Irrigate, to   spülen

Irrigation   (Aus-, Durch-)Spülung; Spülen; (Spül-)Lösung

Irritable (emotional + psychological state)   reizbar; leicht erregbar

Issue   Ausfluss; Eiterausfluss; Blutausfluss; Serumausfluss; eiterndes Geschwür

Itch   Jucken; Juckreiz; Pruritus; Krätze; *Scabies*

Itch, Aujeszky's   Pseudolyssa; Pseudorabies

Itch, barber's   Bartflechte; Sycosis barbae/simplex/vulgaris; Tinea barbae

Itch, clam digger's   Schwimmbadkrätze; Bade-, Schistosomen-, Zerkariendermatitis

Itch, grain   Gersten-, Getreidekrätze

Itch, mad   Pseudolyssa, -rabies; Aujeszky-Krankheit

Itch, plumber's   Hautmaulwurf; Larva migrans

Itch, prairie   Gerstenkrätze; Acarodermatitis urticaroides

Itch, swimmer's   Schwimmbadkrätze; Bade-, Schistosomen-, Zerkariendermatitis

Itch, to   jdn. jucken; kratzen; jucken

Itch, water   Badedermatitis

Itch, winter   Winterjucken; Pruritus hiernalis; Austrocknungsekzem

Ivy poisoning   Kontaktdermatitis durch Giftefeu

J

Jab   Stich; Stoß; Spritze; Injektion; Impfung

Jabbing (pain)   stechend

Jail Fever   Typhus

Jaundice   Gelbsucht; Ikterus

Jaundice, acholuric   hereditäre Sphärozytose; Kugelzellanämie M. Minkowski-Chauffard

Jaundice, chronic familial   hereditäre Sphärozytose; Kugelzellanämie M. Minkowski-Chauffard

Jaundice, familial nonhemolytic   Meulengracht-Gilbert-Syndrom; intermit; Hyperbilirubinämie

Jaundice, infectious spirochetal   biliöses Typhoid; Weil-Krankheit

Jaundice, infective   Hepatitis A; M. Weil, Leptospirosis icterohaemorrhagica

Jaundice, Schmorl's   Kernikterus; Bilirubinenzephalopathie

Jaundice, spirochetal M. Weil, Leptospirosis icterohaemorrhagica

Jaundiced Gelbsucht/Ikterus betreffend; gelbsüchtig; ikterisch

Jaw jerk Masseterreflex

Jaw, cleft Kieferspalte; Gnathoschisis

Jawbone Kiefer(knochen)

Jelly Gel, Wackelpudding

Jerk Reflex; Ruck; Satz; unwillkürliche, ruckartige Bewegung; Zuckung; Zucken

Jerk, chin Masseter-, Unterkieferreflex

Jerk, jaw Masseter-, Unterkieferreflex

Jerk, quadriceps Patellarsehnenreflex; Quadrizepssehnenreflex

Jerk, to (zusammen-)zucken; sich ruckartig bewegen

Jerking (pulse) ruckartiger, springender Puls

Jerky (breathing) ruck-, reflexartige Atmung

Jigger Sandfloh; Tunga/Dermatophilus penetrans

Jiggered erschöpft

Jittery (emotional + psychological state) rappelig

Jockey Strap Suspensorium

Joint lines Gelenkkonturen

Jumpy unsicher; schreckhaft

June Cold Heuschnupfen; Polinosis auch *Rose Fever* oder *Hay Fever* genannt

Keloid of gums fibröse Gingivahyperplasie

Kelotomy Hernien-, Bruchoperation

Kidney, analgesic Analgetika-, Phenacetinniere

Kidney, putty Kitt-, Mörtelniere

Kidney, Rokitansky's Amyloid-(Schrumpf)niere; Wachs-, Speckniere

Kinemia Herzzeitvolumen

Kineplasty plastische Amputation

Kink Knick, Schlaufe (*bend, twist*)

Klieg eye auch *cinema eye* genannt; Konjunktivitis; Lidödem; Lakrimation und Photophobie durch exzessive Lichtexposition

Knackered erschöpft

Kneading Kneten, Massageart

Knee jerk reflex Patellarsehenreflex

Knee, knock- X-Bein; Genu valgum

Knee, rugby M. Osgood-Schlatter; Apophysitis tibialis adolescentium

Knife-like (pain) wie ein Messer

Knock-knee Genu valgum; X-Bein (*tumed in legs at knees*)

Knuckle (Finger-)Knöchel; Fingergrundgelenk

Knucklebone Mittelhand-, Metakarpalknochen

K

L

Kalli Pottasche; Kaliumkarbonat

Keeled chest Hühnerbrust

Keen (pain) scharf

Labiomancy Lippenlesen

Labor Wehen; Kreißen; Wehen bekommen; (schwere) Arbeit; Anstrengung; Mühe

Labor pains Wehenschmerz

Labor, difficult Dystokie

Labor, false   Senkwehen

Labor, precipitate   überstürzte Geburt; Partus praecipitatus

Labor, tedious   Wehenschwäche; Bradytokie

Labour, to be in   in den Wehen liegend

Laboured (breathing)   schwere Atmung

Labour-suite/-ward   Kreißsaal

Labs Auflistung der erhobenen Laborwerte

Lacerate, to   ein-, aufreißen; lazerieren

Lacerated   eingerissen; aufgerissen; lazeriert

Lacerating (pain)   reißend

Laceration   Zerreißen; Riss-, Kratz-, Platz-, Schnittwunde

Lack   Mangel

Lack of impulse   Antriebsstörung

Lack of memory   Amnesie

Lack of tension   Atonie

Lacrimotomy   Eröffnung des Tränenkanals (*lacrimal duct*)

Lameness   Lahmheit; Hinken (*limping*); Lähmung

Lancinating (pain)   lanzinierend; stechend

Lank (hair)   strähnig

Lapse   Versehen; Fehler; Fall; Absinken

Lardaceous   fettartig; fettähnlich

Larvated   (Krankheit, Symptom) versteckt; verkappt; verdeckt; verborgen; maskiert

Lashes   Augenlider

Lassitude   Mattigkeit; Trägheit (*weariness; tiredness*)

Late onset   später Beginn; spät beginnend, auftretend

Lattice   Gitter; Kristallgitter; Gittermuster; -anordnung

Laudable   gesund; normal; lobenswert

Laxness   (Gelenk, Band) Schlaffheit; Laxheit; Lockerheit; Unklarheit; Verschwommenheit

Lazy eye   Amblyopie; Schwachsichtigkeit mit Herabsetzung der zentralen Sehschärfe

Lead   (EKG) Ableitung; Leitung(skabel); Führungs-, Leit-, Haupt-; Blei; Plumbum

Lead colic   Koliken aufgrund Bleiintoxikation

Lead poisoning   Bleivergiftung

Lead, limb   Extremitätenableitung

Lean   dünn; mager; ausgezehrt (*emaciated*)

Lechery   Lüsternheit; Geilheit; Unanständigkeit (*lewdness*)

Leech   Blutegel

Leg, Barbardos   Elephantiasis tropica

Leg, bow   O-Bein; Genu varum

Leg, left ~ of av-bundle   linker Tawara-Schenkel

Leg, milk   Milchbein; Leukophlegmasie; Phlegmasia alba dolens

Leg, right ~ of av-bundle   rechter Tawara-Schenkel

Leg, white   Phlegmasia alba dolens

Lemostenosis   Ösophagusstriktur

Lens, adherent   Kontaktlinse

Lens, astigmatic   Zylinderglas

Lens, condensing   Konvexlinse; Sammellinse

Leper   Leprakranke; Aussätzige

Leprose   Lepra betreffend; leprös; lepros

Leprosy, Malabar   Elephantiasis tropica

Leprosy   Lepra; Aussatz; Morbus Hansen

Lesion, Baehr-Löhlein   Löhlein-Herdnephritis

Lesion, coin   (Lunge) Rundherd

Leuconychia   Weissnagel

Leukemoid   Leukämie-ähnlich; leukämische Reaktion

Leukosis   abnorme Blässe (*pallor*)

Levarterenol   Noradrenalin; Arterenol

Level   (Alkohol etc.) Spiegel; Stand; Pegel; Gehalt; Konzentration; Anteil

Lice   Läuse

Lice, sucking   Anoplura
Lid lag   Lidschlag
Lids, granular   Trachom
Lie (longitudinal, transverse)   Lage
Lientery   Diarrhoe mit unverdauter Nahrung im Stuhl
Life-sustaining   lebenserhaltend
Life-threatening   lebensbedrohlich; lebensgefährdend; lebensgefährlich
Light touch   Berührungsempfindung
Lightening   Eintritt des Kopfes in das Becken unter der Geburt (*first stage of labor*)
Lightning-like (pain)   wie ein Blitzschlag
Limb(s)   Glied; Gliedmaße; Extremität
Lime   Kalk
Limen, stimulus   Reizschwelle, -limen; Absolutschwelle
Limewater   kalkhaltiges Wasser: Kalkmilch, -lösung
Limit, resuscitation   Wiederbelebungs-, Strukturerhaltungszeit
Limp, to   Hinken; Claudicatio (*unpediment in walking*)
Limp(ing)   Hinken; Claudicatio
Limpness   Schwachheit; Schlaffheit (Muskeltonus)
Line   Grenzlinie; (Gesichts-)Falte; (Gesichts-)Zug; (Abstammungs-)Linie; Geschlecht
Lineage   Geschlecht; Abstammung
Lines   Zugänge, z.B. ZVK, peripher, etc.
Lining   Belag; Überzug; Auskleidung; Deckschicht
Lip, cleft   Hasenscharte; Lippenspalte; Cheiloschisis
Lip, hare   Hasenscharte; Lippenspalte; Cheiloschisis
Lipocere   Fettwachs; Leichenwachs; Adipocire
Lipoma of cord   Lipom des Ductus spermaticus
Lippa   Lippitudo; Triefauge; Blepharitis marginalis

Liquefy, to   verflüssigen; schmelzen; sich verflüssigen; liqueszieren; schmelzen
Liquid, Cotunnius's   Perilymphe
Liquor of Scarpa   Endolymphe
Lisp, to   lispeln, mit der Zunge anstoßen; stammeln
Lisp   Lispeln; Sigmatismus
Lisping   lispeln
Listless (emotional + psychological state)   lustlos
Litter   Trage (*stretcher*)
Liver, brimstone   Feuersteinleber
Liver, flinty   Feuersteinleber
Liver, frosted   Zuckergussleber; Perihepatitis chronica hyperplastica
Liver, hobnail   Schuhzweckenleber; Kartoffelleber
Liver, icing   Zuckergussleber; Perihepatitis chronica hyperplastica
Liver, saffron   Safranleber; Hepar crocatum
Liver, sugar-icing   Zuckergussleber; Perihepatitis chronica hyperplastica
Livid (colour)   bleifarben
Load, radiation   Strahlenbelastung; Strahlenexposition
Load, to   laden; beladen; belasten (*with* mit); (Magen) überladen
Load   Belastung; Last
Lobe   Lappen
Lobed   gelappt
Lobster-claw   Spalthand
Lobular   Läppchen/Lobulus betreffend; läppchenförmig
Lockjaw   Kiefersperre, -klemme; Trismus
Loempe   Beriberi; Vitamin B1-Mangel; Thiaminmangel
Loin   Lende (*portion of back between thorax and pelvis*); Lumbus
Loin pain   Flankenschmerz
Longevity   langes Leben
Loop   Schlinge; Schleife; Schlaufe; Öse; (anatom.) Ansa

Loose stools   Stuhlkonsistenz

Loss, conduction hearing   Schallleitungsstörung; Mittelohrschwerhörigkeit, -taubheit

Loss   Verlust; Schaden; Einbuße

Loss, labyrinthine hearing   Innenohr-
taubheit

Louse, body   Kleiderlaus; Pediculus
humanus corporis

Louse, chicken   Vogelmilbe; Dermanyssus avium/gallinae

Louse, crab   Filzlaus; Phthirus pubis;
Pediculus pubis

Louse, head   Kopflaus; Pediculus humanus capitis

Lousiness   Pedikulose

Lousy   mit Läusen infestiert; von Läusen
befallen

Low-pitched (rhonchi)   niedrigfrequente
Rasselgeräusche

Loxia   Schiefhals; Torticollis (*angled or
tilted bend to the neck*)

Loxotomy   schräge Amputation

Lozenge   Lutschpastille; Raute

Lubb-Dubb   Interpretation des Herzge-
räusches

Lubricant   Gleitmittel

Lucent   durchscheinend (elektronen-
dicht)

Lucid (emotional + psychological
state)   klar orientiert; klaren Ver-
standes

Ludes   Halluzinogene

Lump(s)   Schwellung; Beule; Höcker; Geschwulst; Knoten; Klumpen; Brocken

Lump in the throat   Globusgefühl; Glo-
bussymptom

Lunacy   Wahnsinn; Wahn

Lunatic   Verrückter; Irrer; Wahnsinni-
ger

Lung, arcwelder   Lungensiderose

Lung, black   Kohlenstaublunge; Lungenanthrakose

Lung, brown   Baumwollfieber;Baumwoll-
(staub)pneumokoniose; Byssinose

Lung, coal miner's   Kohlenstaublunge;
Lungenanthrakose

Lung, collier's   Kohlenstaublunge; Lungenanthrakose

Lung, pumice   Bimsstein-, Tuffsteinlunge; metastatische Lungenkalzinose

Lung, tufa   Bimsstein-, Tuffsteinlunge;
metastatische Lungenkalzinose

Lupus, chilblain   Lupus pernio

Luxation, Malgaigne's   Chassaignac-
Lähmung; Subluxatio radii peranularis

Lye   Lauge

Lye, Potash   Kalilauge

Lying-in   Kindbett; Wochenbett; Niederkunft; Entbindung; Kindbett; Wochenbett

M

Macies   Auszehrung; Verfall; Marasmus
(*wasting*)

Macrolabia   Makrocheilie

Macromania   (psychiat.) expansiver
Wahn; Größenwahn; Megalomanie

Madescent   feucht (*damp*)

Madura Foot   Fußmyzetom; Madurafuß;
Indien; Pilzinfektion

Maggot   Made

Magnifier   Vergrößerungsglas; Lupe;
(physik.) Verstärker

Maidenhead   Jungfernhäutchen; Hymen

Maidism   Pellagra; Vitamin-B2-Mangel-
syndrom; Niacinmangelsyndrom

Maim, to   verstümmeln; zum Krüppel
machen

Main Succulente   schwere Gewebschwel-
lung der Hände
Maintenance   Aufrechterhaltung; Er-
haltung; Unterhalt zahlen; Haushälter,
-verwaltung
Mal   Krankheit; Übel
Mal de Cayenne   Elephantiasis tropica
Mal de mer   Seekrankheit; Naupathie
Mal de San Lazaro   Elephantiasis tropica
Mala   Jochbein, Os zygomaticum (*cheek-bone*); Wange
Malady   Erkrankung; Leiden
Malaise   Unwohlsein; Unbehagen (*unea-siness, indisposition*)
Malaxation   Knetbewegung bei einer
Massage
Maliasmus   Rotz; Malleus
Malinger, to   simulieren
Malingerer   Simulant
Malnourished   fehlernährt
Malodorous   übelriechend
Malposition   Stellungs-, Lageanomalie;
Fehlstellung; Malposition; Malpositio
Malpractice   Berufsvergehen; Kunst-,
Behandlungsfehler
Malpresentation   Haltung (Deflexions-haltung) des Kindes kurz vor der Ge-burt; auch *deflexion attitude* genannt;
Orthopädie: Haltungsfehler; auch
malposition (Fehlstellung)
Malta Fever   Mittelmeerfieber; Brucelose
Mammal   Säugetier
Mammary souffle   funktionelles, kar-diales Auskultationsgeräusch (bla-send); hörbar über der Brust in der
Spätschwangerschaft sowie in der
Stillzeit, systolisch oder kontiuierlich
Mandrel   Mandrin
Mania, Bell's   akutes Delir(ium)
Mania, persecution   persekutorischer
Wahn; Verfolgungswahn
Manifest content   Traumerinnerungen
Manipulation   Handlung; Tätigkeit;
Hantierung

Mantle   Hirnstamm; Cortex
Maple syrup (urine)   Ahornsirupgeruch
(bei Phenylketonurie)
Marantic   Marasmus betreffend; abge-zehrt; verfallen; marantisch; marastisch
Marbled (skin color)   marmoriert
Mark   Mal; Fleck; Nävus; Markierung;
Bezeichnung; Strieme; Schwiele; Fur-che; Narbe
Mark, black-and-blue   blauer Fleck;
Hämatom
Mark, port-wine   Feuer-, Gefäßmal;
Naevus flammeus
Markedly   deutlich; merklich; wesentlich
Marks, stretch   Schwangerschaftsstreifen;
Stria gravidarum
Marrow   Mark; Medulla; Knochenmark;
Medulla ossium
Marsh Fever   Malaria
Marsupium   Beutel (*pouch*)
Masses   Neoplasien; Tumore; Neubil-dungen
Mastitis, plasma cell   Plasmazell-, Kome-domastitis
Mastitis, stagnation   Stauungsmastitis
Mastoncus   Brustschwellung; Brustdrü-senschwellung; Brusttumor
Matter   Material; Substanz; Stoff; Materie
Matter, central gray   Substantia grisea
cerebri
Matter, foreign   Fremdkörper
Mazo-   Brust-; Brustdrüsen-; Mast(o)-;
Mamm(o)-
Mazolysis   Plazentalösung
Meal, barium   Bariumbreischluck
Mean   Mitte; Mittel; Durchschnitt;
Mittel(wert); mittel; durchschnittlich;
mittlere(r, s)
Measles   Masern
Measles, German   Röteln; Rubella; Ru-beola
Measles, three-day   Röteln; Rubella;
Rubeola

Medicable   heilbar; therapierbar (*receptive to cure*)

Medicolegal   gerichtsmedizinisch; rechtsmedizinisch

Meds   *Medication*

Megrim   Migräne

Melioidosis   Whitmore-Krankheit; Pseudorotz

Member   Glied(maße); Membrum

Member, virile   (männliches) Glied; Penis

Membrane, accidental   Pseudomembran

Membrane, false   Pseudomembran

Memory test   Gedächtnisüberprüfungstests (*immediate recall, serial arithmetic sevens, current and past events*)

Meningitis, helmet   Haubenmeningitis

Meningitis, internal   subdurale Pachymeningitis

Meningitis, torula   Cryptococcus-Meningitis

Meningoencephalitis, diphasic   Frühsommer-Meningoenzephalitis

Menostasis   Amenorrhoe

Menostaxis   übermäßig starke Menstruation(sblutung); Hypermenorrhoe

Menses x/y   x = Tage mit Blutungen; y = Zyklustage

Menstruation, difficult   schmerzhafte Regelblutung; Dysmenorrhoe; Menorrhagie

Menstruation, disordered   Menstruationsstörungen; Zyklusstörungen

Menstruation, infrequent   Oligomenorrhoe

Menstruum   Lösungsmittel

Mensuration   Messung

Mentagra   Haarfollikelentzündung; Sykose

Mental subnormality   geistige Minderbegabung

Mental   geistig; innerlich; intellektuell; Geistes-; Kinn betreffend; zum Kinn gehörend

Mercury   Quecksilber

Metoxeny   Wirtswechsel

Mication   schnelle Bewegungen (Blinzeln, Zwinkern)

Microscope, scanning electron   Elektronenrastermikroskop; Rasterelektronenmikroskop

Midget   Lilliputaner; kleiner Mensch

Midwife   Hebamme

Midwifery   Hebammentätigkeit

Milestones   wichtige Entwicklungsschritte (Pädiatrie)

Miliaria   Wärmeausschlag (*heat rash*)

Miscarriage   Fehlgeburt

Miscible   mischbar

Mite   Laus; Milbe

Mite, face   Haarbalgmilbe; Demodex folliculorum

Mite, fowl   Vogelmilbe; Dermanyssus avium

Mite, poultry   Vogelmilbe; Dermanyssus avium

Mnemonics   Eselsbrücke; Gedächtnisstütze

Moderately   einigermaßen

Modification, behavior   Verhaltenstherapie

Mogies   Mogadon (Nitrazepam, Benzodiazepin)

Molar   Mahlzahn (*grinder tooth*)

Mold   Pilz; Fungus

Molding   Formanpassung des Kindskopfes während des Durchtritts durch den Geburtskanal

Mole   Muttermal; Leberfleck

Monster   Missbildung; Missgeburt; Monstrum; Monstrositas

Monthlies   Menstruation; Periode

Mood, disordered   Parathymie

Morbific   krankheitsauslösend

Morbus Caduceus   Epilepsie

M

Morgue   Leichenschauhaus (*public mortuary*)

Morning Sickness   Emesis gravidarum (*nausea and vomiting*)

Moron   Schwachkopf; Trottel

Mortification   Gangrän; Brand; gangräne Nekrose; Gangraena

Mortified   Gangrän betreffend; mit einer Gangrän; in Form einer Gangrän; gangränös

Mosquito, tiger   Gelbfieberfliege; Aedes aegypti

Mother, surrogate   Ersatzmutter; Leih-mutter

Mother's Mark   Muttermal

Mottled (colour)   marmoriert

Mottled (skin colour)   gesprenkelt; fle-ckig

Mounding   Erhebung

Mount   (Mikroskop) Objektträger; (Präparat) fixieren

Mountain Sickness   Bergkrankheit; D'Acosta Syndrom

Mountant   (Mikroskop) Fixiermittel; Fixativ

Moustache   Schnurrbart; Schnäuzer

Mouth, sore   Orf; Ecthyma infectiosum; Steinpocken; Stomatitis pustulosa contagiosa

Mouth, trench   Plaut-Vincent-Angina; Fusospirillose; Fusospirochätose; Angina ulcerosa

Muddy (urine)   schmutzig

Munchies   Fressanfälle

Murine   der Mausfamilie entstammend

Murmur   Geräusch; Herzgeräusch; Mur-meln; Herznebengeräusch; Rauschen; Murmeln

Murmur, humming-top   Nonnensausen, -geräusch; Kreiselgeräusch; Bruit de diable

Murmur, nun's   Nonnensausen, -ge-räusch; Kreiselgeräusch; Bruit de diable

Murmur, Traube's   Galopprhythmus

Muscae Volitantes   Mouche voliantes; „Mückensehen"

Mushy (stool)   matschig; breiig

Mussitation   Delirantes Gemurmel; Gemecker

Musty (breath smell)   muffig

Mute   Stumme(r); stumm; schweigend; stumm; wort-, sprachlos

Muteness   Stummheit; Lautlosigkeit

Mutism   Stummheit (*speechlessness; dumbness*)

Mycetismus   Pilzvergiftung (*mushroom poisoning*)

Mycosis, Posada's   Kokzidioidomykose

Mycosis, web space   Interdigitalmykose

Myopia, index   Brechungsmyopie

Myringa   Trommelfell (*tympanic memb-rane*); Membrana tympanica

Myxedema, congenital   Kretinismus

N

Nanism   Minder-, Zwergwuchs (*dwarf-ishness*)

Nanus   Zwerg

Nape   Nacken; Genick

Napkin   Windel; Serviette

Nappy   Windel

Narcous   Stupor betreffend; von Stupor gekennzeichnet; stuporös

Nascent   neugeboren (*just being born; newborn*)

Nasty veins   Krampfadern

Natality   Geburtenrate (*birth rate*)

Natis   Gesäß (*buttocks*)

Native   eingeboren

Nausea   Nausea; Übelkeit

Navel   Nabel; Umbilicus
Navel, blue   Cullen-Zeichen, -Syndrom
Neck   Hals, Collum; Cervix
Neck, webbed   Pterygium colli
Neck, wry   Schiefhals; Torticollis; Caput
   obstipum
Nephritis, saturnine   Bleischrumpfniere
Nerve conduction time   Nervenleitungs-
   zeit
Nettle   Quaddel; Urtica
Network   Netz; Netz-; Maschenwerk;
   Netzgewebe; Geflecht; (anatom.) Rete
Neurosis, compensation   Renten-, Un-
   fall-, Entschädigungsneurose; traumati-
   sche Neurose
Neurosis, compulsion   Zwangsneurose;
   Anankasmus; obsessiv-kompulsive
   Reaktion
Neurosis, depressive   Dysthymie
Neurosis, expectation   Erwartungsangst
Neurosis, fatigue   Beard-Syndrom;
   Nervenschwäche; nervöse Übererreg-
   barkeit; Neurasthenie
Neurosis, obsessional   Zwangsneurose;
   Anankasmus; obsessiv-kompulsive
   Reaktion
Neurosis, postconcussion   Kommoti-
   onsneurose
Neurosis, transference   Übertragung;
   Übertragungsneurose
Nevus   Nävus; Muttermal (*birthmark,*
   mole)
Nexus   Knoten; Verknüpfung; Verket-
   tung; gap junction
Niche   Nische
Nidus   Nest; Fokus
Niggling (pain)   plagend; quälend
Nightshade   Nachtschattengewächs;
   Solanum
Nightshade, deadly   Tollkirsche; Atropa
   belladonna
Nightwalking   Schlafwandeln (*sleep-*
   walking)
Nipple   Brustwarze; Mamille

Nit   Nisse; Ei der Laus
No Code   keine Wiederbelebung
Nocuity   Schädlichkeit
Nodules, aggregated   Peyer-Plaques
Non compos mentis   nicht ganz bei
   Trost (*not of sound mind*)
Non-pitting (o)edema   nicht „wegdrück-
   bare" Ödeme; Lymphödeme
Non-responder   Patient/-in, der/die auf
   eine Therapie nicht anspricht
Nonviable   unfähig; hilflos
Nose, bulbous   Kartoffel-, Säufer-,
   Pfund-, Knollennase; Rhinophym
Nose, swayback   Sattelnase
Nosema   Erkrankung; Krankheit
Nostril   Nasenloch (*nasal aperture*)
Not of sound mind   nicht ganz bei Trost
Notal   zum Rücken/zur Rückseite hin
   (liegend); zum Rücken gehörig; am
   Rücken; dorsal; posterior
Notch   Kerbe; Scharte; Einschnitt; Fissur,
   Inzisur; (anatom.) Incisura
Notifiable   benachrichtigenswert
Notochord   Rückensaite, -strang; Chorda
   dorsalis/vertebralis
Notochord, definitive   Chorda dorsalis
Noxious   (gesundheits-)schädlich; schä-
   digend; zerstörend; deletär; tödlich;
   giftig
Nuchal rigidity   Nackensteife
Numb (pain)   betäubend; taub; gefühllos
Number two   Stuhl; Stuhlgang
Number, charge   Ordnungszahl
Numbness   Taubheit; Starre; Benom-
   menheit; Betäubung; Taubheitsgefühl
Nursery school   Kindergarten
Nursing   Anordnungen an die Pflege-
   kräfte
Nutation   Nicken (*nodding*)
Nutrition, faulty   Malnutrition
Nutrition   Ernährung
Nympha   kleine Schamlippe; Labium
   minus pudendi
Nympha of Krause   Kitzler; Klitoris

N

Nystagmus, gaze   Blickrichtungs-, Blick-
lähmungsnystagmus

O

Obese   beleibt; füllig; korpulent; extrem
übergewichtig; krankhaft fettleibig
Obesity   Adipositas per magna (*excessive
stoutness*); Fettleibigkeit; Fettsucht;
Korpulenz
Obesity, adiposogenital puberal   Adipo-
sogigantismus
Objectives   alle vom Arzt erhobenen
Befunde
Obligatory   obligatorisch; verpflichtend
(*on, upon* für); Zwangs-, Pflicht-
Obliquity, pelvic   Beckenschiefstand
Obliterating   verschließend; obliterie-
rend; obliterativ
Obsessional   anankastisch; zwanghaft;
obsessiv-kompulsiv
Obsessional features   zwanghafte, obses-
sive Züge
Obsessive-compulsive   anankastisch;
zwanghaft; obsessiv-kompulsiv
Obstetrical   geburtshilflich
Obstetrics   Geburtshilfe
Obstinate   hartnäckig; starrsinnig
Obstruction, incomplete intestinal   Sub-
ileus
Obtund, to   eintrüben; abstumpfen (*to
dull sensation*)
Obtunded (emotional + psychological
state)   bewusstseinsgetrübt
Obturate, to   nähen; verschließen
Obturation   Verschluss
Obtusion   Stumpfheit; Begriffsstutzigkeit

Occupational Disease   Berufskrankheit
Occupational Therapy   Aktivität als
Therapie
Of undetermined origin   unbestimmter
Ursache
Officinal   als Heilmittel anerkannt; arz-
neilich; Pharmazeutik betreffend, auf
ihr beruhend
Ointment   Salbe
Omnivore   Allesfresser
Onset   Beginn
Onyx   Fingernagel; Zehennagel
Opacity   Trübung; Undurchdringlichkeit
Opalescence   Opaleszenz
Opaque   undurchsichtig; nicht durch-
scheinend; (strahlen-, licht-)undurch-
lässig
Open bowels, to   Stuhlgang haben
Open fracture   offene Fraktur
Opening snap   kurzes, scharfes frühdi-
astolisches Geräusch auf dem Boden
einer atrioventrikulären Verschluss-
störung; gewöhnlich Vorkommen bei
stenotischen, aber noch elastischen
Herzklappen
Opening   Öffnung, (Ein-)Mündung;
Spalt; Lücke; Loch; (anatom.) Orifici-
um; Ostium; Erweiterung; Eröffnung;
Öffnen; Aufmachen, -stechen, -bohren;
(Er-)Öffnungs-
Operation, Major   mit Lebensgefahr
Operation, Minor   ohne Lebensgefahr
Oppotentes   Mückensehen; Mouches
volantes
Opthalmia, Brazilian   Hornhauterwei-
chung; Keratomalazie
Opthalmia, caterpillar-hair   Ophthalmia
nodosa/pseudotuberculosa
Opthalmia, Egyptian   Trachom; Con-
junctivitis trachomatosa
Opthalmia, flash   Verblitzung; Kerato-
conjunctivitis photoelectrica
Opthalmia, granular   Trachom; Con-
junctivitis trachomatosa

P

Opthalmia, scrofulous Keratoconjunctivitis phlyktaenulosa

Orderly Pfleger; Sanitäter

Ordure Ausscheidung; Exkrement;
Stuhl; Kot; Exkremente; Faeces

Orthosis Orthese; Stützapparat; Hilfsmittel

Osche- Skrotum-; Skrotal-

Oscheal Hodensack/Skrotum betreffend; skrotal

Otitis externa, circumscribed Gehör-
gangsfurunkel

Otitis media, adhesive Pauken(höhlen)-
fibrose

Otitis, aviation Otitis barotraumatica

Outpatient ambulanter Patient

Output, basal acid (Magen) basale
Säuresekretion; Basalsekretion

Output, cardiac Herzzeitvolumen;
Herzminutenvolumen

Overexertion Überanstrengung

Overnourished überernährt

Overriding Frakturfehlstellung

Overvalued ideas überbewertete Ideen;
falsche (übertriebene) Gedanken, die
irrationalerweise aufrechterhalten werden; weniger verhärtet als ein Wahn,
eher nachvollziehbar

Overweight übergewichtig

Overwrought (emotional + psychological
state) überreizt

Ovum, blighted Abortivei; Molenei;
Windei

Oxygen/Vents Beatmungsparameter
und O$_2$-Gabe

Pack trockenes, kaltes, heißes oder
warmes Tuch, das um den Patienten
gelegt wird

Pad (Schutz-)Polster; Kissen; (Knie-)
Schützer; (Fuß-)Ballen; Fettkörper,
auch Vorlagen

Pad, sucking Bichat Wangenfettpropf

Pad, suctorial Bichat Wangenfettpropf

Pads, dorsal knuckle Garrod-Knötchen;
(echte) Fingerknöchelpolster

Pain Wehen; Schmerzen

Pain course Schmerzverlauf

Pain(s), false Senkwehen

Painful (gait) Schmerzhinken

Pain(s), dilating Schmerzen während
der Eröffnungsphase

Painter's colic Bleivergiftung

Palate Gaumen

Palate, cleft Gaumenspalte; Palato-;
Uranoschisis

Pale (skin colour) bleich; blass; farblos

Pallid (skin colour) blass; fahl; bleich

Pallor Blässe; Bleichheit (*paleness*) der
Haut

Palsy (vollständige) Lähmung; Paralyse;
Plegie

Palsy, Bell's einseitige Fazialisparese;
Bell-Lähmung

Palsy, diver's Druckluft-, Caissonkrank-
heit

Palsy, scriveners' Schreibkrampf; Gra-
phospasmus

Palsy, shaking Morbus Parkinson

Palsy, tardy median Karpaltunnelsyn-
drom

Palsy, trembling   Morbus Parkinson
Pandiculation   Strecken und Gähnen
Pang   Gefühls-, Schmerzausbruch
Panniculitis   Entzündung des Unterhaut-
fettgewebes
Panniculus   Fettgewebe
Pannus   Unterhautfettgewebe; Pannicu-
lus adiposus
Pant, to   keuchen; stoßartig atmen
Panting (breathing)   japsend
Pap smear   Papanicolaou Abstrich
Pap   weiche, passierte Kost; Brei
Parentage   Herkunft; Abstammung
Parental   elterlich; Eltern-
Paresis   leichte oder unvollständige
Paralyse/Lähmung; motorische Schwä-
che; Parese
Paresis, adductor   Adduktorenlähmung
Paresthetic   Parästhesie betreffend;
parästhetisch
Paretic   Parese betreffend; (teilweise oder
unvollständig) gelähmt; paretisch
Paridrosis   exzessive Perspiratio
Parity   Zahl der Geburten
Paroxysmal (pain)   anfallsartig
Parrot fever   Psittakose; Papageien-
krankheit
Particle, fundamental   Elementarteil-
chen
Particles, nuclear   Howell-Jolly-Kör-
perchen
Particulate   aus Teilchen/Partikeln beste-
hend; Teilchen-; Partikel-; Korpuskel-
Partition   (Auf-, Zer-, Ver-)Teilung;
Trennung; Abtrennung; Trenn-; Schei-
dewand; Septum; Abschnitt; Sektor;
Abteilung
Parturition   Geburt; Partus
Parturition, rapid   Sturzgeburt
Parulis   Zahnfleisch-Abszess im Un-
terkiefer; Parulis (gumboil, gingival
abszess)
Pass out, to   ohnmächtig werden; das
Bewusstsein verlieren

Passivity phenomena   Vorkommen bei
Schizophrenie; Extremitäten nicht
mehr selbst kontrollierbar
Paste   (teigartige oder breiige) Masse;
Salbe; Paste; Brei; Klebstoff; Kleister
Pasty   teigig; gedunsen; aufgeschwemmt;
pastös
Patch Test   Allergietest
Patch, moth   Chloasma; Melasma
Patch   Fleck; Flecken; Flicken; Lappen;
(chirurg.) Lappen; Gewebelappen;
Läppchen; Pflaster, Heftpflaster; Augen-
klappe; Augenbinde
Patch, salmon   (ophthal.) konnataler
Hornhautfleck; Feuermal; Naevus
flammeus
Patency   Durchgängigkeit; Durchläs-
sigkeit
Patent Medicine   nicht verschreibungs-
pflichtige Medikamente
Patent   (Gang) offen; durchgängig; nicht
verschlossen
Paternity   Vaterschaft
Path of conduction   Leitungsbahn
Path   Bahn; Weg; Leitung
Pathways (heart)   Reizleitungsbahnen
(im Herzen)
Patient   Patient; Kranker; geduldig;
zulassend; gestattend
Patrilineal   in der männlichen Linie
vererbt
Patroclinous   von der väterlichen Seite
stammend
Pattern   Muster (z. B. Verteilung gewis-
ser Werte bei gewissen Erkrankungen)
Pattern (menstruation)   Verlauf
Pattern of joint involvement   Gelenk-
verteilung
Paunch   Bauch; Wampe; Wanst (protru-
ding abdomen)
Pea-soup like (stool)   erbsensuppenfar-
ben; erbsenartig; grünlich

Peccant krankheitserregend; krank-
heitsverursachend; krankmachend;
pathogen
Pectoral girdle Schultergürtel (*arch
formed by shoulder and collarbone,
shoulder girdle*)
Pedigree Stammbaum
Pejorative verschlechternd; abwertend
Pellucid (licht-)durchlässig; durchsich-
tig; transparent
Pelvis, funnel-shaped Trichterbecken
Perceptible wahrnehmbar; spürbar;
fühlbar; merklich; deutlich
Perception Wahrnehmung; Empfin-
dung; Wahrnehmungsvermögen; Auf-
fassungsgabe
Perception, conscious bewusste Wahr-
nehmung; Apperzeption
Perceptive Perzeption betreffend; wahr-
nehmend; perzeptorisch
Perennial (alljährlich) wiederkehrend;
ständig; immerwährend; das ganze
Jahr über
Perfusion, impaired Durchblutungs-
störung
Pernicious gefährlich; schwer; bösartig
Perpetual fortwährend; immerwährend;
unaufhörlich; andauernd; beständig;
ständig
Perseveration, visual Palinopsie
Personality Persönlichkeit; Person;
Charakter; persönliche Ausstrahlung;
Individualität
Perspiration Hautatmung; Schwit-
zen; funktionelle Schweißsekretion;
Schweiß; Sudor
Pervigilium Schlaflosigkeit
Pervious durchlässig; durchdringbar;
permeabel
Pessary cup Portiokappe
Phantom limb Phanomschmerz; Phan-
tombewusstein
Phenomenon, Ashley's okulokardialer
Reflex; Bulbusdruckreflex

Phenomenon, facialis Chvostek-Zei-
chen
Phenomenon, fern Arborisationsphä-
nomen; Farnkrautphänomen
Phenomenon, Holmes' Rebound Phä-
nomen
Phenomenon, Holmes-Stewart Re-
bound Phänomen
Phenomenon, satellite Ammenphäno-
men; Satellitenphänomen
Phial Phiole (*vial*); Fläschchen; Ampulle
Phlebitis, blue Pseudoembolie; Phleg-
masia coerulea dolens
Phlebitis, productive Phlebosklerose
Phlegm Schleim; Auswurf
Phrenic auf das Zwerchfell bezogen;
Geist oder Seele betreffend
Phthisis (Parenchym-)Schwund;
Schrumpfung; Schwindsucht; Lungen-
tuberkulose
Phthisis of eye Bulbuserweichung;
Ophthalmomalazie
Phthisis, coal Kohlenstaublunge
Phthisis, dorsal Wirbeltuberkulose;
Spondylitis tuberculosa
Phthisis, miner's Kohlenstaublunge
Physiatrics Naturheilkunde
Physiatry Naturheilkunde; Bewegungs-
therapie; Kranken-; Heilgymnastik;
physikalische Therapie; Physiotherapie
Physic Abführmittel; Laxans;
Laxativ(um); Arznei(mittel); Medika-
ment
Physical den Körper betreffend; phy-
sisch; körperlich; Körper-; Physio-;
Physik betreffend; physikalisch; natur-
wissenschaftlich
Physical condition Allgemeinzustand
Pian Frambösie
Pian bois südamerikanische Hautleish-
maniose; Chiclero-Ulkus
Pian, hemorrhagic Peruwarze
Piebald (skin colour) scheckig

Piedra　Haarknötchenkrankheit; Trichose

Piercing (pain)　durchbohrend

Piesis　Blutdruck

Pigbel　Darmbrand; Enteritis necroticans

Pigeon breast　Kiel-, Hühnerbrust

Piles　Hämorrhoiden

Pillion　Beinprothese; eigentlich: Sozius; Beifahrer

Pimples　Pickel; Pustel

Pin　Draht

Pinching (pain)　kneifend; zwickend

Pinkeye　Koch-Weeks-Konjunktivitis; akute kontagiöse Konjunktivitis

Pinprick　Nadelstich

Pinworm　Madenwurm; Enterobius vermicularis

Pit　Grube; Vertiefung; Einsenkung; Loch

Pitch (murmur)　Klang

Pith　Knochenmark

Pitted nails　Grübchennägel

Pitting (o)edema　„wegdrückbare" Ödeme; z. B. bei Herzinsuffizienz

Placental souffle　Auskultationsgeräusch (Blutstrom in der Plazenta)

Plague　Pest; Seuche; Plage

Plague, glandular　Beulen-, Bubonenpest

Plague, Pahvant Valley　Tularämie; Hasen-, Nagerpest; Lemming-Fieber

Plan　weiteres Procedere; Anordnungen; weitere Untersuchungen bzw. Maßnahmen; Medikation

Plane　(ebene) Fläche; Ebene; (anatom.) Planum

Plaster cast　Gipsverband

Plaster of Paris　Gips; Calciumsulfat (-dihydrat); (britisch) Gips(verband); Stützverband

Plaster slab　Gipsverband

Plaster　(Heft-)Pflaster; Gips; Gips(verband)

Plate　(Glas-, Metall-)Platte; Platte

Pledget　steriler Tupfer; Gaze

Pleura, cervical　Pleurakuppel

Pleurisy　Pleuritis

Plexor　Perkussionshammer

Plug　Verstopfung; Pfropfen

Plumbism　Bleivergiftung (*lead poisoning*)

Pneumonia, croupous　Lobär-, Lappenpneumonie

Pneumonia, deglutition　Aspirationspneumonie

Pneumonia, desquamative　käsige/verkäsende Pneumonie

Pneumonia, Eaton agent　Mycoplasmapneumoniae-Pneumonie; Mykoplasmapneumonie

Pneumonia, woolsorter's　Lungenmilzbrand; Hadernkrankheit

Pneumothorax, valvular　Ventilpneumothorax

Pock　Pickel; Pustel (*pimple, pustule*)

Poison Ivy　Giftefeu (*vine*)

Pollinosis　Heuschnupfen (*hay fever*); Polinosis

Poor (diagnosis)　schlechte ~

Poples　Kniekehle

Poppy　Mohn

Poradenitis　Entzündung der Leistenlymphknoten

Poradenitis nostras　Nicolas-Durand-Favre-Krankheit; Lymphogranuloma venereum

Position, dorsosacral　Steinschnittlage

Position, lithotomy　Steinschnittlage

Posthetomy　Beschneidung; Zirkumzision

Postmature　(Säugling) übertragen

Postural　(Körper-)Haltung oder Lage betreffend

Posture　(Körper-)Haltung; Stellung; Lage; Pose; Positur

Potable　trinkbar

Potassium　Kalium

Potassium cyanide   Cyankali

Pott's disease   Wirbeltuberkulose

Pouch   Beutel; Tasche; (kleiner) Sack

Poultice   Umschlag; Wickel

Pounding (pain)   hämmernd; klopfend

Powder, bleaching   Bleichpulver; Chlor-kalk

Pox   Pocken (*blisters and scars*)

Prawny (appearance)   krebsrot

Precipitating   auslösend

Precursor   Vorläufer (eines chemischen Moleküls)

Predecessor   Vorläufer

Preeclampsia, superimposed   Pfropf-gestose

Pregnancy   Schwangerschaft; Gravidität

Prehensile   in der Lage; zu greifen

Prehension   Greifen (*the act of grasping*)

Premature   nicht ausgereift; verfrüht (auftretend); vorzeitig; frühzeitig; unreif

Prematurity   Früh-, Vorzeitigkeit; Früh-reife

Premonitory   Prodrom betreffend; ankündigend; vorangehend; (vor-)war-nend; ankündigend

Premunition   Immunisierung durch Impfung

Preoccupations   Voreingenommenheit

Prepuce   Präputium; Vorhaut (*foreskin*)

Presentation (cephalic, breech (Steiß), shoulder, face)   Lage; vorausgehender Kindsteil

Presentation, acromion   Schulterlage

Presentation, breech   Beckenendlage; Steißlage

Presentation, brow   Stirnlage

Presentation, double breech   Steißfuß-lage

Presentation, fetal   Kindslage

Presentation, funis   Nabelschnurvorfall

Presentation, oblique   Querlage

Presentation, pelvic   Beckenendlage; Steißlage

Presentation, placental   Placenta praevia

Presentation, trunk   Querlage

Presentation, vertex   Hinterhauptslage

Pressing (pain)   drückend

Pressure (sore/areas)   Druckgeschwür/-areale

Presumption   Vermutung; Annahme; Wahrscheinlichkeit

Presumptive   wahrscheinlich; voraus-sichtlich; vermutlich; erwartungsge-mäß

Preventive   Vorsichtsmaßnahme; verhü-tend; vorbeugend; prophylaktisch

Prick, to   stechen; einstechen; aufstechen; durchstechen; punktieren; stechen; schmerzen

Prick   Stich; Insektenstich; Nadelstich; Stechen; stechender Schmerz; Dorn; Stachel

Prickle, to   stechen; jucken; kribbeln

Prickle   Stachel; Dorn; Stechen; Jucken; Kribbeln; Prickeln

Prickling (pain)   stechend; kratzend; prickelnd

Prickly Heat   Hitzepocken

Pro Re Nata   den Umständen entspre-chend (*according to circumstances*)

Probe   Sonde; Gensonde; Probe; Unter-suchung

Process   (anatom.) Fortsatz; Vorsprung; Processus; Prozess; Verfahren; Vorgang; Verlauf

Procreate, to   Kinder zeugen; sich fort-pflanzen

Proctitis, factitial   Strahlenproktitis

Procumbent   auf dem Bauch liegend (*prone*)

Prodromal (pain)   anfangs; anfänglich

Profound   tief; umfassend (Wissen)

Profuse (bleeding)   reichlich

Progenitor   Vorläufer

Progeny   Nachkommen; Nachkommen-schaft (*offspring*)

P

Progress note   Verlaufsnotiz (im Rahmen einer Behandlung)

Prone   proniert; auf dem Bauch; geneigt; gebeugt; mit nach unten gedrehter Handfläche

Proprietary   Handelsnamen; Markennamen

Proptosis   Glotzauge; Exophthalmus

Propulsion   Antrieb; Antriebskraft; Vorwärts-, Fortbewegung

Propulsive   vorantreibend; vorwärtsdrängend; vorwärtstreibend; propulsiv

Prostrate   ausgestreckt

Prostration, nervous   Beard-Syndrom; Nervenschwäche; Neurasthenie; Übererregbarkeit

Prostration   Erschöpfung (*exhaustion*)

Protracted   über einen längeren Zeitraum anhaltend; protrahiert; verzögert; verlängert

Protrusion   Vorsprung; Vorwölbung; Protrusion

Protrusion of the bulb   Glotzauge; Exophthalmus

Proud   exzessive Granulation

Provisional (diagnosis, prognosis)   vorläufige ~

Prune   Pflaume

Prune-juice-like (sputum)   pflaumensaftartig

Prurigo, summer   polymorphe Lichtdermatose (Haxthausen)

Prurigo, summer ~ of Hutchinson   polymorphe Lichtdermatose (Haxthausen)

Pseudoclaudication   Claudicatio intermittens des Rückenmarks

Pseudocowpox   Melkerknoten; Nebenpocken

Pseudocoxalgia   Coxa plana

Pseudocyesis   Scheinschwangerschaft

Pseudoglanders   Pseudomalleus; Whitmore-Krankheit; Pseudorotz; Melioidose

Pseudotabes, pupillotonic   Adie-Syndrom

Psychedelic   das Bewusstsein erweiternd oder verändernd; durch Halluzinogene erzeugt

Psychodrama   Gruppentherapie durch Rollenspiele

Psycholepsy   abrupte Stimmungsschwankungen

Ptarmus   Nieskrampf

Public mortuary   Leichenschauhaus

Puffiness   Aufgeblähtsein; Aufgeblasenheit; Gedunsenheit; Schwellung; Kurzatmigkeit

Puffy (appearance)   geschwollen; aufgedunsen; verschwollen; teigig; aufgeschwemmt

Pulp   (Organ) Mark; Parenchym; Pulpa

Pulpy   weich; breiig; fleischig; markartig; markig; pulpös; medullar; markähnlich

Pulsatile   (rhythmisch) schlagend oder klopfend; pochend; pulsierend

Pulsation   Schlagen; Pochen; Pulsieren; Pulsation; Pulsschlag

Pulse, capillary   Quincke-Zeichen

Pulse, coupled   Bigeminus

Pulse, dropped-beat   Pulsus intermittens

Pulse, infrequent   Pulsus rarus

Pulse, long   Pulsus tardus

Pulse, Quincke's   Kapillarpuls

Pulse, short   Pulsus celer

Pulse, slow   Pulsus rarus

Pulse, soft   Pulsus mollis

Pulse, thready   fadenförmig; dünn; Pulsus filiformis

Pulse, weak   Pulsus parvus

Pump Time   bei Einsatz der Herz-Lungen-Maschine

Purgation   (Darm-)Reinigung; (Darm-)Entleerung

Purgative   Abführmittel; purgativ; reinigend; abführend

Purge Reinigung; Säuberung; Darmentleerung, -reinigung; reinigen; säubern;
befreien (*of, from* von); (Flüssigkeit)
klären; (Darm) entleeren, reinigen,
entschlacken

Purulent eitrig

Pusy eitrig

Putative vermeintlich

Putrefy, to verfaulen; verwesen

Putrescence Faulen; Verfaulen

Putrid (breath smell) faulig; fauliger
Geruch; verfault; übelriechend

Putty-like (stool) Kitt; fensterkittartig

Pyrosis Sodbrennen (*heartburn*)

Q

Quack Quacksalber (*faker in medical
science*)

Quackery Quacksalberei

Quick Nagelhäutchen; Eponychium;
Nagelhaut; Cuticula

Quickening Spüren des ungeborenen
Lebens

Quicksilver Quecksilber

Quina Chinarinde

Quinquina Chinarinde

Quinsy Peritonsillarabszess

Quivery (emotional + psychological
state) bebend, zitternd

Quotation Zitat

Quotidian täglich

R

Regularly/irregularly irregular pulse V.
a. Tachy- (Brady-)arrhythmien oder
Tachy- (Brady-) arrhythmia absoluta

Rabbeting Verkeilen der Frakturenden
eines dislozierten Bruches

Rabbit Fever Tularämie

Rachis Wirbelsäule

Radiant Strahl; Strahlungspunkt; (aus-)
strahlend; aussendend; Strahlungs-

Radicle Nervenwurzel

Radiofemoral delay (Pulse) Verzöge-
rung, z. B. bei Vorhofflimmern (*A fib,
atrial fibrillation*)

Radiolucency Strahlendurchlässigkeit

Radiolucent strahlendurchlässig

Radiopacity Strahlendichte; Strahlenun-
durchlässigkeit

Radiopaque strahlendicht; strahlenun-
durchlässig; röntgendicht

Radioparent strahlendurchlässig

Rage Wut; Raserei; Zorn; Rage; Wutanfall

Rale Rasselgeräusch

Rales Knistergeräusche; Rasselgeräusch;
Bewegung zähflüssiger Massen in den
Bronchien bzw. Eindringen von Luft
in diese Massen, entweder als feuchte
~ (*moist*; bei dünnflüssigem Schleim,
Blut, Eiter oder Ödemflüssigkeit in den
Bronchien) oder trockene ~ (*dry*; auch
als *Rhonchi sibilantes et sonori*; Pfeifen,
Giemen, Schnurren, Brummen, v.a. bei
Katarrh mit spärlichem zähen Schleim,
spastischer Bronchitis, Asthma bron-
chiale)

Rales, bronchial   Bronchialatmen
Rales, cavernous   Kavernenjauchzen, -juchzen
Rales, crackling   Knisterrasseln
Rales, dry   trockene Rasselgeräusche
Rancid   ranzig (*offensive; sour*)
Range   (Aktions-)Radius; Reichweite; (Mess-, Skalen-)Bereich; (Gelenk) Spiel-, Freiraum; (Stimmen-)Umfang; Toleranz-, Streuungsbreite; Bereich
Range of accommodation   Akkommodationsbreite
Range of vision   Gesichtsfeld
Rapture   Entzückung; Verzückung; Begeisterung; Begeisterungstaumel; Ekstase
Rash   (Haut)ausschlag; Exanthem (*skin eruption*)
Rash, barber's   Bartflechte; Sycosis barbae
Rash, crystal   Sudamina; Miliaria cristallina
Rash, diaper   Windeldermatitis
Rash, heat   tropische Flechte
Rash, nappy   Windeldermatitis
Rash, nettle   Nesselausschlag; Nesselfieber; Nesselsucht; Urtikaria
Rash, summer   tropische Flechte
Rash, wandering   Landkartenzunge; Wanderplaques; Lingua geographica
Rash, wildfire   tropische Flechte
Raspberry-like (sputum)   himbeerartig
Rasping (cough)   keuchend
Rattle, Death   Lungenödem bei dekompensierter Herzinsuffizienz im präfinalen Stadium
Rattle   Rasselgeräusch (*rale*)
Rattling (cough)   röchelnd
Rave, to   phantasieren; delirieren
Ravish   Vergewaltigung (*rape*)
Ray   Strahl; Lichtstrahl
Rays, borderline   Bucky-Strahlen; Grenzstrahlen

Rebound guarding   Abwehrspannung; Loslassschmerz
Rebound tenderness   Druckschmerzhaftigkeit
Recall   Gedächtnis (*memory*)
Receding (hair)   zurückweichend
Recipe   Rezept (*prescription; formula*)
Recipient   Empfänger; empfänglich; aufnahmefähig (*of, to* für); aufnehmend
Recording, limb   Extremitätenableitung
Recover, to   (sich) erholen; genesen; gesunden; wach werden
Recovery   Zurückgewinnung; Wiederherstellung; Wiedergutmachung; (Bewusstsein) Wiedererlangung; Genesung; Gesundung; Rekonvaleszenz; Erholung
Recovery room   Aufwachraum (*postop*)
Recovery, past/beyond   unheilbar
Recrudescence   Wiederausbruch; Wiederkehr einer Erkrankung; Rückfall; Rezidiv
Recrudescent   sich wieder verschlimmernd; wiederkehrend; wiederauftretend; rezidivierend
Recumbent   ruhend; liegend
Recuperation   Erholung; Genesung
Recurrence   Wiederauftreten; Rezidiv
Recurrent   (regelmäßig oder ständig) wiederkehrend; sich wiederholend; rezidivierend; phasenhaft (ablaufend); in Schüben verlaufend; periodisch; zyklisch; intermittierend; gewohnheitsmäßig; wiederholt auftretend; rezidivierend; habituell; habitual
Recurrent (pain)   wiederkehrend
Recurring   wiederauftretend; rezidivierend; palindromisch
Red Softening   hämorrhagische Infarzierung von Hirn und Wirbelsäule
Reddening   Rötung
Redness   Röte; Rötung

Reducible (Fraktur) einrenkbar; einrichtbar; reponibel; reponierbar

Refine verfeinern; kultivieren

Reflection Reflexion; Reflektierung; (Wieder-)Spiegelung; Spiegelbild; Zurückbiegung, -beugung; (anatom.) Umschlagsfalte; Duplikatur

Registrar Facharzt

Registry Sekretariat; Standesamt

Regurge Rückfluß (bei Verschlußinsuffizienz, z.B. am Herzen)

Reject (Transplantat) abstoßen; zurückweisen; abschlagen; ablehnen

Rejection Abstoßung; Abstoßungsreaktion

Relapse Rückfall; Relaps; Rezidiv

Relapse, late Spätrezidiv

Relapse, to einen Rückfall erleiden

Relapsing einen Rückfall erleidend; wiederkehrend; wiederauftretend; rezidivierend

Relationship Beziehung; Verbindung; Verhältnis; Verwandtschaft

Relationship, blood Blutsverwandtschaft; Konsanguinität

Relative Verwandte(r); (verwandtes) Derivat; vergleichsweise; ziemlich; verhältnismäßig; relativ; Verhältnis-; bezüglich; (sich) beziehend (auf); Bezugs-

Relief Erleichterung

Relieving lindernd; erleichternd

Remediable heilend; auf Heilung ausgerichtet; heilungsfördernd; kurativ

Remedial heilend; auf Heilung ausgerichtet; heilungsfördernd; kurativ

Remedy Heilmittel; Arzneimittel; Arznei; Remedium; Kur

Remittent (vorübergehend) nachlassend; abklingend; in Remission gehend; remittierend

Remnant Residuum

Repellent Insektenschutzmittel; wasserabstoßend

Replacement(s) Prothese(n)

Resentful (emotional + psychological state) ärgerlich; verärgert

Resident ortsständig; Assistentsarzt nach dem ersten Jahr seiner Facharztausbildung

Respiration, tidal Cheyne-Stokes-Atmung; periodische Atmung

Respiration, tissue innere Atmung; Zell-, Gewebeatmung

Respiration, transitional bronchovesikuläres/vesikobronchiales Atmen

Responder Patient/-in, der/die auf eine Therapie anspricht

Restless ruhelos; unruhig

Restlessness Nervosität; (nervöse) Unruhe; Unrast; Ruhelosigkeit; Schlaflosigkeit

Restraint, to zurückhalten; bändigen (*forcible control*)

Resuscitate, to wiederbeleben; reanimieren; das Bewusstsein wiedererlangen; beatmen

Resuscitation Wiederbelebung; Reanimation; Notfalltherapie; Reanimationstherapie

Resuscitative wieder belebend; reanimierend; Wiederbelebungs-; Reanimations-

Retardation, mental Geistesschwäche, -störung

Retardation, moderate mental Debilität

Retardation, profound mental Idiotie

Retardation, severe mental Imbezillität

Retching würgen

Retractor Haken

Retroinhibition Endprodukt-, Rückkopplungshemmung; Feedback-Hemmung

Revulsion Abscheu; Ekel; Umschwung

Revulsive abscheulich; ekelig

Rheum wässriger Ausfluss

Rhonchi   auch *sibilant rhonchi; sonorous rhonchi;* pfeifende; giemende bzw. brummende oder schnurrende Auskultationsbefunde über der Lunge, z. B. bei Asthma oder spastischer Bronchitis; Rasselgeräusche

Rhythm, cantering   Galopp; Galopprhythmus

Rhythmless   ohne Rhythmus; arrhythmisch

Ribs, abdominal   falsche Rippen; Costae spuriae

Ribs, asternal   falsche Rippen; Costae spuriae

Ribs, false   Costae spuriae; falsche Rippen ohne Kontakt zum Sternum

Ribs, floating   Costae fluitantes; freie Rippen

Rickets   Rachitis

Rickets, acute   rachitischer Säuglingsskorbut; Möller-Barlow-Krankheit

Rickets, adult   Osteomalazie, -malacia; Knochenerweichung

Rickets, fetal   Achondroplasie

Rickets, hemorrhagic   rachitischer Säuglingsskorbut; Möller-Barlow-Krankheit

Rickets, pseudodeficiency   familiäre Hypophosphatämie; Vitamin D-resistente Rachitis

Rickets, refractory   familiäre Hypophosphatämie; Vitamin D-resistente Rachitis

Rickets, scurvy   rachitischer Säuglingsskorbut; Moeller-Barlow-Krankheit

Ridge   Kamm; Grat; Kante; Rücken; Leiste; Wulst

Right heart exercise insufficiency   Rechtsherzbelastungsinsuffizienz

Rigor   Rigor; verstärkter Muskeltonus

Rimose   rissig; zerklüftet; furchig

Rimous   rissig; zerklüftet; furchig

Rod   Zapfen; Stab; Stange

Rodent Ulcer   Ulcus rodens; knotiges Basaliom

Rodent   Nager; Nagetier; (Ulcus) fressend; exulzerierend

Rongeur   Hohlmeißelzange zur Entfernung von Knochenfragmenten

Roof   Dach; Gewölbe

Root   Wurzel; Radix

Ropy   miserabel; mitgenommen

Rose Fever   Heuschnupfen; Polinosis; auch *June Cold* oder *Hay Fever* genannt

Rotten   faulig; übelriechend; putrid

Roughage   Ballaststoffe; Grobmaterial

Rousable   weckbar

Rub   Reibegeräusch

Rub, pleural   Pleurareiben

Rub, pleuritic   Pleurareiben

Rubbery (mass)   gummiartige Neoplasie

Rubella   Röteln

Rubs   Reibe-, Mahl-, Mühlengeräusche

Ruddy (skin color)   „gesunde", gerötete Farbe

Rugose   faltig; runzelig

Rugosity   Faltigkeit; Runz(e)ligkeit

Rump   Gesäß (*buttocks*); Steiß

Run, to   (aus)laufen; Exkretion von Eiter oder Schleim

Runaround   Nagelumlauf; Umlauf; Tourniole; oberflächliche; pustulöse Pyodermie (bzw. Bulla rodens) des Nagelwalles (halbmondförmig um den Nagel); Panaritium

Running   purulent; eiternd

Runny (stool)   dünnflüssig; flüssig

Rupture   Bruch; Riss; Ruptur; Brechen; Zerplatzen; Zerreißen; Hernie; Hernia

Rupture, postemetic esophageal   Boerhaave-Syndrom

Rusty (sputum)   rostig

S

Saccharomyces, Busse's   Cryptococcus
neoformans
Saccular (mass)   sackförmig, -artig
Saddle-shaped   sattelförmig
Salacious   aufreizend; anzüglich
Salivary   Speichel/Saliva betreffend;
Speichel-, Sial(o)-; Speichel produzie-
rend
Salivary glands   Speicheldrüsen
Sallow (skin colour)   fahl; teigig; bleich
Salt, Epsom   Bittersalz; Magnesiumsulfat
Salubrious   gesund; bekömmlich; heil-
sam; saluber; ersprießlich
Salutary   gesund; heilsam; lehrreich
Salve   Salbe; Creme (*ointment*)
Sanative   heilend; auf Heilung ausge-
richtet; heilungsfördernd; kurativ
Sanatory   heilend; auf Heilung ausge-
richtet; heilungsfördernd; kurativ
Sanitarium   Sanatorium; Heilanstalt
Sanitary   Hygiene betreffend; der Ge-
sundheit dienend; sauber; hygienisch
Sanitary towels   Binden; Vorlagen
Sanitize, to   keimfrei machen; sterili-
sieren
Sanity   geistige Gesundheit (*soundness
of mind*)
Sapphism   weibliche Homosexualität;
Lesbianismus
Sarcoid, Spiegler-Fendt   Sarkoid; Bäfver-
stedt-Syndrom; benigne Lymphoplasie
der Haut
Satiety   Sättigung
Saturated   gesättigt (Fettsäure)
Saturnine   Blei betreffend

Saturnism   Bleivergiftung (*lead poison-
ing*)
Sawtooth   Sägezahnmuster (Kammer-
flattern)
Scab   (Wund-)Schorf; Grind; Kruste
Scabetic   Krätze/Skabies betreffend; von
Skabies betroffen; krätzig; skabiös
Scabies, crusted/Norwegian   Borken-
krätze; norwegische Skabies
Scald   Verbrennung; Verbrühung (auch
ambustion, burns)
Scalding (pain)   siedend; brühend; ver-
brennend; aufzehrend
Scalene   ungleichseitig; schief; Skalenus-
muskel betreffend
Scall   (Kopf-)Grind; Schorf
Scall, milk   Milchschorf
Scally   schuppig; geschuppt; Schuppen-;
schuppenartig; squamös; abschilfernd;
abblätternd
Scaly (appearance)   schuppig
Scanning (speech)   skandierend
Scanty   spärlich
Scarfskin   Epidermis
Scarification   viele oberflächliche Inzisi-
onen; Vernarbungen
Scarlet   Scharlach; scharlachrot; schar-
lachfarben
Scarlet fever   rheumatisches Fieber;
Scharlach
Scarred   vernarbt
Scent   Geruch; Duft; Geruchsinn
Sciatica   Ischialgie
Scissor leg   Überkreuzung der Beine
aufgrund beidseitiger Hüftadduktion
Scissors (gait)   Scherengang; Gangstö-
rung mit Adduktion und Überkreuzen
der Beine (kurze Schritte, Drehung des
Körpers um das Standbein) infolge
Adduktorenspasmus bei Diplegie oder
M. Little
Scours   Durchfall
Scratch marks   Kratzer
Scratchy (murmur)   kratzend

Scrub up, to   chirurgische Händedesinfektion

Scrub-nurse   Instrumentierschwester

Scurf   Schuppen (*dandruff*)

Scurfy (hair)   schorfig

Scurvy   Scharbock; Skorbut

Scurvy, Alpine   Pellagra; Vitamin-B2-Mangelsyndrom

Scurvy, hemorrhagic   Möller-Barlow-Krankheit; Osteopathia haemorrhagica infantum

Scurvy, infantile   rachitischer Säuglingsskorbut; Möller-Barlow-Krankheit

Scurvy, land   idiopathische thrombozytopenische Purpura; Morbus Werlhof

Scurvy, sea   Scharbock; Skorbut

Scurvy, true   Scharbock; Skorbut

Scutiform   schildförmig

Sea Sickness   Seekrankheit

Seam   Saum; Naht

Searcher   Sonde

Searing (pain)   glühend heiss

Seatworm   Madenwurm; Enterobius vermicularis; Oxyuris vermicularis

Sebaceous   talgartig; talgig; Talg-; Talg bildend, absondernd

Sebiferous   Fett, Talg produzierend

Sebiparous   Talg produzierend

Secretory coil   Ausführungsschlauch

Secundina   Nachgeburt

Secundines   Nachgeburt

Seizure   (plötzlicher) Anfall; Iktus; epileptischer Anfall; Krampfanfall

Self-abuse   Missbrauch der eigenen Gesundheit; Masturbation; Onanie

Self-mutilation   Selbstverstümmelung

Semiluxation   Subluxation

Senescence   Alterungsprozess

Senopia   Altersweitsicht

Sensation   Sensibilität; Gefühl; Empfindung

Sense, to   wahrnehmen; spüren

Senseless   ohne Bewusstsein; besinnungslos; ohnmächtig; bewusstlos

Sensibility   Empfindung(svermögen, -fähigkeit); Sensibilität

Sensible   empfänglich; (reiz-)empfindlich; sensibel (*to* für); sensuell; sensual

Sensitive   Sensibilität betreffend; empfänglich; (reiz-)empfindlich; (über-)empfindlich

Sensitivity   Sensibilität; Empfindsamkeit; Feinfühligkeit; Feingefühl; Empfindlichkeit

Sensitivity, acquired/induced   Allergie

Sensitization   Sensibilisierung

Sensitizer   Allergen

Sensory   Sensorium; z. B. *pain, temperature, touch, two-point-discrimination, stereognosis, graphesthesia, agnosia, joint position, vibration*

Sentient   empfindlich; empfindungsfähig

Serial arithmetic sevens   Patienten von 100 rückwärts in siebener Schritten zählen lassen, oder von null an aufwärts

Serrated   gezackt; gesägt

Serrulate   fein gezackt; gesägt

Severely   kritisch

Shaggy (hair)   zottelig; Zotten/Villi besetzt; zottig; zottenförmig; villös

Shakes   Schüttelfrost

Shaking palsy   M. Parkinson; Erkrankung der Basalganglien

Shallow (breathing)   flache Atmung

Shallow (emotional + psychological state)   oberflächlich

Shank   Unterschenkel; Schienbein; Tibia; Bein

Sharp (pain)   scharf

Sheath   Hülle; Scheide; Kondom (umgangssprachlich); Mantel; Ummantelung

Sheet   Bogen; Blatt; (dünne) Platte

Shifting dullness (ascites)   veränderte Dämpfung

Shin, saber   Säbelscheidentibia

Shin   Schienbein; Schienbeinregion
Shinbone   Schienbein; Tibia
Shingles   Gürtelrose; Zoster; Zona;
Herpes zoster
Shins, toasted   Erythema caloricum
Ship-Fever   Typhus
Shiver   Schauer; Frösteln (*chill*)
Shock, wet   Insulinschock
Shocky (emotional + psychological
state)   erschüttert; bestürzt
Shooting (pain)   (ein)schießend; durch-
zuckend
Shortness of breath   Kurzatmigkeit;
Dyspnoe
Shortsighted   Kurzsichtigkeit/Myopie
betreffend; myop; kurzsichtig
Short-winded   dyspnoisch; kurzatmig
Shot   Impfung; Injektion
Shoulder, frozen   Schultersteife; Periar-
thropathia humeroscapularis
Shoulder girdle   Schultergürtel
Show   blutiger Ausfluß zu Beginn der
Wehentätigkeit oder zu Beginn der
Menstruation
Shudder   Schütteln; Schauern; Schau-
dern (*convulsive shaking*)
Shuffling (gait)   schlurfend
Sib   Geschwister (*blood relative, kin*)
Sibilant   zischend; scharf (*whistling;
hissing*)
Sibling(s)   Geschwister; Sippe; Sippschaft
Sibship   Sippschaft
Sick   Übelkeit; krank (*of* an); schlecht;
übel; Kranken-, Krankheits-
Sick, the   die Kranken
Sick, to feel   einen Brechreiz verspüren
Sickening (pain)   krankmachend; Übel-
keit erregend
Sicklemia   Sichelzellanämie; Sichelzel-
lenanämie; Herrick-Syndrom
Sickling   Sichelzellbildung
Sickness, acute mountain   d'Acosta-
Syndrom; akute Bergkrankheit; Mal
di Puna

Sickness, Gambian sleeping   westafrika-
nische Schlafkrankheit
Sickness, green   Chlorose; Chlorosis
Sickness, laughing   Pseudobulbärpa-
ralyse
Sickness, Rhodesian sleeping   ostafri-
kanische Schlafkrankheit;
Trypano(so)miasis
Sickness, spotted   Pinta; Mal del Pinto;
Carate
Siderous   eisenhaltig; Eisen-
Sigh   Seufzer
Sight   Sehvermögen; Sehkraft; Sehen;
Augenlicht; (An-)Blick; Sicht
Sight, day   Nachtblindheit; Hemeralopie
Sign, antecedent   Prodromalsymptom
Sign, Cruveilhier's   Medusenhaupt;
Caput medusae
Sign, facial   Chvostek-Zeichen; Fazialis-
zeichen
Sign, Marinesco's   Tatzenhand
Sign, Rasin's   Jellinek-Zeichen
Sign, Raynaud's   Akroasphyxie; Akro-
zyanose
Sign, Rocher's   Schubladenphänomen
Sign, trepidation   Patellarklonus
Signs of maturity   Reifezeichen
Singultus   Schluckauf (*hiccough*)
Sinew   (Muskel-)Sehne
Siriasis   Sonnenstich (*sunstroke*)
Sitotherapy   Diät als Behandlungsstra-
tegie
Skene's glands   Urethaldrüsen bei
Frauen
Skiagraphy   Röntgenaufnahmen anfer-
tigen
Skills   Fertigkeiten
Skin   Haut; Kutis; Cutis
Skin, alligator   Fischschuppenkrankheit;
Ichthyosis vulgaris
Skin, glossy   Glanzhaut; Atrophoderma
neuriticum
Skin, lax   Schlaff-, Fallhaut; Dermatocha-
lasis; Cutis laxa-Syndrom

Skin, piebald   Weißfleckenkrankheit; Scheckhaut; Vitiligo

Skin, stippled   Cutis linearis punctata colli; Erythrosis interfollicularis colli

Skull, steeple   Spitz-, Turmschädel; Akrozephalie; Oxyzephalie; Turrizephalie

Skullcap   Calvaria; Kalotte

Slaty grey   schiefergrau

Sleepiness   (krankhafte) Schläfrigkeit; Verschlafenheit; Müdigkeit; Somnolenz

Slender   mager; schlank

Slide   Objektträger

Slightly   flüchtig; leicht; etwas

Slim   dünn

Slough, to   (Haut) abstreifen; abwerfen

Slough   Schorf; abgeschilferte Haut; tote Haut

Sludge   Schlamm; Bodensatz

Sludging   Sludge-Phänomen; Geldrollenbildung

Sluggish (emotional + psychological state)   phlegmatisch; trüb

Sluggish (pulse)   träge; langsam

Slurred speech   verwaschene Sprache

Small (pulse)   Puls mit kleiner Amplitude

Smallpox   Pocken; Blattern; Variola

Smarting (pain)   brennend

Smear   (Zell-)Ausstrich; Abstrich

Smoky (urine)   rauchfarben

Snapping hip   schnappende Hüfte (bei Dysplasie)

Snare   Schlinge zum Abtragen von Polpyen

Sneeze, to   niesen

Snellen test   Visustest (*test of vision*), normal ist 20/20

Snoring   schnarchen

Snowblindness   Schneeblindheit

Snuffles   Schniefen; leichter Schnupfen (umgangssprachlich)

Soap someone, to   einen Patienten aufnehmen; untersuchen; therapieren (SOAP- Schema)

Sob   Schluchzen (*to cry with jerky, convulsive motions*)

Sodium   Natrium

Soft Palate   weicher Gaumen

Softening   Erweichen; Erweichung; (patholog.) Malazie

Solar Fever   Dengue

Sole   (Fuß-)Sohle; (anatom.) Planta pedis; Regio plantaris; (Schuh-)Sohle; einzig; allein

Solids   feste Bestandteile (in Flüssigkeiten); feste Nahrung; Festkörper; fest; hart; kompakt; dicht; stabil (gebaut); massiv; (Körperbau) kräftig; (Essen) kräftig

Solubility   Löslichkeit; Solubilität

Soluble   löslich (in einer Flüssigkeit)

Solution   Lösung (eines Problems); Lösung (einer Flüssigkeit)

Somewhat   ein wenig

Somnambulism   Schlafwandeln (*sleepwalking*)

Somnifacient   Schlaf auslösend; einschläfernd; Schlafmittel; Hypnotikum; einschläfernd

Somniferous   Hypnose betreffend; hypnotisch

Sonovox   elektrischer Stimmersatz; Kehlkopfmikrophon

Sorbefacient   absorptionsförderndes Mittel; absorptionsfördernd; absorbierend

Sore   Ulzeration; Wunde; Entzündung; wunde Stelle; weh; wund; schmerzhaft; entzündet

Sore throat   Pharyngitis, Laryngitis oder Tonsillitis

Sore, cold   Herpes simplex (febrilis); Fieberbläschen

Sore, Delhi   Hautleishmaniose; kutane Leishmaniose; Orientbeule; Leishmaniasis cutis

Sore, hard   Ulcus durum

Sore, Kandahar   Hautleishmaniose; kutane Leishmaniose; Orientbeule; Leishmaniasis cutis

Sore, Lahore   Hautleishmaniose; kutane Leishmaniose; Orientbeule; Leishmaniasis cutis

Sore, Natal   Hautleishmaniose; kutane Leishmaniose; Orientbeule; Leishmaniasis cutis

Sore, Oriental   Hautleishmaniose; kutane Leishmaniose; Orientbeule; Leishmaniasis cutis

Sore, Penjedeh   Hautleishmaniose; kutane Leishmaniose; Orientbeule; Leishmaniasis cutis

Sore, pressure   Wundliegen; Dekubitus; Dekubitalulkus, -geschwür

Sore, soft   Ulcus molle

Sore, venereal   weicher Schanker; Chankroid; Ulcus molle

Soreness   Wundsein

Souffle   auch *bruit de souffle*; Auskultationsbefund (weich, blasend, hauchend)

Sound, anvil   Münzenklirren

Sound, bell   Münzenklirren

Sound, bottle   Amphorenatmen, -geräusch

Sound, friction   Reibegeräusch; Reiben

Sound, pistol-shot   Traube-Doppelton

Span   Armspannweit

Sparse (hair)   schütter

Spasm, canine   sardonisches Lachen; Risus sardonicus

Spasm, cynic   sardonisches Lachen; Risus sardonicus

Spasm, dancing   Bamberger-Krankheit; saltatorischer Reflexkrampf

Spasm, epidemic transient diaphragmatic   Bornholmer-Krankheit; epidem. Pleurodynie

Spasm, habit   Tic; (nervöses) Zucken

Spasm, histrionic   mimischer Gesichtskrampf; Bell-Spasmus; Fazialiskrampf; Fazialis-Tic

Specimen(s)   Proben; Biopsien, auch *sample*

Spectacles   Brille

Speech   Sprache; Sprachvermögen; Sprechen; Sprechweise; Rede

Spend a penny, to   Wasser lassen (umgangssprachlich)

Sphacelated   Gangrän betreffend; gangränös; nekrotisch; brandig; abgestorben

Sphacelation   Gangrän-, feuchter Brand; Gangrän; lokaler Zell-/Gewebstod; Nekrose

Sphacelous   Gangrän betreffend; mit einer Gangrän; in Form einer Gangrän; gangränös

Spica   Kornährenverband; Spica (*figure of eight-bandage*)

Spider, vascular   Sternnävus; Spider naevus; Naevus araneus

Spider-burst   Besenreiservarizen

Spike a temp., to   Temperaturen entwickeln; auffiebern

Spine   Wirbelsäule

Spintherism   Funkensehen; Glaskörperglitzern; Synchisis scintillans

Splayfoot   Plattfüßigkeit; nach außen gestellte Füße

Splenic souffle   nicht regelhaft auftretender Auskultationsbefund über einer erkrankten Milz

Splint   Schiene; Schienung

Splinter hemorrhages   Einblutungen im Nagelbett

Split on respiration   atemabhängige Spaltung des zweiten Herztones

Splitting (pain)   rasend; heftig

Spolting   geringe Menge Menstrualblut

Spot　Fleck(en); (Leber-)Fleck; Hautmal; Pickel; Pustel; Mal; Makel (*blemish*)

Spots, blue　Maculae coeruleae; Tâches bleues

Spots, Filatov's　Koplik-Flecken

Spots, heat　Schweißbläschen; Hitzepickel; Miliaria

Spots, Mariotte's　blinder Fleck

Spots, Soemmering's　gelber Fleck; Macula lutea

Spotting　Schmierblutung

Spousal　Hochzeits-; Ehe-; Gatten-

Spouse　(Ehe-)Gatte; (Ehe-)Gattin

Sprain　Bandriss; Verstauchung; Zerrung

Sprain, Schlatter's　Schlatter-Osgood-Krankheit

Spread　Streuung

Spree-drinking　Dipsomanie

Spur　Sporn (*pointed outgrowth*)

Squatting　hocken; kauern; Hockstellung

Squeezing (pain)　drückend

Squint　Schielen; Strabismus

Squint, convergent　Esotropie

Squint, divergent　Exotropie

St. Vitus' Dance　Veitstanz; Chorea minor Sydenhamm; auch *St. Guys Dance*

Stab, to　stechen

Stabbing (pain)　messerstichartig; stechend

Staff　Krankenhauspersonal

Stage, defervescent　Stadium des Fieberabfalls; Stadium decrementi

Stage, expulsive　Austreibungsperiode; Austreibungsphase

Stage, first　Eröffnungsphase, -periode

Stage, first~ of labor　Eröffnungsphase, -periode

Stage, second　Austreibungsphase, -periode

Stage, second ~ of labor　Austreibungsphase, -periode

Stage of dilatation　Eröffnungsphase, -periode

Stage of expulsion　Austreibungsphase, -periode

Stage of fervescence　Stadium des Fieberanstiegs; Stadium incrementi

Stain　Färbung; Mal; Fleck; Farbe; Farbstoff; Färbemittel

Staining　Färben; Färbung

Stale (blood)　abgestandenes, altes Blut

Stalk　Stamm; Stiel; Stengel

Stamina　Ausdauer (*endurance*)

Stammer　Stammeln; Dyslalie

Stammering　Stottern; Stammeln (*hesitant speech*)

Stance　Standbild

Stanch, to　eine Blutung stoppen

Starvation　Hungern; Aushungern

Stat.　sofort

State　Status

State, acute confusional　Delirium; Delir

Statim　sofort

Stationary　ortsfest; (fest-, still-)stehend; stationär; gleich bleibend; stagnierend

Stature　Größe; Statur

Steady　unveränderlich; gleichmäßig; -bleibend; stet(ig); beständig; (stand-)fest; stabil

Steppage (gait)　Steppergang

Stercorous　Kot/Fäzes betreffend; aus Fäkalien bestehend; kotig; fäkal; fäkulent; sterkoral

Sternutation　Niesen (*sneezing*)

Sterterous (breathing)　röchelnd

Stiff in the cooler　Leiche im Kühlhaus (umgangssprachlich)

Stillbirth　Totgeburt

Stillborn　totgeboren

Sting, to　stechen; brennen; beißen; schmerzen; wehtun

Sting　Stachel; Stich; Biss

Stinging (pain)　stechend

Stippling　Tüpfelung; Punktierung

Stir, to　rühren; umrühren

Stirrup　Steigbügel; Stapes

Stitch up, to　zunähen

Stool, putty   Kalkseifenstuhl; Seifenstuhl

Stool, ribbon   Bleistiftkot

Strain   Muskelzerrung; Überanstrengung; Dehnung (*overexertion; overstretching*); Zerrung; Rasse; Art; Stamm; (Erb-)Anlage; Veranlagung; Charakterzug; Merkmal

Straining (pain)   reißend; ziehend

Strand   Strang; Faser

Strawberry (tongue)   „Himbeerzunge" bei Scharlach

Streaked (sputum)   streifig; verschmiert

Strenuous (breathing)   angestrengt

Stretcher   Trage

Striated   gestreift; streifig; streifenförmig

Striation   Streifen; Furche; Streifenbildung; Furchung; (Muskel) (Quer-)Streifung

Stroke   apoplektischer Insult; Schlaganfall; Schlag; Stoß; Hieb; (Herz-)Schlag

Stroke, chronic   Monge-Krankheit; chronische Höhenkrankheit

Stroke, heat   Hitzschlag; Sonnenstich

Stubborn   widerspenstig; hartnäckig

Stuffy   verschnupft (umgangssprachlich)

Stun, to   betäuben; benommen machen

Stutter   Stottern; Balbuties; Dysphemie

Stuttering   stottern(d); stammelnd

Stype   Tampon

Subconscious   Unterbewusstsein; das Unterbewusste; unterbewusst; halbbewusst

Subconsciousness   Unterbewusstsein

Subjectives   Aussagen des Patienten

Subset   Subpopulation; Untergruppe (z. B. von Lymphozyten)

Suckling   Säugling

Sudation   Schwitzen

Suffocating (pain)   erstickend; erdrückend

Suffocation   Erstickung; Ersticken; Suffocatio

Sulky (emotional + psychological state)   eingeschnappt; beleidigt

Sunburn   Sonnenbrand; Dermatitis solaris

Sunburned (skin colour)   sonnenverbrannt; auch *sunburnt*

Sunstroke   Sonnenstich; Heliosis

Superacute   (Verlauf, Reaktion) extrem akut; hyperakut; perakut

Superalimentation   Hyperalimentation

Superficial abdominal reflex   Bauchhautreflex

Supernatant   Überstand (einer Lösung, Suspension)

Supersensitive   überempfindlich; allergisch

Supersensitivity   Überempfindlichkeit; Hypersensitivität

Supine   auf dem Rücken liegend; in Rückenlage

Supreme   höchste(r, s); größte(r, s); oberste(r, s); äußerste(r, s); Ober-; kritisch

Surdomute   taubstumm

Surgeon   Chirurg

Surgery   Chirurgie

Surveillance   Überwachung

Susceptibility   Empfindlichkeit (*to* gegen); Anfälligkeit; Empfänglichkeit; Reizbarkeit

Susceptible   empfänglich; leicht zu beeinflussen; empfindlich; verwundbar; verletzbar

Suspicious (emotional + psychological state)   misstrauisch; argwöhnisch

Susurration   Murmelgeräusch

Suture, to   nähen

Suture   Naht; Knochennaht; Verwachsungslinie; Sutura

Swab, to   abtupfen; betupfen

Swab   Abstrich; Tupfer; Wattebausch

Swallow   Schluck; Schlucken

Swarthy (colour)   dunkelhäutig; dunkel

Swelling   Anschwellen; Anwachsen; Quellen; Schwellung; Verdickung; Geschwulst; Beule

S

T

Swelling, levator   Torus levatorius
Swollen   teigig; gedunsen; aufgeschwemmt; pastös
Syringe   Spritze
Syrinx   Tube; Ohrtrompete; Tuba auditiva; Spritze
Systolic clicks   Geräusch; Austreibungsgeräusch

Tabes   Auszehrung; Schwindsucht
Tache   Mal; Fleck; Makel (*spot; blemish*)
Tactile vocal fremitus   Patienten „99" sagen lassen Lungenbasis von hinten mit beiden Händen fühlen; auch *fremitus* genannt
Tag   Zipfel; Fetzen; Lappen
Tag, anal   hypertrophe Analfalte; Mariske
Tag, cutaneous   Stielwarze; Akrochordon
Tag, skin   Stielwarze; Akrochordon
Tail   Schwanz; (anatom.) Cauda; Hinterteil; hinteres/unteres Ende
Tailbone   Steißbein; Os coccygis
Talipes   angeborene Fußdeformität; Klumpfuß; Pes equinovarus (excavatus et adductus)
Tanned (skin colour)   sonnengebräunt
Tantrum   Wutanfall; Koller
Tap, to   punktieren; „zapfen"
Tap   (Lumbal)punktion; Körperhöhlenpunktion
Tar(ry)   Teer; teerartig; Teerstuhl

Tardive (pain)   verzögert; spät
Tartar   Zahnstein
Tastant   Geschmacks-, Schmeckstoff
Tear   Träne; Tropfen; Riss
Tear, bucket-handle   Korbhenkelriss
Tearful   Tränenüberströmt
Tearing (pain)   rasend; reißend; zerrend
Teethe, to   Zähne bekommen; zahnen
Telergy   automatische/unwillkürliche Handlung; Automatismus
Temple   Schläfe; Schläfenregion
Temporary   vorübergehend; vorläufig; zeitweilig; temporär; provisorisch; Hilfs-; Aushilfs-
Temulence   Trunkenheit
Tenacious   adhäsiv
Tenacity   Zähigkeit; (psychol.) Hartnäckigkeit; Zug-, Reißfestigkeit; Widerstandsfähigkeit
Tendency   Neigung (*to* für); Hang (*to* zu); Anlage
Tendency, suicidal   Suizidalität
Tendeon, trefoil   Centrum tendineum diaphragmatis
Tender (pain)   druckschmerzhaft; schmerzhaft; schmerzend
Tenderness   Schmerzhaftigkeit; Druckschmerz
Tendon   Sehne; Tendo
Tendon sheaths   Sehnenscheiden
Tense   angespannt
Tensed (pulse)   gespannter, druckvoller Puls
Tensibility   Dehnbarkeit
Tensile   dehn-, streckbar; Dehnungs-; Spannungs-; Zug-
Tension   Spannung; Dehnung; Druck; (Muskel-)Anspannung; (Gas) Partialdruck
Tentative (diagnosis, prognosis)   vorläufige; unverbindliche ~
Tere, to   reiben
Term   Termin
Terrified   entsetzt; erschreckt

Terrifying (pain) grauenerregend; entsetzlich; fürchterlich

Tetter Bläschen; Pickel

Tetter, branny (Kopf-)Schuppen; Pityriasis simplex capitis

Tetter, crusted Eiter-, Grind-, Krusten-, Pustelflechte; feuchter Grind; Impetigo contagiosa

Tetter, milk Milchschorf; frühexsudatives Ekzematoid; konstitutionelles Säuglingsekzem

Tetter Flechte; Ekzem; Tinea

The privates (thing) Genitalien (umgangssprachlich)

Thesaurosis übermäßige Speicherung; pathologische Speicherung; Speicherkrankheit

Thigh(s) (Ober-)Schenkel; Oberschenkelregion; (anatom.) Regio femoris

Thigm- Berührungs-

Thigmesthesia Berührungsempfindlichkeit

Thirst, diminished (pathologisch) verminderter Durst; Hypodipsie

Thirst, insensible (pathologisch) verminderter Durst; Hypodipsie

Thirst, subliminal (pathologisch) verminderter Durst; Hypodipsie

Thirst, twilight (pathologisch) verminderter Durst; Hypodipsie

Thoracic-inlet-view Tracheazielaufnahme (bei v. a. retrosternale Struma)

Thought alienation Gedankeneingebung

Thread Faden, fadenförmige Struktur; Faser; Fiber

Thread, terminal meningeal Filum terminale

Threads, Simonart's Simonart-Bänder; amniotische Stränge

Thready fadenförmig (Puls); faserig; faserartig; filiform

Threatened abortion drohende Fehlgeburt

Threshold Grenze; Schwelle; Limen; Schwellen-

Thrills tastbare Herzbewegungen

Thrive Wachstum; Gedeihen

Throat, sore Halsentzündung; Angina

Throat, spotted sore Kryptentonsillitis; Angina follicularis

Throb Pulsation

Throb, heart Herzschlag

Throbbing (pain) pulsierend; klopfend; hämmernd, (rhythmisch) schlagend oder klopfend, pochend, pulsierend; pulsatile

Throe scharfer Schmerz

Throw up, to erbrechen

Thrush Mundsoor; Candidiasis; vaginaler Soor

Thumb, gamekeeper's Skidaumen

Thyrsus (männliches) Glied; Penis; Phallus

Tic douloureux Trigeminusneuralgie

Tic, convulsive Fazialistic

Tic, saltatory Bamberger-Krankheit

Tick Zecke

Tick-borne durch Zecken übertragen; Zecken-

Ticker Herz

Ticks Zecken

Tilt, to sich neigen; (um-)kippen; umfallen

Timid (emotional + psychological state) ängstlich

Tin Zinn

Tingible (an-)färbbar, tingibel

Tingling (pain) prickelnd; kribbelnd; (leicht) brennend

Tinkling (bowel sounds) metallisch klingend

Tintable (an-)färbbar; tingibel

Toddler Kleinkind bis 3 Jahre; Strampler

Toe, Hong Kong Athleten-, Sportlerfuß; Fußpilz; Tinea pedis

Tone, to   einfärben; (ab-)tönen; abstufen; kolorieren; Spannkraft verleihen, stärken

Tone   Ton; Laut; Klang; Stimme; Tönung; Spannung(szustand); Spannkraft; Tonus

Tongue, bald   Möller-Glossitis; Glossodynia exfoliativa

Tongue, cerebriform   Faltenzunge; Lingua plicata/scrotalis

Tongue, cleft   gespaltene Zunge; Lingua bifida

Tongue, crocodile   Faltenzunge; Lingua plicata/scrotalis

Tongue, furrowed   Faltenzunge; Lingua plicata/scrotalis

Tongue, grooved   Faltenzunge; Lingua plicata/scrotalis

Tongue, mappy   Landkartenzungen

Tongue-Tie   angeborene Verkürzung des sublingualen Frenulum

Tonicity   Spannung(szustand); Tonus; Spannkraft

Tooth, canine   Eckzahn; Caninus; Reißzahn

Tooth, cuspid(ate)   Eckzahn; Caninus; Reißzahn

Tooth, deciduous   Milchzahn; Dens deciduus

Tooth, eye   Eckzahn; Caninus; Reißzahn

Tooth, hair   Dens acusticus

Tooth, multicuspid   mehrhöckeriger Zahn; Dens multicuspidatus

Tooth, screwdriver   Fournier-Zahn

Tooth, succedaneous   bleibender/zweiter Zahn; Dauergebiss; Dens permanens

Tooth, successional   Ersatzzahn

Torpid   träge; schlaff; ohne Aktivität; langsam; apathisch; stumpf; starr; erstarrt; betäubt

Torpidity   Trägheit; Schlaffheit (*sluggishness*); Apathie; Stumpfheit; Erstarrung; Betäubung

Torque   Drehmoment

Tortuous   gewunden; gekrümmt; verkrümmt; ver-, gedreht; geschlängelt

Tourniquet   (Abschnür-)Binde; Tournique; Manschette; Staubinde

Toxic   bösartig; giftig

Trachea, scabbard   Säbelscheidentrachea

Transitional   vorübergehend; Übergangs-; Überleitungs-; Zwischen-

Transitional cells   Zellen des Übergangsepithels (z. B. im UGT)

Transitionary   vorübergehend; Übergangs-; Überleitungs-; Zwischen-

Transitory   vergänglich; flüchtig; kurz(dauernd); unbeständig; vorübergehend; transient

Translucency   Durchscheinen

Treatment   Behandlung; Behandlungsmethode; Behandlungstechnik; Therapie

Treatment, high-frequency   Diathermie

Tremulous   zitternd; bebend (*quivering*)

Trench Mouth   Plaut Vincent Angina; Angina ulcerosa (*Vincent's angina*)

Trial   Versuch (*of* mit); Probe; Prüfung; Test; Erprobung

Trimester   Trimenon

Triplet   Dreiergruppe; Drilling

Troche   Lutschpastille (*lozenge*)

Trochocardia   Herzachsenrotation

True involuntary guarding   „echte" Abwehrspannung

Truncate, to   trunkieren; Abschneiden von Gliedmaßen

Trunk   Stamm; Rumpf; Leib; Torso; (anatom.) Gefäßstamm, -strang; Nervenstamm, -strang

Truss   Bruchband für Hernien

Tumefaction   (diffuse) Anschwellung/Schwellung; Tumeszenz

Tumescence   (diffuse) Anschwellung/Schwellung; Tumeszenz

Tumid   Ödem betreffend; von ihm gekennzeichnet; ödematös

U

Tuning fork   Stimmgabel

Turbid   (Flüssigkeit) wolkig; undurchsichtig; milchig; unklar; trüb(e)

Turbidity   (Lösung) Trübung; Trübheit; Wolkigkeit (*cloudiness*)

Turbinate   Nasenmuschel; Concha nasalis; gewunden; schnecken-, muschelförmig

Turgescent   anschwellen

Turgesence   Distension; Schwellung

Turgor   Schwellung; Spannung

Turista   Reisediarrhoe

Turnover   Umsatz; Umsatzrate; Fluktuation; Fluktuationsrate

Turnover, energy   Energieumsatz

Twinging (pain)   stechend

Twins, conjoined   Doppelmissbildung

Twins, false   Dizygote Zwillinge

Twins, fraternal   Dizygote Zwillinge

Twisting (pain)   sich winden (drehen) vor Schmerzen

Twitch   Zucken

Typhus, canine   Canicolakrankheit; Kanikolafieber; Stuttgarter Hundeseuche

Typhus, Indian tick   Boutonneuse-Fieber

Typhus, Kenyan tick   Boutonneuse-Fieber

Typhus, mite   japanisches Fleckfieber; Milbenfleckfieber; Tsutsugamushi-Fieber

Typhus, recrudescent   Brill-Krankheit; Brill-Zinsser-Krankheit

Typhus, scrub   japanisches Fleckfieber; Milbenfleckfieber; Tsutsugamushi-Fieber

Typhus, tropical   japanisches Fleckfieber; Milbenfleckfieber; Tsutsugamushi-Fieber

U&E imbalance   Harnstoff und/oder Elektrolytstörungen

Uberous   proliferierend; sehr fruchtbar

Uberty   Fruchtbarkeit

Ulcer, Aden   kutane Leishmaniose; Orientbeule

Ulcer, Clarke's   knotiges/solides/ulzeröses Basaliom; Ulcus rodens; Zervikalulkus

Ulcer, corrosive   Noma; Wangenbrand; Wasserkrebs; Chancrum oris; Stomatitis gangraenosa

Ulcer, elusive   Fenwick-Ulkus; Hunner-Ulkus

Uloid   narbenartig

Ululation   hysterisches Weinen

Umbilical cord   Nabelschnur

Umbilical souffle   auch *funicular souffle* oder *umbilical souffle*; seufzendes Auskultationsgeräusch synchron mit fetalen Herzgeräuschen

Umbo   Nabel; Trommelfellnabel (*funnel-shaped area of ear drum*)

Unbearable (pain)   unerträglich

Unconditioned   angeboren; unbedingt

Unconscious   unbewusst; unwillkürliche; bewusstlos; besinnungslos; ohnmächtig

Unconsciousness   Unbewusstheit; Bewusstlosigkeit; Besinnungslosigkeit; Ohnmacht

Uncoupler   Entkoppler

Unction   Einreibung; (Ein-)Salbung; (pharmakol.) Salbe; Trost; Balsam (*to* für)

Undernourished   unterernährt

U

Underweight untergewichtig

Undetermined unbestimmt

Unfavourable (diagnosis) ungünstige ~; infauste ~

Unguent Salbe (*ointment*)

Unkempt (hair) ungekämmt

Unrelenting (cough) unablässig

Unresponsive unempfänglich (*to* für); nicht ansprechend oder reagierend (*to* auf)

Unresponsiveness Nichtreaktivität

Unrest (innere) Unruhe; Nervosität; Ruhelosigkeit

Unsaturated ungesättigt (Fettsäure)

Unsteady schwankend; unsicher; unbeständig; (chem.) zersetzlich; labil

Upset aufgeregt; aufgewühlt

Urea Harnstoff; Carbamid

Urgent dringend (<u>keine</u> Lebensgefahr)

Urination, precipitant imperative Miktion

Urination, stuttering Harnstottern

Urinative die Diurese betreffend oder anregend; harntreibend; diuretisch

Urine, residual Restharn

Urticaria, congelation Kälteurtikaria

Urticaria, factitious Hautschrift; Dermographie; Dermographismus

Urticaria, giant Quincke-Ödem; angioneurotisches Ödem

Uterine souffle Auskultationsbefund über dem graviden Uterus

V

Vague (pain) unbeschreibbar

Valetudinarian kränkelnde Person

Value Gehalt; Grad; (Zahlen-)Wert

Valve Klappe; Valva; Valvula

Varicella Windpocken (*chickenpox*)

Varicula Krampfader (*varix*) im Auge

Variola Pocken; Blattern (*smallpox*)

Vasculitis rash Ausschlag; Exanthem

Vault Gewölbe; Wölbung; Dach; Kuppel

Vegetate, to wuchern

Venery Geschlechtsverkehr; Koitus

Venom tierisches Gift

Vent (Abzugs-)Öffnung; (Luft-)Loch; Schlitz; Entlüftungsloch; Entlüfter; After; Kloake

Ventricular heave hebender Ventrikel

Verminal Würmer betreffend; durch Würmer hervorgerufen; Wurm-

Verminosis Wurmbefall; Ektoparasitenbefall

Verminous Würmer betreffend; durch Würmer hervorgerufen; Wurm-

Version (gynäkol.) Gebärmutterneigung; Versio uteri; (gynäkol.) Wendung; Drehung

Vertebra, cod fish Fischwirbel

Vertebra, eburnated Elfenbeinwirbel

Vertebrae, dorsal Thorakal-, Brustwirbel

Vertex Scheitel

Vertigo Schwindel

Verumontanum Samenhügel; Colliculus seminalis

Vesicant blasenziehendes/blasentreibendes Mittel; Vesikans; Vesikatorium; blasenziehend

Vesication Blasenbildung; Blase

Veskant Blasen schlagend (*blistering*)

Vestige Überbleibsel, -rest; Spur; Rudiment

Vestigial zurückgebildet; verkümmert; rudimentär

Viable lebendig

Vicarious stellvertretend; ersatzweise

Vicious (pain) teuflisch (*faulty*)

Vigilance Aufmerksamkeit; Reaktions-
bereitschaft; Vigilität; Schlaflosigkeit;
Wachheit

Vigor Vitalität

Vigorous tätig; rege; lebhaft; wirksam;
wirkend; aktiv

Vilbex streifenförmiger Bluterguss;
Striemen; Strieme

Violent gewalttätig

Virilescence Maskulinisierung; Ver-
männlichung; Virilisierung

Virilia männliche Geschlechtsorgane;
Organa genitalia masculina

Virility Potenz

Viscid zäh; zähflüssig; zähfließend;
viskös

Viscidity Zähflüssigkeit; Zähigkeit;
Klebrigkeit

Viscidosis zystische (Pankreas-)Fibrose;
Mukoviszidose

Viscous viskös

Visile das Sehen betreffend; mit den
Augen; optisch; visuell

Vision Sehen; Vision; Sehvermögen;
Sehkraft; Sehschärfe; Visus

Visual acuity Sehschärfe; Visus

Visual field Gesichtsfeld

Vital Signs Vitalparameter; P (*pulse*)/
RR (*respiratory rate*)/BP (*blood pressure*)/HR (*heart rate*)/I&O (*in and out*,
Ein- und Ausfuhr)/weight (Gewicht)/
temp (Temperatur)

Vitals wichtige Organe

Vitiation Verletzung mit Funktionsein-
schränkung

Vitiligo, Cazenave's Pelade; kreisrunder
Haarausfall; Alopecia areata

Vocal Cords Stimmbänder; auch ~
chords

Vocal Stimme betreffend; stimmlich;
Vokale betreffend

Voice, bronchial Bronchophonie

Void, to entleeren; leeren (*bladder*,
rectum)

Volvulosis Knotenfiliarose; Onchocerca-
volvulus-Infektion

Vomit Erbrechen; Emesis; Vomitus;
Erbrochene(s)

Vomit, coffee-ground kaffeesatzartiges
Erbrechen

Vomiting (Er-)Brechen; Vomitus;
Emesis

Vomitory Brechreiz oder Erbrechen
auslösend; emetisch

Vomitous Brechreiz oder Erbrechen
auslösend; emetisch

Vortex of urinary bladder (Harn-)Bla-
sengrund; Fundus vesicae; (Harn-)Bla-
senspitze

Vorticose wirbel-, strudelartig; wirbel-
artig

Vulnerability Verletzlichkeit

W

Waddling (gait) watschelnd

Waist Taille

Wakefulness Wachen; Schlaf-, Ruhelosigkeit; Wachsamkeit

Walking heel to toe Seiltänzergang; Test
der Balance

Walleye Exotropie

Ward Krankenpflegestation eines Krankenhauses

Wart Warze

Wasting Verschwendung, -geudung;
Verfall; Verschleiß; Schwund; Verlust;
Auszehrung

Wasting, muscular Amyotrophie

Watchfulness Wachsamkeit

Water brash   Sodbrennen (*gastric burning, heartburn*)

Water on the brain   Wasserkopf; Hydrozephalus

Water trouble   Miktionsprobleme (umgangssprachlich)

Water, to   (Mund) wässrig werden (*for* nach); (Augen) tränen

Waterpox   Varicella; Varizellen; Windpocken

Waters   Fruchtwasser

Watery eyes   tränende Augen

Waxy (skin colour)   wächsern

Weak   schwach; geschwächt; hyposthenisch

Weaken, to   (Gesundheit) angreifen; (Wirkung) abschwächen; attenuieren; schwach/schwächer werden; nachlassen; (Kraft) erlahmen

Weakness of limbs   Muskelschwäche

Wean, to   entwöhnen (z.B. beim Abstillen)

Weaning   Entwöhnung; Abstillen

Wedge   Keil

Week of gestation (x/40):   Schwangerschaftswoche

Well-nourished   gut genährt

Well-oriented (to time, place and person)   zeitlich, örtlich und zur Person gut orientiert

Wen   piläre Hautzyste; Epidermoid; Epidermalzyste; (echtes) Atherom

Whacked   erschöpft

Wheal   Quaddel (*red, round elevation on skin*)

Wheeze   pfeifend; keuchend; Luftstrom in verengten Luftwegen; auch als *sibilant* oder *whistling rhonchi* bezeichnet; Nachweis u. a. bei Asthmatikern oder Aspiration

Wheezing (cough)   giemend

Whiplash   Schleudertrauma (der Halswirbelsäule)

Whistling (rhonchi)   pfeifende Rasselgeräusche

White ashen (skin colour)   weiß; bleich

White Leg   Milchbein; Phlegmasia alba dolens; Befund bei tiefer Beinvenenthrombose

Whitehead   Hautgrieß; Milium

Whiteness   Weiße; Blässe

Whitepox   weiße Pocken; Variola minor

Whitlow   Fingerumlauf; Panaritium (*felon*)

Whooping Cough   Keuchhusten; Pertussis

Wicked (pain)   Heimtückisch; Bösartig

Wide-based (gait)   breitbeinig

Widow   Witwe; Witwer

Windpipe   Luftröhre; Trachea

Winking   blinzeln; zwinkern

Wiry (hair, pulse)   drahtig; fadenförmig

Wisdom Tooth   Weisheitszahn

Withdrawal   Zurücknahme; (Blut-)Entnahme; Koitus/Coitus interruptus; (Drogen) Entzug

Withdrawn (emotional + psychological state)   verschlossen

Womb   Gebärmutter; Uterus

Working (prognosis)   Arbeitshypothese

Workup   Anamnese; Befunderhebung

Worm, maw   Spulwurm; Askaris

Worm, serpent   Medina-, Guineawurm; Dracunculus medinensis

Worms, spiny-headed   Kratzer; Kratzwürmer

Worms, thorny-headed   Kratzer; Kratzwürmer

Worried   besorgt

Wracking (cough)   quälend

Wrinkle   (Haut) Fältchen; Runzel; Falte

Wrist   Handwurzel; Karpus; Carpus; (proximales) Handgelenk

Wrist drop   Fallhand

Writer's cramp   Schreibkrampf

Wryneck   Schiefhals; Torticollis; Caput obstipum

X

X/7   britisches System, die Tage (x) einer Woche (7) zu zählen; vor drei Tagen ist also 3/7

X-match   *Cross match* (Blut kreuzen, Kreuzblut)

X-ray   Röntgenstrahl, -aufnahme, -bild

Xyster   Knochenschaber; Raspatorium

Z

Zoescope   Stroboskop

Zymogen   Enzymvorstufe; Zymogen; Proenzym

Zymoid   enzymartig; zymoid

Y

Yawn, to   gähnen

Yaws, bush/forest   südamerikanische Hautleishmaniase; Chiclero-Ulkus

Yaws   Frambösie; Pian; Parangi

Yeast   Hefe; Sprosspilz

Yoke   Jugum; jochartige Struktur, Erhebung

Yolk   Eigelb; Dotter

Σ

X

Y

Obwohl sich auf den folgenden Seiten ca. 6 000 Abkürzungen finden, kann und will dieses Kapitel nicht den Anspruch auf Vollständigkeit erheben. Die Darstellung maximalen Wissens auf minimalem Raum ist sehr schwierig und leider auch häufig sehr subjektiv. Wir haben uns dennoch bemüht, so objektiv und umfangreich wie möglich und so kurz wie nötig zu schreiben. Vergeblich suchen werden Sie u. a. Abkürzungen für Chemotherapieschemata oder andere „exotische" Abkürzungen; ebenso wenig übersetzt finden sich einfache englische Vokabeln sowie Wörter, die die gleiche Bedeutung im „Deutschen" haben. Haben Sie also bitte Verständnis, wenn gerade *Ihre* Abkürzung nicht genannt wird – schreiben Sie uns und berichten Sie, warum gerade *diese* Abkürzung der nächsten Auflage hinzugefügt werden sollte.

A

A   accommodation; age; alive; ambulatory; angioplasty; anxiety (Angst, Unruhe); apical; arterial; artery; Asian; assessment; auscultation

A+W   alive and well

A′   ankle

(a)   axillary temperature

a   before

A_1 aortic first heart sound

A_2 aortic second heart sound

AA   acetic acid (Essigsäure); acute asthma; African-American; Alcoholics Anonymous; alcohol abuse; alopecia areata; anaplastic astrocytoma; anti aerobic; antiarrhythmic agent; aortic aneurysm/arch; aplastic anemia; arm ankle (pulse ratio); ascending aorta; audiologic assessment; Australia antigen; authorized absence; automobile accident

aa: of each

A&A   aid and attendance (Behandlung); arthroscopy and arthrotomy; awake and aware

AAA   abdominal aortic aneurysmectomy/aneurysm; acute anxiety attack (Angstattacke);

AAC   advanced adrenocortical cancer; antimicrobial agent-associated colitis

AACG   acute angle closure glaucoma (Engwinkelglaukom)

AACLR   arthroscopic anterior cruciate ligament (Kreuzband) reconstruction

AAD   antibiotic-associated diarrhea

A_1AD alpha$_1$–antitrypsin deficiency

AAE   active assistance exercise; acute allergic encephalitis

A/AEX   active assistive exercise

AAF   African–American female

AAFB   alcohol acid-fast (säurefest) bacilli

AAH   acute alcoholic hepatitis

AAI   acute alcohol intoxication; arm-ankle index (RRsys Knöchel/Oberarm; Beurteilung einer pAVK); atlantoaxial instability

AAK   atlantoaxial kyphosis

AAL   anterior axillary line

AAM   African–American male; amino acid mixture

AAMI   age associated memory impairment (Beeinträchtigung; Demenz)

AAMS   acute aseptic meningitis syndrome

AAN   AIDS-associated neutropenia; analgesic abuse/associated nephropathy; attending's admission notes

AAO   alert, awake & orientated

AAOx3   awake and oriented to time, place, and person

AAP   acute anterior poliomyelitis

AAP(M)C   antibiotic-associated pseudo(membranous) colitis

AAPSA   age-adjusted prostate-specific antigen

AAR   antigen-antiglobulin reaction

AAROM   active-assistive range of motion

AAS   acute abdominal series; androgenic-anabolic steroid; Ann Arbor stage (M. Hodgkin); aortic arch syndrome; atlantoaxis subluxation; atypical absence seizure

AAT   activity as tolerated; alpha-antitrypsin; at all times; atypical antibody titer

AAU   acute anterior uveitis

AB   abortion; antibiotic; antibody; apical beat

A/B   acid-base ratio; apnea/bradycardia; airway/breathing [Anordnungen im Krhs., z. B. vent settings (Respiratoreinstellungen); apneic episodes; ABG (arterial blood gases); pO_2/CO_2/Saturation]

A > B   air greater than bone (conduction, Schalleitung)

A & B   apnea and bradycardia; assault and battery (Körperverletzung)

ABC   abbreviated/automated blood count; advanced breast cancer; airway, breathing and circulation; all but code (Reanimation); aneurysmal bone cyst; apnea, bradycardia, and cyanosis; apple-sauce, bananas, and cereal (Diät); aspiration, biopsy, and cytology

ABCD   asymmetry, border irregularity, color variation, and diameter more than 6 mm [Melanom-Warnzeichen an einem Muttermal (mole)]; automated blood count diff

ABCS   automated blood count (mit maschinellem Diff.-Blutbild)

ABD   after bronchodilator; automated border detection

Abd   abdomen; abdominal

ABD GR   abdominal girth (Bauchumfang)

ABE   acute bacterial endocarditis; adult basic education

ABECB   acute bacterial exacerbations of chronic bronchitis

ABEP   auditory brain stem-evoked potentials

ABF   aortobifemoral (bypass)

ABG   air/bone gap; aortoiliac bypass graft; arterial blood gases

ABI   ankle brachial index (RRsys Knöchel/Arm); atherothrombotic brain infarction

A Big   atrial bigeminy

ABK   aphakic bullous keratopathy

ABL   abetalipoproteinemia; allograft bound lymphocytes

ABLB   alternate binaural loudness balance

ABMS   autologous bone marrow support

abnl bld   abnormal bleeding

ABO   absent bed occupant

ABP   ambulatory blood pressure; arterial blood pressure

ABPA   allergic bronchopulmonary aspergillosis

ABPM   allergic bronchopulmonary mycosis; ambulatory blood pressure monitoring

ABR absolute bed rest; auditory brain-stem response

ABRS acute bacterial rhinosinusitis

ABS absent; absorbed; absorption; acute brain syndrome; admitting blood sugar; antibody screen; at bedside

ABT aminopyrine breath test; antibiotic therapy

ABW actual body weight

ABx antibiotics

AC abdominal circumference; acromioclavicular; activated charcoal; acute; air conditioned; air conduction; antecubital; anticoagulant; arm circumference; assist control; before meals

A-C Astler-Coller (Klassifikation kolorektaler Karzinome)

A/C anterior chamber of the eye; assist/control

A & C alert and cooperative

A₁c glycosylated hemoglobin

ACA acrodermatitis chronica atrophicans; adenocarcinoma; against clinical advice

AC/A accommodation convergence accommodation (ratio)

ACABS acute community-acquired bacterial sinusitis

ACAS acute community-acquired sinusitis

ACB antibody-coated bacteria; aortocoronary bypass; before breakfast

AC & BC air and bone conduction (Schalleitung)

ACBE air contrast barium enema (Einlauf)

ACC acalculous cholecystitis (nicht steinbedingte ~); accident; accommodation; adenoid cystic carcinomas; administrative control center; advanced colorectal cancer; ambula-

tory care center; amylase creatinine clearance; automated cell count

ACCU acute coronary care unit

ACD absolute cardiac dullness (Dämpfung); absorbent cover dressing; allergic contact dermatitis; anemia of chronic disease; anterior chamber/chest diameter; before dinner

AC-DC bisexual

ACDK acquired cystic disease of the kidney

ACDs anticonvulsant drugs

ACE adrenocortical extract; adverse clinical event; antegrade colonic enema (Einlauf)

ACF aberrant crypt focus; accessory clinical findings; anterior cervical fusion

ACG accelerography; angiocardiography

ACH aftercoming head; arm girth (Umfang), chest depth, and hip width

ACHA air-conduction hearing aid

ACHES abdominal pain, chest pain, headache, eye problems, and severe leg pains (Frühwarnzeichenmemo für NW oraler Kontrazeptiva)

AC&HS before meals and at bedtime

ACI adrenal cortical insufficiency; aftercare instructions; anemia of chronic illness

ACIOL anterior chamber intraocular lens

ACL(R) anterior cruciate ligament (Knie) repair

ACLF adult congregate living facility

ACLS advanced cardiac (cardio-pulmonary) life support; Alien Cognitive Level Screen

ACM alternative/complementary medicine; Arnold-Chiari malformation

ACME aphakic cystoid macular edema

A

ACMV assist-controlled mechanical ventilation
ACN acute conditioned neurosis
ACP accessory conduction pathway; adamantinomatous craniopharyngioma; antrochoanal polyp
AC-PC anterior commissure-line posterior commissure line
ACPO acute colonic pseudo-obstruction
ACPPD average cost per patient day
ACPS anterior cervical plate stabilization
ACQ acquired
ACR adenomatosis of the colon and rectum; anticonstipation regimen
ACRC advanced colorectal cancer
ACS abdominal compartment syndrome; acute confusional state; acute coronary syndrome; before supper
ACT allergen challenge test; anticoagulant therapy; assertive community treatment
Act Ex active exercise
ACUP adenocarcinoma of unknown primary (auch *origin*)
ACV assist control ventilation; atrial/carotid/ventricular
A-C-V A wave, C wave, and V wave (Druckwellen vor dem rechten Atrium)
ACVD acute cardiovascular disease
ACW anterior chest wall; apply to chest wall
AD accident dispensary (Unfallapotheke); admitting diagnosis; alternating days; Alzheimer's disease; androgen deprivation; antidepressant; atopic dermatitis; axis deviation; right ear
A&D admission and discharge; alcohol and drug; ascending and descending; vitamins A, D
ADAM adjustment disorder with anxious (ängstlich) mood
ADAT advanced diet as tolerated
ADB amorous disinhibited (enthemmt) behavior
ADC aid to dependent children; average daily consumption
ADC-DAAVID Memo (Mnemonic) für die Patientenaufnahme: Admit to: (Station, Name des Arztes, Pagernummer des Arztes, Datum); Dx: (diagnosis); Condition: (Zustand des Patienten); Diet: (NPO, full liquids, soft, regular, ...); Activity: (bed rest, ambulate, out of bed in a.m.); Allergies; Vital signs; IVF (intravenous fluids); Diagnostic (z.B. x-ray, ECG, Labs)
ADCA autosomal dominant cerebellar ataxia
ADC-VAAN DIML Admit, Diagnosis, Condition, Vitals, Activity Allergies, Nursing procedures, Diet, Ins and outs, Medication, Labs (Memo für Aufnahmeanordnungen)
ADD adduction; attention deficit disorder; average daily dose
ADDH attention-deficit disorder with hyperactivity
ADDL additional
ADDM adjustment disorder with depressed mood
ADDs (acquired immunedeficiency syndrome)-defining diseases
ADE acute disseminated encephalitis; adverse drug event
ADEM acute disseminating encephalomyelitis
ADENOCA adenocarcinoma
ADG atrial diastolic gallop
ADH antidiuretic hormone; atypical ductal hyperplasia
ADHD attention-deficit hyperactivity disorder

ADI allowable (auch *acceptable*) daily intake

Adj Dis (D/O) adjustment disorder

ADL activities of daily living

ad lib as desired; at liberty

ADM administered (dose); admission

ADME absorption, distribution, metabolism, and excretion

ADOL adolescent

ADPKD autosomal dominant polycystic kidney disease

ADPV anomaly of drainage of pulmonary vein

ADQ adequate

ADR acute dystonic reaction; adverse drug reaction; alternative dispute resolution

ADS admission day surgery; anatomical dead space; antibody deficiency syndrome

ADT admission, discharge, and transfer; alternate-day therapy; androgen deprivation therapy; anticipate discharge tomorrow; any damn thing (umgangssprachlich Placebo)

AE above elbow (amputation); accident and emergency (department); acute exacerbation; adaptive equipment; adverse event; air entry; antiembolitic; aryepiglottic (fold)

A&E accident and emergency (department) (Notaufnahme)

AEA above elbow amputation

AEB as evidenced by; atrial ectopic beat

AEC at earliest convenience

AECB acute exacerbations of chronic bronchitis

AECG ambulatory electrocardiogram

AED antiepileptic drug; automated (auch *automatic*) external defibrillator

AEDF absent end-diastolic flow (umbilical-artery Doppler ultrasonography)

AEDP automated external defibrillator pacemaker

AEG air encephalogram; Alcohol Education Group

AEIOU TIPS alcohol, encephalopathy, insulin, opiates, uremia, trauma, infection, psychiatric and syncope (Memo für die Diagnose von Komaursachen)

AELBM after each loose bowel movement

AEM active electrode monitor; ambulatory electrogram monitor; antiepileptic medication

AEP auditory evoked potential

AEq age equivalent

AER acoustic evoked response; albumin excretion rate; auditory evoked response

Aer. M. aerosol mask

Aer. T. aerosol tent

AES adult emergency service; antiembolic stockings

AEs adverse events

AET alternating esotropia; atrial ectopic tachycardia

AF acid-fast (säurefest); afebrile; amniotic/ascitic fluid; anterior fontanel; atrial fibrillation

AFB acid-fast bacilli (säurefest); aortofemoral bypass; aspirated foreign body

AFBY(G) aortofemoral bypass (graft)

AFE amniotic fluid embolization

AFEB afebrile

AF/FL atrial fibrillation/atrial flutter (Vorhofflattern)

AFH angiomatoid fibrous histiocytoma; anterior facial height

AFI acute febrile illness; amniotic fluid index (Nachweis e. Poly- oder Oligohydramnions)

A. fib atrial fibrillation

AFKO ankle-foot-knee orthosis

AFL   atrial flutter (Vorhofflattern)

AFLP   acute fatty liver of pregnancy

A Flu   atrial flutter (Vorhofflattern)

AFM   acute Plasmodium falciparum malaria; atomic force microscopy

AFMX2   double aerosol face mask

AFO   ankle fixation orthotic; ankle-foot orthosis

AFOF   anterior fontanel open and flat

AFP   acute flaccid (schlaff, atonisch) paralysis; anterior faucial pillar (arcus palatoglossus)

AFRD   acute febrile respiratory disease

AFS   allergic fungal sinusitis

Aft/Dis   aftercare/discharge

AFV   amniotic fluid volume

AFVSS   afebrile, vital signs stable

AG   abdominal girth (Bauchumfang); adrenogenital; anion gap; antigen; atrial gallop

AGA   accelerated growth area; acute gonococcal arthritis; androgenetic alopecia; appropriate for gestational age; average gestational age

AGAS   accelerated graft (Transplantat) atherosclerosis

AGC   absolute granulocyte count

AGE   acute gastroenteritis; angle of greatest extension; anterior gastroenterostomy

AGG   agammaglobulinemia

aggl.   agglutination

AGL   acute granulocytic leukemia

AGN   acute glomerulonephritis

AgNO$_3$ silver nitrate

AGS   adrenogenital syndrome

AGU   aspartylglycosaminuria

AGVHD   acute graft-versus-host disease

AH   abdominal hysterectomy; amenorrhea and hirsutism; amenorrhea-hyperprolactinemia; auditory hallucinations

AHA   acquired hemolytic anemia; autoimmune hemolytic anemia

AHB$_c$ hepatitis B core antibody

AHC   acute hemorrhagic conjunctivitis; acute hemorrhagic cystitis

AHD   alien-hand syndrome [z. B. bei Apoplex oder postinfektiös; betroffene Extremität wird als nicht dem Körper zugehörig empfunden]; antecedent hematological disorder; arteriosclerotic heart disease; autoimmune hemolytic disease

AHE   acute hemorrhagic encephalomyelitis

AHGS   acute herpetic gingival stomatitis

AHHD   arteriosclerotic hypertensive heart disease

AHJ   artificial hip joint

AHL   apparent half-life

AHM   ambulatory holter monitoring (Langzeit-EKG)

AHN   adenomatous hyperplastic nodule

AHP   acute hemorrhagic pancreatitis; acute hepatic panel

AHT   alternating hypertropia

AI   accidentally incurred; aortic insufficiency; artificial insemination; artificial intelligence

A & I   Allergy and Immunology (department); auscultation and inspection

AIA   allergen-induced asthma; aspirin-induced asthma

AICA   anterior inferior cerebellar artery; anterior inferior communicating artery

AICD   activation-induced cell death; automatic implantable cardioverter/defibrillator

AICS   acute ischemic coronary syndromes

AID absolute iron deficiency; acute infectious disease; aortoiliac disease (Stenosen der distalen Aorta bzw. Beckengefäße); automatic implantable defibrillator

AIDKS acquired immune deficiency syndrome with Kaposi's sarcoma

AIDS acquired immunodeficiency syndrome

AIE acute inclusion body encephalitis

AIF aortic-iliac-femoral

AIHA autoimmune hemolytic anemia

AIHD acquired immune hemolytic disease

AIIS anterior inferior iliac spine

AILD angioimmunoblastic lymphadenopathy with dysproteinemia

AIM anti-inflammatory medication

AIN acute interstitial nephritis; anal intraepithelial neoplasia; anterior interosseous nerve

AINS anti-inflammatory non-steroidal

AIO all-in-one (parenterale Ernährung; Lipidemulsion, Proteine, Kohlenhydrate und Elektrolyte)

AIOD aortoiliac occlusive disease (Stenosen im Bereich der dist. Aorta oder Beckengefäße)

AION anterior ischemic optic neuropathy

AIP acute infectious polyneuritis; acute intermittent porphyria; asymptomatic inflammatory prostatitis

AIPC androgen-independent prostate cancer

AIR accelerated idioventricular rhythm

AIS adolescent idiopathic scoliosis (Skoliose > 10° in Kombination mit einer lateralen Abknickung bei 2–4 % der Kinder von 10–16 Lj.)

AISA acquired idiopathic sideroblastic anemia

AIS/ISS abbreviated injury scale/injury severity score [Traumaschweregrad; Beurteilung nach Körperregion (head, face, chest, abdomen, extremities, external)]

AITN acute interstitial tubular nephritis

AITP autoimmune thrombocytopenia purpura

AIVR accelerated idioventricular rhythm

AJ ankle jerk (Achillessehnenreflex)

AJO apple juice only

AJR abnormal jugular reflux

AK above knee (amputation); actinic keratosis; artificial kidney

AKA above-knee amputation; alcoholic ketoacidosis; all known allergies; also known as

AKS alcoholic Korsakoff syndrome; arthroscopic knee surgery

AL acute leukemia; argon laser; arterial line; assisted living; axial length; left ear

ALA as long as

ALAD abnormal left axis deviation (der Herzachse)

ALARA as low as reasonably achievable

ALAX apical long axis

ALC acute lethal catatonia; alcohol; alcoholic liver cirrhosis; allogeneic lymphocyte cytotoxicity; alternate level of care; alternate lifestyle checklist

ALCA anomalous left coronary artery

ALCL anaplastic large-cell lymphoma

ALC R alcohol rub

ALD adrenoleukodystrophy; alcoholic liver disease

ALF acute liver failure; arterial line filter; assisted living facility

ALFT abnormal liver function tests

A

ALGB   adjustable laparoscopic gastric banding

ALH   atypical lobular hyperplasia

ALI   acute lung injury; argon laser iridotomy

A-line   arterial catheter

ALK   alkaline; automated lamellar keratoplasty

ALL   acute lymphoblastic leukemia; acute lymphocytic leukemia; allergy

ALLO   allogeneic; allogenic

Allo-BMT   allogenic bone marrow transplantation

ALM   acral lentiginous melanoma; alveolar lining material

ALMI   anterolateral myocardial infarction

ALN   anterior lower neck; anterior lymph node; axillary lymph nodes

ALND   axillary lymph node dissection

ALNM   axillary lymph node metastasis

ALOS   average length of stay

ALR   adductor leg raise (Dehnübung für die Oberschenkeladduktoren)

ALRI   acute lower-respiratory-tract infection; anterolateral rotary instability

ALS   acute lateral sclerosis; advanced life support; amyotrophic lateral sclerosis

Alt   every other day

ALTB   acute laryngotracheobronchitis

ALTE   acute (auch *aberrant, apparent*) life threatening event

alt hor   every other hour

ALVAD   abdominal left ventricular assist device

ALWMI   anterolateral wall myocardial infarct

ALZ   Alzheimer's disease

AM   adult male; aerosol mask; anovulatory menstruation; morning; myopic astigmatism

AMA   against medical advice; American Medical Association

AMAC   adults molested as children

AMAD   morning admission

AMAP   as much as possible

Amask   aerosol mask

A-MAT   amorphous material

AMB   ambulate; ambulatory; as manifested by

AMC   arm muscle circumference; arthrogryposis multiplex congenital (Guérin-Stern-Syndrom; seltene, mono-/bilateral symmetrische Gelenksversteifungen und -luxationen)

AMD   age-related macular degeneration; arthroscopic microdiskectomy

AME   anthrax meningoencephalitis; apparent mineralocorticoid excess (syndrome)

AMegL   acute megokaryoblastic leukemia

AMESLAN   American Sign Language

AMI   acute myocardial infarction

AMKL   acute megakaryocytic leukemia

AML   acute myelogenous leukemia; angiomyolipoma; anterior mitral leaflet

AMLOS   arithmetic mean length of stay

AMM   agnogenic myeloid metaplasia (Störung hämatopoetischer Stammzellen; Anämie; medulläre Fibrose; extramedullärer Hämatopoese; Hepatosplenomegalie)

AMML   acute myelomonocytic leukemia

AMMOL   acute myelomonoblastic leukemia

Amnio   amniocentesis

AMN SC   amniotic fluid scan

AMOL   acute monoblastic leukemia

AMP   ampere; ampicillin; ampul; amputation; antipressure mattress

AMPPE   acute multifocal placoid pigment epitheliopathy

AMR   acoustic muscle reflex; alternating motion rates

AMS   acute maxillary sinusitis; acute mountain sickness; aggravated in military service; altered mental status; atypical meningitis syndrome; atypical mole syndrome; auditory memory span

AMSAN   acute motor sensory axonal neuropathy

AMSIT   A—appearance, M—mood, S—sensorium, I—intelligence, T—thought process (Untersuchung des mentalen Status)

AMT   abbreviated mental test; allogeneic (bone) marrow transplant; aminopterin; amount

AMU   accessory-muscle use

AMV   alveolar minute ventilation; assisted mechanical ventilation

AN   acoustic neuromas; anorexia nervosa; anticipatory nausea; avascular necrosis

ANAD   anorexia nervosa and associated disorders

ANAG   acute narrow angle glaucoma

ANA SWAB   anaerobic swab

ANC   absolute neutrophil count

anch   anchored (verankert)

AND   anterior nasal discharge; axillary node dissection

anes   anesthesia

ANG   angiogram

ANH   acute normovolemic hemodilution; artificial nutrition and hydration

ANISO   anisocytosis

ANK   ankle; appointment not kept

ANLL   acute nonlymphoblastic leukemia

ANN   artificial neural network(s); axillary node negative

ANS   answer; autonomic nervous system

Anti bx   antibiotic

ant sag D   anterior sagittal diameter

ANUG   acute necrotizing ulcerative gingivitis

ANV   acute nausea and vomiting

ANX   anxiety; anxious

AO   abdominal obesity; Agent Orange (Kampfgas); aortic opening; aortography, right ear

A/O   alert and oriented

A&O x 3   awake and oriented to person, place, and time

A&O x 4   awake and oriented to person, place, time, and object

AOAP   as often as possible

AOBS   acute organic brain syndrome

AOC   abridged ocular chart; advanced ovarian cancer; antacid of choice; area of concern

AOCD   anemia of chronic disease

AOD   adult onset diabetes; alcohol (and/or) other drugs; alleged (angeblich) onset date; arterial occlusive disease (Stenosen der distalen Aorta bzw. Beckengefäße); assistant-officer-of-the-day

AODA   alcohol and other drug abuse

AODM   adult-onset diabetes mellitus

AOI   area of induration (Verhärtung)

AOL   augmentation of labor (Wehenzunahme)

AOM   acute otitis media; alternatives of management

AONAD   alert, oriented, and no acute distress

AOP   anemia of prematurity; anodal opening picture; aortic pressure; apnea of prematurity

AOR   adjusted odds ratio; at own risk; auditory oculogyric reflex

AORT REGURG   aortic regurgitation

AORT STEN   aortic stenosis

AOS ambulatory outpatient surgery; antibiotic order sheet; arrived on scene

AOSC acute obstructive suppurative (eitrig, purulent) cholangiotomy

AOSD adult-onset Still's disease (M. Still; juvenile Form der chronischen Polyarthritis)

AP abdominoperineal; acute pancreatitis; angina pectoris; ante partum; apical pulse; appendectomy; appendicitis; arterial pressure; arthritis panel (Labor); atrial pacing; attending physician

A&P active and present; assessment and plans; auscultation and percussion

$A_2 > P_2$ second aortic sound greater than second pulmonic sound

APAA anterior parietal artery aneurysm

APACHE acute physiology and chronic health evaluation

APAD anterior-posterior abdominal diameter

APB atrial premature beat

APC absolute phagocyte count; activated protein C; acute pharyngoconjunctivitis; adenoidal-pharyngeal-conjunctival; adenomatous polyposis of the colon and rectum; advanced pancreatic cancer; advanced prostate cancer; asymptomatic prostate cancer; atrial premature contraction

APC(K)D adult polycystic (kidney) disease

APD acid peptic disease (Ulcus duodeni sive ventriculi); action potential duration; afferent pupillary defect (paradoxe Dilatation der betroffenen Pupille unter Lichteinfall); anterior-posterior diameter; atrial premature depolarization; automated peritoneal dialysis

APE absolute prediction error; acute psychotic episode; acute pulmonary edema

APER abdominoperineal excision of the rectum

APG ambulatory patient group

APH adult psychiatric hospital; alcohol-positive history; ante partum hemorrhage

API active pharmaceutical ingredients; Asian-Pacific Islander

APIS Acute Pain Intensity Scale

APIVR artificial pacemaker-induced ventricular rhythm

APKD adult polycystic kidney disease; adult-onset polycystic kidney disease

APL accelerated painless labor; acute promyelocytic leukemia

AP & L anteroposterior and lateral

APLS antiphospholipid syndrome (rezidivierende Amaurosis fugax; Ursache: Antikörper-induzierte Thrombozytenaggregation im Bereich der retinalen Endstrombahn)

APMS acute pain management service

APN acute panautonomic neuropathy; acute pyelonephritis

APO adverse patient occurrence

APOLT auxiliary partial orthotopic liver transplantation

APP alternating pressure pad; amyloid precursor protein

appr. approximate

appt. appointment

APPY appendectomy

APR abdominoperineal resection; acute radiation proctitis

AP & R apical and radial (pulses)

APRT abdominopelvic radiotherapy

APS antiphospholipid syndrome (rezidivierende Amaurosis fugax; Ursache: Antikörper-induzierte Thrombozytenaggregation im Bereich der retinalen Endstrombahn)

APSD Alzheimer's presenile dementia

APSP assisted peak systolic pressure

APVC anomalous partial pulmonary venous connection

APVR aortic pulmonary valve replacement

APW aortopulmonary window

aq water

aq dest distilled water

A quad atrial quadrageminy

AR achilles reflex; acoustic reflex; active resistance; airway resistance; alcohol related; allergic rhinitis; androgen receptor; ankle reflex; aortic regurgitation; Argyll Robertson (pupil); assisted respiration; at risk; aural rehabilitation; autorefractor

A&R adenoidectomy with radium; advised and released

A-R apical-radial (pulses)

ARAD abnormal right axis deviation (der Herzachse)

ARAS ascending reticular activating system; atherosclerotic renal-artery stenosis

ARB angiotensin II receptor blocker; any reliable brand (Generika)

ARBOW artificial rupture of bag of water (Fruchtblase)

ARC abnormal (auch *anomalous*) retinal correspondence; AIDS-related complex

ARD acute respiratory disease; adult respiratory distress; antibiotic removal device; antibiotic retrieval device; aphakic retinal detachment

ARDS adult respiratory distress syndrome

ARE active-resistive exercises (aktive Übungen gegen Widerstand, bei Rehabilitation)

ARF acute renal failure; acute respiratory failure; acute rheumatic fever

ARHL age-related hearing loss

ARHNC advanced resected head and neck cancer

ARI acute renal insufficiency; acute respiratory infection; arousal index

ARL average remaining lifetime

ARLD alcohol-related liver disease

ARM anxiety reaction, mild; artificial rupture of membranes (Fruchtblase)

ARMS alveolar rhabdomyosarcoma; amplification refractory mutation system

ARN acute retinal necrosis

AROM active range of motion/movement; artifical rupture of membranes (Fruchtblase)

ARP absolute refractory period; alcohol rehabilitation program

ARPKD autosomal recessive polycystic kidney disease

ARPT acid reflux provocation test

ARROM active resistive range of motion

ART achilles (tendon) reflex test; acoustic reflex threshold(s) (Schwelle); antiretroviral therapy; arterial; assessment, review, and treatment; assisted reproductive technology

ARTIC articulation

Art T art therapy

ARVC/D arrhythmogenic right ventricular cardiomyopathy/dysplasia

ARVMB anomalous right ventricular muscle bundles

ARWY airway

AS anabolic steroid; anal sphincter; androgen suppression; ankylosing spondylitis; anterior synechia; aortic stenosis; atherosclerosis; doctor called through answering service; left ear

ASA American Society of Anesthesiologists; as soon as; atrial septal aneurysm

ASAA acquired severe aplastic anemia

ASAD arthroscopic subacromial decompression

AS/AI aortic stenosis/aortic insufficiency

A's & B's apnea and bradycardia

ASAP alcohol and substance abuse program; as soon as possible (umgangssprachlich)

ASB anesthesia standby; asymptomatic bacteriuria; augmented spontaneous breathing

ASBO adhesive small-bowel obstruction

ASC altered state of consciousness; ambulatory surgery center; apocrine skin carcinoma

ASCAD atherosclerotic coronary artery disease

ASCCC advanced squamous cell cervical carcinoma

ASCCHN advanced squamous cell carcinoma of the head and neck

ASCI acute spinal cord injury

ASCVD arteriosclerotic cardiovascular disease

ASCVRD arteriosclerotic cardiovascular renal disease

ASD aldosterone secretion defect; atrial septal defect; autism spectrum disorder(s)

ASDH acute subdural hematoma

ASE acute stress erosion

ASH asymmetric septal hypertrophy

AsH hypermetropic astigmatism

ASHD arteriosclerotic heart disease

ASI active specific immunotherapy; Anxiety Status Inventory (Angststörung mit psychosomatischen und neurotischen Symptomen)

ASIH absent, sick in hospital

ASIMC absent, sick in medical center

ASIS anterior superior iliac spine

ASL american sign language; antistreptolysin (titer)

ASLO antistreptolysin-O

AsM myopic astigmatism

ASMI anteroseptal myocardial infarction

ASO arterial switch operation; arteriosclerosis obliterans; automatic stop order

ASP acute suppurative parotitis: acute symmetric polyarthritis; antisocial personality

ASPVD arteriosclerotic peripheral vascular disease

ASR aldosterone secretion rate; automatic speech recognition

ASS anterior superior supine; assessment

asst assistant

AST allergy skin test; Aphasia Screening Test; aspartate transaminase; astigmatism

AstdVe assisted ventilation

ASTH asthenopia (Farbschwäche)

ASTI acute soft tissue injury

AS TOL as tolerated

ASTIG astigmatism

ASTRO astrocytoma

ASVD arteriosclerotic vessel disease

ASYM asymmetric(al)

ASX asymptomatic

AT abdominothoracic; activity therapy (auch *therapist*); Addiction Therapist; antithrombin; applanation tonometry; ataxia-telangiectasia; atraumatic; atrial tachycardia

ATB antibiotic; aquatic therapy bar; atypical tuberculosis

ATC acute toxic class; aerosol treatment chamber; alcoholism therapy classes; all-terrain cycle; antituberculous chemoprophylaxis; around-the-clock

ATD   antithyroid drug(s); anticipated time of discharge; asphyxiating thoracic dystrophy; autoimmune thyroid disease

At Fib   atrial fibrillation

ATFL   anterior talofibular ligament

ATHR   angina threshold heart rate

ATI   abdominal trauma index (Beurteilung abdominaler Traumata durch Stich-, Schuss- oder andere penetrierende Wunden); acute traumatic ischemia

ATL   achilles tendon lengthening; adult T-cell leukemia; anterior temporal lobectomy; anterior tricuspid leaflet; antitension line; atypical lymphocytes

ATLL   adult T-cell leukemic lymphoma

ATLS   acute tumor lysis syndrome; advanced trauma life support

ATN   acute tubular necrosis

ATNR   asymmetrical tonic neck reflex

ATP   anterior tonsillar pillar; autoimmune thrombocytopenia purpura

ATR   achilles tendon reflex; atrial

atr fib   atrial fibrillation

ATRX   acute transfusion reaction

ATS   antitetanic serum (tetanus antitoxin); anxiety tension state

ATSO   admit to (the) service of

ATT   antitetanus toxoid; arginine tolerance test

ATTN   attention

at. wt   atomic weight

ATZ   anal transitional zone

AU   allergy units; arbitrary (frei wählbar, beliebig, willkürlich) units; both ears

A/U   at umbilicus

Au   radioactive gold

AUB   abnormal uterine bleeding

AuBMT   autologous bone marrow transplant

AUD   amplifiable units of DNA; arthritis of unknown diagnosis; auditory

AUD COMP   auditory comprehension

AUDIT   alcohol use disorders identification test

AUG   acute ulcerative gingivitis

AUGIB   acute upper gastrointestinal bleeding

AUL   acute undifferentiated leukemia

AUR   acute urinary retention

AUS   acute urethral syndrome; artificial urinary sphincter; auscultation

AV   anteverted (vorwärts geneigt); anticipatory vomiting; arteriovenous; atrioventricular; auditory visual; auriculoventricular

AVA   aortic valve atresia; arteriovenous anastomosis

AVB/C   atrioventricular block/conduction

AVD   aortic valve disease; arteriosclerotic vascular disease; atrioventricular delay

AVE   aortic valve echocardiogram; atrioventricular extrasystole

AVF   arteriovenous fistula; augmented unipolar foot

Avg   average

AVGS   autologous vein graft stent

AVH   acute viral hepatitis

AVHB   atrioventricular heart block

AVJR   atrioventricular junctional rhythm

AVL   augmented unipolar left

AVLT   auditory verbal learning test

AVM   arteriovenous malformation

AVN   arteriovenous nicking (Augenhintergrundveränderung 2° bei Hypertension) atrio-ventricular node; avascular necrosis

AVNR   atrioventricular nodal re-entry

A

AVNRT   atrioventricular node recovery time; atrioventricular nodal re-entry tachycardia

AVOC   avocation (Nebenberuf, Neben-beschäftigung)

AVPU   alert, (responds to) verbal (stimuli), (responds to) pain-ful (stimuli), unresponsive [EMT (Emergency Medicine Technicians) Memo zur Beurteilung von Pati-enten]

AVR   aortic valve replacement; aug-mented unipolar right (arm)

AVRP   atrioventricular refractory period

AVRT   atrioventricular reciprocating tachycardia

AVS   atriovenous shunt

AVSD   atrioventricular septal defect

AVSS   afebrile, vital signs stable

AVT   atrioventricular tachycardia; atypical ventricular tachycardia

AW   abdominal wall; abnormal wave; airway

A/W   able to work

A&W   alive and well

AWA   alcohol withdrawal assessment; as well as

A waves   atrial contraction wave

AWB   autologous whole blood

AWDW   assault with a deadly weapon

AW(M)I   anterior wall (myocardial) infarct

AWO   airway obstruction

AWOL   absent without leave

AWP   airway pressure; average whole-sale price

AWS   alcohol withdrawal seizures (syndrome)

ax   axillary

AXB   axillary block

AXC   aortic cross clamp

ax-fem-fem   axilla-femoral-femoral (graft)

AXND   axillary node dissection

AXR   abdominal x-ray

AXR e+s   abdominal x-ray erect and supine (liegend)

AXT   alternating exotropia

AY   acrocyanotic

A-Z test   Aschheim-Zondek test (Schwangerschaftstest)

B

B   bacillus; bands; bilateral; black; bloody; bolus; both; botulism; bro-ther; buccal

(b)   both

b/4   before

B_9 benign

BA   backache; baptist; bile acid (Gal-lensäure); biliary atresia; blood alco-hol; bone age; brachial artery; broken appointment; bronchial asthma

B > A   bone greater than air

B < A   bone less than air

B & A   brisk (flott, lebhaft) and active

Bab   Babinski

BAC   blood alcohol concentration; bronchioloalveolar carcinoma

BACM   blocking agent corticosteroid myopathy (Muskelschwäche, erhöhte CK-Werte, EMG-Veränderungen, normale Nervenleitgeschwindigkeit, reduzierte Reflexe)

BAD   bipolar affective disorder; blunt (stumpf) aortic disruption

BADL   basic activities of daily living

BaE   barium enema

BAEDP balloon aortic end diastolic pressure

BAEP/Rs brain stem auditory evoked potential/responses

BAHA bone-anchored hearing aid

BAI breath-actuated (antreibend) inhalers; brief assessment interview (klin. Kurzinterview)

BAL balance; blood alcohol level; bronchoalveolar lavage

BALF bronchoalveolar lavage fluid

B-ALL B cell acute lymphoblastic leukemia

BALT bronchus-associated lymphoid tissue

BaM barium meal

BAND band neutrophil (stab)

BANS back, arm, neck, and scalp

BAO basal acid output

BARN bilateral acute retinal necrosis

BaS barium swallow

BASO STIP basophilic stippling (Tüpfelung)

BAT blunt (stumpf) abdominal trauma; borreliacidal-antibody test; brightness acuity tester

BAVP balloon aortic valvuloplasty

BAV bicuspid aortic valve

BAW bronchoalveolar washing

BB baby boy; backboard; back to back; bad breath; bed bath; blood bank; blue bloater; body belts; both bones; breakthrough bleeding; breast biopsy; brush biopsy; buffer base

B&B bowel and bladder

B/B backward bending

BBA born before arrival

BBB baseball bat beating; blood-brain barrier; bundle branch block

BBBB bilateral bundle branch block (bifaszikulärer Block)

BBD baby born dead; before bronchodilator; benign breast disease

BBE biofield breast examination (Untersuchung zur Früherkennung von Mamma-Ca)

BBFA both bones forearm

BBFP blood and body fluid precautions

BBL bottle blood loss

BBM banked breast milk

BBOW bulging bag of water (gedehnte Fruchtblase)

BBP blood-borne pathogen

BBR bibasilar rales

BBS(E) bilateral breath sounds (equal)

BBT basal body temperature; Buteyko breathing technique (Atemtechnik für Asthmatiker)

BBx breast biopsy

BC back care; basket catheter; battered child; bed and chair; bicycle; birth control; bladder cancer; blood count; blood culture; blue cross; bone conduction; breast cancer

B/C because; blood urea nitrogen/creatinine ratio

B&C bed and chair; biopsy and curettage; board and care; breathed and cried

BCA balloon catheter angioplasty; basal cell atypia; brachiocephalic artery

BC<AC bone conduction less than air conduction

BC>AC bone conduction greater than air conduction

BCBR bilateral carotid body resection

BCC basal cell carcinoma; birth control clinic

BCCa basal cell carcinoma

BCD basal cell dysplasia; borderline of cardial dullness (Dämpfung)

BCDH bilateral congenital dislocated hip

BCE basal cell epithelioma

B

BCG bicolor guaiac (Test auf okkultes Blut im Stuhl)

BCH benign coital headache

BCHA bone-conduction hearing aid

BCI blunt (stumpf) carotid injury

B/C/L BUN (blood urea nitrogen), creatinine, lytes (electrolytes)

BCLP bilateral cleft lip and palate

BCLS basic cardiac life support

BCM below costal margin; birth control medication; birth control method; body cell mass

BCOC bowel care of choice; bowel cathartic (laxierend) of choice

BCP biochemical profile; birth control pills; blood cell profile

BCQ breast central quadrantectomy

BCR bulbocavernosus reflex

BCRT breast conservation followed by radiation therapy

BCS battered child syndrome; breast conserving surgery; Budd-Chiari syndrome

BCT breast-conserving therapy; broad complex tachycardias

BCUG bilateral cystourethrogram

BD band neutrophil; base deficit; base down; behavior disorder; bile duct (Gallengang); birth date; birth defect; blood donor; brain dead; bronchial drainage; bronchodilator

BDAS balloon dilation atrial septostomy

BDBS Bonnet-Dechaume-Blanc syndrome (arteriovenöse Malformation des cerebralen Cortex; retinale arteriovenöse Angiome; Naevi; geistige Retardierung)

BDD body dysmorphic disorder; bronchodilator drugs

BDE bile duct (Gallengang) exploration

BDF bilateral distal femoral; black divorced female

BDL below detectable limits; bile duct (Gallengang) ligation

BDM black divorced male

BDP best demonstrated practice

BDR background diabetic retinopathy

BE bacterial endocarditis; barium enema; Barrett's esophagus; base excess; below elbow; bread equivalent; breast examination

B↑E both upper extremities

B↓E both lower extremities

B & E brisk (reagibel) and equal

BEA below elbow amputation

BEC bacterial endocarditis

BED binge-eating disorder (Fressanfälle); biochemical evidence of disease

BEE basal energy expenditure (Aufwand)

BEF bronchoesophageal fistula

BEGA best estimate of gestational age

BEH behavior; benign essential hypertension

Beh Sp behavior specialist

BEI bioelectric impedance

BEL blood ethanol level

BEP brain stem evoked potentials

BEV bleeding esophageal varices

BF black female; bone fragment; boyfriend; breakfast fed; breast-feed

B & F back and forth

%BF percentage of body fat

BFA baby for adoption; basilic forearm; bifemoral arteriogram

BFB bifascicular block

BFC benign febrile convulsion

BFL breast firm and lactating

B-FLY butterfly

BFM black female, married

BFNC benign familial neonatal convulsions

BFP biologic false positive

BFR blood filtration rate; blood flow rate

B

BFT biofeedback training

BG baby girl; basal ganglia; blood glucose; bone graft

B-G Bender-Gestalt (test) (Test zur Beurteilung von Entwicklungsverzögerungen, neurologischen Beeinträchtigungen sowie emotionalen Störungen)

BGCT benign glandular cell tumor

BGDC Bartholin gland duct cyst

BGDR background diabetic retinopathy

BGL blood glucose level

BGM blood glucose monitoring

BGT Bender-Gestalt test (Test zur Beurteilung von Entwicklungsverzögerungen, neurologischen Beeinträchtigungen sowie emotionalen Störungen); blood glucose testing

BGTT borderline glucose tolerance test

BH bowel habits; breath holding

BHC Braxton Hicks contractions (Schwangerschaftswehen)

BHN bridging hepatic necrosis

BHR bronchial hyperresponsiveness (auch *hyperreactivity*)

BHS beta-hemolytic streptococci; breath-holding spell [reaktive Apnoe mit Bewusstseinsverlust; Auftreten häufig bei Kindern zwischen 8 Monaten bis zwei Jahren; (auch *cessation of breathing*), Zyanose, Bewusstlosigkeit, Wiedereinsetzen der Atmung; selbstlimitierend]

BHT borderline hypertensive; breath hydrogen test

BI base in; bowel impaction; brain injury

BIB(A) brought in by (ambulance)

BID brought in dead; twice daily

BIDS bedtime insulin, daytime sulfonylurea

BIF bifocal

BIGEM bigeminal

BIH benign intracranial hypertension; bilateral inguinal hernia

BIL bilateral; brother-in-law (Schwager)

BIN twice a night

BIO binocular indirect ophthalmoscopy

BIOF biofeedback

Bip bipolar affective disorder; brain injury program

BiPAP bilevel (auch *biphasic*) positive airway pressure

BiPD biparietal diameter

BIR back internal rotation

Bi-SLT bilateral, sequential single lung transplantation

Bisp bispinous diameter

BIW twice a week

BIZ-PLT bizarre platelets

BJ Bence Jones (protein); biceps jerk (reflex); bone and joint

BJE bone and joint examination; bones, joints, and extremities

BJI bone and joint infection

BJM bones, joints, and muscles

BJOA basal joint osteoarthritis

BJP Bence Jones protein

BK below knee (amputation); bradykinin; bullous keratopathy

BKA below knee amputation

BKC blepharokeratoconjunctivitis

Bkft breakfast

Bkg background

BKTT below knee to toe (cast; Gips)

BKWC below knee walking cast (Gips)

BKWP below knee walking plaster (cast; Gips)

BL baseline; bladder; bland (verbindlich); blood level/loss; blue; bronchial lavage, Burkitt's lymphoma

B/L brother-in-law (Schwager)

BLB bronchoscopic lung biopsy

BLBK blood bank

BLBS bilateral breath sounds

B

BL= BS   bilateral equal breath sounds
bl cult   blood culture
B-L-D   breakfast, lunch, and dinner
Bldg   bleeding
bl tm   bleeding time
BLE   both lower extremities
BLEED   ongoing bleeding, low blood pressure, elevated prothrombin time, erratic mental status and unstable comorbid disease (Risikofaktoren gastrointestinaler Blutungen)
BLESS   bath, laxative, enema, shampoo, and shower
BLL   bilateral lower lobe; blood lead level; brows, lids, and lashes
BLLS   bilateral leg strength
BLN   bronchial lymph nodes
BLOBS   bladder obstruction
BLOC   brief (kurz) loss of consciousness
BLQ   both lower quadrants
BLS   basic life support
BLT   blood-clot lysis time
BM   bacterial meningitis; black male; bone marrow/metastases; bowel movement; breast milk
BMA   biomedical application; bone marrow aspirate
BMAT   basic motor ability test(s)
BMB   bone marrow biopsy
BMC   bone marrow cells; bone marrow culture; bone mineral content
BMD   Becker muscular dystrophy; bone marrow depression; bone mineral density
BME   biomedical engineering; brief (kurz) maximal effort
BMF   between meal feedings; black married female
BMG   benign monoclonal gammopathy
BMJ   bones, muscles, joints
BMK   birthmark

BMM   black married male; bone marrow micrometastases
BMP   basic metabolic profile (panel)
BMR   basal metabolic rate; best motor response
BMT   bilateral myringotomy and tubes; bone marrow transplant
BMTN   bone marrow transplant neutropenia
BMTT   bilateral myringotomy with tympanic tubes
BN   bladder neck; bulimia nervosa
BNBA   Brazelton Neonatal Behavioral Assessment (Verhaltensbeurteilung Neugeborener)
BNC   binasal canula; bladder neck contracture
BNE   but not exceeding
BNI   blind nasal intubation
BNL   below normal limits; breast needle localization
BnM   bone marrow
BNO   bladder neck obstruction; bowels not open
BNP   brain natriuretic peptide
BNPA   binasal pharyngeal airway
BNR   bladder neck retraction
BNS   benign nephrosclerosis
BNT   back to normal
BO   base out; because of; behavior objective; body odor; bowel obstruction; bowel open
b/o   because of
BOA   behavioral observation audiometry; born on arrival; born out of asepsis
BOC   beats of clonus
BOD   bilateral orbital decompression; burden of disease
BOE   bilateral otitis externa
BOH   bundle of His
BOM   benign ovarian mass; bilateral otitis media
BOMA   bilateral otitis media, acute

B

BOME   bilateral otitis media with effusion

BOO   bladder outlet obstruction

BOOP   bronchitis obliterans with organized pneumonia

BOP   bleeding on probing

BOR   bowels open regularly

BOU   burning on urination

BOW   bag of water (Fruchtblase)

BOW-I/R   bag of water (Fruchtblase)-intact/ruptured

BP   bed pan; bipolar; birthplace; blood pressure; body powder; bullous pemphigoid; bypass

BPAD   bipolar affective disorder

BPC   biparietal circumference

BPCF   bronchopleural cutaneous fistula

BPI/II   bipolar disorder, Type I/II

BPD   biparietal diameter; borderline personality disorder; bronchopulmonary dysplasia

BPd   diastolic blood pressure

BPF   bronchopleural fistula

BPH   benign prostatic hypertrophy

BPI   Brief Pain Inventory (kurze Beurteilung der Schmerzsymptomatik von Krebspatienten)

BPLA   blood pressure, left arm

BPLND   bilateral pelvic lymph node dissection

BPM   beats per minute; breaths per minute

BPPP   bilateral pedal pulses present

BP, P, R, T   blood pressure, pulse, respiration, and temperature

BPPV   benign paroxysmal positional vertigo

BPR   blood per rectum; blood pressure recorder

BPRS   Brief Psychiatric Rating Scale (psychiatrischer Evaluationstest)

BPS   bilateral partial salpingectomy; blood pump speed

BPs   systolic blood pressure

BPSD   bronchopulmonary segmental drainage

BPV   benign paroxysmal vertigo; benign positional vertigo

Bq   Becquerel

BR   bathroom; bed rest; birthing room; blink reflex; bowel rest; brachioradialis; breech (Gesäß, Steißgeburt); bridge; bright red; brown

BRADY   bradycardia

BRAT   blunt (stumpf) thoracic abdominal trauma

BRB   blood-retinal barrier; bright red blood

BRBR   bright red blood per rectum

BRC   bladder reconstruction

BRex   breathing exercise

BrFdg   breast-feeding

BRJ   brachial radialis jerk (Reflex)

BRN   brown

BRO   brother

BROM   back range of motion

BRONK   bronchoscopy

BrS   breath sounds

BS   barium swallow; bedside; before sleep; beliefs syndrome (Irrglaube Erwachsener, sexuell missbraucht worden zu sein); blind spot; blood sugar; bone scan; bowel/breath sounds

B & S   Bartholin and Skene (glands); bending and stooping (beugen, neigen)

BSX4   bowel sounds in all four quadrants

BSA   body surface area; bowel sounds active; bovine serum albumin

BSAb   broad-spectrum antibiotics

BSB   bedside bag; body surface burned

BSC   basosquamous (cell) carcinoma; bedside care; bedside commode; biological safety cabinet; burn scar contracture

BSD   baby soft diet; bedside drainage

BSE   bovine spongiform encephalopathy; breast self-examination

BsepF/M   black separated female/male

BSER   brain stem evoked responses

BSF/M   black single female/male

BSG   brain stem gliomas

BSI   bloodstream infection; body substance isolation; brain stem injury

BSL   biological safety level; blood sugar level

BSL   breath sounds diminished; left base

BSNA   bowel sounds normal and active

BSNT   breast soft and nontender

BSNUTD   baby shots not up to date

BSOM   bilateral serous otitis media

BSP   body substance precautions

BSPA   bowel sounds present and active

BSR   bowels sounds regular

BSS   bedside scale; black silk sutures

BSST   breast self-stimulation test

BST   bedside testing; brief (kurz) stimulus therapy

BSU   Bartholin, Skene's, urethra (glands)

BSu   blood sugar

BSUTD   baby shots up to date

BSW   bedscale weight

BT   bedtime; behavioral therapy; bladder tumor; bleeding time; blood transfusion; blood type; blunt (stumpf) trauma; brain tumor; breast tumor; bowel tones

B/T   between

Bt#   bottle number

BTA   below the ankle

BTB   back to bed; beat-to-beat (variability); breakthrough bleeding

BTBV   beat-to-beat variability

BTC   bilateral tubal cautery; biliary tree cancer; bladder tumor check; by the clock

BTE   behind-the-ear (hearing aid); bisected, totally embedded

BTF   blenderized (püriert; passiert) tube feeding

B-Thal   beta thalassemia

BTHOOM   beats the hell out of me (umgangssprachlich: was weiss ich, warum)

BTI   biliary tract infection; bitubal interruption

BTL   bilateral tubal ligation

BTM   bilateral tympanic membranes

BTMEAL   between meals

BTO   bilateral tubal occlusion

BTP   breakthrough pain

BTR   bladder tumors recheck

BTW   back to work; between

BTW M   between meals

BU   below umbilicus; burn unit

BUE   both upper extremities

BUFA   baby up for adoption

BUN   blood urea nitrogen; bunion (Hand-, Fußballen)

BUNDY   but unfortunately not dead yet (umgangssprachlich)

BUO   bleeding of undetermined origin

BUS   Bartholin, urethral, and Skene's glands; bulbourethral sling

BUT   biopsy urease test; break up time

BV   bacterial vaginitis; biological value; blood volume

BVD   bovine viral diarrhea

BVE   blood volume expander

BVF   bulboventricular foramen

BVH   biventricular hypertrophy

BVL   bilateral vascular ligation

BW   birth weight; body water; body weight

BWFI   bacteriostatic water for injection

BwidF/M   black widowed female/black widowed male

BWS   battered (geschlagen) woman syndrome; Beckwith-Wiedemann syndrome

BWT bowel wall thickness
Bx biopsy
B x B back to back
BXM B cell crossmatch

C

C ascorbic acid (Vitamin C); carbohydrate; Catholic; Caucasian; Celsius; centigrade; chlamydia; clubbing (schlagend); conjunctiva; constricted; cyanosis; cytosine; hundred
c with
C′ cervical spine
C+ with contrast
C- without contrast
CA cancelled appointment; Candida albicans; cardiac arrest; carotid artery; celiac artery; chronologic age; community-acquired; compressed air; coronary angioplasty; coronary artery
C/A conscious, alert
Ca++ calcification
CAA coloanal anastomosis
CAB catheter-associated bacteriuria; combined androgen blockade; complete atrio-ventricular block; coronary artery bypass
CAB(B)AGE coronary artery bypass graft
CABG coronary artery bypass graft [auch *cabbage* (Kohl) genannt]
CABS coronary artery bypass surgery

CAC cancer-related anorexia/cachexia
CAD cadaver (kidney donor); computer-aided diagnosis/dispatch; coronary artery disease
CADRF coronary artery disease risk factors
CADXPL cadaver transplant
CAF chronic atrial fibrillation; controlled atrial flutter/fibrillation
CAFF controlled atrial fibrillation/flutter
CAG chronic atrophic gastritis; closed angle glaucoma (Winkelblockglaukom/Engwinkelglaukom); coronary arteriography
CAGE Fragebogen für Alkoholkranke: Cut down drinking? Ever felt annoyed? Ever felt guilty about drinking? Ever taken an eye opener?
CAH chronic active hepatitis; chronic aggressive hepatitis; congenital adrenal hyperplasia
CAL callus; calories
cal ct calorie count
CALD chronic active liver disease
CALGB cancer and leukemia Group B
CAM caucasian adult male; cystic adenomatoid malformation
CAN contrast-associated nephropathy; cord around neck (Nabelschnurumschlingung)
CA/N child abuse and neglect (Vernachlässigung)
CANC cancelled
CAP cancer of the prostate; chemistry admission profile; community-acquired pneumonia; compensation and pension; complete and pushing; cystoscopy and pyelography
CaP cancer of the prostate
CAPS aspects of cognition, affective state, physical condition, and social factors (Beurteilung eines Patienten);

caffeine, alcohol, pepper, and spicy food (Diätvorschriften)

CAR cardiac ambulation routine; carotid artery repair; coronary artery revascularization

CARB carbohydrate

CARTI community-acquired respiratory tract infection(s)

CAS carotid artery stenosis; cerebral arteriosclerosis; clinical asthma score (Beurteilung asthmakranker Kinder); computer-assisted surgery

CASA center on addiction and substance abuse; computer-assisted semen analysis

CaSC carcinoma of the sigmoid colon

CASHD coronary arteriosclerotic heart disease

CAT cardiac arrest team; cataract; computed axial tomography

CATH catheter; catheterization; Catholic

CATS catecholamines

CAU caucasian

CAUTI catheter-associated urinary tract infection

CAV computer-aided ventilation; congenital absence of vagina

CAVB complete atrioventricular block

CAVC common atrioventricular canal

CAVH continuous arteriovenous hemofiltration

CAVHD continuous arteriovenous hemodialysis

CAVM cerebral arteriovenous malformation

CAVS calcific valve stenosis

CAVU continuous arteriovenous ultrafiltration

CAX central axis

CB cesarean birth; chronic bronchitis; code blue; conjugated bilirubin (direct)

c/b complicated by

CBA chronic bronchitis and asthma; cost-benefit analysis

CBC complete blood count; contralateral breast cancer

CBD closed bladder drainage; common bile duct; corticobasal degeneration

CBDE common bile duct exploration

CBF(V) cerebral blood flow (velocity)

CBG(M) capillary blood glucose (monitor)

CBI continuous bladder irrigation

CBN chronic benign neutropenia; collected by nurse

CBP chronic benign pain; copper (Kupfer)-binding protein

CBPP contagious bovine pleuropneumonia

CBPS coronary bypass surgery

CBR carotid bodies resected; chronic bedrest; clinical benefit responders; complete bedrest

CBRRR M/R/G cardiac beat, regular rhythm and rate without murmurs, rubs (Reibegräusche), or gallops

CBrS clear breath sounds

CBS Charles Bonnet's syndrome (Bonnet-Duchaume-Blanc-Syndrom); chronic brain syndrome; coarse (grob; rauh) breath sounds; Cruveilhier-Baumgarten syndrome

CBV central blood volume

CC cardiac catheterization; Catholic Church; cerebral concussion (Gehirnerschütterung); chief complaint; chorio-carcinoma; chronic complainer; circulatory collapse; clean catch (urine) (Mittelstrahlurin, sterile Urinprobe); comfort care; commonest complaint; complications and comorbidity; coracoclavicular; cord (Nabelschnur) compression; corpus callosum; creatinine clearance; critical condition; cubic centimeter (cc, ml); with correction (mit Sehhilfe)

C/C cholecystectomy and operative cholangiogram; complete upper and lower dentures

C/C/E cyanosis/clubbing (Trommelschlegelfinger)/(o)edema

C & C cold and clammy (feucht, klamm)

CCA calcium-channel antagonist; circumflex coronary artery; critical care area

CCAM congential cystic adenomatoid malformation (der Lunge)

CCAT common carotid artery thrombosis

CCB corn (Hühnerauge), callus (Hornschwiele) and bunion (Hallux valgus, Bursitis)

CCC Cancer Care Center; central corneal clouding; child care clinic

CC & C colony count and culture

CCD childhood celiac disease; chin-chest distance

CCE clubbing (Trommelschlegelfinger), cyanosis, edema

CCF compound comminuted fracture (offener/komplizierter Trümmer-/Splitterbruch); congestive cardiac failure (Herzinsuffizienz mit Stauung)

CCHD complex congenital heart disease; cyanotic congenital heart disease

CCHF Congo-Crimean hemorrhagic fever (hämorrhagisches Krimfieber)

CCHS congenital central hypoventilation syndrome

CCI chronic coronary insufficiency; corrected count increment (Zuwachs, Steigerung)

CCL cardiac catheterization laboratory; critical condition list

CCU critical care unit; cardiac care unit; coronary care unit

CCLE chronic cutaneous lupus erythematosus

CCM cerebral cavernous malformation; children's case management

CCMSU clean catch midstream urine

CCO continuous cardiac output

C-collar cervical collar

CCR cardiac catheterization recovery; continuous complete remission; counterclockwise rotation (gegen den Uhrzeigersinn gedreht)

CC & S cornea, conjunctiva, and sclera

CCT calcitriol; carotid compression tomography; closed cerebral trauma; closed cranial trauma; congenitally corrected transposition (of the great vessels); cranial computer tomography; crude coal tar (Lotion zur Psoriasistherapie)

CCTGA congenitally corrected transposition of the great arteries

CCTV closed circuit television (Überwachungskamera)

CCUA clean catch urinalysis (Mittelstrahlurin, sterile Urinprobe)

CCW childcare worker; counterclockwise (gegen den Uhrzeigersinn)

CCWR counterclockwise rotation (gegen den Uhrzeigersinn gedreht)

CCX complications

CCY cholecystectomy

CD cadaver donor; Castleman's disease (plasmazelluläre Lymphknotenhyperplasie); celiac disease (Zöliakie); cervical dystonia; cesarean delivery; character disorder; chemical dependency; childhood disease; chronic dialysis; clusters of differentiation; common duct; communication disorders; complicated delivery; continuous drainage; convulsive disorder; cortical dysplasia;

Crohn's disease; cumulative doses; conduit defects (Leitungsdefekte)

C/D   cigarettes per day

C&D   curettage and desiccation (Austrocknung); cystectomy and diversion; cystoscopy and dilatation

CDA   congenital dyserythropoietic anemia

CDAD   Clostridium difficile-associated diarrhea

CDAI   Crohn's Disease Activity Index (Überprüfung des Therapieerfolgs bei M. Crohn; beurteilt werden u. a. Anzahl flüssiger Stühle/Woche, Schmerz, Gewicht, Blutwerte sowie Crohn assoziierter Nebenbefunde wie Arthritis, Erythema nodosum, Iritis, Uveitis, etc.)

CDB   cough and deep breath

CDC   calculated day of confinement (Einweisung); cancer detection center; Centers for Disease Control and Prevention; Clostridium difficile colitis

CDCP   Centers for Disease Control and Prevention

CDD   Certificate of Disability for Discharge; Clostridium difficile disease

CDE   canine distemper (Hundestaupe) encephalitis; common duct exploration

CDGP   constitutional delay of growth and puberty

CDH   chronic daily headache; congenital diaphragmatic hernia; congenital dislocation of hip; congenital dysplasia (dislocation) of the hip

CDI   Children's Depression Inventory; clean, dry, and intact; color Doppler imaging

CDIC   Clostridium difficile-induced colitis

CDK   climatic droplet keratopathy (Tröpfchenkeratopathie)

CDLE   chronic discoid lupus erythematosus

CdLS   Cornelia de Lange's syndrome (komplexes Fehlbildungs- und Retardierungssyndrom)

CDP   chemical dependence profile; Child Development Program

CDR   Clinical Dementia Rating; continuing disability review

CDSPIES   congestive heart failure, drugs, spasm, pneumothorax, infection, embolism, and secretions (Merkspruch für Differentialdiagnosen)

CDT   carbohydrate-deficient transferring; cystic dysplasia of the testis

CDV   cardiovascular

CE   California encephalitis (Encephalitis oder Encephalomeningitis durch Arboviren, Vektoren: Moskitos); cardiac enlargement; cardiac enzymes; cardioesophageal; cataract extraction; central episiotomy; chemoembolization; chest expansion; community education; consultative examination (konsiliarisch); continuing education; contrast echocardiology

C&E   consultation and examination; cough and exercise; curettage and electrodesiccation (Austrocknung)

CEA   carotid endarterectomy; cost-effectiveness analysis

CED   cystoscopy-endoscopy dilation

CELP   chronic erosive lichen planus

CEMD   consultative examination by physician

CEO   chief executive officer

CEP   cardiac enzyme panel; cognitive evoked potential; congenital erythropoietic porphyria

CER   conditioned emotional response

CE&R   central episiotomy and repair

CERA   cortical evoked response audiometry

CERD   chronic end-stage renal disease

CERV   cervical

CES   cauda equine syndrome; central excitatory state; cognitive environmental stimulation;

CF   cancer-free; cardiac failure; Caucasian female; Christmas factor; complement fixation; contractile force; count fingers; cystic fibrosis

C&F   cell and flare (Untersuchungsbefund bei Iritis); chills and fever

CFA   common femoral artery; cryptogenic fibrosing alveolitis; cystic fibrosis arthropathy

C-factor   cleverness factor

CFD   color-flow Doppler

CFF   critical fusion (auch *flicker*) frequency (Frequenz, bei der Blitze kontinuierlich erscheinen)

CFH   chemical fume hood (Dunstabzugshaube)

CFI   confrontation fields intact (Fingerperimetrie zur groben Überprüfung des Gesichtfeldes)

CFIDS   chronic fatigue immune dysfunction syndrome (unspezifisches Krankheitsbild)

CFLX   circumflex

CFM   cerebral function monitor; close fitting mask: craniofacial microsomia

CFNS   chills, fever, and night sweats

CFR   case-fatality rates; coronary flow reserve

CFS   childhood febrile seizures; chronic fatigue syndrome; congenital fibrosarcoma

CFT   chronic follicular tonsillitis

CFU   colony-forming units

CG   caregiver; cholecystogram; contact guarding; contralateral groin

CGB   chronic gastrointestinal (tract) bleeding

CGD   chronic granulomatous disease

CGF   continuous gavage feeding (Sondenernährung, Sondennahrung)

CGI   Clinical Global Impressions (Therapieerfolgsevaluierung psychisch Kranker)

CGL   chronic granulocytic leukemia; with correction/with glasses

CGM   central gray matter

CGN   chronic glomerulonephritis

C-GRD   coffee-ground

CGS   cardiogenic shock; catgut (Katzendarm) suture; centimeter-gram-second system

CGTT   cortisol glucose tolerance test

CH   chest; chief; child (children); chronic; cluster headache; concentric hypertrophy; congenital hypothyroidism; convalescent hospital (Kurklinik); crown-heel (Scheitel-Ferse)

C&H   cocaine and heroin

CHA   congenital hypoplastic anemia

CHARGE   coloboma, hearing deficit, choanal atresia, retardation of growth, genital defects (nur Männer), and endocardial cushion defect

CHART   complaint, history, assessment, Rx (treatment), transport

CHB   chronic hepatitis B; complete heart block; congenital heart block

CHBHA   congenital Heinz body hemolytic anemia

CHC   concentric hypertrophic cardiomyopathy

CHD   center hemodialysis; changed diaper (Windel); childhood diseases; chronic heart disease; chronic hemodialysis; common hepatic duct; congenital/coronary heart disease

CHE   chronic hepatic encephalopathy

CHEM 7   Glucose, Natrium, Kalium, Chlorid, CO_2, Harnstoff und Kreatinin

ChemoRx chemotherapy

CHF congestive (auch *chronic*) heart failure (Herzinsuffizienz); Crimean hemorrhagic fever

CHG change

CHI closed head injury; contrast harmonic imaging; creatinine-height index

CHILD congenital hemidysplasia (mit) ichthyosiform nevus (und) limb defects (Syndrom)

Chix chickenpox

CHL conductive hearing loss (Schallleitungsstörung)

CHN central hemorrhagic necrosis; Chinese herb nephropathy; community nursing home

CHO carbohydrate

c hold withhold

CHPX chickenpox

CHR Cercaria-Hullen reaction (Trematodeninfektion des Menschen via Haut; Verursacher der Schistosomendermatitis); chronic (auch *complete*) hematological response

CHRPE congenital hypertrophy of the retinal pigment epithelium

CHRS congenital hereditary retinoschisis

CHS Chediak-Higashi syndrome (autosomal-rezessiver Immundefekt, partieller okulo-kutaner Albinismus, Blutungsneigung und rezidivierende Infekte); contact hypersensitivity

CHT closed head trauma

CHTN chronic hypertension

CI cardiac index; cochlear implant; cognitively impaired; commercial insurance; complete iridectomy; confidence interval; continuous infusion; coronary insufficiency

CIA calcaneal insufficiency avulsion (Abriss kleiner Knochenteile im Band-, Sehnenansatz); chronic idiopathic anhidrosis

CIB crying-induced bronchospasm; cytomegalic inclusion bodies

CIBD chronic inflammatory bowel disease

CIBIC Clinician Interview-Based Impression of Change (vier Hauptkategorien: Allgemeinzustand, mentaler/Gedächtniszustand, Verhalten, Aktivitäten des täglichen Lebens)

CIBP chronic intractable (hartnäckig, unlösbar) benign pain

C-IBS constipated irritable bowel syndrome

CIC clean intermittent catheterization; completely in the canal (Hörgerät)

CICU cardiac intensive care unit

CID cervical immobilization device; chemotherapy-induced diarrhea; combined immunodeficiency; cytomegalic inclusion disease

CIDP chronic inflammatory demyelinating polyradiculoneuropathy (auch *polyneuropathy*)

CIDS cellular immunodeficiency syndrome; continuous insulin delivery system

CIE chemotherapy-induced emesis; congenital ichthyosiform erythroderma

CIEA continuous infusion epidural analgesia

CIFN chemotherapy-induced fever and neutropenia

CIG cigarettes

CIHD chronic ischemic heart disease

CIM change in menses; chemotherapy-induced mucositis; corticosteroid-induced myopathy

CIN cervical intraepithelial neoplasia; chemotherapy-induced neutropenia; chronic interstitial nephritis

CIND cognitive impairment (kognitives Defizit), no dementia

CINE chemotherapy-induced nausea and emesis; cineangiogram

CINV chemotherapy-induced nausea and vomiting

CIO corticosteroid-induced osteoporosis

CIP Cardiac Injury Panel; critical illness polyneuropathy

CIPD chronic intermittent peritoneal dialysis

Circ circulation; circumcision; circumference

circ. & sen. circulation and sensation

CIS carcinoma in situ

CI&S conjunctival irritation and swelling

CISC clean intermittent selfcatheterization

CISD/M critical incident stress debriefing/management (Abschlussbesprechung, Einsatzbesprechung, Nachbesprechung, z. B. im Rettungsdienst)

CI-Stim cochlear implant stimulation

CIT conventional immunosuppressive therapy; conventional insulin therapy

CIU chronic idiopathic urticaria

CIV common iliac vein; continuous intravenous (infusion)

CIVI continuous intravenous infusion

CIXU constant infusion excretory urogram

CJD Creutzfeldt-Jakob disease

cJET congenital junctional ectopic tachycardia

CK check (umgangssprachlich); creatine kinase

CKC cold knife conization (auch *cone biopsy*, *biopsy-cone* oder *cervical conization* genannt)

CKW clockwise (im Uhrzeigersinn)

CL central line; chemoluminescence; clear liquid; cleft lip (Lippenspalte); cloudy (trübe); critical list, cycle length, lung compliance

CLA community living arrangements; congenital lactic acidosis; congenital laryngeal atresia

Clav clavicle

CLBBB complete left bundle branch block

CLBD cortical Lewy body disease

CLBP chronic low back pain

CL/CP cleft lip and cleft palate

CLD chronic liver disease; chronic lung disease

CLE centrilobular/congenital lobar emphysema; continuous lumbar epidural (anesthetic)

CLH chronic lobular hepatitis

CLI central lymphatic irradiation; critical leg ischemia

CLL chronic lymphocytic leukemia

CLLE columnar-lined lower esophagus

cl liq clear liquid

CLO Campylobacter-like organism; close; cod liver oil (Lebertran)

CL&P cleft lip and palate (Lippen-Gaumenspalte)

CL PSY closed psychiatry

CLS capillary leak syndrome; community living skills

CLT chronic lymphocytic thyroiditis; complex lymphedema therapy

CLV cutaneous leukocytoclastic vasculitis

CL$_{VOID}$ clean voided specimen (steril gewonnene Einzelprobe)

CM cardiac monitor; case management; case manager; Caucasian male; chondromalacia; cochlear microphonics; common migraine; continuous microwave; continuous murmur (Herzgeräusch); contrast media; costal margin (Grenze; Begrenzung); culture media; cutaneous melanoma; cystic mesothelioma; tomorrow morning

C+M compare and measure

CMA compound (zusammengesetzt) myopic astigmatism; cow's milk allergy

CMAPs compound (zusammengesetzt) muscle action potentials

CMBBT cervical mucous basal body temperature

CMC chronic mucocutaneous candidosis; closed mitral commissurotomy

CMD congenital muscular dystrophy; cytomegalic disease

CME cervicomediastinal exploration (examination); continuing medical education; cystoid macular edema

CMG cystometrogram

CMGM chronic megakaryocytic granulocytic myelosis

CMGN chronic membranous glomerulonephritis

CMH current medical history

CMI case mix index; cell-mediated immunity

CMID cytomegalic inclusion disease

CMIR cell-mediated immune response

CMK congenital multicystic kidney

CML cell-mediated lympholysis; chronic myelogenous leukemia; chronic myeloid leukemia

CMM cutaneous malignant melanoma

CMML chronic myelomacrocytic leukemia

CMN congenital mesoblastic nephroma

CMO cardiac minute output; chief medical officer; comfort measures only (Basismaßnahmen, Analgosedierung, Ernährung); consult made out (Terminabsprache)

CMOP cardiomyopathy

CMP cardiomyopathy; chondromalacia patellae; comprehensive (auch *complete*) metabolic profile; cushion mouthpiece

CMPF cow's milk, protein-free

CMR cerebral metabolic rate; child (1-4 Jahre) mortality rates

CMRO chronic multifocal recurrent osteomyelitis

CMS children's medical services; circulation motion sensation; constant moderate suction

CMSUA clean midstream urinalysis

CMT cervical motion tenderness; Charcot-Marie-Tooth (phenotype); continuing medication and treatment; cutis marmorata telangiectasia

CMV controlled (auch *conventional*) mechanical ventilation; cool mist vaporizer

CMVS culture midvoid specimen

CN congenital nystagmus; cranial nerve; tomorrow night

CNA chart not available (umgangssprachlich)

CNAG chronic narrow angle glaucoma (chronisches Engwinkelglaukom)

CNB core-needle biopsy (perkutane Mamma-Biopsie mit einer Hohlnadel, Stanzbiopsie)

CND canned (konserviert); cannot determine; chronic nausea and dyspepsia

CNDC chronic nonspecific diarrhea of childhood

CNE chronic nervous exhaustion; could not establish

C-NES conversion nonepileptic seizures

CNH central neurogenic hypernea; contract nursing home

CNHC chronodermatitis nodularis helicis chronicus; community nursing home care

CNLD   chronic neonatal lung disease

CNN   congenital nevocytic nevus

CNP   capillary nonperfusion

CNS   central nervous system; coagulase-negative staphylococci, Crigler-Najjar syndrome

CNSHA   congenital nonspherocytic hemolytic anemia

CNT   could not tell; could not test (umgangssprachlich)

CNVM   choroidal neovascular membrane

CO   cardiac output; castor oil (Rizinusöl); centric occlusion; cervical orthosis; court order

C/O   check out; complained of; complaints; under care of

COA   children of alcoholic

CoA   coarctation of the aorta

COAD   chronic obstructive airway disease; chronic obstructive arterial disease

COAG   chronic open angle glaucoma (chronisches Weitwinkelglaukom)

COAGSC   coagulation screen

COAR   coarctation

COB   coordination of benefits

COBE   chronic obstructive bullous emphysema

COBS   chronic organic brain syndrome (Abnahme mentaler Funktionen ohne psychische Auffälligkeiten)

COBT   chronic obstruction of biliary tract

COC   calcifying odontogenic cyst; chain of custody (Produktkette); combination oral contraceptive; continuity of care

COCCIO   coccidioidomycosis

COCM   congestive cardiomyopathy

COD   cataract, right eye; cause of death; chronic oxygen dependency; codeine; condition on discharge

CODE 99   patient in cardiac or respiratory arrest (Herz- oder Atemstillstand)

COD-MD   cerebro-oculardysplasia muscular dystrophy (Walker-Warburg Syndrom, Chemke Syndrom; autosomal-rezessiv; Lissenecephalie, cerebelläre Malformationen, Augenabnormalitäten sowie progrediente Degeneration der willkürlichen Muskulatur)

COEPS   cortically originating extrapyramidal symptoms

COG   center of gravity; cognitive function tests

COGN   cognition

COL   colonoscopy

COLD   chronic obstructive lung disease

colp   colporrhaphy

COM   center of mass; chronic otitis media

COMBO   combination ultrasound with electrical stimulation

COMF   comfortable

COMP   compensation; complications; composite; compound; compress

CON   catheter over a needle; certificate of need (Bedürfnisbescheinigung, Beihilfeberechtigung); conservatorship (Sorgerecht)

Conc   concentrated

CONG   congenital

CONJ   conjunctiva

CONT   continuous; contusion

CONTRAL   contralateral

CONTU   contusion

CONV   conversation

Conv. ex.   convergence excess (Konvergenzüberschuss, dekompensierte Esophorie)

COP   center of pressure; change of plaster; cicatricial ocular pemphigoid; complaint of pain

COPA   cuffed oropharyngeal airway

COPD   chronic obstructive pulmonary disease

COPE   chronic obstructive pulmonary emphysema

COPT   circumoval precipitin test (Nachweis von Schistosomiasis japonica)

COR   coefficient of reproducibility; conditioned orientation response; coronary

CORE   cardiac or respiratory emergency

COR P   cor pulmonale

COS   cataract, left eye; change of shift; Chief of Staff; clinically observed seizure; controlled ovarian stimulation

COT   content of thought

COTX   cast off to x-ray

COU   cardiac observation unit; cataracts, both eyes

COV   coefficient of variation

COWS   cold to the opposite and warm to the same

CP   centric position; cerebral palsy; chemical peel; chemistry profiles; chest pain; chondromalacia patella; chronic pain; chronic pancreatitis; cleft palate (Gaumenspalte); clinical pathway; closing pressure; convenience package; cor pulmonale; cystopanendoscopy

CPC   cancer prevention clinic; cerebral palsy clinic (Kinderlähmung; M. Little; spastische Paraplegie infolge frühkindlicher Hirnschädigung, gen. Defekte oder pränatalen Entwicklungsstörungen); chronic passive congestion; clinicopathologic conference

CPA   cardiopulmonary arrest; cerebellar pontile angle; chest pain alert; costophrenic angle

CPAP   continuous positive airway pressure

CPB(P)   cardiopulmonary bypass

CPCR   cardiopulmonary-cerebral resuscitation

CPD   cephalopelvic disproportion; chorioretinopathy and pituitary dysfunction; chronic peritoneal dialysis

CPDD   calcium pyrophosphate deposition disease (Arthropathie durch Calciumablagerungen)

CPE   cardiogenic pulmonary edema; chronic pulmonary emphysema; clubbing (Trommelschlegelfinger), pitting (Grübchennägel) or edema; complete physical examination

CPEO   chronic progressive external ophthalmoplegia

CPER   chest pain emergency room

CPET   cardiopulmonary exercise testing

CPG   clinical practice guidelines

CPGN   chronic progressive glomerulonephritis

CPH   chronic persistent hepatitis

CPED   chronic pelvic inflammatory disease

CPIP   chronic pulmonary insufficiency of prematurity

CPKD   childhood polycystic kidney disease

CPM   cancer pain management; central pontine myelinolysis; continue present management; continuous passive motion; counts per minute; cycles per minute

C_{Pmin} trough serum concentration (Tief-, Talkonzentration)

CPN   chronic pyelonephritis

CPO   continue present orders

CPOX   chicken pox (Windpocken)

CPP   central precocious puberty; cerebral/coronary perfusion pressure; chronic pelvic pain

CP & PD   chest percussion and postural drainage

CPPS chronic pelvic pain syndrome

CPPV continuous positive pressure ventilation

CPR cardiopulmonary resuscitation (Wiederbelebung); computer-based patient records

CPR-1 all measures (Maßnahmen) except cardiopulmonary resuscitation (Wiederbelebung)

CPR-2 no extraordinary measures (to resuscitate) (Maßnahmen zur Wiederbelebung)

CPR-3 comfort measures only (Basismaßnahmen, Analgosedierung, Ernährung)

CP/ROMI chest pain, rule out myocardial infarction

CPS cardiopulmonary support; chest pain syndrome; child protective services; Chinese paralytic syndrome (Guillain-Barre Syndrom); coagulase-positive staphylococci; complex partial seizures; counts per second; cumulative probability of success

CPs clinical pathways

CPT child protection team; chromopertubation; cold pressor test [Schmerzprovokationstest; gemessen wird sympathische Aktivierung (RR, Puls, etc.)]; Continuous Performance Test (Aufmerksamkeitstest bei Kindern); current perception threshold (Test dünn myelinisierter oder nicht umhüllter Fasern durch transkutane elektrische Stimulation)

CPTH chronic post-traumatic headache

CPUE chest pain of unknown etiology

CPX complete physical examination

CR cardiac rehabilitation; cardiorespiratory; case reports; chief resident; chorioretinal; clockwise rotation; closed reduction; colon resection; complete remission; controlled release; cosmetic rhinoplasty; cycloplegia retinoscopy (Zykloplegie; Akkommodationslähmung)

C/R conscious, rational

C & R convalescence and rehabilitation; cystoscopy and retrograde

CRA central retinal artery; chronic rheumatoid arthritis; colorectal anastomosis; corticosteroid-resistant asthma

CRAMS circulation, respiration, abdomen, motor, and speech

CRAN craniotomy

CRBBB complete right bundle branch block

CRBSI (vascular-)catheter-related bloodstream infections

CRC child-resistant container; clinical research center; colorectal cancer

CR&C closed reduction and cast (Gips)

CRD childhood rheumatic disease; chronic renal disease; chronic respiratory disease; colorectal distension; cone-rod dystrophy (Auge: Zapfen-, Stäbchen-Dystrophie); congenital rubella deafness (Taubheit); crown-rump distance (Scheitel-Steiß-Länge)

CRE cumulative radiation effect

CRELM screening tests for Congo-Crimean, Rift Valley, Ebola, Lassa, and Marburg fevers

CREP crepitation

CREST calcinosis, Raynaud's disease, esophageal dysmotility, sclerodactyly, and telangiectasia

CRF cardiac risk factors; case report form; chronic renal failure (factor)

CRFZ closed reduction of fractured zygoma

CRHCa cancer-related hypercalcemia

CRI Cardiac Risk Index (präoperative kardiale Evaluierung mit neun Risikofaktoren); catheter-related infection; chronic renal insufficiency

CRIS controlled-release infusion system

crit hematocrit

CRKL crackles (Rascheln; Knistern)

CRL crown rump length (Scheitel-Steiß-Länge)

CRM cream; cross-reacting mutant

CRM+ cross-reacting material positive

CRMD children with retarded mental development

CRN crown (Krone; Scheitel)

CROM cervical range of motion

CRP canalith repositioning procedure (konservative Therapie bei Vertigo-Patienten); chronic relapsing pancreatitis; coronary rehabilitation program; C-reactive protein

CRPD chronic restrictive pulmonary disease

CRPSI complex regional pain syndrome 1 (Weichteilödem, lokale Hyperämie; Temperaturerhöhung, Gelenkschwellung, Bewegungsschmerz, Hyperhidrose, ohne radiolog. Befund)

CRS catheter-related sepsis; Chemical Reference Substances; child restraint system(s) (Kindersitz,- rückhaltesystem); Chinese restaurant syndrome (10 - 20 Minuten nach Genuss bestimmter fernöstlicher Speisen auftretende Gesichtsmuskelstarre, Nackensteifigkeit, Armschmerz mit Lähmungsgefühl, allgemeine Schwäche, kurzzeitige Schweißausbruch, (Schläfen-)Kopfschmerz und Herzsensationen); chronic rhinosinusitis; cocaine-related seizure(s); colon-rectal surgery; congenital rubella syndrome; continuous running suture

CRST calcification, Raynaud's phenomenon, scleroderma, and telangiectasia

CRT cadaver renal transplant; capillary refill time; cathode ray tube; central reaction time; copper (Kupfer) reduction test; cranial radiation therapy

Cr Tr crutch (Krücken, Gehhilfen) training

CRTs case report tabulations (tabellarische Aufstellung)

CRTX cast removed take x-ray

CRU cardiac rehabilitation unit; clinical research unit

CRVF congestive right ventricular failure

CRV(O) central retinal vein (occlusion)

CRx chemotherapy

CRYO cryoablation; cryosurgery

CS cardioplegia solution; cat scratch; cervical spine; cesarean section; chest strap (Gurt); cigarette smoker; clinically significant; clinical stage; close supervision; conditionally susceptible (bedingt empfindlich); congenital syphilis; conjunctiva sclera; consciousness; conscious sedation; consultation (service); coronary sinus; corticosteroid(s); Cushing's syndrome

C+S culture and sensitivity (Sputum, Blut, etc.)

C&S conjunctiva and sclera; cough and sneeze; culture and sensitivity

C/S cesarean section; consultation; culture and sensitivity

CSA central sleep apnea; controlled substance analogue; corticosteroid-sensitive asthma

CSAP cryosurgical ablation of the prostate

CSB Cheyne-Stokes breathing

CSBF coronary sinus blood flow

CSBO complete small bowel obstruction

CSC cornea, sclera, and conjunctiva

CSCR central serous chorioretinopathy

CSD   cat scratch disease; celiac sprue disease

C S&D   cleaned, sutured, and dressed (verbunden)

CSE   combined spinal/epidural; cross-section echocardiography

C sect.   cesarean section

CSF   cerebrospinal fluid, colony stimulating factors

CSFP   cerebrospinal fluid pressure

CSGIT   continuous-suture graft-inclusion technique (Technik zur Reparatur von Aortenaneurysmen und Dissektionen)

C-Sh   chair shower

CSH   carotid sinus hypersensitivity; chronic subdural hematoma

CSI   continuous subcutaneous infusion; coronary stent implantation; craniospinal irradiation

CSLU   chronic status leg ulcer

CSM   carotid sinus massage; cerebrospinal meningitis; cervical spondylotic myelopathy; circulation, sensation, and movement

CSME   cotton-spot macular edema

CSMN   chronic sensorimotor neuropathy

CSN   cystic suppurative necrosis

CSNB   congenital stationary night blindness

CSNS   carotid sinus nerve stimulation

CSOM   chronic serous otitis media; chronic suppurative otitis media

C-spine   cervical spine

CSR   Cheyne-Stokes respiration; corrected sedimentation rate; corrective septorhinoplasty

CSS   carotid sinus stimulation; chemical sensitivity syndrome; chewing, sucking, and swallowing; child safety seats; Churg-Strauss syndrome

CST   cardiac stress test; castration; central sensory conducting time;

contraction stress test; convulsive shock therapy; cosyntropin stimulation test (bei V. a. primäre oder sekundäre adrenerger Insuffizienz); static compliance

CSU   cardiac/cardiovascular surgery/surveillance unit; casualty staging unit; catheter specimen of urine

CT   cardiothoracic; carpal tunnel; cervical traction; chemotherapy; chest tube; circulation time; client; clinical trial; clotting time; coagulation time; coated tablet; compressed tablet; Coomb's test; corneal thickness; corneal transplant; corrective therapy; cytotoxic drug

C/T   compared to

CTA   catamenia (menses); clear to auscultation

CTAP   clear to auscultation and percussion; computed tomography during arterial portography; connective tissue activating peptide (von Thrombozyten hergestellt)

CTB   ceased to breathe (Atemstillstand)

CTC   Cancer Treatment Center; circular tear capsulotomy (Operationsmethode zum Einsatz künstlicher Linsen); Common Toxicity Criteria

CTCL   cutaneous T-cell lymphoma (Mycosis fungoides)

CT&DB   cough, turn, and deep breath

CTD   carpal tunnel decompression; chest tube drainage; connective tissue disease; corneal thickness depth; cumulative trauma disorder

CTDW   continues to do well

CTF   Colorado tick (Zecken) fever; continuous tube feeding

CTGA   complete (auch *corrected*) transposition of the great arteries

CTI   certification of terminal illness

CTICU cardiothoracic intensive care unit

CTID chemotherapy-induced diarrhea

CTL cervical, thoracic, and lumbar; chronic tonsillitis; cytotoxic T-lymphocytes

CTLSO cervicothoracic-lumbosacral orthosis

C & T N, BLE color and temperature normal, both lower extremities

CTPA clear to percussion and auscultation

CTPN central total parenteral nutrition

CTR carpal tunnel release; carpal tunnel repair; cosmetic transdermal reconstruction

CT-RT chemo-radiotherapy

CTS cardiothoracic surgeon; carpal tunnel syndrome

CTSP called to see patient

CTX cerebrotendinous xanthomatosis; cervical traction; chemotherapy

CTXN contraction

CTZ chemoreceptor trigger zone

CU cause undetermined/unknown; chronic undifferentiated; convalescent unit (Kurklinik)

C/U checkup

CUC chronic ulcerative colitis

CUD cause undetermined; controlled unsterile delivery

CUG cystourethrogram

CUP(S) carcinoma of unknown primary (site)

CUR curettage; cystourethrorectocele

CUS carotid ultrasound; chronic undifferentiated schizophrenia; contact urticaria syndrome

CUT chronic undifferentiated type (schizophrenia)

CUTA congenital urinary tract anomaly

CV cardiovascular; cell volume; color vision; common ventricle; curriculum vitae

C/V cervical/vaginal

CVA cerebrovascular accident; costovertebral angle

CVAH congenital virilizing adrenal hyperplasia

CVAT costovertebral angle tenderness

CVB chorionic villi biopsy

CVC central venous catheter; chief visual complaint

CVD cardiovascular disease; collagen vascular disease; coronary vessel disease

CVENT controlled ventilation

CVF cardiovascular failure; central visual field; cervicovaginal fluid

CVG coronary vein graft

CVHD chronic valvular heart disease

CVI cerebrovascular insufficiency; common variable immunodeficiency (disease); continuous venous infusion

CVL central venous line; clinical vascular laboratory

CVMT cervical-vaginal, motion tenderness

CVNSR cardiovascular normal sinus rhythm

CVO central vein occlusion; conjugate diameter of pelvic inlet

CVOD cerebrovascular obstructive disease

CVOR cardiovascular operating room

CVP central venous pressure

CVR cerebral vascular resistance; cerebrovascular resuscitation; coronary vascular reserve

CVS cardiovascular surgery; cardiovascular system; chorionic villi sampling; clean voided specimen; continuing vegetative state

CVST cardiovascular stress test; cerebral venous sinus thrombosis

CVT calf vein thrombosis (Unterschenkelthrombose)

CVTC central venous tunneled catheter

CVU clean voided urine (Mittelstrahlurin, sterile Urinprobe)

CVUG cysto-void urethrogram (Röntgen der ableitenden Harnwege während Miktion)

CW careful watch; chest wall; clockwise; compare with

C/W consistent with; crutch (Krücke, Gehhilfe) walking

CWA chemical warfare agents

CWE cotton-wool exsudates

CWL Caldwell-Luc (Kieferhöhlen-OP)

CWMS color, warmth, movement, and sensation (bei V. a. Frakturen)

CWP childbirth without pain; coal worker's pneumoconiosis; cold wet packs

cWPW concealed (larviert, maskiert, okkult) Wolff-Parkinson-White syndrome

CWR clockwise rotation (im Uhrzeigersinn gedreht)

CWS comfortable walking speed; cotton-wool spots

CWV closed wound vacuum

CX cancel; cervix; chronic; circumflex artery; culture; cylinder; axis; cystectomy

CXA circumflex artery

CxBx cervical biopsy

CxMT cervical motion tenderness

CXR chest x-ray

CXTX cervical traction

CYA cover your ass (umgangssprachlich: sich absichern)

CYL cylinder

CYP cytochrome P-450

CYSTO cystogram; cystoscopy

CYTA cytotoxic agent

D

D daughter; day; dead; decay (Fäulnis); depression; dextrose; dextro; diarrhea; diastole; dilated; diminished (verringert; herabgesetzt); diopter; distal; distance; divorced

D+ note has been dictated/look for report

D- note not dictated, save chart for doctor

D_0(2/7/00) day zero (Tag des Behandlungsbeginns: 07. Feb. 2000)

D_1 day one (erster Behandlungstag)

5xD five times a day

DA dark adaptation (test); degenerative arthritis; delivery awareness; diagnostic arthroscopy; diastolic augmentation; direct admission; direct agglutination; diversional activity; drug addict; drug aerosol

D/A discharge and advise

DAA dead after arrival; dissection aortic aneurysm

D/AA drug/alcohol addiction

DAB days after birth

DAC day activity center; disabled adult child

DAD diffuse alveolar damage; dispense as directed; drug administration device; father

DAF decay-accelerating factor; delayed auditory feedback

DAH diffuse alveolar hemorrhage; disordered action of the heart

D

DAL   diffuse aggressive lymphomas; drug analysis laboratory

DALM   dysplasia-associated lesion or mass

DALY   disability-adjusted life year(s)

DAMA   discharged against medical advice

DAP   diastolic augmentation pressure; distending airway pressure

DAPT   Draw-A-Person Test (psycho-analytischer Test für Kinder)

DARP   drug abuse rehabilitation program; drug abuse reporting program

D/ART   depression/awareness, recognition, and treatment

DAS   day of admission surgery; developmental apraxia of speech; died at scene

Das   daily activities

DASE   dobutamine-atropine stress echocardiography

DASH   dietary approaches to stop hypertension

DAST   Drug Abuse Screening Test

DAT   definitely abnormal tracing (electrocardiogram); dementia of the Alzheimer type; diet as tolerated; direct agglutination test; direct amplification test; direct antiglobulin test

DAU   daughter; drug abuse urine

DAV SEP   deviated septum

DAW   dispense as written

DB   database; date of birth; deep breathe; demonstration bath; dermabrasion; diaphragmatic breathing; difficulty breathing; direct bilirubin; double blind

DB & C   deep breathing and coughing

DBE   deep breathing exercise

DBP   D-binding protein; diastolic blood pressure

DBS   desirable body weight; diminished breath sounds; dried blood stain

DBW   dry body weight

DC   daycare; decrease; dextrocardia; diagonal conjugate; discharge; discomfort

D&C   dilation and curettage (Uterus, Abrasio); direct and consensual

D/C   disconnect; discontinue; discharge

DCA   directional coronary atherectomy; disk/condyle adhesion; double cup arthroplasty

DCAG   double coronary artery graft

DCAP BTLS   deformities, contusions, abrasions and punctures/penetrations, burns, tenderness, lacerations, and swelling (Beurteilungsmemo für Notfallmediziner)

DC&B   dilation, currettage, and biopsy

DCBE   double contrast barium enema

DCC   day care center; diabetes care clinic; direct current cardioversion

DCCF   dural carotid-cavernous fistula

DC'd   discontinued

DCE   delayed contrast-enhancement; designated compensable event

DCG   diagnostic cardiogram

DCH   delayed cutaneous hypersensitivity

DCIA   deep circumflex iliac artery (flap)

DCIS   ductal carcinoma in situ

DCM   dementia care mapping; dilated cardiomyopathy

DCS   decompression sickness; dorsal column stimulator

DCT   deep chest therapy; direct (antiglobulin) Coombs test

DCU   day care unit

DD   delayed diarrhea; delivery date; dependent drainage; Descemet's detachment; detrusor dyssynergia; developmentally delayed; developmental disabilities; developmentally disabled; dialysis dementia; died of

D

the disease; differential/discharge diagnosis; disk diameter; down drain (etwas vergeuden); dry dressing; dual disorder; Duchenne's dystrophy; due date

D/D diarrhea/dehydration

D→D discharge to duty

D & D debridement and dressing; diarrhea and dehydration; drilling and drainage

DDD defined daily doses; degenerative disk/dense deposit disease; fully automatic pacing

DDDR pacemaker code (D = chamber paced-dual, D = chamber sensed-dual, D = response to sensing-dual, R = programmability-rate modulation)

DDH developmental dysplasia of the hip

DDI dressing dry, intact

Ddis developmental disorder

DDRA dead despite resuscitation attempt

DDS dialysis disequilibrium syndrome; double decidual sac (auch *sign*)

DDx differential diagnosis

DE dermal epidermal (junction); digitalis effect

2-DE two-dimensional echocardiography

3-DE three-dimensional echocardiography

D&E dilation and evacuation

DEB dystrophic epidermolysis bullosa

DEC deciduous (primary teeth); decrease

DECEL deceleration

Decub decubitus

DED diabetic eye disease; died in emergency department

DEEDS drugs, exercise, education, diet, and self-monitoring

DEF decayed, extracted, or filled; defecation; deficiency

DEFT defendant

Degen degenerative

DEL delivered; delivery; deltoid

DEP ST SEG depressed ST segment

DES diffuse esophageal spasm; disequilibrium syndrome (1. autosomal-rezessive, nicht progrediente Form der zerebellaren Ataxie, 2. Hämodialyse; auch *cerebral post-dialysis syndrome* genannt; Hirnsymptome als Folge der Hämodialyse bei Urämie mit sehr hohen Harnstoffwerten); dry eye syndrome (bei gestörter Tränenproduktion)

DESAT desaturation

DETOX detoxification

DEV deviation

DEVR dominant exudative vitreo-retinopathy

DEX dexter (right)

Dexies Dexamphetamin; Amphetamin-Derivat

DF day frequency (of voiding); decayed and filled; deferred; degree of freedom; dengue fever; diabetic father; diastolic filling; dietary fiber; dorsiflexion; drug free; dye free

DFA delayed feedback audiometry; diet for age; difficulty falling asleep; distal forearm

DFD defined formula diets; degenerative facet disease

DFE dilated fundus examination; distal femoral epiphysis

DFG direct forward gaze (Geradeausblick)

DPI disease-free interval

DFLE disability-free life expectancy

DFM decreased fetal movement; deep finger massage; deep friction massage

DFMC daily fetal movement count

DFMR   daily fetal movement record
DFP   diastolic filling period
DFR   diabetic floor routine
DFS   disease-free survival; Doppler flow studies
DFSP   dermatofibrosarcoma protuberans
DFU   dead fetus in uterus; diabetic foot ulcer
DFV   diarrhea, fever, and vomiting
DG   diagnosis; dorsal glides; downward gaze (Blick nach unten)
DG   delayed gastric emptying
DGF   delayed graft function
DGI   disseminated gonococcal infection
DGR   duodenogastric reflux
DGM   ductal glandular mastectomy
DH   delayed hypersensitivity; dermatitis herpetiformis; developmental history; diaphragmatic hernia
D+H   delusions and hallucinations
DHF   dengue hemorrhagic fever
DHIC   detrusor hyperactivity with impaired contractility
DHL   diffuse histocytic lymphoma
DHR   delayed hypersensitivity reaction
DHS   duration of hospital stay; dynamic hip screw
DHST   delayed hypersensitivity test
DHT   dissociated hypertropia; Dobhoff tube (Ernährungssonde)
DHx   developmental history
DI   date of injury; detrusor instability; diabetes insipidus; drug interactions
D&I   debridement and irrigation; dry and intact
DIA   drug-induced agranulocytosis; drug-induced amenorrhea
diag.   diagnosis
DIAPPERS   (Gründe für transiente Inkontinenz) delirium/confusion, infection, (urinary), atrophic; urethritis/vaginitis, pharmaceuticals, psy-

chological, excessive excretion (z. B. Hyperglykämie) restricted mobility, and stool impaction (Stuhlverhalt)
DIAS   diastolic
DIAS BP   diastolic blood pressure
DIB   disability insurance benefits
DIBC   drug-induced blood cytopenias
DIBS   dead-in-bed syndrome
DIC   diagnostic imaging center; disseminated intravascular coagulation
DICC   dynamic infusion cavernosometry and cavernosography
DICP   demyelinated inflammatory chronic polyneuropathy
DID   death(s) from intercurrent disease; delayed ischemia deficit; dissociative identity disorder; drug-induced disease
di, di   dichorionic, diamniotic
DIE   died in emergency department; drug-induced esophagitis
DIED   died in emergency department
DIFF   differential blood count
DIH   died in hospital
DIJOA   dominantly inherited juvenile optic atrophy
DIL   daughter-in-law; dilute (verdünnen); drug-induced lupus
DILD   diffuse infiltrative lung disease; drug-induced liver disease
DILE   drug-induced lupus erythematosus
DILS   drug-induced lupus syndrome
DIM   diminish
DIDMOAD   diabetes insipidus, diabetes mellitus, optic atrophy, and deafness
DIMS   disorders of initiating and maintaining sleep
DIND   delayed ischemic neurologic deficit
DIOS   distal ileal (auch *intestinal*) obstruction syndrome
DIP   desquamative interstitial pneumonia; diplopia; distal interphalan-

D

geal; drip infusion pyelogram; drug-induced parkinsonism

DIR directions

DIRD drug-induced renal disease

DIS dislocation

disch. discharge

DISH diffuse idiopathic skeletal hyperostosis

DISI dorsal intercalated segmental (auch *segment*) instability

DISR drug-induced skin reactions

DIST distal; distilled

DIT drug-induced thrombocytopenia

DIU death in utero

DIV double inlet ventricle

DIVA digital intravenous angiography

DJD degenerative joint disease

DK dark; diabetic ketoacidosis; diseased kidney

DKA diabetic ketoacidosis; didn't keep appointment (umgangssprachlich)

DKB deep knee bends (Kniebeugen)

DKC double knee to chest; dyskeratosis congenita

DL danger list; deciliter; diagnostic laparoscopy; direct laryngoscopy; drug level

DLB dementia with Lewy bodies; direct laryngoscopy and bronchoscopy

DLB(C)L diffuse large B-cell lymphoma

DLBD diffuse Lewy body disease

DLC double lumen catheter

DLCL diffuse large cell lymphoma

DLD date of last drink

DLE discoid lupus erythematosus; disseminated lupus erythematosus

DL(N)MP date of last (normal) menstrual period

DLP dislocation of patella; double-limb progression

DLROW Test des mentalen Status, Patient soll WORLD rückwärts buchstabieren

DLS daily living skills; digitalis-like substances

DLT dose-limiting toxicity; double-lung transplant

DM dehydrated and malnourished; dermatomyositis; diabetes mellitus; diabetic mother; diastolic murmur

DMA(R)D disease-modifying antirheumatic drug

DMD disciform macular degeneration; drowsiness monitoring device; Duchenne's muscular dystrophy

DME diabetic macular edema; durable medical equipment

DMF(S) decayed, missing, or filled (surfaces)

DMI diaphragmatic myocardial infarction

DM Isch diaphragmatic myocardial ischemia

DMKA diabetes mellitus ketoacidosis

DMOOC diabetes mellitus out of control

DMV(P) disk, macula, vessels, periphery

DN denuded; diabetic nephropathy; down; dysplastic nevus (nevi)

D & N distance and near (vision)

DNA deoxyribonucleic acid; did not answer (umgangssprachlich); did not attend (umgangssprachlich); does not apply (umgangssprachlich)

DNA ds deoxyribonucleic acid double strand

DNA ss deoxyribonucleic acid single strand

DNC did not come (umgangssprachlich)

DND died a natural death

DNEPTE did not exist prior to enlistment

DNFC does not follow commands

DNI do not intubate

DNKA did not keep appointment (umgangssprachlich)

DNN did not nurse

DNP did not pay (umgangssprachlich); do not publish

DNR did not respond; do not report; do not resuscitate; dorsal nerve root

DNS deviated nasal septum; doctor did not see patient; do not show

DNT did not test

DO diet order; dissolved oxygen; distocclusal; doctor's order

D/O disorder

/DO check doctor's order

DOA date of admission; dead on arrival; dominant optic atrophy; duration of action

DOA-DRA dead on arrival despite resuscitative attempts

DOB date of birth; doctor's order book

DOC date of conception; diabetes out of control; died of other causes; diet (auch *drug*) of choice

DOD date of death; dead of disease; drug overdose

DOE date of examination; dyspnea on exertion (Belastungsdyspnoe)

DOI date of implant (Schrittmacher); date of injury

DOL days of life

DOL #2 second day of life

DOLV double-outlet left ventricle

DOM domiciliary; domiciliary care

DOOC diabetes out of control

DOPS diffuse obstructive pulmonary syndrome

DOR date of release

DORV double-outlet right ventricle

DORx date of treatment

DOS date of surgery; doctor's order sheet

DOSA day of surgery admission

DOT date of transcription; date of transfer; died on table; directly observed therapy

DOTS directly observed treatment, short course

Doz dozen

DP dental prosthesis; diastolic pressure; discharge planning; dorsalis pedis (pulse)

DPA durable power of attorney (dauerhafte Handlungsvollmacht)

DPAP diastolic pulmonary artery pressure

DPB days postburn

DPC delayed primary closure; distal palmar crease (Falte)

DPDL diffuse poorly differentiated lymphocytic lymphoma

DPI dietary protein intake; Doppler perfusion index; dry powder inhaler

DPL diagnostic peritoneal lavage

DPM disintegrations per minute; drops per minute

DPN diabetic peripheral neuropathy

DPOA durable power of attorney (dauerhafte Handlungsvollmacht)

DPP dorsalis pedal pulse; duration of positive pressure

DPR diagnostic procedure room

DPT diphtheria, pertussis, and tetanus (immunization)

DPTPM diphtheria, pertussis, tetanus, poliomyelitis, and measles

DPU delayed pressure urticaria

DPUD duodenal peptic ulcer disease

D/Q deep quiet

D&Q deep and quiet

DR delivery room; diabetic retinopathy; diagnostic radiology; dining room; drug resistant

DRA distal rectal adenocarcinoma; drug-related admissions

DRAPE drug-related adverse patient event

DRE   digital rectal examination

DRG   diagnosis-related groups; dorsal root ganglia

DRGE   drainage

DRM   drug-related morbidity

DRN   drug-related neutropenia

DRP   drug-related problem

DRR   drug regimen review

DRS   Disability Rating Scale; disease-related symptoms

DRSG   dressing

DRSI   disease-related symptom improvement

DRSP   drug-resistant Streptococcus pneumoniae

DRT   drug-related thrombocytopenia

DRUB   drug screen-blood

DS   deep sleep; discharge summary; disoriented; distant supervision; Down syndrome; drug screen

D&S   diagnostic and surgical; dilation and suction

DSA   digital subtraction angiography (auch *angiocardiography*)

DSB   drug-seeking behavior

DSC   differential scanning calorimeter; Down syndrome child

DSD   discharge summary dictated; dry sterile dressing

DSDB   direct self-destructive behavior

DSG   dressing

DSHR   delayed skin hypersensitivity reaction

DSM   disease state management; drink skim (fettarme) milk

DSO   distal-lateral subungual onychomycosis

D-SPINE   dorsal spine

DSPN   distal symmetric polyneuropathy

DSRCT   desmoplastic small round cell tumor

DSRF   drainage subretinal fluid

DSS   dengue shock syndrome; discharge summary sheet; disease-specific survival; distal splenorenal shunt

DSSLR   double, seated straight leg raise (beidseitige Quadricepsanspannung)

DSSN   distal symmetric sensory neuropathy

DSSP   distal symmetric sensory polyneuropathy

DSST   Digit-Symbol Substitution Test (Untertest des Wechsler Intelligenz Tests für Erwachsene; Beurteilung der psychomotorischen Leistungen)

DST   daylight saving time; Dexamethasone suppression test; digit substitution test; donor-specific (blood) transfusion

DSU   day stay unit; day surgery unit

DSWI   deep sternal wound infection; deep surgical wound infection

DT   delirium tremens; dietary thermogenesis; discharge tomorrow

D/T   date/time; due to

d/t   due to

D & T   diagnosis and treatment; dictated and typed

DTaP   diphtheria and tetanus toxoids with acellular pertussis vaccine

DTC   day treatment center

DTD #30   dispense 30 such doses

DTH   delayed-type hypersensitivity

D TIME   dream time

DTO   danger to others

DTOGV   dextral-transposition of great vessels

DTP   differential time to positivity; distal tingling on percussion (positives Tinel Zeichen)

DTR   deep tendon reflexes

DTs   delirium tremens

DTS   danger to self; donor specific transfusion

DTUS diathermy, traction, and ultra-sound

DVG double vein graft

DTX detoxification

DU decubitus ulcer; diabetic urine; diagnosis undetermined; duodenal ulcer

DUB dysfunctional uterine bleeding (Zwischenblutungen)

DUE drug use evaluation

D&UE dilation and uterine evacuation

DUI driving under the influence of

DUID driving under the influence of drugs

DUII driving under the influence of intoxicants

DUIL driving under the influence of liquor

DUM drug use monitoring

DUN dialysate urea nitrogen

DUNHL diffuse undifferentiated non-Hodgkins lymphoma

DUR duration

DUS digital ultrasound; distal urethral stenosis; Doppler ultrasound stetho-scope

3DUS three-dimensional ultrasound

DUSN diffuse unilateral subacute neuroretinitis

DV distance vision; double vision

D&V diarrhea and vomiting; disks and vessels

DVA directional vacuum-assisted (biopsy); distance visual acuity

DVC direct visualization of vocal cords

DVD dissociated vertical deviation; double vessel disease

DVI digital vascular imaging

DVMP disks, vessels, and macula periphery

DVR double valve replacement

DVSA digital venous subtraction angiography

DVT deep vein (auch *venous*) throm-bosis

DVVC direct visualization of vocal cords

DW daily weight; deionized water; detention warrant (Haftbefehl, Aufbewahrungsvollmacht); dextrose in water; distilled water; doing well; double wrap

D/W dextrose in water; discussed with

DWDL diffuse well-differentiated lymphocytic lymphoma

DWI driving while intoxicated; driving while impaired

Dx diagnosis; disease

DxLS diagnosis responsible for length of stay

DXRT deep x-ray therapy

DY dusky (dunkelhäutig)

DYF drag your feet (auch *see you in court*, umgangssprachlich)

DZ disease; dizygotic; dozen

DZT dizygotic twins

E

E East; edema; effective, eloper (durchgebrannt); enema, engorged (angeschwollen); eosinophil; Escherichia; esophoria (latentes Schielen; Nahbereich); evaluation; evening; expired; eye; Ecstasy (MDMA; Methylenedioxymethamphetamine)

E′ elbow; esophoria (latentes Schielen; Nahbereich)

E_1 estrone (Östron; Follikulin)

E_2 estradiol

E₃   estriol

4E   4 plus edema

E -> A   Pat. soll „E, E, E" sagen; imponiert auskultatorisch bei Konsolidation der Lunge als „A,A,A"

EA   early amniocentesis; enteral alimentation (Ernährung); epidural anesthesia; episodic ataxia; esophageal atresia

E-A   European-American

E&A   evaluate and advise

EAB   elective abortion

EAC   erythema annulare centrifugum; esophageal adenocarcinoma; external auditory canal

EAD   extreme axis deviation

EADL   extended activities of daily living

EADs   early after-depolarizations

EAE   experimental autoimmune encephalomyelitis

EAHF   eczema, allergy, and hay fever

EAL   electronic artificial larynx

EARLIES   early decelerations

EAR OX   ear oximetry (Messung des SaO₂ am Ohrläppchen)

EAS   external anal sphincter

EAT   ectopic atrial tachycardia

EATL   enteropathy-associated T-cell lymphoma

EAU   experimental autoimmune uveitis

EB   epidermolysis bullosa

EBA   epidermolysis bullosa acquisita

EBB   equal breath bilaterally

EBBS   equal bilateral breath sounds

EBC   early (stage) breast cancer; esophageal balloon catheter

EBD   endocardial border delineation; endoscopic balloon dilation; evidence-based decision

EBE   equal bilateral expansion

EBF   erythroblastosis fetalis

EBL   estimated blood loss

EBL-1   European bat lyssavirus (Tollwut)

EBM   evidence-based medicine; expressed breast milk

EBP   epidural blood patch

EBRs   evidence-based recommendations

EBS   epidermolysis bullosa

EBSB   equal breath sounds bilaterally

EBT   erythromycin breath test (Überprüfung des CYP3A4 Enzymsystems)

EC   ejection click; endocervical; enteric coated; extracellular; eye care; eyes closed

ECBD   exploration of common bile duct

ECC   edema, clubbing, and cyanosis; embryonal cell cancer; emergency cardiac care; endocervical curettage; external cardiac compression; extracorporal circulation

ECD   endocardial cushion (Polster) defect; equivalent current dipole

ECDB   encourage to cough and deep breathe

ECE   extracapsular extension

ECGE   extracorporeal gas exchange

ECI(B)   extracorporeal irradiation (of blood)

ECIC   external carotid and internal carotid; extracranial to intracranial (Anastomose)

EC/IC   extracranial/intracranial

ECL   electrochemiluminescence; extend of cerebral lesion; extracapillary lesions

ECLA   extracorporeal lung assist

ECLP   extracorporeal liver perfusion

ECM   erythema chronicum migrans; extracellular mass; extracellular matrix

ECMO   extracorporeal circulation membrane oxygenation (auch *oxygenator*)

E

ECP emergency contraceptive pills; extracorporeal photochemotherapy; extracorporeal photopheresis; eosinophilic cationic protein

ECS elective cosmetic surgery; electrocerebral silence

ECT electroconvulsive therapy; emission (enhanced) computed tomography

ECV emergency center visits; external cephalic version

ECW extracellular water

ED eating disorder(s); education; effective dose; elbow disarticulation; emergency department; emotional disorder; epidural; erectile dysfunction; every day; extensive disease

EDA elbow disarticulation

EDC effective dynamic compliance; electrodesiccation (Austrocknung) and curettage; estimated date of conception; estimated (auch *expected*) date of confinement (voraussichtlicher Geburtstermin)

EDD esophageal detector device; expected date of delivery

EDENT edentulous (zahnlos)

EDF elongation, derotation, and flexion

EDG esophageal duodenal gastroscopy

EDH epidural hematoma; extradural hematoma

ED/LD emotionally disturbed and learning disabled

EDM early diastolic murmur; esophageal Doppler monitor

EDP emergency department physician; end-diastolic pressure

EDR extreme drug resistance

EDS Ehlers-Danlos syndrome; excessive daytime somnolence

Eds electrolyte disturbances

EDT exposure duration threshold

EDTU emergency diagnostic and treatment unit

EDU eating disorder unit

EDV end-diastolic volume; epidermal dysplastic verruciformis

EDW estimated dry weight

EE emetic episodes; end to end; equine encephalitis; erosive esophagitis; esophageal endoscopy; external ear

E & E eyes and ears

EEA elemental enteral alimentation; end-to-end anastomosis

EEC ectrodactyly-ectodermal dysplasia (cleft syndrome: Kombination von Lippen-Kiefer-Gaumenspalten und Extremitätenfehlbildungen); endogenous erythroid colony (Wachstumstest zur Differenzierung primärer und sekundärer Polyzythämia vera)

EEE eastern equine encephalomyelitis; edema, erythema, and exsudates; external eye examination

EEN estimated energy needs

EENT eyes, ears, nose, and throat

EF eccentric fixation; ejection fraction; endurance factor; erythroblastosis fetalis

EFAD essential fatty acid deficiency

EFBW estimate fetal body weight

EFD episode free day

EFE endocardial fibroelastosis; epidemic fatal encephalopathy

EFF effacement (Auslöschung)

EFS event-free survival

EFM electronic fetal monitor(ing); external fetal monitoring

EFN effusion

EFW estimated fetal weight

EF/WM ejection fraction/wall motion

e.g. for example (examplia gratia)

EGA esophageal gastric (tube) airway; estimated gestational age

EGBUS external genitalia, Bartholin, urethral, and Skene's glands (Skene-Gänge; entsprechen der Prostata; hinter der äußeren Harnröhrenöffnung)

EGC early gastric carcinoma

EGJ esophagogastric junction

EGL eosinophilic granuloma of the lung

EGTA esophageal gastric tube airway

EH eccentric hypertrophy; educationally handicapped; enlarged heart; essential hypertension; extramedullary hematopoiesis

EHB elevate head of bed

EHBA extrahepatic biliary atresia

EHBF extrahepatic blood flow

EHC enterohepatic circulation

EHE epithelioid hemangioendothelioma

EHF epidemic hemorrhagic fever; extremely high frequency

EHH esophageal hiatal hernia

EHI exertional heat illness (Hitzeerschöpfung oder -erkrankung)

EHL electrohydraulic lithotripsy

EHO extrahepatic obstruction

EHPH extrahepatic portal hypertension

EHS exertional heat stroke (Hitzschlag)

EI environmental illness

E/I exspiratory to inspiratory (ratio)

E & I endocrine and infertility

EIA exercise induced asthma

EIAB extracranial-intracranial arterial bypass

EIB exercise-induced bronchospasm

EIC endometrial intraepithelial carcinoma; epidermal inclusion cyst

EIDC extreme intervertebral disk collapse

EIL elective induction of labor

EIOA excessive intake of alcohol

EIP elective interruption of pregnancy; end-inspiratory pressure

EJ ejection; elbow jerk (Trizepssehnenreflex); external jugular

EJB ectopic junctional beat

EJN extended jaundice (Gelbsucht) of newborn

EJP excitatory junction potential

EKC epidemic keratoconjunctivitis

EKO echoencephalogram

EL exercise limit

E-L external lids

ELAD extracorporal liver-assist device

ELB early light breakfast; elbow

ELBW extremely low birth weight (< 1000 g)

ELC earlobe creases (Ohrläppchenfalten)

ELEC elective

ELF elective low forceps; epithelial lining fluid (Schutzschichten)

ELG endoluminal gastroplication; endoluminal graft

ELH endolymphatic hydrops

ELI endomyocardial lymphocytic infiltrates

ELIG eligible (annehmbar, passend)

ELITT endometrial laser intrauterine thermal therapy

Elix elixir

ELLIP elliptocytosis

ELND elective lymph node dissection

ELOP/S estimated length of program/stay

ELS Eaton-Lambert syndrome (pseudomyasthenisches Syndrom)

ELSI ethical, legal, and social implications

ELSS emergency life support system

EM early memory; ejection murmur (Auswurfgeräusch des Herzens); emergency medicine; emmetropia; eosinophilia-myalgia (syndrome);

erythema migrans; erythema multiforme; esophageal manometry; extensive metabolizers; external monitor

EMA early morning awakening

EMB endometrial biopsy; endomyocardial biopsy

EMC encephalomyocarditis; endometrial currettage; essential mixed cryoglobulinemia; extraskeletal myxoid chondrosarcoma

EMD electromechanical dissociation

EMDR eye movement desensitization and reprocessing

EME extreme medical emergency

EMF elective midforceps [Abh. von Lage (Höhe) des kindlichen Kopfes]; electromagnetic field(s)/flow; electromotive forces; endomyocardial fibrosis; erythrocyte maturation factor

EMG electromyograph; emergency; essential monoclonal gammopathy

EMI elderly and mentally infirm; electromagnetic interference

EMo ear mold (Ohrenform)

EMR educable (erziehbar) mentally retarded; emergency mechanical restraint; empty, measure, and record; endoscopic mucosal resection; eye movement recording

EMS early morning specimen; early morning stiffness; electrical muscle stimulation; emergency medical services; eosinophilia myalgia syndrome (Myalgie, Eosinophilie und Faszienentzündung nach Einnahme von verunreinigtem L-Tryptophan)

EMSU early morning specimen of urine

EMT emergency medical technician; epithelial-mesenchymal transformation

EMTC emergency medical trauma center

EMU early morning urine; electromagnetic unit; epilepsy monitoring unit

EMV eye, motor, verbal (Glasgow Coma Scale)

EMVC early mitral valve closure

EN enema; enteral nutrition; erythema nodosum

E 50% N extension 50% of normal

ENB esthesioneuroblastoma (Malignom der Nasenhöhle)

ENC encourage

ENDO endodontia; endodontics; endoscopy; endotracheal

ENG electronystagmogram; engorged (angeschwollen)

ENL enlarged; erythema nodosum leprosum

ENMG electroneuromyography

ENOG electroneurography

ENS exogenous natural surfactant

ENT ears, nose, throat

ENVD elevated new vessels on the disk

ENVE elevated new vessels elsewhere

ENVT environment

EO elbow orthosis; embolic occlusion; eosinophilia; eyes open

EOA erosive osteoarthritis; esophageal obturator; airway examine, opinion, and advice

EOAE evoked otoacoustic emissions

EOB edge of bed; end of bed; explanation of benefits

EOC enema of choice; epithelial ovarian cancer

EOD end of day; end organ damage; every other day (umgangssprachlich); extent of disease

EOE extraosseous Ewing's sarcoma

EOFAD early-onset form of familial Alzheimer's disease

EOG electro-oculogram

EOL end of life

EOM error of measurement; external otitis media; extraocular movement (auch *muscles*)

EOMI extraocular muscles intact (auch *involvement*)

EOO external oculomotor ophthalmoplegia

EOR emergency operating room; end of range

EORA elderly onset rheumatoid arthritis

EOS end of study; eosinophil

EP ectopic pregnancy; electrophysiologic; elopement (Ausreißen, Durchbrennen) precaution; endogenous pyrogen; Episcopalian; esophageal pressure; evoked potential

EPAB extracorporeal pneumoperitoneal access bubble

E-Panel electrolyte panel

EPC erosive prepyloric changes; external pneumatic compression

EPEs extrapyramidal effects

EPI exocrine pancreatic insufficiency

EPID epidural

EPIG epigastric

EPIS epileptic postictal sleep; episiotomy

Epith. epithelial

EPL effective patent life

EPM electronic pacemaker

EPP erythropoietic protoporphyria

EPR electrophrenic respiration; emergency physical restraint; estimated protein requirement

EPS electrophysiologic study; expressed prostatic secretions; extrapulmonary shunt; extrapyramidal syndrome (auch *symptom*)

EPSCCA extrapulmonary small cell carcinoma

EPSDT early periodic screening, diagnosis, and treatment

EPSE extrapyramidal side effects

EPSP excitatory postsynaptic potential

EPTE existed prior to enlistment

EPTS existed prior to service

ER emergency room; end range; estrogen receptors; extended release; extended/external rotation; external resistance

E & R equal and reactive; examination and report

ERA evoked response audiometry

ERAD eradication rates

ERBD endoscopic retrograde biliary drainage

ERD early retirement with disability

ERG electroretinogram

ERL effective refractory length

ERLND elective regional lymph node dissection

ERM epiretinal membrane

ERMS exacerbating-remitting multiple sclerosis

ERP effective refractory period; endocardial resection procedure; endoscopic retrograde pancreatography; event-related potentials; estrogen receptor protein

ERS endoscopic retrograde sphincterotomy; evacuation of retained secundines (Nachgeburt)

ERT estrogen replacement therapy; external radiotherapy

ERTD emergency room triage documentation

ERUS endorectal ultrasound

ERV exspiratory reserve volume

e-Rx electronic prescription

ES electrical stimulation; emergency service; endoscopic sclerotherapy/sphincterotomy; end-to-side; Ewing's sarcoma; ex-smoker; extra strength

ESA early systolic acceleration; end-to-side anastomosis; ethmoid sinus adenocarcinoma

ESAP evoked sensory (nerve) action potential

ESAT extrasystolic atrial tachycardia

ESC end systolic counts

ESCC esophageal squamous cell carcinoma

ESCS electrical spinal cord stimulation

ESD Emergency Services Department; esophagus, stomach, and duodenum

ESFT Ewing's sarcoma family of tumors

ESI epidural steroid injection

ESIN elastic stable intramedullary nailing

ESLD end-stage liver disease; end-stage lung disease

ESM ejection systolic murmur; endolymphatic Stromal myosis

ESN (M/S) educationally subnormal (moderate/severe)

ESO esophagus; esotropia (Schielen)

ESO/D esotropia (Schielen) at distance

ESO/N esotropia (Schielen) at near

ESP endometritis, salpingitis and, peritonitis; end systolic pressure; especially; extrasensory perception

ESR early sheath removal (schneller Verbandswechsel/-abnahme postoperativ); erythrocyte sedimentation rate (Blutsenkung)

ESRD/F end-stage renal disease/failure

ESS emotional, spiritual, and social; endoscopic sinus surgery; essential; euthyroid sick syndrome (pathologische Laborwerte bei euthyreotem Patienten)

EST Eastern Standard Time; endoscopic sphincterotomy; electroshock therapy; electrostimulation therapy; established patient; estimated; exercise stress test (Belastungstest); expressed sequence tag (Genabschnitt zur Lokalisationsdiagnostik)

E-stim electrical stimulation

ESWL extracorporeal shock wave lithotripsy

ET ejection time; embryo transfer; endometrial thickness; endothelin; endotoxin; endotracheal; endotracheal tube; esotropia (Schielen); essential thrombocythemia; essential tremor; eustachian tube; Ewing's tumor; exchange transfusion; exercise treadmill (Laufband)

et and

ET′ esotropia (Schielen) at near

E(T) intermittent esotropia (Schielen) at infinity

E(T) intermittent esotropia (Schielen) at near

ET @ 20′ esotropia (Schielen) at 6 meters (20 feet)

ETA endotracheal airway

et al and others

ETBD etiology to be determined

ETC and so forth; estimated time of conception

ETCO$_2$ end tidal carbon dioxide

ETD endoscopic transformational diskectomy; eustachian tube dysfunction; eye-tracking dysfunction

ETE end-to-end

ETF eustachian tubal function

ETI endotracheal intubation

ETKTM every test known to man (umgangssprachlich)

ETLE extratemporal lobe epilepsy

ETO estimated time of ovulation; eustachian tube (obstruction)

EtO alcohol; alcoholic

ETOP elective termination of pregnancy

ETS elevated toilet seat; endoscopic transthoracic sympathectomy; endotracheal suction; end-to-side; environmental tobacco smoke

ETT   endotracheal tube; esophageal transit time; exercise tolerance test; exercise treadmill test (auch *time*); extrathyroidal thyroxine

ETU   emergency and trauma unit; emergency treatment unit

EU   equivalent units; esophageal ulcer; etiology unknown; excretory urography

EUA   examine under anesthesia; evacuation under anesthesia (Curettage)

EUD   external urinary device

EUG/L/M   extrauterine gestation/life/ meatus

EUP   Experimental Use Permit; extrauterine pregnancy

EUS   endoscopic ultrasonography; esophageal ultrasound; external urethral sphincter

EV   epidermodysplasia verruciformis; esophageal varices; eversion (Ektropion)

EVAC   evacuation

eval   evaluate

EWB   emotional well-being

EWBH   extracorporeal whole body hyperthermia

EXC   excision

EVE   evening

EVER   eversion (Ektropion; von innen nach außen kehren)

EVL/S   endoscopic variceal ligation/ sclerosis

EW   exspiratory wheeze (Pfeifen; Giemen); elsewhere

EWB   estrogen withdrawal bleeding

EWL   estimated weight loss

EWT   erupted wisdom teeth

ex   examined; example; excision; exercise

exam.   examination

EXGBUS   external genitalia, Bartholin (glands), urethral (glands), and Skene (glands; Skene-Gänge; entsprechen der Prostata; hinter der äußeren Harnröhrenöffnung)

EXL   elixir

EXOPH   exophthalmos

EXP   experienced; expired; exploration; expose

expect.   expectorant

exp. lap.   exploratory laparotomy

EXT   extension; external; extract; extraction; extremities; extremity

Ext mon   external monitor

ExtraV   extravasation

EXTUB   extubation

EXU   excretory urogram

F

F   facial; Fahrenheit; fair; false; fasting; father; feces; female; finger; firm; flow; french; fundus

F/   full upper denture

/F   full lower denture

(F)   final

°F   degrees Fahrenheit

F=   firm and equal

F_1 offspring from the first generation

F_2 offspring from the second generation

14 F   14-hour fast required

FA   fatty acid; femoral artery; fetus active; first aid; fluorescein angiogram; forearm; Friedreich ataxia; functional activities

FAB   functional arm brace

FABER flexion, abduction, and external rotation

FAC fractional area change; fractional area concentration; functional aerobic capacity

FACT-An/-B/-F/-G/-L/-P Functional Assessment of Cancer Therapy-Anemia/-Breast/-Fatigue/-General/-Lung/-Prostate

FAD familial Alzheimer's disease; fetal abdominal diameter; fetal activity determination

FAE fetal alcohol effect

FAGA full-term appropriate for gestational age

FALL fallopian (Eileiter)

FALS familial amyotrophic lateral sclerosis

FAM family

FAMMM familial atypical multiple mole melanoma

FANSS&M fundus anterior, normal size, shape, and mobile

FAP familial adenomatous polyposis; familial amyloid polyneuropathy

FAQ frequently asked question(s)

FAS fetal alcohol syndrome

FASC fasciculations

FAT fetal activity test; food awareness training

FB fasting blood (sugar); fingerbreadth (Fingerbreite); flexible bronchoscope; foreign body

F/B followed by; forward/backward; forward bending

F/E/N fluids/electrolytes/nutrition

FBC full (complete) blood count

FBCOD/S foreign body, cornea, right eye/left eye

FBD familial british dementia (cerebrale Amyloidangiopathie, progressive Demenz, Spastik und cerebelläre Ataxie); fibrocystic breast disease; functional bowel disease

FBG fasting blood glucose; foreign-body-type granulomata

FBHH familial benign hypocalciuric hypercalcemia

FBI flossing (Zahnseide), brushing, and irrigation (Spülen); full bony impaction (Verkeilung)

FBL fecal blood loss

FBM fetal breathing motion; foreign body, metallic

FBRCM fingerbreadth (Fingerbreite) below right costal margin

FBS failed back syndrome (Zustand nach WS-Chirurgie); fasting blood sugar; foreign body sensation (eye)

FBU fingers below umbilicus

FBW fasting blood work

FC family conference; febrile convulsion; female child; fever, chills; financial class; finger clubbing; finger counting; foam cuffed (tracheal or endotracheal tube); Foley catheter; follows commands; foster care (Pflegebetreuung, Pflegeeltern); functional capacity; functional class

F + C flare and cells (Untersuchungsbefund bei Iritis)

F & C foam and condom

F. cath. Foley catheter

FCBD fibrocystic breast disease

FCC familial cerebral cavernoma; familial colonic cancer; family centered care; femoral cerebral catheter; fracture compound (offen/kompliziert) comminuted (Splitter~/Trümmer~)

FCCC fracture complete (vollständig), compound (offen/kompliziert) and comminuted (Splitter~/Trümmer~)

FCCL follicular center cell lymphoma

FCD feces collection device; fibrocystic disease

FCDB fibrocystic disease of the breast

FCH   familial combined hyperlipidemia; fibrosing cholestatic hepatitis

FCHL   familial combined hyperlipemia

FCMD   Fukiyama's congenital muscular dystrophy

F/C/N/V   fever, cough, nausea, and vomiting

FCOU   finger count, both eyes

FCRT   fetal cardiac reactivity test

FCS   fever, chills, and sweating

FCSNVD   fever, chills, sweating, nausea, vomiting, and diarrhea

FD   fatal disease; familial dysautonomia (Neuropathien, charakterisiert durch unvollständig entwickelte sensorische und autonome Neurone), fetal demise (Fruchttod; Fetaltod); fetal distress; focal distance; forceps delivery; free drain; full denture; fully dilated

F & D   fixed and dilated (Pupillenbefund nach Schädel-Hirn-Trauma)

FDA   Food and Drug Administration

FDB   first-degree burn

FDBL   fecal daily blood loss

FDG/S   feeding/feedings

FDI   food-drug interaction

FDIU   fetal death in utero

FDLMP   first day of last menstrual period

FDM   fetus of diabetic mother

FDP   fibrin-degradation products; fixed-dose procedure

FDS   for duration of stay

Fe   female

F & E   full and equal

FEB   febrile

FECG   fetal electrocardiogram

FECT   fibroelastic connective tissue

FE   fish eye disease (LCAT-Mangel; führt zu Korneatrübungen)

FEL   familial erythrophagocytic lymphohistiocytosis

FEM   femoral

FEM-FEM/-POP/-TIB   femoral femoral, femoral popliteal, femoral tibial (bypass)

FEN   fluid, electrolytes, and nutrition

FEOM   full extraocular movements

FER   flexion, extension, and rotation

FES   fat embolism syndrome; forced exspiratory spirogram; functional electrical stimulation

FESS   functional endonasal sinus surgery; functional endoscopic sinus surgery

FEUO   for external use only

FEV1   forced exspiratory volume (in einer Sekunde)

FF   fat-free; fecal frequency; filtration fraction; finger-to-finger; five-minute format (Zeitrahmen); flat feet; force fluids; formula fed (Säuglingszusatznahrung); foster father (Pflegevater); Fox-Fordyce disease (unregelmäßig auftretende, chronische Eruptionen im Bereich apokriner Drüsen); fundus firm; further flexion

F/F   face to face

F&F   fixes and follows

FF1/U   fundus firm 1 cm above umbilicus

FF2/U   fundus firm 2 cm above umbilicus

FF@U   fundus firm at umbilicus

FFA   free fatty acid

FFB   flexible fiberoptic bronchoscopy

FFD   fat-free diet; focal-film distance

FFI   fast food intake; fatal familial insomnia

FFM   fat-free mass; five finger movement; freedom from metastases

FFP   free from progression; fresh frozen plasma

FFR   freedom from relapse

FFROM   full, free range of motion

F

FFS   failure-free survival; fee-for-service; flexible fiberoptic sigmoidoscopy

FFT   flicker fusion threshold (Fusions-, Verschmelzungsfrequenz von Lichtblitzen)

FFTP   first full-term pregnancy

FFU/1   fundus firm 1 cm below umbilicus

FFU/2   fundus firm 2 cm below umbilicus

FG   fibrin glue

FGM   female genital mutilation (Verstümmelung)

FGP   fundic gland polyps

FGS   fibrogastroscopy; focal glomerulosclerosis

FH   familial hypercholesterolemia; family history; favorable histology; fetal head/heart; fundal height

FH+/-   family history positive/negative

FHC   familial hypertrophic cardiomyopathy

FHCIC   Fuchs' heterochromic iridocyclitis (chronische, unilaterale anteriore Uveitis)

FHD   family history of diabetes

FHF   fulminant hepatic failure

FHH   familial hypocalciuric hypercalcemia; fetal heart heard

FHI   Fuchs` heterochromic iridocyclitis (chronische, unilaterale anteriore Uveitis)

FHM   familial hemiplegic migraine

FHN   family history negative

FHNH   fetal heart not heard

FHO   family history of obesity

FHP   family history positive

FHR(B)   fetal heart rate (baseline)

FHRV   fetal heart rate variability

FHS   fetal heart sounds; fetal hydantoin syndrome

FHT   fetal heart tone

FHx   family history

FIA   familial intracranial aneurysms

FIB   fibrillation; fibula

FID   father in delivery (an der Geburt beteiligt)

FIF   forced inspiratory flow

FIL   father-in-law (Schwiegervater); Filipino

FIN   flexible intramedullary nail

FIP   flatus in progress

FJN   familial juvenile nephrophthisis (medullär cystische Nierenerkrankung)

FJP   familial juvenile polyposis

FJROM   full joint range of motion

FKA   formally known as

FKE   full knee extension

FL   fatty liver; femur/fetal length; fluid; focal laser/length; follicular lymphoma; full liquids

Fl. Oz.   fluid ounce (~28,35 g)

F/L   father-in-law (Schwiegervater)

FLA   free-living amebic (auch *ameba*); low-friction arthroplasty

FLASH   fast low-angle shot

FLB   funny looking beat

FLBS   funny looking baby syndrome (Kinder mit genetischen Veränderungen, die entweder nicht eindeutig zu klassifizieren oder noch unbekannt sind; denen man jedoch ansieht, dass sie „etwas haben")

FLC   follicular large cell lymphoma

FLD   fatty liver disease; fluid; full lower denture

FL Dtr   full lower denture

FLE   frontal lobe epilepsy

flexsig   flexible sigmoidoscopy

FLF   funny looking facies

FLGA   full-term, large for gestational age

FLK   funny looking kid (Kind mit genetischen Veränderungen, die entweder nicht eindeutig zu klassifizieren sind oder noch unbekannt sind; man sieht jedoch, dass es „etwas hat")

FLM fetal lung maturity

Fl. oz. fluid ounce

FL REST fluid restriction

FLS flashing lights and/or scotoma

FLU influenza

Fluoro fluoroscopy

FLW fasting laboratory work

FM face mask; fat mass; fetal movements; fine motor; foster mother (Pflegemutter)

F & M firm and midline (Uterus)

FMC fetal movement count

FMD fibromuscular dysplasia; foot-and-mouth disease

FME full-mouth extraction

FMF familial Mediterranean fever; fetal movement felt; forced midexspiratory flow

FMG fine mesh gauze; foreign medical graduate

FMH family medical history; fibromuscular hyperplasia

FmHx family history

FMN first malignant neoplasm

FMP first menstrual period; functional maintenance program

FMPA full-mouth periapicals

FMR fetal movement record; functional magnetic resonance (imaging)

fMRI functional magnetic resonance imaging

FMS fibromyalgia syndrome; full-mouth series

F&MS frontal and maxillary sinuses

FMTC familial medullary thyroid carcinoma

FMU first morning urine

FMX full-mouth x-ray

FN facial nerve; false negative; febrile neutropenia; femoral neck; finger-to-nose (test)

F/N fluids and nutrition

F to N finger-to-nose

FNA fine-needle aspiration

FNAB fine-needle aspiration biopsy

FNAC fine-needle aspiratory cytology

FND focal neurological deficit

FNF femoral-neck fracture; finger-nose-finger (test)

FNH focal nodular hyperplasia

FNHL follicular non-Hodgkin's lymphoma

FNMTC familial nonmedullary thyroid carcinoma

FNS food and nutrition services; functional neuromuscular stimulation

F/NS fever and night sweats

FNT finger-to-nose (test)

FNTC fine needle transhepatic cholangiography

FO foot orthosis; foramen ovale; foreign object; fronto-occipital

FOB father of baby; fecal occult blood; feet out of bed; fiberoptic bronchoscope; foot of bed

FOBT fecal occult blood test

FOC father of child; fluid of choice

FOD fixing right eye; free of disease

FOH family ocular history

FOI flight of ideas

FOID fear of impending doom

FOL fiberoptic laryngoscopy

FOM floor of mouth

FONSI finding of no significant impact

FOOB fell out of bed

FOOSH fell on outstretched hand

FOP fibrodysplasia ossificans progressiva (Bindegewebserkrankung; heterotope Ossifikation von Sehnen, Ligamenten, Faszien und Skelettmuskeln)

FOS fiberoptic sigmoidoscopy; fixing left eye; future order screen

FOT form of thought; frontal outflow tract

FOV field of view

FOVI field of vision intact

FP fall precautions; false positive; family planning; family practice; family practitioner; family presence; fibrous proliferation; flat plate; food poisoning; frozen plasma

FPAL full term, premature, abortion, living

FPB femoral-popliteal bypass

FPC familial polyposis coli; family practice center

FPD feto-pelvic disproportion; fixed partial denture

FPG fasting plasma glucose

FPHx family psychiatric history

FPM full passive movements

FPOR follicle puncture for oocyte retrieval

FR Father (priest); first responder; flow rate; fluid restriction; fluid retention; fractional reabsorption; freestyle; frequent relapses; friends; frothy (schaumig); full range

Fr French (catheter gauge)

F/R fire/rescue

F & R force and rhythm (pulse)

FRA fall risk assessment

FRAC fracture

FRACTS fractional urines

FRAG fragment

FRAG-X Fragile X Syndrome (Martin-Bell-Syndrom; X-chromosomal vererbte Makrogenitosomie mit Megaloorchie, großen Ohrmuscheln und geistiger Retardierung)

FRC frozen red cells; functional residual capacity

FRJM full range of joint movement

FRN fetal rhabdomyomatous nephroblastoma

FROA/M full range of affect/motion

FROMAJE functioning, reasoning, orientation, memory, arithmetic, judgment and emotion (mental status evaluation)

FRP follicle regulatory protein; functional refractory period

FS fetoscope; fibromyalgia syndrome; fingerstick; flexible sigmoidoscopy; foreskin; fractional shortenings; frozen section; full strength; functional status

F & S full and soft

FSB fetal scalp blood; full spine board

FSBG fingerstick blood glucose

FSBM full strength breast milk

FSBS fingerstick blood sugar

FSC flexible sigmoidoscopy; fracture, simple and comminuted (Trümmer-, Splitterbruch); fracture, simple, and complete

FSCC fracture, simple, complete and comminuted (Trümmer-, Splitterbruch)

FSD female sexual dysfunction; fracture, simple and depressed (Impressionsfraktur)

FSE fast spin-echo; fetal scalp electrode

FSG fasting serum glucose; focal and segmental glomerulosclerosis

FSGA full-term, small for gestational age

FSGN focal segmental glomerulonephritis

FSGS focal segmental glomerulosclerosis

FSHMD facioscapulohumeral muscular dystrophy

FSL fasting serum level

FSM functional status measures

F-SM/C fungus, smear and culture

FSR fractionated stereotactic radiosurgery; fusiform skin revision

FSS fetal scalp sampling; French steel sound (Sonde); full-scale score

FSW feet of sea water (pressure)

FT family therapy; fast-twitch; feeding tube; filling time; finger tip; flexor tendon; fluidotherapy; follow through; foot (ft); free testosterone; full-term

FTB fingertip blood

FTBD full-term born dead

FTD failure to descend; frontotemporal dementia; full-term delivery

FTF finger-to-finger; free thyroxine fraction

FTFTN finger-to-finger-to-nose

F TIP finger tip

FTIUP full-term intrauterine pregnancy

FTKA failed to keep appointment (umgangssprachlich)

FTLB full-term living birth

FTLD frontotemporal lobar degeneration

FTLF(M)C full-term living female (male) child

FTN finger-to-nose; full-term nursery

FTNB full-term newborn

FTN(S)D full-term, normal (spontaneous) delivery

FTO full-time occlusion (eye patch)

FTP failure to progress; full-term pregnancy

FTR father; failed to report; failed to respond; for the record

FTRAM free transverse rectus abdominis myocutaneous (flap)

FTSD full-term spontaneous delivery

FTT failure to thrive (Gedeihstörung); fetal tissue transplant

Ftube feeding tube

FTUPLD full-term uncomplicated pregnancy, labor, and delivery

FTW failure to wean (entwöhnen von der Beatmung)

F & U flanks and upper quadrants

F/U follow-up; fundus at umbilicus

F↑U fingers above umbilicus

F↓U fingers below umbilicus

FUB function uterine bleeding

FUD fear, uncertainty and doubt; full upper denture

FU Dtr full upper denture

FU/FL full upper denture, full lower denture

FUL federal upper limit

FULG fulguration (Blitzschlag; Blitzeinwirkung)

FUN follow-up note

FUNG-C fungus culture

FUNG-S fungus smear

FUO fever of undetermined origin

FUOV follow-up office visit

FU/LP full upper denture, partial lower denture

FUP follow-up

FUS fusion

FUV follow-up visit

FVC false vocal cord(s); forced vital capacity

FVH focal vascular headache

FW fetal weight

F/W followed with

F waves fibrillatory waves; flutter waves

FWB full weight bearing; functional well-being

FWD fairly well developed

FWS fetal warfarin syndrome (Di-Sala-Syndrom; häufig Entwicklungsverzögerungen, Hydrocephalus, Corpus callosum Agenesie oder Meningoencephalocele)

Fx fractional urine; fracture

Fx-BB fracture both bones

Fx-dis fracture-dislocation

FXN function

FXR fracture

FYI for your information

FZRC frozen red (blood) cells

G

G gallop; gastrostomy; gauge; gavage feeding (Sondennahrung); gingiva; good; grade; gram; gravida; guaiac (Guajakharz)

G+ gram-positive; guaiac positive (Guajakharz)

G– gram-negative; guaiac negative (Guajakharz)

↑g increasing

↓g decreasing

GA Gamblers Anonymous; gastric analysis; general anesthesia/appearance/assessment; gestational age; granuloma annulare

GAD generalized anxiety disorder

GAL gallon

G'ale ginger ale

GALT gut-associated lymphoid tissue

GAS general adaption syndrome (körperliche Stressreaktion); group A streptococci

GATB General Aptitude Test Battery

GB gallbladder; Guillain-Barre (syndrome); gastric bubble

G & B good and bad

GBBS group B beta hemolytic streptococcus

GBM glioblastoma multiforme; glomerular basement membrane

GBMI guilty but mentally ill

GBP gastric bypass

GBR good blood return

GBS gallbladder series; gastric bypass surgery; group B strept.; Guillain-Barre syndrome

GBW generalized body weakness

GBX gall bladder extraction (cholecystectomy)

GC gastric cancer; gonococci (gonorrhea); good condition (Allgemeinzustand)

G-C gram-negative cocci

G+C gram-positive cocci

GCA giant cell arteritis

GCIIS glucose control insulin infusion system

GCMD generalized cardiovascular metabolic disease

GCP good clinical practices

GCS Glasgow Coma Scale

GCST Gibson-Cooke sweat test (Diagnostik der zystischen Fibrose)

GCT general care and treatment; germ cell tumor; giant cell tumor; granulosa cell tumor

GCU gonococcal urethritis

GD gastric distension; Gaucher's disease (autosomal-rezessive Sphingolipidose; Speicherung von Cerebrosiden im RHS, Milz, markhaltigen Knochen); generalized delay (Retardierung); gestational diabetes; good; gravely disabled (schwerbehindert); Graves' disease (M. Basedow)

G & D growth and development

GDB guide dogs for the blind

GD FA grandfather

GDM gestational diabetes mellitus

GDM A-I gestational diabetes mellitus, insulin controlled, Type I

GDM A-2 gestational diabetes mellitus, diet controlled, Type II

GD MO grandmother

GDR glucose disposal rate

GE gainfully employed (erwerbstätig); gastric emptying; gastroenteritis; gastroesophageal

G

GED   General Educational Development (Test) (Evaluierung des Ausbildungsstandes)

GEE   graft-enteric erosion

GEF   graft-enteric fistula

GEJ   gastroesophageal junction

GEM   generalized erythema multiforme

GEN   genital

GEP   gastroenteropancreatic

GEQ   generic equivalent

GER(D)   gastroesophageal reflux (disease)

GET   gastric emptying time; graded exercise test

GET 1/2   gastric emptying half-time

GETA   general endotracheal anesthesia

GF   gastric fistula; gluten free; grandfather

GF-BAO   gastric fluid, basal acid output

GFD   gluten-free diet

GFM   good fetal movement

GFR   glomerular filtration rate; grunting (grunzen), flaring (auffahren), and retractions

G=G   grips equal and good

GGE   gastrografin enema; generalized glandular enlargement

GGO   ground-glass (matt) opacity (Trübung)

GGS   glands, goiter (Kropf), and stiffness

GH   general/good health; genetic hemochromatosis; gingival hyperplasia; glenohumeral

GHDA   growth hormone deficiency (syndrome) in adults

GI   gastrointestinal; granuloma inguinale

GI, upper   Ösophagogastroduodenoskopie

GIA   gastrointestinal anastomosis

GIB   gastric ileal bypass; gastrointestinal bleeding

GIC   general immunocompetence

GID   gastrointestinal distress; gender identity disorder

GIFT   gamete intrafallopian (tube) transfer

GIH   gastrointestinal hemorrhage

GIL   gastrointestinal (tract) lymphoma

GING   gingiva; gingivectomy

G↑K   greater than one thousand

GIOP   glucocorticoid (steroid)-induced osteoporosis

GIP   giant cell interstitial pneumonia

GIS   gas in stomach; gastrointestinal series

GIT   gastrointestinal tract

GITS   gastrointestinal therapeutic system; gut-derived infectious toxic shock

GITT   glucose insulin tolerance test

GIWU   gastrointestinal work-up

giv   given

GJ(T)   gastrojejunostomy (tube)

GK   greater than one thousand

GL   gastric lavage; glaucoma; greatest length

GLA   glucose-lowering agents

GLIO   glioblastoma

GLN   glomerulonephritis

GLOC   gravity induced loss of consciousness

GLU 5   five-hour glucose tolerance test

GM   gastric mucosa; general medicine; genetically modified; geometric mean; gram; grand mal; grandmother; gray matter (graue Hirnsubstanz)

GM +   gram-positive

GM -   gram-negative

GMCD   grand mal convulsive disorder

GME   gaseous microemboli

GMF   general medical floor

GMR   gallop, murmur, or rub

GMS   galvanic muscle stimulation; general medical services; general medicine and surgery

GM&S   general medicine and surgery

GN   glomerulonephritis; graduate nurse; gram-negative

GNB   ganglioneuroblastoma; gram-negative bacilli; gram-negative bacteremia

GNBM   gram-negative bacillary meningitis

GNC   gram-negative cocci

GND   gram-negative diplococci

GNID   gram-negative intracellular diplococci

GNR   gram-negative rods

GNS   gram-negative sepsis

GO   Graves' (M. Basedow) ophthalmopathy; Greek Orthodox

GOBI   growth monitoring, oral rehydration, breast feeding, and immunization

GOK   God only knows (why) (umgangssprachlich)

GOMER   get out of my emergency room (umgangssprachlich)

GON   gonococcal ophthalmia neonatorum; greater occipital neuritis

GONA   glaucomatous optic nerve atrophy

GONIO   gonioscopy

GOO   gastric outlet obstruction

GOR   gastro-oesophageal reflux (UK); general operating room

GORD   gastro-oesophageal reflux disease (UK)

GOT   glucose oxidase test (Glucosekonzentration im Urin); goals of treatment

GP   general practitioner; glucose polymers; glycoprotein; gram-positive; grandparent

G/P   gravida/para

G#P#A#   gravida (Schwangerschaften), para (Lebendgeborene), abortion (Abtreibungen)

GPB   gram-positive bacilli

GPC   giant papillary conjunctivitis; gram-positive cocci

GPI   general paralysis of the insane

G-PLT   giant platelets

GPMAL   gravida, para, multiple births, abortions, and live births

GPS   Goodpasture's syndrome (hämorrhagische interstitielle Lungeninfiltrate, rasch progrediente Glomerulonephritis; AK gegen glomeruläre und alveoläre Basalmembran)

GR   gastric resection; growth rate

gr   grain (~ 60 mg)

G-R   gram-negative rods

G+R   gram-positive rods

G+S   group and save (Blutgruppenbestimmung)

GRAS   generally recognized as safe

GRASE   generally recognized as safe and effective

Grav.   gravid

GRC   gastric remnant (Rest; Überrest) cancer

GRD   gastroesophageal reflux disease

GRD DTR   granddaughter

GRD SON   grandson

GR-FR   grandfather

GR-MO   grandmother

GRN   granules; green

GRP (HM)   group (home)

GRT   gastric residence time; glandular replacement therapy

GS   gallstone; generalized seizure/surgery; Gleason score (Prostata-Ca); Gram stain; grip strength

G & S   gait and stance (Gang und Haltung)

GSD   glucogen storage disease (Glykogenosen)

GSE   genital self-examination; gluten sensitive enteropathy; grip strong and equal

GSI   genuine stress incontinence

GSP   generalized social phobia; general survey panel (Überwachungsblatt, -bogen)

GSR   galvanic skin resistance (response); gastrosalivary reflex

GSS   Gerstmann-Straussler-Scheinker (syndrome) (autosomal-dominante Ataxie; Manifestation im Erwachsenenalter; progrediente Demenz)

GSUI   genuine stress urinary incontinence

GSW   gunshot wound

GT   gait (Gang; Gangart); gait training; gastrostomy; gastrostomy tube; glucose tolerance; great toe; greater trochanter; green tea; group therapy

GTB   gastrointestinal tract bleeding

GTC   generalized tonic-clonic (seizure)

GTE   general therapeutic exercise; green tea extract

GTF   gastrostomy tube feedings; glucose tolerance factor

GTN   gestational trophoblastic neoplasms; glomerulo-tubulo-nephritis

GTR   granulocyte turnover rate; gross total resection; guided tissue regeneration

GTS   Gilles de la Tourette syndrome [Striatumläsionen, Neuro-/Psychopathien; Gesichtsautomatien (Schnaufen, Räuspern, Spucken), Kopro- und Echolalie, Wutausbrüche]

GTT   drops (guttae; Tropfen); gestational trophoblastic tumor; glucose tolerance test

GTTS   drops (guttae; Tropfen)

G-tube   gastrostomy tube

GU   genitourinary; gonococcal urethritis

GUAR   guarantor (Garant; Bürge)

GUD   genital ulcer disease

GUI   genitourinary infection

GUS   genitourinary sphincter; genitourinary system

GVF   Goldmann visual fields (Gesichtsfeld); good visual fields

GVHD   graft-versus-host disease

GVL   graft-versus leukemia

GWA   gunshot wound of the abdomen

GWD   Guinea worm disease (Drakunkulose)

GWS   Gulf war syndrome (Erschöpfung, Hautveränderungen, Haarausfall, Myalgien, neurologischen Störungen, Schlafstörungen, Durchfall sowie Menstruationsstörungen)

GWT   gunshot wound of the throat

Gx   pregnancies

GXP   graded exercise program

GxPy   Anzahl der Schwangerschaften (G = gravida) und der Geburten (P = para)

GXT   graded exercise test

H

H   head; heart; height; heroin; Hispanic; hour; husband; hydrogen; hyperopia; hypermetropia (Weitsichtigkeit); hyperphoria (Aufwärtsschielen); hypodermic

H′   hip

(h)   hypodermic injection

H²   hiatal hernia

3H   high, hot, and a helluvalot (hoher Schwenkeinlauf)

HA   headache; hearing aid; heart attack; hemolytic anemia; Hispanic American; hospital admission; hyperalimentation; hypermetropic

astigmatism; hypothalmic amenorrhea

H/A   holding area

HAART   highly active antiretroviral
treatment

HACE   hepatic artery chemoembolization; high-altitude cerebral edema

HACEK   Haemophilus group parainflu-
enzae, H. aphrophilus/paraphrophi-
lus, Actinobacillus actinomycetem-
comitans, Cardiobacterium hominis,
Eikenella corrodens and Kingella
kingae

HACS   hyperactive child syndrome
(„Zappelphilipp")

HAD   HIV-associated dementia; human adjuvant disease (Autoimmun-
erkrankung, Anfälligkeit des Körpers
gegenüber injizierten Stoffen)

HAE   hearing aid evaluation; herb-
related adverse event; hereditary
angioedema

HAEC   Hirschprung's associated enterocolitis

HAFM   hospital-acquired Plasmodium
falciparum malaria

HAH   high-altitude headache

HAL   hemorrhoidal artery ligation;
hyperalimentation

HALO   hours after light onset

HALRI   hospital-acquired lower respiratory infections

HAM   HTLV-1-associated myelopathy

HAMS   hamstrings

HAN   heroin associated nephropathy

HANE   hereditary angioneurotic edema

HAO   hearing aid orientation

HAP   hearing aid problem; heredo-
pathia atactica polyneuritiformis;
hospital-acquired pneumonia

HAPC   hospital-acquired penetration
contact

HAPE   high-altitude pulmonary edema

HAR   high-altitude retinopathy; hyperacute rejection

HARH   high-altitude retinal hemorrhage

HARP   hypoprebetalipoproteinemia,
acanthocytosis, retinitis pigmentosa, and pallidal degeneration
(syndrome) (Hallervorden-Spatz
Syndrom; neuronale Degeneration,
Akkumulation von Eisen im Gehirn)

HAS   hyperalimentation solution

HASCI   head and spinal cord injury

HASCVD   hypertensive arteriosclerotic
cardiovascular disease

HASHD   hypertensive arteriosclerotic
heart disease

HAT   head, arms, and trunk; hospital
arrival time; human African try-
panosomiasis

HAV   hallux abducto valgus

HB   heart-beating (donor); heart block;
heel to buttock (Dehnübung-Ferse
an das Gesäß); hemoglobin; hepatitis
B; hold breakfast; housebound (ans
Haus gebunden)

HB1°   first degree heart block

HB2°   second degree heart block

HB3°   third degree heart block

HbAS   sickle cell trait

HBBW   hold breakfast for blood work

HBC   hereditary breast cancer

HBD   has been drinking

HBE   hepatitis B epsilon; hypopharyn-
goscopy, bronchoscopy, and esopha-
goscopy

HBF   hepatic blood flow

HBGA   had it before, got (it) again
(umgangssprachlich)

HBID   hereditary benign intraepithelial
dyskeratosis (autosomal-dominantes,
exzessives Epithelienwachstum an
Mund und äußerem Auge)

HBM   human bone marrow

HBOC hemoglobin-based oxygen carrier; hereditary breast and ovarian cancer

HBP high blood pressure

HBPM home blood pressure monitoring

HbSS sickle cell anemia

HBT hydrogen breath test

HBW high birth weight

H/BW heart-to-body weight (ratio)

HC handicapped; head circumference; heart catheterization; heel cords (Achillessehnen); home care; hot compress; housecall (Hausbesuch); Huntington's chorea; hydrocephalus

H & C hot and cold

HCA heterocyclic antidepressant; hypercalcemia; hypothermic circulatory arrest

HCC hepatocellular carcinoma

HCD herniated cervical disk; hydrocolloid dressing

HCL hairy cell leukemia

HCLF high carbohydrate, low fiber (diet)

HCLV hairy cell leukemia variant

HCM hypercalcemia of malignancy; hypertrophic cardiomyopathy

HCP handicapped; hereditary coporphyria; hospital chemistry profile

HCS heel-cord stretches (Achillessehnendehnung)

HCT hematocrit; histamine challenge test

HCVD hypertensive cardiovascular disease

HD Hansen's disease (Lepra); hearing distance; heart disease; Heller-Dor (laparaskopische OP); helcoma durum (Kornealgeschwür); hemodialysis; herniated disk; high dose; hip disarticulation; Hodgkin's disease; hospital day/discharge; house dust; Huntington's disease

HDCT high-dose chemotherapy

HDD host defense deficiencies

HDF hemodiafiltration

HDG hydrogel (dressing)

HDH high-density humidity

HDLW hearing distance for watch to be heard in left ear

HDM home-delivered meals; house dust mite

HDMEC human dermal microvascular endothelial cells

HDN hemolytic disease of the newborn; heparin dosing normogram; high-density nebulizer

HDNS Hodgkin's disease, nodular sclerosis

HDPC hand piece

HDR heparin dose response; husband to delivery room

HDRW hearing distance for watch to be heard in right ear

HDS herniated disk syndrome (auch *lumbar* (*cervical*) *radiculopathy*; *herniated* (*prolapsed*) *intervertebral disk*; *slipped* oder *ruptured disk*)

HDW hearing distance (with) watch

HDYF how do you feel

HE hard exudate; health educator; hepatic encephalopathy

H&E hematoxylin and eosin; hemorrhage and exudate; heredity and environment

HEA health

HEENT head, eyes, ears, nose, and throat

HEK human embryonic kidney

HEL human embryonic lung

HELLP hemolysis, elevated liver enzymes, and low platelet count syndrome

HEMI hemiplegia

HEMPAS hereditary erythrocytic multinuclearity with positive acidified serum test (häufigste Form kongenitaler dyserythropoetischer Anämien mit Kernanomalitäten)

HEN hemorrhages, exudates, and nicking (opthalmoskopische Befunde bei Hypertension); home enteral nutrition

HEP hemoglobin electrophoresis; heparin; hepatic; hepatoerythropoietic porphyria; hepatoma; histamine equivalent prick; home exercise program

HES Hypereosinophilic syndrome (Eosinophilenanzahl > 1500/mL > 6 Monate; andere Ätiologien ausgeschlossen; Anzeichen einer Organbeteiligung); hypertensive emergencies

HF Hageman factor (Faktor XII); hard feces; hay fever; head of fetus; heart failure; high frequency; hispanic female; hot flashes (Hitzewallungen)

HFAS hereditary flat adenoma syndrome (APC-Gendefekt; Adenome, häufig bereits höhergradige Atypien im Niveau der Kolon- und Rektumschleimhaut)

HFCC high-frequency chest compression

HFD high-fiber diet; high-forceps delivery; high-frequency discharges (EMG bei Mypopathien)

hFH heterozygous familial hypercholesterolemia

HFHL high-frequence hearing loss

HFI hereditary fructose intolerance

HFJV high-frequency jet ventilation

HFM hand-foot-and-mouth (häufig durch Coxsackievirus A16)

HFO(V) high-frequency oscillation (ventilation)

HFPPV high-frequency positive pressure ventilation

HFR(S) hemorrhagic fever with renal syndrome (auch *epidemic nephritis, Korean hemorrhagic fever* oder *Hantaan fever*)

HFS hand-foot syndrome (Auftreten bei Sichelzell-Anämie; Dactylitis oder Osteonekrose durch Vasokonstriktion oder AV-Shunts bei Kälte)

HFST hearing-for-speech test

HFV high-frequency ventilation; high-fruit/vegetable (diet)

HG handgrasp; handgrip; hemoglobin

HGA high-grade astrocytomas

HGE human granulocytic ehrlichiosis (Ikterus, Myalgien und unklarem Fieber)

HGES handgrasp equal and strong

HGN hypogastric nerve

HGO hepatic glucose output; hip guidance orthosis

HGSIL high-grade squamous intraepithelial lesion

HH hard of hearing; head hood (Kopfhaube); hiatal hernia; homonymous hemiopia; household; hypogonadotropic hypogonadism

H/H hemoglobin/hematocrit

H&H hematocrit and hemoglobin

HHA health hazard appraisal; hereditary hemolytic anemia; home health agency/aid

HH Assist hand held assist

HHCA hypothermic hypokalemic cardioplegic arrest

HHD home hemodialysis; hypertensive heart disease

HHFM high-humidity face mask

HHM high-humidity mask; humoral hypercalcemia of malignancy

HHN hand held nebulizer

HHNC hyperosmolar hyperglycemic nonketotic coma

HHNK hyperglycemic hyperosmolar nonketotic (coma)

HHNS hyperosmolar-hyperglycemic nonketotic syndrome

HHT hereditary hemorrhagic telangiectasis

HHTC/M/S high-humidity trach collar/mask/shield

HI head injury; health insurance; hearing impaired; hemagglutination inhibition; homicidal ideation (mörderische, gemeingefährliche Absichten); hospital insurance; human insulin

HID headache, insomnia, and depression; herniated intervertebral disk

HIDS hyperimmunoglobulinemia D syndrome (Fieber für 3-7 Tage; ggfls. abdominelle Schmerzen, Arthralgien und Lymphadenopathie; erythematöse, makulopapulöse Urtikaria)

HIE hyperimmunoglobulinemia E; hypoxic-ischemic encephalopathy

HIHA high impulsiveness, high anxiety (Aufregung, Angst)

HIL hypoxic-ischemic lesion

HILA high impulsiveness, low anxiety (Aufregung, Angst)

HINI hypoxic-ischemic neuronal injury

HIPC hormone-independent prostate cancer

HIS high-intermittent suction; histidine

HISTO histoplasmin skin test; histoplasmosis

HIT heparin induced thrombocytopenia; histamine inhalation test; home infusion therapy

HITTS heparin-induced thrombotic thrombocytopenia syndrome

HIVAT home intravenous antibiotic therapy

HIVD herniated intervertebral disk

HIV-D human immunodeficiency virus-related dementia

HJR hepatojugular reflux

HK hand-to-knee, heel-to-knee

HKAFO hip-knee-ankle-foot orthosis

HKO hip-knee orthosis

HKS heel-knee-shin (test) (Knie-Hacke-Test, Fersen-Schienbein-Versuch)

HKT heterotopic kidney transplant

HL hairline; half-life; hallux limitus (auch ~ *valgus*, ~ *rigidus*, *turf toe* oder *dorsal bunion*) harelip; hearing level; hearing loss; heavy lifting; hemilaryngectomy; heparin lock

H&L heart and lung

HLA negative heart, lungs and abdomen negative

HLB head, limbs, and body

HLD herniated lumbar disk

HLH hemophagocytic lymphohistiocytosis

HLHS hypoplastic left-heart syndrome (Fehlbildung des linken Herzens, der Aorta, Aorten- sowie Mitralklappe; überlebenswichtig: atrioseptaler Defekt sowie offener Ductus arteriosus)

HLK heart, liver, and kidneys

HLP hyperlipoproteinemia

HLS human lung surfactant

HLT heart-lung transplantation (transplant)

HLV hypoplastic left ventricle

HM hand motion; head movement; heart murmur; heavily muscled; heloma molle (auch Callus, Hühnerauge, Hornhautschwiele); Hispanic male; holter monitor (Langzeit-EKG); human milk; human semisynthetic insulin; humidity mask

HMA hemorrhages and microaneurysms

HMD hyaline membrane disease (Atemnotsyndrom Neugeborener bei Surfactantmangel)

HME   heat and moisture exchanger; heat, massage, and exercise; home medical equipment; human monocytic ehrlichiosis (auch Sennetsu Fever; plötzliches, hohes Fieber; Cephalgie, Myalgie, Schüttelfrost (chills), Schwächegefühle (malaise); unbehandelt lebensbedrohlich)

HMI   healed myocardial infarction; history of medical illness

HM & LP   hand motion and light perception

HMP   health maintenance plan; hot moist packs

HMR   histocytic medullary reticulosis

HMS   hyperactive malarial splenomegaly

HMSN I   hereditary motor and sensory neuropathy type I [autosomal-rezessiv, -dominant oder X-chromosomal vererbte Erkrankung mit spastischer Paraplegie (langsam, distal progredient) sowie sensorischen Störungen in den Spätphasen der Erkrankungen]

HN   head and neck; high nitrogen; home nursing

H&N   head and neck

HNC   head and neck cancer; hyperosmolar nonketotic coma

HNCa   head and neck cancer

HNI   hospitalization not indicated

HNKDC/S   hyperosomolar nonketotic diabetic coma/state

HNLN   hospitalization no longer necessary

HNP   herniated nucleus pulposus

HNPCC   heredity nonpolyposis colorectal cancer

HNS   head and neck surgery; head, neck, and shaft (Schaft)

HNSCC   squamous cell carcinoma of the head and neck

HNV   has not voided (abführen)

HNWG   has not worn glasses

HO   hand orthosis; Hemotology-Oncology; heterotopic ossification; hip orthosis; house officer (junior~: Arzt im ersten Jahr; senior~: Assistenzarzt > 1 Jahr Arbeitserfahrung)

H/O   history of

HOB UP SOB   head of bed up for shortness of breath

HOCM   hypertrophic obstructive cardiomyopathy

HOH   hard of hearing

HOI   hospital onset of infection

HONK   hyperosmolar nonketotic (coma)

HOP   hourly output

HOPI   history of present illness

HORF   high-output renal failure

HOSP   hospital; hospitalization

HP   hard palate (Gaumen); Harvard pump (Infusomat); Helicobacter pylori; hemipelvectomy; hemiplegia; high-protein (supplement); hot packs; house physician

H&P   history and physical

HPA   hypothalamic-pituitary-adrenal (axis)

HPC   hereditary prostate cancer; history of present condition (complaint)

HP&D   hemoprofile and differential

HPE   hemorrhage, papilledema, exudate; history and physical examination

HPET   Helicobacter pylori eradication therapy

HPI   history of present illness

HPIP   history, physical, impression, and plan

HPL   hyperplexia

HPM   hemiplegic migraine

HPNS   high pressure nervous syndrome

HPO   hydrophilic ointment; hypertrophic pulmonary osteoarthropathy

HPOA hypertrophic pulmonary osteo-arthropathy

2HPP(BS) 2-hour postprandial (blood sugar)

HPPM hyperplastic persistent pupillary membrane (bei Neugeborenen; evtl. Amblyopie)

HPS hantavirus pulmonary syndrome (Fieberprodromi; akutes Atemversagen; Tod durch Herz-Kreislaufversagen); hepatopulmonary syndrome (Shuntbildung und V/Q Missverhältnis aufgrund arteriovenöser Fehlbildungen der Lunge); hypertrophic pyloric stenosis

HPT histamine provocation test; home pregnancy test; hyperparathyroidism

HPTD highly permeable transparent dressing

HPTX hemopneumothorax

HPZ high pressure zone

HR hallux rigidus (Beugekontraktur der Großzehe im Grundgelenk z. B. bei Zerebralparese); hazard ratio; heart rate; hemorrhagic retinopathy; hospital record; hour

Hr 0 zero hour (Behandlungsbeginn)

Hr -2 minus two hours (two hours prior to treatment)

H & R hysterectomy and radiation

HRA high-right atrium; histamine releasing activity

HRF hypertensive renal failure

HRL head rotated left

HR(M)PC hormone-refractory (metastatic) prostate cancer

HRP high-risk pregnancy

HRQ(O)L health-related quality (of) life

HRR head rotated right

HRS hepatorenal syndrome; Hodgkin-Reed-Sternberg (cells)

HRST heat, reddening, swelling, or tenderness

HRT heart rate; heparin response test; high-risk transfer; hormone replacement therapy

HRV heart rate variability

HS bedtime (zur Nacht); half strength; hamstrings; hamstring sets (Muskelansätze des M. biceps femoris am Unterschenkel, formen die Poplitealgrube); Hartman's solution (Ringer Laktat); heart size; heart sounds; heavy smoker; heel spur (Fersensporn); hereditary spherocytosis; herpes simplex; hidradenitis suppurativa; high school; hippocampal sclerosis; Hurler's syndrome (Mucopolysaccharidose)

H – S heel-to-shin (Knie-Hacke-Test, Fersen-Schienbein-Versuch)

H&S hearing and speech; hemorrhage and shock; hysterectomy and sterilization

HSA human serum albumin; hypersomnia sleep apnea

HSAN hereditary sensory and autonomic neuropathy (types I-IV)

HSB husband

HSBS evening blood sugar

HSD hypoactive sexual desire (auch *disorder*)

HSE herpes simplex encephalitis; human skin equivalent

HSES hemorrhagic shock and encephalopathy syndrome

HSG herpes simplex genitalis; hysterosalpingogram

HSGYV heat, steam, gum, yawn, Valsalva's maneuver (Ohrdruck bei Otitis media)

H-SIL high-grade squamous intraepithelial lesions

HSK/L herpes simplex keratitis/labialis

HSM hepatosplenomegaly; holosystolic murmur

HSN   Hansen-Street nail (Marknagel bei Femurfraktur); heart sounds normal; hereditary sensory neuropathy

HSP   Henoch-Schonlein purpura; hereditary spastic paraplegia (auch *familial spastic paraparesis* oder *Strumpell-Lorrain syndrome*; Erkrankungen unterschiedlichen Erbgangs; progrediente, teils schwere Spastik der unteren Extremitäten); hysterosalpingography

HSR   hypersensitivity reaction

HSSE   high soap suds enema (Seifenlaugeneinläufe)

HSV   highly selective vagotomy

HSVE   herpes simplex virus encephalitis

HT   hammertoe; hearing test; heart; heart transplant; height; high temperature; hormone therapy; hypermetropia (Weitsichtigkeit; auch *hyperopia*); hypertension; -thermia; -thyroid

H/T   heel and toe (walking)

H&T   hospitalization and treatment

H(T)   intermittent hypertropia

ht. aer.   heated aerosol

HTB   hot tub bath

HTC   heated tracheostomy collar; hypertensive crisis

HTK   heel-to-knee (test) (Hacke-Knie-Test)

HTL   hearing threshold level; honey-thick liquid (Diätform); human T-cell/thymic leukemia

HTN   hypertension

HTS   head traumatic syndrome; heel-to-shin test (Fersen-Hacke-, Fersen-Schienbein-Test)

HTVD   hypertensive vascular disease

HTX   hemothorax

HTx   heart transplant

HU   hydroxyurea; hypertensive urgencies

HUCB   human umbilical cord blood

HUM   heat, ultrasound, and massage

HUS   head ultrasound; hemolytic uremic syndrome; husband

Husb   husband

HUT   head-upright tilt (test); hyperplasia of usual type

HV   hallux valgus; has voided (abgeführt); hepatic vein; home visit

H&V   hemigastrectomy and vagotomy

HVD   hypertensive vascular disease

HVDO   hypovitaminosis D osteopathy

HVF   Humphrey visual field (Perimetrie, Gesichtsfeld)

HVI   hollow viscus injury (Hohlorganperforation)

HVS   hyperventilation syndrome; high vaginal swab (Abstrich)

HW   heparin well; homework; housewife

HWB   hot water bottle

HWFE   housewife

HWP   hot wet pack

HW(P)G   has worn prescription glasses

Hx   history; hospitalization

Hx & Px   history and physical (examination)

Hy   hypermetropia (Weitsichtigkeit; Übersichtigkeit)

HYDRO   hydronephrosis; hydrotherapy

HYG   hygiene

HYPER   above; higher than

Hyper Al   hyperalimentation

Hyper K   hyperkalemia

HYPER T & A   hypertrophic tonsils and adenoids

HYPO   below; hypodermic injection; lower than

Hypo K   hypokalemia

Hypopit   hypopituitarism

Hys   healthy years of life

Hyst   hysterectomy

HZD/O   herpes zoster dermatitis/ophthalmicus

I

I impression; incisal; incontinent; independent; initial; inspiration; intact (bag of waters; Fruchtblase); intermediate; iris; one

I + O ins and outs (Ein- und Ausfuhr von Flüssigkeit, Bilanzierung)

IA ideational apraxia; incidental appendectomy; incurred accidentally; intra-amniotic; intra-arterial

I & A irrigation and aspiration (Saugspülung)

IAA ileoanal anastomosis; interrupted aortic arch

IAB incomplete abortion; induced abortion; intermittent androgen blockade

IABC intra-aortic balloon counterpulsation

IABP intra-aortic balloon pump; intra-arterial blood pressure

IAC internal auditory canal; intra-arterial chemotherapy; isolated adrenal cell

IAC-CPR interposed abdominal compressions - cardiopulmonary resuscitation

IACG intermittent angle-closure glaucoma (Kammerwinkelverschlussglaukom)

IACP intra-aortic counterpulsation

IAD implantable atrial defibrillator; intermittent androgen deprivation (Entzug); intractable (hartnäckig) atopic dermatitis

IADHS inappropriate antidiuretic hormone syndrome (Schwartz-Bartter Syndrom; SIADH)

IADL instrumental activities of daily living

IAHD idiopathic acquired hemolytic disease

IAI intra-abdominal infection; intra-amniotic infection

IAM internal auditory meatus

IAN intern's (Assistenzarzt im ersten Jahr) admission note

IAO immediately after onset

IAP independent adjudicating panel (Gremium zur Prüfung klin. Studien); intermittent acute porphyria; intra-abdominal pressure; intracarotid amobarbital procedure [Barbituratinjektion in Aa. carot. com. zur präop. Evaluierung von Epileptikern; zeigt die Hirnblutversorgung]

IART intra-atrial reentrant tachycardia

IAS idiopathic ankylosing spondylitis; intermittent androgen suppression; internal anal sphincter

IASD interatrial septal defect

IAT immunoaugmentive therapy (unterstützende, experimentelle Therapie bei Krebs); indirect antiglobulin test; intracarotid amobarbital test (Injektion von Barbituraten nacheinander in beide Aa. carotis comm., s. IAP); intraoperative autologous transfusion

IB ileal bypass; insulin receptor binding test; isolation bed

IBAM idiopathic bile acid malabsorption

IBBB intra-blood-brain barrier

IBBBB incomplete bilateral bundle branch block

IBC invasive bladder cancer; iron binding capacity

IBD   infectious bursal disease; inflammatory bowel disease

IBG   iliac bone graft

IBI   intermittent bladder irrigation (Spülung)

IBM   ideal body mass; inclusion body myositis

IBMI   initial body mass index

IBNR   incurred but not reported

IBOW   intact bag of waters (Fruchtblase)

IBR   immediate breast reconstruction

IBS   irritable bowel syndrome

IBT   ink blot test (Rorschach Test); interblinking time; immune-based therapy

IBW   ideal body weight

IC   between meals; iliac crest (Beckenkamm); immunocompromised; incipient (beginnend, drohend) cataract; incomplete; indirect calorimetry; indirect Coombs (test); individual counseling (Beratung); informed consent (Einverständniserklärung); intensive care; intercostal; intercourse; intermediate care; intermittent catheterization/claudication; interstitial changes/cystitis; intracerebral; intracranial; intraincisional; irritable colon

ICA   ileocolic anastomosis; intermediate care area; intracranial abscess; intracranial aneurysm

ICAO   internal carotid artery occlusion

ICAS   intermediate coronary artery syndrome

ICAT   infant cardiac arrest tray

ICB   intracranial bleeding

ICBG   iliac crest (Beckenkamm) bone graft

ICC   immunocytochemistry; islet cell carcinoma

ICCE   intracapsular cataract extraction

ICCU   intensive coronary care unit; intermediate coronary care unit

ICD   implantable cardioverter defibrillator; informed consent document (Einverständniserklärung); instantaneous cardiac death (plötzlicher Herztod); irritant contact dermatitis

ICDC   implantable cardioverter defibrillator catheter

ICE   ice, compression, and elevation; intracardiac echocardiography

+ ice   add ice

ICES   ice, compression, elevation, and support

ICF   intermediate care facility; intracellular fluid

ICH   immunocompromised host; intracerebral hemorrhage; intracranial hemorrhage

ICIT   intensified conventional insulin therapy

ICL(E)   intracorneal lens (extraction)

ICM   intercostal margin; intercostal muscle

ICN   intensive care nursery

ICP   intercostal position (leads; EKG Ableitungen); intracranial pressure

ICR   intercostal retractions (Einziehungen); intrastromal corneal ring

ICS   ileocecal sphincter; inhaled corticosteroid(s); intercostal space

ICSC   idiopathic central serous choroidopathy

ICSI   intracytoplasmic sperm injection

ICSR   intercostal space retractions

ICT   icterus; indirect Coombs' test; intensive conventional therapy; intermittent cervical traction; intracranial tumor; intracutaneous test; islet cell transplant

ICTX   intermittent cervical traction

ICU   intensive care unit; intermediate care unit

ICV   intracerebroventricular

ICVH ischemic cerebrovascular headache

ID identification; identify; idiotype; induction delivery; infectious disease (Arzt oder Abteilung); initial diagnosis; initial dose; internal derangement; intradermal

id the same

I & D incision and drainage

IDA iron deficiency anemia; illegal drug abuse

IDAM infant of drug abusing mother

IDC idiopathic dilated cardiomyopathy; invasive ductal cancer

IDCM idiopathic dilated cardiomyopathy

IDD insulin-dependent diabetes; iodine (Jod)-deficiency disorders

IDDM insulin-dependent diabetes mellitus

IDDS implantable drug delivery system

IDFC immature dead female child

IDI intrathecal drug infusion

IDK internal derangement of knee

IDM infant of a diabetic mother

IDMC immature dead male child

IDNA iron-deficient, not anemic

IDP initiate discharge planning

IDR idiosyncratic drug reaction; intradermal reaction

IDT intensive diabetes treatment; interdisciplinary team; intradermal test

IDU infectious disease unit; injecting drug user

IDVC indwelling venous catheter (Dauer-, Verweilkatheter)

IE induced emesis; infective endocarditis; inner ear

I & E ingress and egress (tubes); internal and external

i.e. that means (id est)

IEC inpatient exercise center; intradiskal electrothermal coagulation

IEL intestinal/intraepithelial lymphocyte

IEM inborn errors of metabolism

IES Impact of Event Scale (Erfassung psychischer Belastungsfolgen)

IET infantile estropia (frühkindliche Schielsyndrome, charakterisiert z. B. durch großen konvergenten Winkel, Nystagmus, Höhenschielen, Winkelunterschiede, Kopfschiefhaltung)

IF idiopathic flushing; injury factor; interferon; interfrontal; intermaxillary fixation; internal fixation; intrinsic factor; involved field (radiotherapy)

IFE in-flight emergency

IFL indolent follicular lymphoma

IFM internal fetal monitoring

IFO in front of

IFP inflammatory fibroid polyps

IFSE internal fetal scalp electrode

IGDE idiopathic gait disorders (Gangstörungen) of the elderly

IGDM infant of gestational diabetic mother

IGR intrauterine growth retardation

IGT impaired glucose tolerance

IGTN ingrown toenail

IH infectious hepatitis; inguinal hernia; in-house

IHA immune hemolytic anemia; indirect hemagglutination; infusion hepatic arteriography

IHC idiopathic hypercalciuria; immobilization hypercalcemia; inner hair cell (Cochlea)

IHD intrahepatic duct (auch *ductule*); ischemic heart disease

IHH idiopathic hypogonadotropic hypogonadism

IHO idiopathic hypertrophic osteoarthropathy

IHP idiopathic hypoparathyroidism; inferior hypogastric plexus

IHPH   intrahepatic portal hypertension

IHPS   infantile hypertrophic pyloric stenosis

IHR   inguinal hernia repair; intrinsic heart rate

IHs   iris hamartomas

IHSS   idiopathic hypertrophic subaortic stenosis

IHT   insulin hypoglycemia test

IHW   inner heel wedge (Keil)

IICP   increased intracranial pressure

IICU   infant intensive care unit

IIH   idiopathic infantile hypercalcemia; iodine (Jod) -induced hyperthyroidism

IIHT   iodide (Jod)-induced hyperthyroidism

IIM   idiopathic inflammatory myopathies

IINB   iliohypogastric ilioinguinal nerve block

IIP   idiopathic interstitial pneumonitis

IIPF   idiopathic interstitial pulmonary fibrosis

IJ   ileojejunal; internal jugular

I&J   insight and judgment (Beurteilung)

IJC   internal jugular catheter

IJD   inflammatory joint disease

IJO   idiopathic juvenile osteoporosis

IJP   internal jugular pressure

IJR/T   idiojunctional rhythm/tachycardia

IJV   internal jugular vein

IK   immobilized knee; interstitial keratitis

IL   immature lungs

ILB   incidental (zufällig gefunden) Lewy body

ILBBB   incomplete left bundle branch block

ILBW   infant, low birth weight (> 2500 g)

ILC   invasive lobular cancer

ILD   immature lung disease; interstitial lung disease; ischemic leg disease

ILE   infantile lobar emphysema

ILF   indicated low forceps (tiefe Zangenentbindung)

ILFC   immature living female child

ILHP   ipsilateral hemidiaphragmatic paresis

ILI   influenza-like illness

ILMC   immature living male child

ILMI   inferolateral myocardial infarct

ILP   isolated limb perfusion

ILQTS   idiopathic long QT (interval) syndrome (Jervell-Lange-Nielsen oder Romano-Ward-Syndrom; verlängerte QT-Zeit; wandernder Schrittmacher; Extrasystolie; Bradykardie; synkopale Anfälle; Kammerflimmern; ventrikuläre Tachykardie, Asystolie)

ILVEN   inflammatory linear verrucal epidermal nevus

IM   ice massage; infectious mononucleosis; internal medicine; intramedullary; intramuscular

IMAG   internal mammary artery graft

IMARD   immunomodulating antirheumatic drugs

IMB   intermenstrual bleeding

IMC   intermittent catheterization; intramedullary catheter

IMCU   intermediate care unit

IME   important medical event; independent medical examination (auch *evaluation*)

IMF   idiopathic myelofibrosis; immobilization mandibular fracture; inframammary fold; intermaxillary fixation

IMH   idiopathic myocardial hypertrophy

IMI   impending (drohend, bevorstehend) myocardial infarction; inferior myocardial infarction; intramuscular injection

IMLC   incomplete mitral leaflet closure

IMM   immune modulating nutrition (immunonutrition); immunizations

IMN   internal mammary (lymph) node

IMP   impacted; important; impression; improved

IMPX   impaction (Verstopfung, Verkeilung, Einschlag)

IMR   infant mortality rate

IMS   immunosuppressants; incurred (aufgetreten, Erstmanifestation) in military service

IMT   inspiratory muscle training; intimal medial thickness

IMU   intermediate medicine unit

IMV   inferior mesenteric vein; intermittent mandatory/mechanical ventilation

IN   insulin; intranasal

INAD   in no apparent distress

INB   intercostal nerve blockade

INC   incisal; incision; incomplete; incontinent; increase; inside-the-needle catheter

Inc Spir   incentive spirometer (Atemtrainer)

INDIGO   interstitial laser ablation of the prostate

INDM   infant of nondiabetic mother

INE   infantile necrotizing encephalomyelopathy

INEX   inexperienced

INF   infant; infarction; infected; infection; inferior; information; infused; infusion

INFC   infected; infection

ING   inguinal

/ing   checking

INI   intranuclear inclusion

inj   injection; injury

INK   injury not known

INN   International Nonproprietary Name

INO(P)   Internuclear/-nodal ophthalmoplegia

inpt   inpatient

INQ   inferior nasal quadrant

INR   international normalized ratio (for anticoagulant monitoring)

INS   idiopathic nephritic syndrome; inspection; insurance

INST   instrumental delivery

INT   intermittent needle therapy; internal

INTERP   interpretation

Int Med   internal medicine

intol   intolerance

int-rot   internal rotation

int trx   intermittent traction

intub   intubation

inver   inversion

IO   intestinal obstruction; intraocular pressure; intra-ommaya (intraventr.); intraoperative

I&O   intake and output

IOA   intact on admission

IOC   intern on call; intraoperative cholangiogram

IOCG   intraoperative cholangiogram

IOD   interorbital distance

IODM   infant of diabetic mother

IOF   intraocular fluid

IOFB   intraocular foreign body

IOFNA   intraoperative fine needle aspiration

IOH   idiopathic orthostatic hypotension

IOI   intraosseous infusion

IOL(I)   intraocular lens (implantation)

IOM   Institute of Medicine

ION   ischemic optic neuropathy

IONIS   indirect optic nerve injury syndrome

IOP   intraocular pressure

IOR ideas of reference; immature oocyte retrieval (Entnahme)

IO-RB intraocular retinoblastoma

IORT intraoperative radiation therapy

IOS intraoperative sonography

IOT intraocular tension

IOTEE intraoperative transesophageal echocardiography

IOUS intraocular ultrasound

IOV initial office visit

IP ice pack; incubation period; infrapatellar; inpatient; in plaster (Verband); interphalangeal; interstitial pneumonia; intestinal permeability; intraperitoneal; invasive procedures

I/P iris/pupil

IPA interpleural analgesia; invasive pulmonary aspergillosis

IPAA ileo-pouch anal anastomosis

IPB infrapopliteal bypass

IPC intermittent pneumatic compression (boots); intraperitoneal chemotherapy

IPCD idiopathic paroxysmal cerebral dysrhythmia; infantile polycystic disease

IPCK infantile polycystic kidney (disease)

IPD idiopathic Parkinson's disease; immediate pigment darkening; inflammatory pelvic disease; intermittent peritoneal dialysis; interpupillary distance

IPF idiopathic pulmonary fibrosis; interstitial pulmonary fibrosis

IPFD intrapartum fetal distress

IPH idiopathic pulmonary hemosiderosis; intraparenchymal/intraperitoneal hemorrhage

IPK intractable (hartnäckig) plantar keratosis

IPM intrauterine pressure monitor; interventional pain management

IPMI inferoposterior myocardial infarct

IPN infantile periarteritis nodosa; intern's (Arzt 1. Jahr) progress note; interstitial pneumonia

IPOF immediate postoperative fitting (Anpassung, z. B. Prothesen)

IPOM intraperitoneal onlay mesh (Netz, z. B. Herniotomien)

IPOP immediate postoperative prosthesis

IPP inflatable penile prosthesis; intrapleural pressure; isolated pelvic perfusion

IPPA inspection, palpation, percussion, and auscultation

IPPF immediate postoperative prosthetic fitting (Anpassung, z. B. Prothesen)

IPS infundibular pulmonic stenosis

IPSF immediate postsurgical fitting (Anpassung, z. B. Prothesen)

IPSID immunoproliferative small intestinal disease (intestinale lymphozytäre und plasmazelluläre Proliferation; Durchfall, Malabsorption, Gewichtsverlust)

IPSY intermediate psychiatry

IPT(X) intermittent pelvic traction

IPVC interpolated (antero- und retrograd) premature ventricular contraction

IPW interphalangeal width

IR immediate-release (Tabl.); infrared; insulin resistance; internal resistance/rotation

I&R insertion and removal

IRA infarct-related artery

IRA-EEA ileorectal anastomosis with end-to-end anastomosis

IRBBB incomplete right bundle branch block

IRBC immature red blood cell; irradiated red blood cells

IRC   infrared coagulation

IRCU   intensive respiratory care unit

IRD   immune renal disease(s)

IRDM   insulin-resistant diabetes mellitus

IRDS   idiopathic respiratory distress syndrome; infant respiratory distress syndrome

IRE   internal rotation in extension

IRF   internal rotation in flexion

IRH   intraretinal hemorrhage

IRMA   intraretinal microvascular abnormalities

IRR   infrared radiation; intrarenal reflux; irregular rate and rhythm

irreg   irregular

IRS   insulin-resistance syndrome (Hyperinsulinämie, Adipositas, Hypertension, Diabetes mellitus Typ II und Dyslipidämien)

IS   incentive spirometer (Atemtrainer); induced sputum; in situ; intercostal space; inventory of systems (Untersuchung); ipecac syrup

I & S   intact and symmetrical

I/S   instruct/supervise

ISA   ileosigmoid anastomosis; intrinsic sympathomimetic activity

ISADH   inappropriate secretion of antidiuretic hormone

ISB   incentive spirometry breathing (Atemtraining)

ISC   indwelling (Dauer-, Verweilkatheter) subclavian catheter; infant servo-control (Stellkontrolle, z. B. an Inkubatoren); intermittent self/straight-catheterization

ISCM   intramedullary spinal cord metastases

ISCs   irreversible sickle cells

ISD   inhibited sexual desire; initial sleep disturbance; intrinsic (urethral) sphincter deficiency

ISF   interstitial fluid

ISH(T)   isolated systolic hypertension

ISMA   infantile spinal muscular atrophy

ISNA   iron-sufficient, not anemic

ISO   isodose; isolette

IS(O)K   isokinetic

IS(O)M   isometric

ISP   inferior spermatic plexus; interspace

ISQ   as before; continue on (in status quo)

ISR   injection site reaction

ISS   idiopathic short stature; Injury Severity Score (Schweregradbeurteilung); irritable stomach syndrome

IST   injection sclerotherapy; insulin sensitivity test; insulin shock therapy

ISW   interstitial water

ISWI   incisional surgical wound infection

IT   incentive therapy (Atemtherapie); individual therapy; inferior-temporal; information technology; inhalation therapy; inspiratory time; intensive therapy; intermittent traction; interpreted; intertrochanteric; intertuberous; intrathecal; intratracheal; intratumoral

ITA   individual treatment assessment; inferior temporal artery

ITAG   internal thoracic artery graft

ITAL   intrathoracic artificial lung

ITB   iliotibial band

ITBC   intraluminal typical bronchial carcinoid

ITBS   iliotibial band syndrome (auch *runner's knee*)

ITC   in-the-canal (hearing aid)

ITCP   idiopathic thrombocytopenic purpura

ITE   insufficient therapeutic effect; in-the-ear (hearing aid)

ITF   inpatient treatment facility; intertrochanteric femoral fracture

ITGV intrathoracic gas volume

ITOP intentional termination of pregnancy

ITP idiopathic thrombocytopenic purpura; interim treatment plan

ITT identical twins (raised) together; insulin tolerance test; intention-to-treat (analysis)

ITU infant-toddler unit; intensive therapy unit; intensive treatment unit

ITVAD indwelling (Dauer-, Verweilkatheter) transcutaneous vascular access device

IU international unit

IUC intrauterine catheter

IUCD intrauterine contraceptive device

IUD intrauterine death; intrauterine device

IUFB intrauterine foreign body

IUFD intrauterine fetal death (auch *demise*, Fruchttod); intrauterine fetal distress

IUFT intrauterine fetal transfusion

IUGR intrauterine growth retardation (auch *restriction*)

IUI/P intrauterine insemination/pregnancy

IUPC intrauterine pressure catheter

IUPD intrauterine pregnancy delivered

IUP, TBCS intrauterine pregnancy, term birth, cesarean section

IUP, TBLC intrauterine pregnancy, term birth, living child

IUR/T intrauterine retardation/transfusion

IUTD immunizations up to date

IV four; interview; intravenous; intravertebral; invasive

IVAD implantable venous access device; implantable vascular access device

IVBAT intravascular bronchoalveolar tumor

IVC inferior vena cava; inspiratory vital capacity; intravenous chemotherapy; intravenous cholangiogram; intraventricular catheter; intraventricular conduction

IVCD intraventricular conduction defect (auch *delay*)

IVCP inferior vena cava pressure

IVD intervertebral disk; intravenous drip

IVDA intravenous drug abuse

IVDU intravenous drug user

IVF intervertebral foramina; intravenous fluid(s); in vitro fertilization

IVF-ET in vitro fertilization-embryo transfer

IVFT intravenous fetal transfusion

IVGTT intravenous glucose tolerance test

IVH intravenous hyperalimentation; intraventricular hemorrhage

IVI/F intravenous infusion/fluids

IVL intravenous lock

IVLBW infant of very low birth weight (< 1500 g)

IVNC isolated ventricular noncompaction

IVO intraoral vertical osteotomy

IVP intravenous push; intravenous pyelogram

IVPB intravenous piggyback (Infusionsbeutel aus weichem Kunststoff)

IVPU intravenous push

IVR idioventricular rhythm; intravenous retrograde; intravenous rider

IVRA intravenous regional anesthesia

IVRG intravenous retrograde

IVRO intraoral vertical ramus osteotomy

IVS intraventricular septum; irritable voiding syndrome (irritable bowel, Reizdarm)

IVSD intraventricular septal defect

IVSE interventricular septal excursion

IVSO intraoral vertical segmental osteotomy

IVT intravenous transfusion

IVU intravenous urography (urogram)

IVUS intravascular ultrasound

IW inspiratory wheeze (Stridor, pfeifendes Atemgeräusch)

IWD individual with a disability

IWI inferior wall infarction

IWL insensible water loss

IWMI inferior wall myocardial infarct

IWML idiopathic white matter lesion

IWT ice-water test; impacted (verkeilt) wisdom teeth

J

J Jaeger measure of near vision with 20/20 [Test der Nahsicht, gemessen gegen einen Standard, Distanz 20 Fuß (~ 6 m); 20/20 (Normalsichtigkeit): auf 20 Fuß Distanz; 20/40 (Kurzsichtigkeit): Distanz 40 Fuß]; jejunostomy; Jewish; joint; joule; juice

J/B/M joints/bones/muscles

J 1-16 Jaeger near acuity notation (Überprüfung der Nahsicht)

JA joint aspiration

Jack jackknife position (Klappmesser)

JAMG juvenile autoimmune myasthenia gravis

JAR junior assistant resident (Assistenzarzt > 1 Jahr Berufserfahrung)

JARAN junior assistant resident (Assistenzarzt > 1 Jahr Berufserfahrnug) admission note

JBE Japanese B encephalitis (Somnolenz, epileptische Krisen, akute Psychosen; bei Älteren Letalität bis 80%)

JBS Johanson Blizzard syndrome (kleine Nase, hypoplastische Nasenflügel, Zahnschäden, niedr. Geburtsgew., Malabsorption, exokrine Pankreasinsuffiz., Wachs- u. Gedeihstörungen)

JC junior clinician (Medizinstudent)

JCA juvenile chronic arthritis

JD jaundice (Gelbsucht)

JDM juvenile diabetes mellitus

JDMS juvenile dermatomyositis

JE Japanese encephalitis

JEB junctional escape beat (Ersatzschlag, entweder im AV-Knoten oder Purkinjefasern)

JEJ jejunum

JER junctional escape rhythm (Ersatzrhythmus, entweder AV-Knoten oder Purkinjefasern)

JET jejunal extension tube; junctional ectopic tachycardia

JF joint fluid

JGCT juvenile granulosa cell tumor

JI jejunoileal

JIB jejunoileal bypass

JIS juvenile idiopathic scoliosis

JJ jaw jerk (Masseterreflex)

JLP juvenile laryngeal papillomatosis

JME juvenile myoclonic epilepsy

JMS junior medical student

JNA juvenile nasopharyngeal angiofibroma

JNB jaundice (Gelbsucht) of newborn

JNCL juvenile-onset neuronal ceroid lipofuscinosis (auch Batten's disease oder Spielmeyer-Vogt-Sjogren disease)

JND just noticeable difference

JNT joint

JNVD jugular neck vein distention (Stauung, Blähung, Dehnung)

JODM juvenile-onset diabetes mellitus

JOMAC judgment, orientation, memory, abstraction, and calculation (intact)

JP Jackson-Pratt (drain) (Niederdruckdrainage, z. B. abdominell oder thorakal); Jobst pump (Venenpumpe für die untere Extremität; Unterstützung der Muskelpumpe); joint protection

JPB junctional premature beats

JPC junctional premature contraction

JPS joint position sense

JR junctional rhythm

JRA juvenile rheumatoid arthritis

JRAN junior resident (Assistenzarzt im 1. Jahr) admission note

Jr BF junior baby food

JSF Japanese spotted fever (durch Zecken übertragene Rickettsiose)

JT jejunostomy tube joint; junctional tachycardia

JTF jejunostomy tube feeding

JTJ jaw-to-jaw (position)

JTP joint protection

JTPS juvenile tropical pancreatitis syndrome (junges Alter, schnellerer Verlauf, höhere Rate von Pankreassteinen sowie Diabetes; maligne Entartung häufiger)

J-Tube jejunostomy tube

JUV juvenile

JV(C)/[D] jugular vein (catheter)/ [distention (Stauung, Blähung, Dehnung)]

JVP jugular venous (auch *vein*) pressure; jugular venous pulsation; jugular venous pulse

JVPT jugular venous pulse tracing (zählen, verfolgen)

JW Jehovah's Witness

Jx joint

JXG juvenile xanthogranuloma

K

K cornea; kelvin; kilodalton, kosher; potassium (Kalium); thousand; vitamin K

K′ knee

KA keratoacanthoma; ketoacidosis

KAB knowledge, attitude, and behavior

KABINS knowledge, attitude, behavior, and improvement in nutritional status

KAFO knee-ankle-foot orthosis

KAO knee-ankle orthosis

KASH knowledge, abilities, skills, and habits

KB ketone bodies; kilobase; kneebearing

KBD Kashin-Beck disease (langsame Knochen- und Gelenkversteifungen an Fingern, Händen, Ellbogen, Knie und Knöchel; betroffen Kinder und Jugendliche; verkürzte Extremitätenlänge durch Epiphysenknorpelnekrose, Epiphysenfugennekrose)

KC kangaroo care (Wickeltechnik); Keratoconjunctivitis; keratoconus; knees-to-chest

KCS keratoconjunctivitis sicca

KD Kawasaki's disease (mukokutanes Lymphknoten-Syndrom; MLKS); ketogenic diet; kidney donors; knee disarticulation; knowledge deficit

KDA known drug allergies

KED Kendrick extrication (Befreiung, Rettung) device

KF kidney function

KFAO knee-foot-ankle orthosis

KFD   Kyasanur Forrest disease [hä-
morrhagisches Fieber (~ 10 Tage)
in Indien; vorwiegend von Januar
– Juni; Vektor: Zecken; evtl. mit
Rückfall nach 1–3 Wochen]

KFR   Kayser-Fleischer ring

KFS   Klippel-Feil syndrome

KHF   Korean hemorrhagic fever
(hämorrhagisches Fieber; Schock;
akutes Nierenversagen)

KI   knee immobilizer

KID   keratitis, ichthyosis, and deafness
(syndrome); kidney

KJ   knee jerk (Patellarsehnenreflex)

KJR   knee jerk reflex (Patellarsehnenreflex)

KK   knee kick; knock-knee (Genu
valgum, X-Beine)

KLS   kidneys, liver, and spleen

KN   knee

KNO   keep needle open

KO   keep open; knee orthosis; knocked
out

KOR   keep open rate

KP   hot pack

KS   Kawasaki syndrome (mukokutanes
Lymphknoten-Syndrom; MLKS);
Kaposi's sarcoma; kidney stone; kid-
ney shadow; Klinefelter's syndrome

KSA   knowledge, skills, and abilities

KSHV   Kaposi's sarcoma-associated
herpesvirus

KS/OI   Kaposi's sarcoma and opportunistic infections

KSS   Kearns-Sayre syndrome (Mutation mitochondrialer DNS; Ophthalmoplegia externa, retinale Pigment-
degeneration; Reizleitungsstörungen,
Herzinsuffizienz)

KSW   knife stab wound

KT   kidney transplant; kinesiotherapy;
known to

KTC   knee-to-chest

KTU   kidney transplant unit; known
to us

KUB   kidney(s), ureter(s), and bladder;
kidney ultrasound biopsy

KUS   kidney(s), ureter(s), and spleen

KVO   keep vein open

KW   Kimmelstiel-Wilson

KWB   Keith, Wagener, Barker (Stadien
hypertensiver Retinopathie)

K-wire   Kirschner wire (halbstarrer
Draht; Extension; Spickung, Drah-
tung, etc.)

L

L   fifty; left; lente insulin; levorotatory;
lingual; liter; liver; lumbar; lung

L'   lumbar

(L)   left

LA   Latin American; left arm; left
atrial; left atrium; leukoaraiosis (un-
spez. Veränderungen der periven-
trikulären weißen Substanz); light
adaptation; local anesthesia; lupus
anticoagulant

L + A   light and accommodation; living
and active

LAA   left atrium and its appendage
(Herzohr)

LAB   laboratory; left abdomen

LABBB   left anterior bundle branch
block

LABC   locally advanced breast cancer

LAC   laceration; left antecubital; left
atrial catheter; locally advanced
cancer; long arm cast

LACC locally advanced cervical carcinoma

LACI lacunar circulation infarct

LAD left axis deviation; leukocyte adhesion deficiency; lymphadenopathy

LAD(C)A left anterior descending (coronary) artery

LADD left anterior descending diagonal

LAD-MIN left axis deviation minimal

LAE left atrial enlargement; long above elbow (Amputationslinie)

LAEC locally advanced esophageal cancer

LAF laminar air flow; Latin-American female; low animal fat

LAFB left anterior fascicular block

LAFF lateral arm free flap

LAFR laminar airflow room

LAH left anterior hemiblock; left atrial hypertrophy

LAHB left anterior hemiblock

LAL left axillary line

LALT larynx-associated lymphoid tissue; low air loss therapy (mattress)

LAM laminectomy; laminogram; Latin-American male; lymphangioleiomyomatosis

lam/ laminectomy check (Wirbelbogenresektion zur Entlastung des Rückenmarks)

LANC long arm navicular cast (Gipsverband)

LAN lymphadenopathy

LAP laparoscopy; laparotomy; left abdominal pain; left atrial pressure; lower abdominal pain

LAPA locally advanced pancreatic adenocarcinoma

LAP-APPY laparoscopic appendectomy

LAP CHOLE laparoscopic cholecystectomy

LAPMS long arm posterior molded (vorgeformt) splint (Schiene)

LAPW left atrial posterior wall

LAR left arm, reclining; long-acting release; low anterior resection

LARM left arm

LARS laparoscopic antireflux surgery

LAS laxative abuse syndrome; left arm, sitting; long arm splint (Schiene); lymphadenopathy syndrome

LAT lateral; left anterior thigh (Oberschenkel)

LATCH literature attached to chart

lat. men. lateral meniscectomy

LAVH laparoscopically assisted vaginal hysterectomy

LAW left atrial wall

LAX laxative

LB large bowel; lateral bend (Seitbeugung); left breast; left buttock (Gesäßhälfte); live births; low back; lung biopsy; lymphoid body; pound

L&B left and below

LBB left breast biopsy; long back board

LBBB left bundle branch block (Linksschenkelblock)

LBBx left breast biopsy

LBCD left border of cardiac dullness (Dämpfung)

L/B/Cr electrolytes, blood urea nitrogen (Harnstoff), and serum creatinine

LBD large bile duct (Gallengang); left border dullness (Dämpfung); Lewy body dementia (Konfusion, Bewusstseinsstörung, Halluzinationen, Wahn, Parkinsonoid); low back disability

LBE long below elbow (Amputationslinie)

LBG Landry-Guillain-Barre' (syndrome)

LBH length, breadth, and height

LBM last bowel movement; lean body mass; loose bowel movement

LBMI   last body mass index

LBO   large bowel obstruction

LBP   low back pain; low blood pressure

LBS   low back syndrome; pounds

LBT   low back tenderness; low back trouble

LBV   left brachial vein; low biological value

LBW   lean body weight; low birth weight (< 2500 g)

LBWI   low birth weight infant

LC   Laennec's cirrhosis (kleinknotiges Endstadium); Laparoscopic cholecystectomy; left circumflex; level of consciousness; living children; low calorie; lung cancer

L & C   lids and conjunctivae

3LC   triple-lumen catheter

LCA   Leber's congenital amaurosis (autosomal-rezessiv oder –dominante frühkindliche Erblindung, grobschlägiger Nystagmus, Photophobie); left circumflex/coronary artery

LCAL   large-cell anaplastic lymphoma

LCB   left costal border

LCCA   left circumflex coronary artery; left common carotid artery; leukocytoclastic angiitis

LCCS   low cervical cesarean section

LCD   coal tar solution (Psoriasistherapie); localized collagen dystrophy; low-calcium diet

LCDE   laparoscopic common duct exploration

LCE   laparoscopic cholecystectomy; left carotid endarterectomy

LCF(M)   left circumflex (marginal)

LCH   Langerhans' cell histiocytosis; local city hospital

LCIS   lobular cancer in situ

LCL   lateral collateral ligament

LCLC   large cell lung carcinoma

LCM   left costal margin; lower costal margin; lymphocytic choriomeningitis

LCNB   large-core needle biopsy

LCO   low cardiac output

LCP   long, closed, posterior (cervix) (Beschreibung des graviden Uterus)

LCPD   Legg-Calve-Perthes disease

LCS   low constant suction; low continuous suction

LCSW   low continuous wall suction (Niederdruckabsaugung per Wandanschluss)

LCT   long-chain triglyceride; low cervical transverse; lymphocytotoxicity

LCTA   lungs clear to auscultation

LCTCS   low cervical transverse cesarean section

LCV   leukocytoclastic vasculitis; low cervical vertical

LCX   left circumflex coronary artery

LD   last dose; learning disability; learning disorder; left deltoid; Legionnaire's/liver/Lyme's disease; lethal dose; living donor; long dwell (Aufenthalt); low density/dosage

L&D   labor and delivery

L/D   labor and delivery; light to dark (ratio)

LD_{50} median lethal dose

LDD   laser disc decompression; light-dark discrimination

LDEA   left deviation of electrical axis (Linkstyp, überdrehter Linkstyp im EKG)

LDIH   left direct inguinal hernia

LDLT   living donor liver transplantation

LDR   labor, delivery, and recovery; long-duration response (z. B. bei Parkinson Therapie)

LDR/P   labor, delivery, recovery, and postpartum

LDUB long double upright brace (Strebe, Stützapparat)

LE left ear; left eye; lens extraction; live embryo; lower extremities; lupus erythematosus

LEA lower extremity amputation; lumbar epidural anesthesia

LEAD lower extremity arterial disease

LEB lumbar epidural block

LECBD laparoscopic exploration of the common bile duct

LED lowest effective dose; lupus erythematosus disseminatus

LEEP loop electrosurgical excision procedure [Exzision suspekten Cervixgewebes (PAP)]

LEF lower extremity fracture

LEHPZ lower esophageal high pressure zone

LEJ ligation of the esophagogastric junction

LEM lateral eye movements

LEMS Lambert-Eaton myasthenic syndrome

LEP leptospirosis; lower esophageal pressure

LE prep lupus erythematosus preparation

L-ERX leukoerythroblastic reaction

LES lower esophageal sphincter; lumbar epidural steroids; lupus erythematosus systemic

LESI lumbar epidural steroid injection

LESP lower esophageal sphincter pressure

LET left esotropia; linear energy transfer

LF laparoscopic fundoplication; Lassa fever; left foot; living female; low fat; low forceps (Indikation abhängig von der Position des kindlichen Kopfes); low frequency

LFA left forearm; low friction arthroplasty

LFC living female child; low-fat and cholesterol

LFD lactose-free/low-fat/-fiber diet; low forceps delivery; lunate fossa depression

LFS leukemia-free survival; Li-Fraumeni syndrome (autosomal-dominantes Syndrom; erhöhte Prädisposition für Malignome); liver function series

LFT liver function tests; low flap transverse

LFU lost to follow-up

LG large; laryngectomy; left gluteal; lymphography

LGA large for gestational age

LGG low-grade gliomas

LGI lower gastrointestinal (series) (Abdomenserienaufnahme)

LGIOS low-grade intraosseous-type osteosarcoma

LGL low-grade lymphoma(s); Lown-Ganong-Levine (syndrome) (Präexzitationssyndrom)

LGLS Lown-Ganong-Levine syndrome (Präexzitationssyndrom)

LGN lobular glomerulonephritis

LG-NHL low-grade non-Hodgkin's lymphoma

LGS Lennox-Gastaut syndrome (bei infantiler epileptischer Enzephalopathie Anfälle mit langsamen, diffusen S/W-Komplexen); low Gomco suction (Absauggerät)

LGSIL low-grade squamous intraepithelial lesion

LGV lymphogranuloma venereum (durch Geschlechtsverkehr übertragene Infektion)

LH learning handicap; left hand/hemisphere/hilus; left hyperphoria (latentes Hochschielen)

LHC left heart catheterization

LHD left-hand dominant

LHF   left heart failure

LHG   left hand grip

LHH   left homonymous hemianopsia

LHL   left hemisphere lesions; left hepatic lobe

LHON   Leber's hereditary optic neuropathy (autosomal-rezessiv oder –dominante frühkindliche Erblindung, Nystagmus und Photophobie)

LHP   left hemiparesis

LHR   leukocyte histamine release

LHS   left hand side; long-handled sponge (Schwamm)

LHSH   long-handled shoe horn (Schuhanzieher)

LHT   left hypertropia (Höhenschielen)

LI   lactose intolerance; lamellar ichthyosis; large intestine; laser iridotomy; learning impaired; liver involvement

LIB   left in bottle

LIC   left iliac crest (Beckenkamm)

LICD   lower intestinal Crohn's disease

LIF   left iliac fossa; left index finger

LIG   ligament

LIH   laparoscopic inguinal herniorrhaphy; left inguinal hernia

LIHA/LA   low impulsiveness (Antriebsschwäche), high anxiety/low anxiety (Angst)

LIMA   left internal mammary artery (graft)

LINDI   lithium-induced nephrogenic diabetes insipidus

LING   lingual

LIP   lithium-induced polydipsia; lymphocytic interstitial pneumonia

LIQ   liquid; liquor; lower inner quadrant

LIR   left iliac region

LIS   left intercostal space; locked-in syndrome; low intermittent suction (Niederdruckabsaugung, z. B. bei Duodenalsonden); lung injury score

LIT   literature; liver injury test

LITH   lithotomy

LITHO   lithotripsy

LIVE   live birth

L-IVP   limited intravenous pyelogram

LIVPRO   liver profile

LIWS   low intermittent wall suction (per Wandanschluss)

LJM   limited joint mobility

LK   lamellar keratoplasty; left kidney

LKS   Landau-Kleffner syndrome (Kinder im Vorschulalter; zerebrale Krampfanfälle; progredienter Sprachverlust; Epilepsie-typische EEG-Veränderungen); liver, kidneys, spleen

LKSB   liver, kidneys, spleen, and bladder

LKSNP   liver, kidneys, and spleen not palpable; lymph nodes not palpable

LL   left lateral/leg/lower/lung; lid lag (Lidschlag); limb lead (Extremitätenableitung), long leg (brace or cast; Schiene, Strebe oder Stützverband); lower lid; lower limb; lower lip; lower lobe; lumbar laminectomy; lumbar length; lymphocytic leukemia; lymphoblastic lymphoma

L&L   lids and lashes (Wimpern)

LL2   limb (Extremitätenableitung) lead two

LLA   lids, lashes, and adnexa (hier: periorbitale Region, Mittelgesicht, Augenbrauen)

LLAT   left lateral

LLB   last living breath; left lateral border; long leg brace (Strebe, Stützapparat)

LLC   laparoscopic laser cholecystectomy; Lewis lung carcinoma (experimentelle Bedeutung als transplantables Malignom); long leg cast (Gips)

LLBCD   left lower border of cardiac dullness (Dämpfung)

LLD left lateral decubitus; left length discrepancy; leg length differential

LLE left lower extremity; little league elbow (med. Apophysitis bei kontin. Wurfübungen)

LLFG long leg fiberglass (cast; Gipsverband)

LLG left lateral gaze (Blick)

LL-GXT low-level graded exercise test (Belastungstest mit niedriger Intensität)

LLL left lower lid; left lower lobe (lung)

LLLE lower lid left eye

LLLNR left lower lobe, no rales (Knister-, Rasselgeräusche)

LLOD lower lid, right eye; lower limit of detection

LLOS lower lid, left eye

LLP long leg plaster (Oberschenkelgipsverband)

LLPS low-load prolonged stress (Verbesserung passiver Beweglichkeit bei Sehnenruptur)

LLQ left lower quadrant (abdomen)

LLRE lower lid, right eye

LLS lazy leukocyte syndrome (Immundefekt; verringerte Leukozytenmobilität, Neutropenie)

LLSB left lower sternal border

LLT left lateral thigh (Oberschenkel); lowest level term

LLWC long leg walking cast (Gipsverband)

LLX left lower extremity

LM left main; light microscopy; living male; lung metastases

L/M liters per minute

LMA laryngeal mask airway

LMB Laurence-Moon-Biedl syndrome (autosomal-rezessive dienzephaloretinale Degeneration; Adipositas, Debilität, Hemeralopie, Retinopathie, Dysgenitalismus, Poly- u. Syndaktylie, Innenohrschwerhörigkeit); left main bronchus

LMC living male child

LMCA left main coronary artery; left middle cerebral artery

LMCAT left middle cerebral artery thrombosis

LMCL left midclavicular line

LME left mediolateral episiotomy

LMEE left middle ear exploration

LML left medial lateral; left middle lobe

LMLE left mediolateral episiotomy

LMM lentigo maligna melanoma

LMN(L) lower motor neuron (lesion)

LMP last menstrual period; low malignant potential

LMRM left modified radical mastectomy

LMS lateral medullary syndrome; leiomyosarcomas

LMT left main trunk (Stamm); light moving touch

LMW low molecular weight

LN latent nystagmus; left nostril (auch *nare*; Nasenloch); lymph nodes

LNB lymph node biopsy

LND light-near dissociation; lymph node dissection

LNE lymph node enlargement; lymph node excision

LNF laparoscopic Nissen fundoplication

LNM lymph node metastases

LNMP last normal menstrual period

LNS lymph node sampling

LNT late neurological toxicity

LO lateral oblique (x-ray; Mammographie, von außen nach innen); lumbar orthosis

LOA late-onset agammaglobulinemia; leave of absence; left occiput anterior; looseness of associations (inkohärentes Denken; formale Denkstörung, bei der das Denken dissoziiert u. ein Sinnzusammenhang nicht mehr erkennbar ist); lysis of adhesions

LOAD late-onset Alzheimer's disease

LOB loss of balance

LOC laxative of choice; level of care; level of comfort; level of concern; level of consciousness; local; loss of consciousness

LOCF last observation carried forward

LOD limit of detection; line of duty

LOE left otitis externa

LOF leaking of fluids; leave on floor

LOFD low outlet forceps delivery (Indikation abh. von der Position des kindlichen Kopfes)

LOHF late-onset hepatic failure

LOIH left oblique inguinal hernia

LOI level of injury; loss of imprinting (Defektnachweis bei kolorektalem Karzinom)

LOL laughing out loud; left occipitolateral; little old lady

LOM left otitis media; limitation of motion; little old man; loss of motion

LOMSA left otitis media, suppurative, acute

LOMSC left otitis media, suppurative, chronic

LOO length of operation

LOP laparoscopic orchiopexy; leave on pass (Entlassung gegen Unterschrift); level of pain

LOQ limit(s) of quantitation; lower outer quadrant

LOR loss of resistance

LOS length of stay; loss of sight

LOV loss of vision

LOVA loss of visual acuity (Visus-, Sehschärfenverlust)

LOZ lozenge (Lutschpastille)

LP light perception; lipid panel; lipoprotein; low protein; lumbar puncture

LPC-L lymphoplasmacytoid lymphoma

LPcP light perception with projection (Abstufung der Blindheit; Licht wird erkannt, Bild auf der Netzhaut abgebildet; Vorstufe von „light perception without projection", Teil der Gruppe „severe low vision", d.h. der hochgradigen Sehbehinderungen)

LPD leiomyomatosis peritonealis disseminata; low protein diet; luteal phase defect; luteal phase deficiency; lymphoproliferative disease

LPDA left posterior descending artery

LPF liver plasma flow; low-power field

LPFB left posterior fascicular block

LPH(B) left posterior hemiblock

LPI laser peripheral iridectomy

LPIH left-posterior-inferior hemiblock

LPL laparoscopic pelvic lymphadenectomy; left posterolateral

LPLND laparoscopic pelvic lymph node dissection

LPM latent primary malignancy; liters per minute

LPO light perception only (Blindheitsabstufung; nur Licht wird wahrgenommen; Vorstufe totaler Blindheit; Teil der Gruppe „severe low vision", d.h. der hochgradigen Sehbehinderungen)

LPPH late postpartum hemorrhage

LPS last Pap smear; lipopolysaccharide

LP SHUNT lumboperitoneal shunt

LPsP light perception without projection (Abstufung der Blindheit; Licht wird erkannt, aber kein Bild auf der Netzhaut abgebildet, Vorstufe zu „light perception only", Teil der

Gruppe „severe low vision", d.h. der hochgradigen Sehbehinderungen)

LQTS   long QT (interval) syndrome

LR   labor room (Kreissaal); lactated Ringer's; laser resection; left-right; light reflex

L&R   left and right

L -> R   left to right

LRC   lower rib cage

LRD   limb (Extremität; Gliedmaßen) reduction defects; living-related/renal donor

LRDT   living-related donor transplant

LRE   localization-related epilepsy

LREH   low renin essential hypertension

LRF   left ring finger; local-regional failure

LRHT   living-related hepatic transplantation

LRI   lower respiratory infection

LRLT   living-related liver transplantation

LRM   left radical mastectomy; local regional metastases

LRMP   last regular menstrual period

LRND   left radical neck dissection

LRO   long range objective (langfristiges Ziel)

Lrot   left rotation

LRP   laparoscopic radical prostatectomy; lung-resistance protein

LRQ   lower right quadrant

LROU   lateral rectus, both eyes

LRS   lactated Ringer's solution

LRT   living renal transplant; local radiation therapy; lower respiratory tract

LRTD   living relative transplant donor

LRTI   ligament reconstruction with tendon interposition; lower respiratory tract infection

LRV   log reduction value (exponentielle Reduktionsraten, Dekontamination)

LS   left side; legally separated; Leigh's syndrome (heterogen, frühes Säuglingsalter; Bewusstseinsverlust, Cheyne-Stokes-Atmung; Hirnstamm-, Kleinhirn- u. Rückenmarksherde mit Strukturverlust); liver scan; liver-spleen; low salt; lung sounds

L&S   ligation and stripping; liver and spleen

LSA   left sacrum anterior; lymphosarcoma

LSB   left scapular/sternal border; local standby; lumbar spinal block/sympathetic block

LSBPS   laparoscopic bilateral partial salpingectomy

LSC   last sexual contact; late systolic click; least significant change; lichen simplex chronicus

LSCC   laryngeal squamous cell carcinoma

LSCCB   limited-state small-cell cancer of the bladder

LSCS   lower segment cesarean section

LSD   least significant (kleinstmöglich) difference; low-salt diet

LSE   local side effects

LSed   level of sedation

LSFA   low-saturated fatty acid (diet)

LSH   laparoscopic supracervical hysterectomy

L-SIL   low-grade squamous intraepithelial lesions

LSK   liver, spleen, and kidneys

LSL   left short leg brace (Strebe, Stützapparat, Schiene)

LSLF   low sodium (Natrium), low fat (diet)

LSM   late systolic murmur; least squares mean; liver, spleen masses

LSMFT   liposclerosing myxofibrous tumor

LSMT   life-sustaining (lebensverlängernd) medical treatment

LSO   left salpingo-oophorectomy; lumbosacral orthosis

LSP   left sacrum posterior; liver-specific (membrane) lipoprotein

L-SPINE   lumbar spine

LSS   limb (Extremität/en) sparing surgery; liver-spleen scan; lumbar spinal stenosis

LSTC   laparoscopic tubal coagulation

LSTL   laparoscopic tubal ligation

L's & T's   lines and tubes

LSU   life support unit

LSW   left-side weakness

LT   laboratory technician; left; left thigh; Levin tube (Magen-, Duodenalsonde); light; light touch; low transverse; lumbar traction; lung transplantation

LTA   laryngotracheal applicator; laryngeal tracheal anesthesia; local tracheal anesthesia

LTAS   left transatrial septal

LTB   laparoscopic tubal banding; laryngotracheobronchitis

LTC   left to count; long-term care; long thick closed (Uterusposition in der Gravidität)

LTCBDE   laparoscopic transcystic common bile duct exploration

LTCCS   low transverse cervical cesarean section

LTCS   low transverse cesarean section

LTD   largest tumor dimension

LTE   less than effective

LTED   long-term estrogen deprivation

LTFU   long-term follow-up

LTG   long-term goal; low-tension glaucoma (Normaldruckglaukom)

LTGA   left transposition of great artery

LTL   laparoscopic tubal ligation

LTM   long-term memory; long-term monitoring

LTP   laser trabeculoplasty; long-term plan; long-term potentiation

LTR   long terminal repeats; lower trunk (Unterkörper) rotation

LTS   laparoscopic tubal sterilization; long-term survivors

LTUI   low transverse uterine incision

LTV   long-term variability

LTVC   long-term venous catheter

LU   left upper; left uretheral; living unit; Lutheran

L & U   lower and upper

LUA   left upper arm

LUD   left uterine displacement

LUE   left upper extremity

LUL   left upper lid; left upper lobe (lung)

LUNA   laparoscopic uterosacral nerve ablation

LUOB   left upper outer buttock (Gesäßhälfte)

LUOQ   left upper outer quadrant

LUQ   left upper quadrant

LURD   living-unrelated donor

LUS   laparoscopic ultrasonography; lower uterine segment

LUSB   left upper scapular border; left upper sternal border

LUST   lower uterine segment transverse

LUT   lower urinary tract

LUTD   lower urinary tract dysfunction

LUTS   lower urinary tract symptoms

LUTT   lower urinary tract tumor

LUX   left upper extremity

LV   leave; left ventricle

LVA   left ventricular aneurysm

LVC   laser vision correction; low viscosity cement; low vision clinic

LVAD   left ventricular assist device

LV Angio   left ventricular angiogram

LVAS   left ventricular assist system

LVAT   left ventricular activation time

LVBP   left ventricle bypass pump

LVD   left ventricular dimension; left ventricular dysfunction

LVDd   left ventricular enddiastolic diameter

LVDP   left ventricular diastolic pressure

LVDs   left ventricular systolic diameter

LVDV   left ventricular diastolic volume

LVE   left ventricular enlargement

LVEDP/V   left ventricular end-diastolic pressure/volume

LVEF   left ventricular ejection fraction

LVEP   left ventricular end pressure

LVESD   left ventricular end-systolic dimension

LVET   left ventricular ejection time

LVF   left ventricular failure; left visual field

LVFP   left ventricular filling pressure

LVH   left ventricular hypertrophy

LVID   left ventricular internal diameter

LVIDd   left ventricle internal diameter at end-diastole

LVL   large volume leukapheresis

LVM(I)   left ventricular mass (index)

LVMM   left ventricular muscle mass

LVO   left ventricular overactivity

LVOT(O)   left ventricular outflow tract (obstruction)

LVP   large volume parenteral; left ventricular pressure

LVPW   left ventricular posterior wall

LVRS   lung-volume reduction surgery

LVRT   liver volume replaced by tumor

LVS   left ventricular strain (Linksherzbelastung)

LVSEMI   left ventricular subendocardial myocardial ischemia

LVSP   left ventricular systolic pressure

LVSW(I)   left ventricular stroke work (index)

LVV   left ventricular volume

LVW   left ventricular wall

LVWMA   left ventricular wall motion abnormality

LVWMI   left ventricular wall motion index

LVWT   left ventricular wall thickness

LW   lacerating wound; living will

L & W   living and well

LWBS   left without being seen

LWC   leave without consent (Einwilligung)

LWCT   left without completing treatment

LWOP   leave without pay

LWOT   left without treatment

LX   larynx; local irradiation; lower extremity

LXC   laxative of choice

LYEL   lost years of expected life

LYG   lymphomatoid granulomatosis

LYM   lymphocytes

Lymphs   lymphocytes

LYS   large yellow soft (stools)

Lytes   electrolytes; electrolyte panel

M

M   male; manual; marital; married; masked (audiology); mass; medial; memory; meta; meter

(m)   mild; monday; mother; mouth; muscle; myopia; thousand; murmur (Herzgeräusch)

$M_{1/2/3}$ first/second/third mitral sound

MA   machine; mean arterial; medical assistance/authorization; menstrual/ mental age; Mexican-American; microalbuminuria/-aneurysms; metabolic acidosis; motorcycle accident

M/A mood (Stimmung) and/or affect

MAB maximum androgen blockade

MABP mean arterial blood pressure

MAC macrocytic erythrocytes; macrophage; macula; maximal allowable concentration; medial arterial calcification; membrane attack complex; mid-arm circumference; minimum alveolar concentration; monitored anesthesia care; multi-access catheter

MACRO macrocytes

MACs malignancy-associated changes

MAD major affective disorder; mind altering drugs; moderate atopic dermatitis

MADD Mothers Against Drunk Driving

MADL mobility activities of daily living

MAE medical air evacuation; moves all extremities

MAES moves all extremities slowly

MAE(E)W moves all extremities (equally) well

MAF malignant ascites fluid; Mexican-American female

MAFAs movement-associated fetal (heart rate) accelerations

MAFO molded (geformt, gegossen) ankle/foot orthosis

MAHA macroangiopathic hemolytic anemia

MAI minor acute illness

MAL malignant; midaxillary line

malig malignant

MALT mucosa-associated lymphoid tissue

MALToma lymphoma of mucosa-associated lymphoid tissue

MAM mammogram; Mexican-American male; monitored administration of medication

MAMC mid-arm muscle circumference

Mammo mammography

MAN malignancy associated neutropenia

Mand mandibular

MAO maximum acid output

MAP magnesium, ammonium, and phosphate (Struvit Steine); mean airway/arterial pressure; megaloblastic anemia of pregnancy; Miller Assessment for Preschoolers (Test für Entwicklungsverzögerungen); morning after pill (oral contraceptives); muscle-action potential

MAPS Make a Picture Story

MAR marital; mineral apposition rates (Kennzeichen anabolischer skelettaler Tätigkeit: PTHrP, gesteigerte Osteoblastenzahl, gesteigerte Osteoidsynthese)

MARE manual active-resistive exercise

MAS macrophage activation syndrome (patholog. Überaktivierung); meconium aspiration syndrome; Memory Assessment Scale (globale Beurteilung); minimum-access surgery

MASH POT mashed (gestampft) potatoes

MAST mastectomy; medical antishock trousers; military antishock trousers

MAT manual arts therapy; maternal; maternity; mature; multifocal atrial tachycardia

MATHS muscle pain, allergy, tachycardia, tiredness, and headache syndrome

MAU microalbuminuria

MAVR mitral and aortic valve replacement

max maxillary; maximal

MAX A maximum assistance (assist)

MAxL midaxillary line

MB   mandible; medulloblastoma; myocardial bands; bachelor of medicine (Magister)

M/B   mother/baby

MBA   Master of Business Administration

MBC   male/metastatic breast cancer; maximum bladder capacity; minimal bactericidal concentration

MBD   metabolic bone disease; minimal brain damage; minimal brain dysfunction

MBE   may be elevated; medium below elbow

MBF   myocardial blood flow

MBL   menstrual blood loss

MBM   mother's breast milk

MBOT   mucinous borderline ovarian tumors

MBP   malignant brachial plexopathy; medullary bone pain

MBS   modified barium swallow

MBT   maternal blood type; multiple blunt (stumpf) trauma

MC   male child; medium-chain (triglycerides); metacarpal; metatarso-cuneiform; mini-laparotomy cholecystectomy; mitral commissurotomy; mixed cellularity; molluscum contagiosum; mouth care; myocarditis

MCA   metacarpal amputation; middle cerebral aneurysm; middle cerebral artery; monoclonal antibodies; motorcycle accident; multichannel analyzer; multiple congenital anomalies

MCB   midcycle bleeding

McB pt   McBurney's point

MCC   microcrystalline cellulose; midstream clean-catch

MCD   malformation of cortical development; minimal-change disease; multicystic dysplasia

MCDK   multicystic dysplasia of the kidney

MCE   major coronary event

MCF   multicentric foci

MCGN   minimal-change glomerular nephritis

MCH   mean corpuscular hemoglobin; muscle contraction headache

MCHC   mean corpuscular hemoglobin concentration

MCI   mild cognitive impairment (Beeinträchtigung)

MCID   minimum clinically important difference(s)

MCL   mantle cell lymphoma; maximum comfort level; medial collateral ligament; midclavicular/midcostal line; modified chest lead (Brustableitung); most comfortable level

MCLL   most comfortable listening level

MCLNS   mucocutaneous lymph node syndrome (Kawasaki-Syndrom)

MCN   minimal change nephropathy

MCNS   minimal change nephritic syndrome (auch minimal change nephritis; v.a. Kinder; nephrotisches Syndrom, keine Immunkomplexe)

MCR   medicare; metabolic clearance rate; myocardial revascularization

MC=R   moderately constricted and equally reactive

MCRC   metastatic colorectal cancer

MCS   microculture and sensitivity; moderate constant suction; multiple chemical sensitivity; myocardial contractile state

MCSA   minimal cross-sectional area

MC-SR   moderately constricted and slightly reactive

MCT   manual cervical traction; mean circulation time; medium chain triglyceride; medullary carcinoma of the thyroid; microwave coagulation therapy

MCTD   mixed connective tissue disease (Mischkollagenose, Sharp-Syndrom)

MCU   micturating cystourethrogram

MCV   mean corpuscular volume

MD   macula degeneration; maintenance (Aufrechthaltung, Erhaltung) dialysis/dose; major depression; mammary dysplasia; manic depression; medical doctor; Meniere's disease; mental deficiency; movement disorder; multiple dose; muscular dystrophy; myocardial damage

MDA   manual dilation of the anus; motor discriminative acuity (Präzision, Genauigkeit)

MDAC   multiple-dose activated charcoal

MDC   Major Diagnostic Category; medial dorsal cutaneous (nerve)

MDCM   mildly dilated congestive cardiomyopathy

MDD   major depressive disorder; manic-depressive disorder

MDE   major depressive episode

MDF   myocardial depressant factor

MDI   manic-depressive illness; metered-dose inhaler; multiple daily injection

MDII   multiple daily insulin injection

MDIS   metered-dose inhaler-spacer (device)

MDM   mid-diastolic murmur (Herzgeräusch)

MDMA   methylenedioxymethamphetamine (ecstasy)

MDNT   midnight

MDO   mentally disordered offender

MDOT   modified directly observed therapy

MDPI   maximum daily permissible intake

MDR   minimum daily requirement; multidrug resistance

MD=R   moderately dilated and equally reactive

MORE   multiple-drug-resistant enterococci

MDREF   multidrug-resistant enteric fever

MDRTB   multidrug-resistant tuberculosis

MDS   maternal deprivation syndrome (auch nonorganic failure to thrive; Wachs- und Gedeihstörungen durch Neglect); myelodysplastic syndrome

MD-SR   moderately dilated and slightly reactive

MDT   maggot (Maden) debridement therapy; motion detection threshold (Schwelle); multidisciplinary team; multidrug therapy

MDTM   multidisciplinary team meeting

MDTP   multidisciplinary treatment plan

MDU   maintenance (Aufrechthaltung, Erhaltung) dialysis unit

MDUO   myocardial disease of unknown origin

MDV   multiple dose vial (Fläschchen, Gefäß)

MDY   month, date, and year

ME   macular edema; manic episode; medical events; medical evidence; medical examiner; Methodist; middle ear; myalgic encephalomyelitis

M/E   myeloid-erythroid

M&E   mucositis and enteritis

MEA   microwave endometrial ablation

MEA-I   multiple endocrine adenomatosis type I (Wermer-Syndrom: Hypophysentumor, primärer Hyperparathyreoidismus, Pankreastumore)

MEC   meconium; middle ear canal(s)

MED   medial; median erythrocyte diameter; medical; medication; medicine; medium; medulloblastoma;

minimal erythema dose; minimum effective dose

MEDAC   multiple endocrine deficiency Addison's disease (autoimmune) candidiasis

MEDLINE   National Library of Medicine medical database

MED NEC   medically necessary

MEDS   medications

MEE   maintenance/measured energy expenditure (Aufwand); middle ear effusion (Erguss)

MEF   maximum expired flow rate; middle ear fluid

MEM   memory; monocular estimate method (near retinoscopy)

MEN   meningeal; meninges; meningitis; meningococcal

MEN (II)   multiple endocrine neoplasias (MEN-2a, Sipple-Syndrom: med. Schilddrüsen-Ca, Phäochromozytom, prim. Hyperparathyreoidismus; MEN-2b: zudem Ganglioneuromatose)

MEO   malignant external otitis

MEP   maximal exspiratory pressure; motor-evoked potential; multimodality evoked potential

MeSH   Medical Subject Headings of the National Library of Medicine

MET   medical emergency treatment; metabolic; metamyelocytes; metastasis

META   metamyelocytes

METS   metabolic equivalents (multiples of resting oxygen uptake); metastases

METT   maximum exercise tolerance test

MEWDS   multifocal evanescent (vergänglich) white dot syndrome (Gruppe idiopathischer multifokaler inflammatorischer Prozesse, die Retina und Choroidea betreffen)

MEX   Mexican

MF   masculinity/femininity; meat free; midcavity forceps; midforceps; mother and father; mycosis fungoides; myelofibrosis; myocardial fibrosis

M/F   male-female ratio

M & F   male and female; mother and father

MFA   malaise (Unwohlsein), fatigue (Erschöpfung, Ermüdung), and anorexia

MFAT   multifocal atrial tachycardia

MFB   metallic foreign body

MFD   Memory for Designs; midforceps delivery; milk-free diet; minimal fatal dose

MFH   malignant fibrous histiocytoma

MFS   Miller-Fisher syndrome (erworben, Variante des Guillain-Barré Syndroms); mitral first sound; monofixation syndrome (Opthalmologie: Unfähigkeit zu bilateraler Fixation)

MFT   muscle function test

MFVNS   middle fossa vestibular nerve section

MFVR   minimal forearm vascular resistance

MG   Marcus Gunn (afferente Pupillenstörung; Dilatation bei rasch alternierender Beleuchtung durch monolaterale Läsion des N. opticus); Michaelis-Gutmann (bodies) (Malacoplacia vesicae uterinae; Makrophagen in ableitenden Harnwegen); myasthenia gravis

M&G   myringotomy and grommets (Parazentese und Paukenröhrchen)

MGCT   malignant glandular cell tumor

MGD   meibomian gland dysfunction

MGF   maternal grandfather

MGGM   maternal great grandmother

MGHL   middle glenohumeral ligament

MGM   maternal grandmother

MGN   membranous glomerulonephritis

MG/OL   molecular genetics/oncology
laboratory

MGP   Marcus Gunn pupil (afferente
Pupillenstörung bei Läsion des N.
opticus)

MGR   murmurs (Herzgeräusche),
gallops (Galopprhythmus), or rubs
(Reibegeräusche)

MGS   malignant glandular schwanno-
ma

MgSO$_4$ Epsom salt

MGT   management

mgtt   minidrop (60 Minitropfen entsprechen 1 ml)

MGUS   monoclonal gammopathy of
undetermined significance

MGW   multiple gunshot wound

MGW   magnesium sulfate, glycerin,
and water enema

M-GXT   multistage graded exercise
test

MH   macular hemorrhage; malignant
hyperthermia; marital/medical/men-
strual history; mental health; moist
heat

MHA   microangiopathic hemolytic
anemia; microhemagglutination

MHB   maximum hospital benefits

MHb   methemoglobin

MHC   mental health center (clinic);
mental health counselor (Berater)

M/hct   microhematocrit

MHH   mental health hold

MHIP   mental health inpatient

MH/MR   mental health and mental
retardation

MHN   massive hepatic necrosis

MHO   medical house officer (Assistenzarzt im ersten Jahr)

MHS   major histocompatibility system;
malignant hyperthermia susceptible

MHW   medial heel wedge (Keil)

MHx(R)   medical history (review)

MI   membrane intact; mental ill-
ness/institution; mitral insufficiency;
myocardial infarction

MIA   medically indigent (hilfs-
bedürftig) adult; missing in action

MIC   maternal and infant care; metha-
choline inhalation challenge; medical
intensive care; microscope; minimum inhibitory concentration

MICA   mentally ill chemical abuser

MICS   minimally invasive cardiac
surgery

MICU   medical intensive care unit;
mobile intensive care unit

MID   microvillus inclusion disease;
minimal ineffective dose; multi-in-
farct dementia

MIDCAB   minimally invasive direct
coronary artery bypass

MID EPIS   midline episiotomy

Mid I   middle insomnia

MIE   meconium ileus equivalent (cystic fibrosis); medical improvement
expected

MIEI   medication-induced esophageal
injury

MIH   medication-induced headache;
migraine with interparoxysmal
headache

MIL   military; mother-in-law

MIN   mammary intraepithelial neoplasia; melanocytic intraepidermal
neoplasia; mineral; minimum; minor; minute

MIN A   minimal assistance (auch *assist*)

MINE   medical improvement not expected

MIP   maximum inspiratory pressure;
maximum-intensity projection;
mean intrathoracic/intravascular
pressure; medical improvement possible; metacarpointerphalangeal

M

MIRP   myocardial infarction rehabilitation program

MIS   minimally invasive surgery; mitral insufficiency; moderate intermittent suction

MISC   miscarriage (Fehlgeburt); miscellaneous (verschieden; vermischt)

M Isch   myocardial ischemia

MISS   minimally invasive spine surgery

MIT   meconium in trachea; miracidia (Wimpernlarven; Trematoden; Erreger der Schistosomiasis) immobilization test; multiple injection therapy (Insulin)

MIW   mental inquest warrant (Gerichtsurteil; Zwangseinweisung wg. geistig. Umnachtung)

mix mon   mixed monitor

MJ   marijuana; megajoule

MJD   Machado-Joseph disease (Azorenkrankheit; autosomal-dominant; subakute cerebelläre Atrophie; u. a. mit Ataxie, Nystagmus, Ophthalmoplegie, Inkontinenz, etc.)

MJL/S   medial joint line/space

MKAB   may keep at bedside

MKB   married, keeping baby

ML   malignant lymphoma; mediolateral; middle lobe; midline

M/L   monocyte to lymphocyte (ratio); mother-in-law

MLAP   mean left atrial pressure

MLBW   moderately low birth weight

MLC   metastatic liver cancer; minimal lethal concentration; mixed lymphocyte culture; multilevel care; multilumen catheter; myelomonocytic leukemia, chronic

MLD   manual lymph drainage; melioidosis: metachromatic leukodystrophy; microlumbar diskectomy; microsurgical lumbar diskectomy; minimal lethal dose

MLE   maximum likelihood estimation (Wahrscheinlichkeit); midline (medial) episiotomy

MLN   manifest latent nystagmus

MLNS   minimal lesions nephrotic syndrome; mucocutaneous lymph node syndrome (Kawasaki Syndrom)

MLPP   maximum loose-packed position (Schulterposition)

MLR   middle latency response; mixed lymphocyte reaction; multiple logistic regression

MLS   mediastinal B-cell lymphoma with sclerosis

MLU   mean length of utterance (Beurteilung des Sprachvermögens von Kindern)

MM   malignant melanoma; malignant mesothelioma; medial malleolus; member months; meningococcic meningitis; methadone maintenance; micrometastases; millimeter; mist mask (Staubmaske, Atemschutz); morbidity and mortality; motor meal (Essen auf Rädern); mucous membrane (Schleimhäute); multiple myeloma; muscle movement; myelomeningocele

M&M   milk and molasses (Melasse, Einlauf für Kinder); morbidity and mortality

MMD   malignant metastatic disease; mucus membranes (Schleimhäute) dry; myotonic muscular dystrophy

MMI   maximal medical improvement

MMM   mucous membrane (Schleimhaut) moist; myelofibrosis with myeloid metaplasia

MMMT   metastatic mixed mullerian tumor

MMN   multifocal motor neuropathy

MMP   multiple medical problems

MMR measles, mumps and rubella; midline malignant reticulosis; mismatch repair

MMRISK (Hautkrebsmemo bei atypischen Muttermalen): moles that are many in number, red hair or freckles, inability to tan, sunburn, kindred (Verwandschaft)

MMS(E) Mini-Mental State (examination) (Hirnleistungsprüfung bei beginnender Demenz)

MMT malignant mesenchymal tumors; manual muscle test; methadone maintenance treatment; Mini-Mental Test; mixed mullerian tumors

MMTV malignant mesothelioma of the tunica vaginalis; monomorphic ventricular tachycardia; mouse mammary tumor virus

MN midnight; mononuclear

M&N morning and night

MNC monomicrobial necrotizing cellulitis (Unterhautzellgewebsentzündung)

MNCV motor nerve conduction velocity (Nervenleitgeschwindigkeit)

MND modified neck dissection; motor neuron disease

MNF myelinated nerve fibers

MNG multinodular goiter (Kropf)

MNM mononeuritis multiplex

MNX meniscectomy

MO medial oblique (x-ray view); months old; morbidly obese (krankhaft übergewichtig); mother; myositis ossificans

MOA mechanism of action

MOB mobility; mobilization

MOC medial olivocochlear; Medical Officer on Call; mother of child

MOD maturity onset diabetes; medical officer of the day; moderate; mode of death; moment of death; multiorgan dysfunction

MOD A moderate assistance (auch *assist*)

MODM mature-onset diabetes mellitus

MODS multiple organ dysfunction syndrome

MODY maturity onset diabetes of youth

MOE movement of extremities

MOF multiple organ failure

MOFS multiple organ failure syndrome

MOI mechanism of injury

MOJAC mood orientation, judgement, affect, and content (Gehalt, Inhalt)

MOM milk of magnesia; mother; mucoid otitis media

MoM multiples of the median

MONO infectious mononucleosis; monocyte; monospot

mono, di monochorionic, diamniotic

mono, mono monochorionic, mono-amniotic

MOP medical outpatient

MOS Medical Outcome Study; mirror optical system; months

MOSF multiple organ system failure

MOT motility examination

MOTS mucosal oral therapeutic system

MOTT mycobacteria other than tubercle

MOU medical oncology unit; memorandum of understanding

MOUS multiple occurrences of unexplained symptoms

MOV minimum obstructive volume; multiple oral vitamins

MOW Meals on Wheels

MP malignant pyoderma; menstrual period; monitor pattern (Abbild); monophasic; mouthpiece; myocardial perfusion

M

MPAP   mean pulmonary artery pressure

MPB   male pattern (Verteilungsmuster) baldness (Kahlheit)

MPC   mucopurulent cervicitis

MPD   maximum permissible dose; moisture permeable dressing; multiple personality disorder; myeloproliferative disorder; myofascial pain dysfunction (syndrome)

MPE   malignant pleural effusion (Erguss); mean prediction error (mittlerer Vorhersagefehler)

MPGN   membranoproliferative glomerulonephritis

MPH   massive pulmonary hemorrhage; miles per hour

MPL   maximum permissible level

MPM   malignant pleural mesothelioma

MPN   monthly progress note; most probable number; multiple primary neoplasms

MPO   male pattern (Verteilungsmuster) obesity

MPP   massive periretinal proliferation; maximum pressure picture

MPPT   methylprednisolone pulse therapy

MPR   massive periretinal retraction

MPS   mean particle size; mononuclear phagocyte system; mucopolysaccharidosis

MPTRD   motor, pain, touch, and reflex deficit

MPV   mean platelet volume

MQ   memory quotient

MR   may repeat; measles-rubella; medical record; mental retardation; mitral regurgitation

M&R   measure and record

MR x 1   may repeat once

MRAN   medical resident (Assistenzarzt ab dem 2. Jahr) admitting note

MRAP   mean right atrial pressure

MRCC   metastatic renal cell carcinoma

MRCP   mental retardation, cerebral palsy (Lähmung)

MRCPs   movement-related cortical potentials

MRD   margin reflex distance (Abstand Mitte des Pupillen-Lichtreflex/Oberlidkante bei Geradeausblick); minimal residual disease

MRDD   maximum recommended daily dose; Mental Retardation and Development Disabilities; mentally retarded and developmentally disabled

MRDM   malnutrition-related diabetes mellitus

MRE   manual resistance exercise; most recent episode

MRG   murmurs (Herzgeräusche), rubs (Reibegeräusche), and gallops (Galopprhythmus)

MRHD   maximum recommended human dose

MRHT   modified rhyme hearing test

M & R I & O   measure and record input and output

MRL   minimal response level; moderate rubra lochia

MRM   modified radical mastectomy

MRN   medical record number; medical resident's (Assistenzarzt ab dem 2. Jahr) note

MROU   medial rectus, both eyes

MRPN   medical resident (Assistenzarzt ab dem 2. Jahr) progress note

MRS   mental retardation syndrome; methicillin-resistant Staphylococcus aureus

MRSA/E/S   methicillin-resistant Staphylococcus aureus/epidermidis/species

MRT   malignant rhabdoid tumor; modified rhyme test

MRU   medical resource utilization (Umsatz, Vebrauch medizinischer Bedarfsgüter)

MR x 1   may repeat once

MS   master of surgery; medical student; mental status; milk shake; minimal support; mitral sounds; mitral stenosis; moderately susceptible (empfindlich); morning stiffness; morphine sulfate; motile sperm: multiple sclerosis; muscle spasm; muscle strength; musculoskeletal

MS # x   medical student x. Jahr

M & S   microculture and sensitivity

3MS   Modified Mini-Mental Status (examination) (Leistungsprüfung bei beg. Demenz)

MSA   membrane-stabilizing activity; multiple system atrophy

MSAF   meconium-stained amniotic fluid

MSAP   mean systemic arterial pressure

MSB   mainstem bronchus

MSBOS   maximum surgical blood order schedule

MSBP   Münchhausen syndrome by proxy

MSC   major symptom complex; midsystolic click

MSCC   midstream clean-catch (urine culture)

MSCWP   musculoskeletal chest wall pain

MSD   male sexual dysfunction; microsurgical diskectomy; midsleep disturbance

MSDBP   mean sitting diastolic blood pressure

MSE   Mental Status Examination (Beurteilung kognitiver Fähigkeiten, Intellekt, Emotionen, Sprach- sowie Gedankeninhalte)

MSEL   myasthenic syndrome of Eaton-Lambert

MSER   mean systolic ejection rate

MSG   massage

MSI   multiple subcortical infarction; musculoskeletal impairment (Beeinträchtigung)

MSK   medullary sponge kidney (Markschwammniere); musculoskeletal

MSL   midsternal line; multiple symmetrical lipomatosis

MSM   men who have sex with men (salopp); midsystolic murmur (Herzgeräusch)

MSO   mentally stable and oriented; mental status, oriented; most significant other

MSOF   multisystem organ failure

MSPN   medical student progress notes

MSQ   meters squared; mental status questions

MSR   muscle stretch reflexes (Muskeldehnungsreflexe)

MSS   mean sac size (durchschnittliche Fruchtblasengröße); minor surgery suite

MSSA   methicillin-susceptible (empfindlich) Staphylococcus aureus

MSS-CR   mean sac size and crown-rump length (Fruchtblasengröße, Scheitel-Steiß-Länge)

MSSE   methicillin sensitive staphylococcus epidermidis

MSSU   midstream specimen of urine

MST   mean survival time; median survival time; mental stress test

MSTI   multiple soft tissue injuries

MSU   maple syrup urine (Valin-Leucin-Isoleucinurie); midstream urine

MSUD   maple-syrup urine disease (Ahornsirup-Krankheit; Valin-Leucin-Isoleucinurie)

MSUs   midstream specimens of urine

MSW   multiple stab wounds

MT   empty; macular target (Messpunkt); maggot (Made)/maintenance/malaria therapy; malignant teratoma; middle turbinate; muscles and tendons; muscle tone; myringotomy tube(s)

M/T masses of tenderness; myringotomy with tubes

M & T muscles and tendons; myringotomy and tubes

MTAD tympanic membrane of the right ear

MT/AK music therapy/audiokinetics

MTAS tympanic membrane of the left ear

MTAU tympanic membranes of both ears

MTC medullary thyroid carcinoma

MTD maximum tolerated dose; metastatic trophoblastic disease; minimum toxic dose; Mycobacterium tuberculosis direct (test)

MTDI maximum tolerable daily intake

MTET modified treadmill (Laufband) exercise testing

MTG middle temporal gyrus; midthigh girth (Oberschenkelumfang)

MTI malignant teratoma intermediate

MTLE medial temporal-lobe epilepsy

MTM mouth-to-mouth (resuscitation)

MTP master treatment plan; medical termination of pregnancy; metatarsophalangeal

MTR mother

MTR-O no masses, tenderness (Druckschmerzhaftigkeit), or rebound (Abwehrspannung)

MTS medial temporal sclerosis

MTST maximal treadmill stress test

MTT mamillothalamic tract; mean transit time

MTU malignant teratoma undifferentiated

MUA manipulation under anesthesia

MUAC middle upper arm circumference

MUD matched-unrelated donor

MUDDLES (Cholinerge Wirkungen): miosis, urination, diarrhea, diaphoresis, lacrimation, excitation of central nervous system, and salivation

MUDPILES (Gründe einer metabolischen Azidose): methanol, metformin; uremia; diabetic ketoacidosis; phenformin, paraldehyde; iron, isoniazid, ibuprofen; lactic acidosis; ethanol, ethylene glycol; and salicylates, sepsis

MUE medication use evaluation

MUO metastasis of unknown origin

mus-lig musculoligamentous

MV mechanical ventilation; minute volume; mitral valve; mixed venous; multivesicular

MVA malignant ventricular arrhythmias; mitral valve area; motor vehicle accident

MVB mixed venous blood

MVC maximal voluntary contraction; motor vehicle collision (auch *crash*)

MVc mitral valve closure

MVD microvascular decompression; mitral valve disease; multivessel disease

MVE mitral valve excursion; Murray Valley encephalitis (auch *Australian X- encephalitis*)

MV Grad mitral valve gradient

MVP mean venous pressure; mitral valve prolapse

MVPS mitral valve prolapse syndrome

MVR massive vitreous retraction; micro-vitreoretinal (blade); mitral valve regurgitation; mitral valve replacement

MVRI mixed vaccine respiratory infections

MVS   mitral valve stenosis; motor, vascular, and sensory

MVT   movement; multiform ventricular tachycardia; multivitamin

MVV   maximum ventilatory/voluntary ventilation; mixed vespid (Wespen) venom (Gift)

MWB   minimal weight bearing

MWD   maximum walking distance; microwave diathermy

M-W-F   Monday-Wednesday-Friday (Dialyse-Schema)

MWS   Mickety-Wilson syndrome (bronchopulmonale Dysplasie)

MWT   Mallory-Weiss tear (Riss); malpositioned wisdom teeth

MX   manifest refraction; mastectomy; maxilla; movement; myringotomy

My   myopia

MYD   mydriatic; myelo; myelocytes; myelogram

MyG   myasthenia gravis

MYOP   myopia

MYR   myringotomy

MYS   medium yellow soft (stools)

MZ   monozygotic

MZL   marginal zone lymphocyte

MZT   monozygotic twins

N

N   nausea; negative; Negro; nerve; neutrophil; never; night; nipple (Brustwarze); nitrogen (Stickstoff); no; nodes; nonalcoholic; none; normal; north; not; notified; noun; size of sample

n-3   omega-3 (Fettsäuren)

NA   Narcotics Anonymous („anonyme Drogenabhängige"); Native American; negro adult; new admission; nonalcoholic; normal axis; not admitted; not applicable; not available

N & A   normal and active

NAA   no apparent abnormalities

NAAC   no apparent anesthesia complications

NAATPT   not available at the present time

NAB   not at bedside

NABS   normoactive bowel sounds

NABX   needle aspiration biopsy

NAC   neoadjuvant chemotherapy; no acute changes

NACD   no anatomical cause of death

NACT   neoadjuvant chemotherapy

NAD   no active disease; no acute distress; no apparent distress; no appreciable disease; normal axis deviation; nothing abnormal detected

NADSIC   no apparent active disease seen in chest

NAF   native-american female; negro adult female; normal adult female

NAFLD   nonalcoholic fatty liver disease

NAG   narrow angle glaucoma (Engwinkelglaukom)

NAI   no action indicated; no acute inflammation; nonaccidental injury (Kindesmißhandlung)

NAION   nonarteritic ischemic optic neuropathy

NAIT   neonatal alloimmune thrombocytopenia

NAL   nasal angiocentric lymphoma

NAM   nail-apparatus melanoma; native-american male; normal adult male

NANB(H)   non-A, non-B (hepatitis) (Hep C)

NANC   nonadrenergic, noncholinergic

NAP narrative (Schilderung) assessment and plan; nosocomial acquired pneumonia

NAPD no active pulmonary disease

NAR no action required; no adverse reaction; nonambulatory restraint (Einschränkung, Beschränkung); not at risk

NARC narcotic(s)

NARES non allergic rhinitis (with) eosinophilia syndrome

NAS nasal; neonatal abstinence syndrome; no abnormality seen; no added salt

NASH nonalcoholic steatohepatitis

NaSSA noradrenergic and specific serotonergic antidepressant

NASTT nonspecific abnormality of ST segment and T wave

NAT no action taken; no acute/nonaccidental trauma; nonspecific abnormality of T wave

NAWM normal-appearing white matter

NB nail bed; needle biopsy; neuroblastoma; newborn; nitrogen (Stickstoff) balance

NEC newborn center; nonbed care

NBCCS nevoid basal-cell carcinoma syndrome (auch Gorlin Syndrome; autosomal-dominant; Hauttumore (Basaliome), Defekte an Augen, Nerven, Knochen sowie Endokrinum)

NBD neurologic bladder dysfunction; no brain damage

NBF not breast fed

NBH new bag (auch *bottle*) hung

NBHH newborn helpful hints

NBI no bone injury

NBICU newborn intensive care unit

NBL/OM neuroblastoma and opsoclonus-myoclonus (OM-Syndrom; auch „dancing-eyes-dancing-feet"; Augenbewegungsstörungen, Muskelkloni, Ataxie, überschießende Reflexe)

NBM no/normal bowel movement; normal bone marrow; nothing (nil) by mouth

NBN newborn nursery (Kinderzimmer)

NBP needle biopsy of prostate; no bone pathology

NBR no blood return

NBS newborn screen (Thyroxin, Phenylketonurie); no bacteria seen; normal bowel sounds

NBT normal breast tissue

NBTE nonbacterial thrombotic endocarditis

NBTNF/M newborn, term, normal, female/male

NBW normal birth weight (2500 – 3999 g)

NC nasal cannula; negro child; neurologic check; no change/charge/complaints; noncontributory (beitragsfrei); normocephalic; nose clamp/clip; not classified/completed/cultured

NCA neurocirculatory asthenia (Herzneurose oder -phobie; mit belastungsunabhängigen Schmerzen, Herzklopfen, Atemnot, Schlaflosigkeit, Angstgefühl)

N/CAN nasal cannula

NC/AT normocephalic atraumatic

NCB natural childbirth; no code blue

NCCP noncardiac chest pain

NCD no congenital deformities; normal childhood diseases; not considered disabling/disqualifying

NCE new chemical entity (Dasein, Art)

NCJ needle catheter jejunostomy

NCL neuronal ceroid lipofuscinosis; nuclear cardiology laboratory

NCLD neonatal chronic lung disease

NCNC   normochromic, normocytic

NCO   no complaints offered

NCP   no caffeine or pepper

NCPB   neurolytic celiac plexus block

NCPR   no cardiopulmonary resuscitation

NCRC   nonchild-resistant container

NCS   nerve conduction studies; no concentrated sweets; not clinically significant

NCSE   nonconvulsive status epilepticus

NCT   neoadjuvant chemotherapy; neutron capture therapy; noncontact tonometry

NCV   nerve conduction velocity (Nervenleitgeschwindigkeit); nuclear venogram

ND   nasal deformity; nasoduodenal; natural death; neck dissection; neonatal death; neurological development; neurotic depression; Newcastle disease (atypische Geflügelpest); no data; no disease; nondisabling; nondistended (gebläht); none detectable; normal delivery; normal development; nose drops; not detected; not diagnosed; not done; nothing done

N&D   nodular and diffuse

NDA   no data available; no demonstrable antibodies; no detectable activity

NDD   no dialysis days

NDE   near-death experience

NDEA   no deviation of electrical axis

NDF   neutral density filter (test); no disease found

NDI   nephrogenic diabetes insipidus

NDM   neonatal diabetes mellitus

Nd/Nt   nondistended (gebläht), nontender (empfindlich, druckdolent)

NDR   neurotic depressive reaction; normal detrusor reflex

NDS   Neurological Disability Score (Bewertung muskulärer und neurologischer Symptome)

NDT   nasal duodenostomy tube; noise detection threshold (Schwelle)

NE   nausea and emesis (Übelkeit, Erbrechen); nephropathica epidemica (Europ. Variante e. Hantavirus-Inf.); neurological examination; never exposed; no effect/enlargement; not elevated/examined

NEAD   nonepileptic attack disorder

NEAT   nonexercise activity thermogenesis

NEB   hand-held nebulizer

NEC   necrotizing entercolitis; not elsewhere classified (umgangssprachlich)

NED   no evidence of disease

NEFG   normal external female genitalia

NEFT   nasoenteric feeding tube

NEG   negative; neglect

NEM   no evidence of malignancy

NEMD   nonexudative macular degeneration; nonspecific esophageal motility disorder

NENT   nasal endotracheal tube

NEO   necrotizing external otitis

NEOH/M/L   neonatal high/medium/low risk

NEP   needle-exchange program; no evidence of pathology

NEPD   no evidence of pulmonary disease

NEPHRO   nephrogram

NEPPK   nonepidermolytic palmoplantar keratoderma

NER   no evidence of recurrence

NERD   no evidence of recurrent disease

NES   nonepileptic seizure; nonstandard electrolyte solution; not elsewhere specified

N

NET   choroidal or subretinal neovascularization; internet; naso-endotracheal tube; neuroectodermal tumor

NETT   nasal endotracheal tube

NEX   nose-to-ear-to-xiphoid; number of excitations

NF   necrotizing fasciitis; negro female; neurofibromatosis; night frequency (of voiding; Stuhlgang); none found; not found; nursed fair

NF1/-2   neurofibromatosis type 1/- type 2 (autosomal-dominante Phakomatosen; Café-au-lait-Flecken, multiple Neurofibrome, Knochenveränderungen, Lid-, Orbita-, Bindehaut- u. Uveabeteiligung, Hirn- und Rückenmarktumoren)

NEAP   nursing facility-acquired pneumonia

NFAR   no further action required

NFD   no family doctor

NFFD   not fit for duty

NFI   nerve-function impairment (Beeinträchtigung); no-fault insurance; no further information

NFP   natural family planning; no family physician; not for publication

NFT   no further treatment

NFTD   normal full-term delivery

NFTE   not found this examination

NFTs   neurofibrillary tangles (Gewirr, Durcheinander)

NFTSD   normal full-term spontaneous delivery

NFTT   nonorganic failure to thrive (Wachs- und Gedeihstörungen bei Kindern)

NFW   nursed fairly well

NG   nasogastric; night guard; nitroglycerin; no growth

NGB   neurogenic bladder

n giv   not given

NGJ   nasogastro-jejunostomy

NGOs   nongovernmental organizations

NGR   nasogastric replacement

NGRI   not guilty by reason of insanity (Wahnsinn)

NGSF   nothing grown so far

NGT   nasogastric tube; normal glucose tolerance

NgTD   negative to date

NGU   nongonococcal urethritis

NH   nursing home (Pflegeheim)

NHA   no histologic abnormalities

NHB   nonheart beating (donor)

NHC   neighborhood health center; neonatal hypocalcemia; nursing home care

NH$_4$Cl   ammonium chloride (Ammoniumchlorid, Salmiak)

NHD   normal hair distribution

NHL   nodular histiocytic lymphoma; non-Hodgkin's lymphomas

nHL   normalized hearing level

NHLPP   hereditary neuropathy with liability for pressure palsy (Lähmung, Ohnmacht)

NHM   no heroic measures (umgangssprachlich)

NHO   notify house officer (Assistenzarzt)

NHP   nursing home placement

NHS   National Health Service

NHT   neoadjuvant hormonal therapy; nursing home transfer

NHTR   nonhemolytic transfusion reaction

NHW   nonhealing wound

NI   neurological improvement; no improvement/information; not indicated/identified/isolated

NIA   no information available

NIAL   not in active labor

NIBP(M)   noninvasive blood pressure (measurement)

NICC   neonatal intensive care center; noninfectious chronic cystitis

NICE   new, interesting, and challenging experiences

NICO   noninvasive cardiac output (monitor)

NICU   neonatal intensive care unit; neurosurgical intensive care unit

NID   no identifiable disease; not in distress

NIDA five   National Institute on Drug Abuse screen for cannabinoids, cocaine metabolite, amphetamine/methamphetamine, opiates, and phencyclidine

NIDD(M)   noninsulin-dependent diabetes (mellitus)

NIF   negative inspiratory force; not in file

NIG-NSAIA   (nonsteroidal anti-inflammatory agent) induced gastropathy

NIH   National Institutes of Health

NIHD/L   noise-induced hearing damage/loss

NIID   neuronal intranuclear inclusion disease

NIL   not in labor

NIOPCs   no intraoperative complications

NIP   catnip (Katzenminze); no infection present; no inflammation present

NISs   no-impact sports

NITD   neuroleptic-induced tardive dyskinesia

Nitro   nitroglycerin; sodium (Natrium) nitroprusside

NIV   noninvasive ventilation

NJ   nasojejunal

NK   natural killer (cells); not known

NKA   no known allergies

NKB   no known basis; not keeping baby

NKC   nonketotic coma

NKD   no known diseases

NKDA   no known drug allergies

NKFA   no known food allergies

NKH   nonketotic hyperglycemia

NKHA   nonketotic hyperosmolar acidosis

NKHHC   nonketotic hyperglycemic-hyperosmolar coma

NKHOC   nonketotic hyperosmolar coma

NKHS   nonketotic hyperosmolar syndrome

NKMA   no known medication (auch *medical*) allergies

NL   nasolacrimal; nonlatex; normal

NLB   needle liver biopsy

NLC   nocturnal leg cramps

NLC & C   normal libido, coitus, and climax

NLD   nasolacrimal duct; necrobiosis lipoidica diabeticorum; no local doctor

NLDO   nasolacrimal duct obstruction

NLE   neonatal lupus erythematosus; nursing late entry

NLF   nasolabial fold

NLM   no limitation of motion

NLMC   nocturnal leg muscle cramp

NLN   no longer needed

NLO   nasolacrimal occlusion

NLP   natural language processing; nodular liquifying panniculitis; no light perception

NLS   neonatal lupus syndrome

NLT   not later than; not less than

NM   negro male; neuromuscular; neuronal microdysgenesis; nodular melanoma; nonmalignant; not measurable; not measured; not mentioned; nuclear medicine

N & M   nerves and muscles; night and morning

NMC   no malignant cells

NMD   neuromuscular disorders; neuronal migration disorders

NME   new molecular entity

NMES   neuromuscular electrical stimulation

NMF   neuromuscular facilitation

NMH   neurally mediated hypotension

NMHH   no medical health history

NMI   no manifest improvement; no mental illness; no more information; normal male infant

NMJ   neuromuscular junction

NMKB   not married, keeping baby

NMM   nodular malignant melanoma

NMN   no middle name

NMNKB   not married, not keeping baby

NMOH   no medical ocular history

NMP   normal menstrual period

NMR   nuclear magnetic resonance

NMS   neuroleptic malignant syndrome

NMSC   nonmelanoma skin cancer

NMSIDS   near-miss sudden infant death syndrome

NMT   nebulized mist treatment (Verneblung); no more than

NN   narrative notes; neonatal; neural network; normal nursery (Kinderzimmer); nurses' notes

N/N   negative/negative

NNB   normal newborn

NNBC   node-negative breast cancer

NND   neonatal death

NNE   neonatal necrotizing enterocolitis

NNL   no new laboratory (test orders)

NNN   normal newborn nursery (Kinderzimmer)

NNO   no new orders

NNP   non-nociceptive pain

NNR   not necessary to return

NNS   neonatal screen (Hematocrit, total bilirubin, and total protein); nicotine nasal spray

NNT   number needed to treat

NO   nitroglycerin ointment; none obtained (erhalten, bekommen); nonobese; number

NOAEL   no observed adverse effect level

noc.   night

noct   nocturnal

NOD   nonobese diabetic; notice of disagreement; notify of death

NOED   no observed effect dose

NOEL   no observable effect level

NOFT(T)   nonorganic failure to thrive (Wachs- und Gedeihstörungen bei Kindern)

NOH   neurogenic orthostatic hypotension

NOI   nature of illness

NOK   next of kin (nächster Angehöriger)

NOL   not on label

NOM   nonsuppurative otitis media

NOMI   nonocclusive mesenteric infarction

NOMS   not on my shift

non pal   not palpable

non-REM   nonrapid eye movement (sleep)

non rep   do not repeat

NON VIZ   not visualized

NOOB   not out of bed

NOP   not on patient

NOR   normal

Norm   normal

NOS   new-onset seizures; no organisms seen; not on staff; not otherwise specified

NOSPECS   Kategorien opthalmologischer Veränderungen bei M. Basedow (Graves' ophthalmopathy): no signs or symptoms, only signs, soft tissue involvement with symptoms and signs, proptosis = Exophthalmus, extraocular muscle involvement, corneal involvement and sight loss (visual acuity; Sehschärfe, Visus)

NOT   nocturnal oxygen therapy

NOU   not on unit

NP   nasal prongs (Klammer); nasopharyngeal; nasal polyps; near point; neuropsychiatric; newly presented; nonpalpable; no pain; not performed/pregnant/present; nursed poorly

NPA   nasal pharyngeal airway; near point of accommodation; no previous admission

NPAT   nonparoxysmal atrial tachycardia

NPBC   node-positive breast cancer

NPC   nasopharyngeal carcinoma; near point convergence; Niemann-Pick disease Type C (spätinfantil; autosomal-rezessiv; Speicherung von Sphingomyelin im Gewebe); nodal premature contractions (Kammerkomplex ohne P-Welle); nonpatient contact; nonproductive cough; no prenatal care; no previous complaint(s)

NPD   Niemann-Pick disease (autosomal-rezessive Lipidstoffwechselstörung mit Ablagerung von Sphingomyelin in Knochenmark, Leber, Milz, Lymphknoten; Typen A-E); nonprescription drugs; no pathological diagnosis

NPDR   nonproliferative diabetic retinopathy

NPE   neurogenic pulmonary edema; neuropsychologic examination; no palpable enlargement; normal pelvic examination

NPF   nasopharyngeal fiberscope; no predisposing factor

NPG   nonpregnant

NPH   no previous history; normal pressure hydrocephalus

NPhx   nasopharynx

NPI   no present illness

NPJT   nonparoxysmal junctional tachycardia

NPLSM   neoplasm

NPM   nothing (nil) per mouth

NPNC   no prenatal care

NPNT   nonpalpable, nontender (empfindlich; druckdolent)

NPO   nothing (nil) per os

NPOC   nonpurgeable (nicht ausscheidbar) organic carbon

NPOD   Neuropsychiatric Officer of the Day

NPP   normal postpartum

NPR   normal pulse rate; nothing per rectum

NPRL   normal pupillary reaction to light

NPS   new patient set-up

NPSA   nonphysician surgical assistant

NPSD   nonpotassium-sparing diuretics (nicht kaliumsparend)

NPSG   nocturnal polysomnography

NPT   near-patient tests; no prior tracings; normal pressure and temperature

NPU   net protein utilization

NPV   negative predictive value; nothing per vagina

NQ(W)MI   non-Q (wave) myocardial infarction

NR   (do) not repeat; none reported; nonreactive; nonrebreathing; no refills/report/response/return; normal range/reaction; not reached/reacting/remarkable/resolved; nodal rhythm

NRAF   nonrheumatic atrial fibrillation

NRBS   nonrebreathing system

NRC   normal retinal correspondence

NREM(S)   nonrapid eye movement (sleep)

NRF   normal renal function

NRI   nerve root involvement; nerve root irritation; no recent illnesses

N-RLX   nonrelaxed

NRM   nonrebreathing mask; no regular medicines; normal range of motion; normal retinal movement

NRN   no return necessary

NRO   neurology

NROM   normal range of motion

NRP   nonreassuring patterns

NRPR   nonrebreathing pressure relieving

NRT   neuromuscular reeducation techniques; nicotine-replacement therapy

NS   nephrotic syndrome; neurological signs; neurosurgery; nodular sclerosis; no-show (nicht aufgetaucht); nonsmoker; normal saline (0,9% NaCl); no sample; not seen; not significant; nuclear sclerosis

NSA   normal serum albumin; no salt added; no significant abnormalities

NSAA   nonsteroidal antiandrogen

NSAD   no signs of acute disease

NSAIA/D   nonsteroidal anti-inflammatory agent/drug

NSAP   nonspecific abdominal pain

NSBGP   nonspecific bowel gas pattern

NSC   no significant change; nonservice-connected

NSCC   non small-cell carcinoma

NSCD   nonservice-connected disability

NSCFPT   no significant change from previous tracing

NSCLC   nonsmall-cell-lung cancer

NSD   nasal septal deviation; no significant disease (auch *difference*, *defect*, *deviation*); nominal standard dose; normal spontaneous delivery

NSDA   nonsteroid dependent asthmatic

NsE   nausea without emesis

NSF   no significant findings

NSFTD   normal spontaneous full-term delivery

NSG   nursing

NSGCT(T)   nonseminomatous germ-cell tumor (of the testis)

NSGT   nonseminomatous germ-cell tumor

NSHD   nodular sclerosing Hodgkin's disease

NSI   negative self-image; no signs of infection; no signs of inflammation

NSICU   neurosurgery intensive care unit

NSIP   nonspecific interstitial pneumonia

NSMMVT   nonsustained monomorphic ventricular tachycardia

NSN   nephrotoxic serum nephritis

NSP   neck and shoulder pain

NSPVT   nonsustained polymorphic ventricular tachycardia

NSR   nasoseptal repair; nonspecific reaction; normal sinus rhythm; not seen regularly

NSRP   nerve-sparing radical prostatectomy

NSS   neurological signs stable; normal size and shape; not statistically significant; nutritional support service; normal saline solution (0,9% NaCl)

NSSC   normal size, shape, and consistency (uterus)

NSSL/P   normal size, shape, and location/position

NSSTT   nonspecific ST and T (wave)

NSST-TWCs   nonspecific ST-T wave changes

NST   nonstress test; normal sphincter tone; not sooner than

NSTD   nonsexually transmitted disease

NSTGCT   nonseminomatous testicular germ cell tumor

NSTI   necrotizing soft-tissue infection

NSTT nonseminomatous testicular tumors

NSU neurosurgical unit; nonspecific urethritis

NSV nonspecific vaginitis

NSVD normal spontaneous vaginal delivery

NSVT nonsustained ventricular tachycardia

NSX neurosurgical examination

NSY nursery (Kinderzimmer)

NT nasotracheal; next time; normal temperature; normotensive; not tender (druckdolent); not tested; nourishment taken; numbness (Taubheit) and tingling (Kribbeln, Prickeln)

N&T nose and throat; numbness (Taubheit) and tingling (Kribbeln, Prickeln)

N Tachy nodal tachycardia

NTBR not to be resuscitated

NTC neurotrauma center

NTCS no tumor cells seen

NTD negative to date; neural-tube defects

NTE neutral thermal environment; not to exceed

NTED neonatal toxic-shock-syndrome-like exanthematous disease (MRSA-Infektion)

NTF normal throat flora

NTG nitroglycerin; nontoxic goiter (Kropf); nontreatment group; normal tension glaucoma

NTGO nitroglycerin ointment (Salbe)

NTI narrow therapeutic index; no treatment indicated

NTL no time limit

NTLE neocortical temporal-lobe epilepsy

NTM nocturnal tumescence (Schwellung) monitor; nontuberculous mycobacterium

NTMI nontransmural myocardial infarction

NTND not tender (empfindlich, druckdolent), not distended (gebläht)

NTP narcotic treatment program; normal temperature and pressure

NTPD nocturnal tidal peritoneal dialysis

NTS nasotracheal suction; nicotine transdermal system; nontyphoidal salmonellae

NTT nasotracheal tube; nonthrombocytopenic term (infant)

NU name unknown

NUD nonulcer dyspepsia

Nullip nullipara

NV nausea and vomiting (Übelkeit und Erbrechen); near vision; neovascularization; neurovascular; new vessel; next visit; nonvenereal; normal value; not vaccinated; not verified

N&V nausea and vomiting (Übelkeit und Erbrechen)

NVA near visual acuity

NVAF nonvalvular atrial fibrillation

nvCJD new-variant Creutzfeldt-Jakob disease (bes. jüngere Patienten; längere Erkrankungsdauer, vorwiegend psychiatrische Symptome, später Dysästhesien und Gangataxie)

NVD nausea, vomiting, and diarrhea (Übelkeit, Erbrechen und Durchfall); neck vein distention (Stauung); neovascularization of the (optic) disk; normal vaginal delivery; no venereal disease; no venous distention (Stauung); nonvalvular disease

NVDC nausea, vomiting, diarrhea, and constipation (Übelkeit, Erbrechen, Durchfall; Verstopfung)

NVE native; native valve endocarditis; neovascularization elsewhere

NVG neovascular glaucoma

N

NVP   nausea and vomiting of pregnancy (Übelkeit und Erbrechen in der Schwangerschaft)

NVS   neurological vital signs; neurovascular status

NVSS   normal variant short stature

NW   naked weight; nasal wash; not weighed

NWB(L)/(R)   nonweight bearing (left/right)

NWC   number of words chosen

NWD   neuroleptic withdrawal; normal well developed

NX   nephrectomy; next

NYD   not yet diagnosed

nyst   nystagmus

NZ   enzyme

O

O   eye; objective findings; obvious; often; open; oral; ortho; other; oxygen; pint; zero

o   negative; no; none; without; pint

(o)   orally (by mouth)

O$_2$ both eyes; oxygen

OA   occipitoatlantal; occiput anterior; old age; on admission; on arrival; ophthalmic artery; oral airway; oral alimentation; osteoarthritis; Overeaters Anonymous

O/A   on or about

O & A   observation and assessment

OAB   overactive bladder

OAC   oral anticoagulant(s); overaction

OAD   obstructive airway disease; occlusive arterial disease; overall diameter

OAE   otoacoustic emissions

OAF   oral anal fistula; osteoclast activating factor

OAG   open angle glaucoma (Weitwinkelglaukom, Glaucom simplex)

OAS   oral allergy syndrome; organic anxiety syndrome; overall survival

OAV   oculoauriculovertebral (dysplasia; auch *Goldenhar syndrome*; kongenitale Fehlbildung von Kiefer, Wange und Wirbeln; desweitern Augen- und Ohranomalien)

OAW   oral airway

OB   obese; obesity; obstetrics; occult blood; osteoblast

OB-A   obstetrics-aborted

OB-Del   obstetrics-delivered

OBE   out-of-body experience

OBE-CALP   Placebo (Kapsel oder Tablette)

OBG   obstetrics and gynecology

Ob-Gyn   obstetrics and gynecology

Obj   objective

obl   oblique

OB-ND   obstetrics-not delivered

OBP   office blood pressure

OBRR   obstetric recovery room

OBS   obstetrical service; organic brain syndrome

OBT   obtained

OBUS   obstetrical (Geburtshilfe) ultrasound

OC   obstetrical conjugate; office call; on call; open cholecystectomy; oral contraceptive

O & C   onset and course

OCA   oculocutaneous albinism; open care area; oral contraceptive agent

OCAD   occlusive carotid artery disease

OCC   occasionally; occlusal; old chart called

OCCC open chest cardiac compression; ovarian clear cell carcinoma

occl occlusion

OCCM open chest cardiac massage

OCCPR open chest cardiopulmonary resuscitation

OCD obsessive-compulsive (zwanghaft, anankastisch) disorder; osteochondritis dissecans

OCG oral cholecystogram

OCN obsessive-compulsive (zwanghaft; anankastisch) neurosis

O-CNV occult choroidal neovascularization

OCOR on-call to operating room

OCP ocular cicatricial pemphigoid; oral contraceptive pills; ova, cysts, parasites

OCR oculocephalic reflex; optical character recognition

OCS Obsessive-Compulsive (zwanghaft; anankastisch) Scale; oral cancer screening

OCT oral cavity tumors; oxytocin challenge test (Wehentest in der Spätschwangerschaft)

OCVM occult cerebrovascular malformations

OCX oral cancer examination

O/D overdosed

OD Officer-of-the-Day; once daily; on duty; optical density, optic disk; oral-duodenal; outdoor; outside diameter; ovarian dysgerminoma; overdose; right eye

ODAT one day at a time

ODC oral disease control; outpatient diagnostic center

ODCH ordinary diseases of childhood

ODD oculodentodigital (dysplasia) (Fehlbildungen an Augen, Gesicht, Zähnen, Finger, Zehen; Schwerhörigkeit, Herzprobleme, neurolog.

Störungen); opposition defiance disorder

OD'd overdosed

ODed overdosed

ODN optokinetic nystagmus

ODP occipitodextra posterior; offspring of diabetic parents

OD/P right eye patched

ODQ on direct questioning

ODSU oncology day stay unit; One Day Surgery Unit

ODT orally disintegrating tablet

O/E on examination

OE on examination; orthopedic examination; otitis externa

O&E observation and examination

OEC outer ear canal

OERR order entry/results-reports

OET oral esophageal tube

OETT oral endotracheal tube

OF occipital-frontal; optic fundi; osteitis fibrosa

OFF shoes off during weighing

OFI other febrile illness

OFM open face mask

OFPF optic fundi and peripheral fields

OFTT organic failure to thrive (krankheitsbedingte kindliche Wachs- und Gedeihstörungen)

OG Obstetrics-Gynecology; orogastric (feeding); outcome goal (long-term goal)

OGC oculogyric crisis (Nebenwirkung bei der Therapie mit Neuroleptika; akute dystonische Reaktion mit Blepharospasmus, periorbitalen Zucken)

OGCT ovarian germ cell tumor

OGD oesophago-gastro-duodenoscopy

OGT orogastric tube

OGTT oral glucose tolerance test

OH occupational/ocular history; on hand; open-heart; oral hygiene;

O

orthostatic hypotension; outside hospital

OHD hydroxy vitamin D; organic heart disease

OHF old healed fracture; overhead frame

OHFT overhead frame and trapeze (Trapezmetallbügel mit Griff zum Aufrichten)

OHL oral hairy leukoplakia

OHNS Otolaryngology, Head, and Neck Surgery (Dept.)

OHP obese hypertensive patient; oxygen under hyperbaric pressure

OHS occupational health service; ocular histoplasmosis syndrome (Pilzinfektion durch Einatmen der Histoplasmen-Sporen); ocular hypoperfusion syndrome; open-heart surgery

OHSS ovarian hyperstimulation syndrome (Ovarielle Zysten, Aszites, Hydrothorax, Anasarka; als Komplikation bei der Behandlung weiblicher Infertilität)

OHT ocular hypertension; overhead trapeze (Trapezmetallbügel mit Griff zum Aufrichten)

OHTN ocular hypertension

OHTx orthotopic heart transplantation

OI opportunistic infection; osteogenesis imperfecta; otitis interna

OINT ointment (Salbe, Creme)

OIT ovarian immature teratoma

OIU optical internal urethrotomy

OJ orange juice; orthoplast jacket

OK all right; approved; correct

OKAN optokinetic after nystagmus

OKN optokinetic nystagmus

OL left eye; open label (study, Arzt und Patient kennen die verwendeten Medikamente)

OLE open liver biopsy; open lung biopsy

OLD obstructive lung disease

OLM ocular larva migrans; ophthalmic laser microendoscope

OLNM occult lymph node metastases

OLR optic labyrinthine righting; otology, laryngology, and rhinology

OLT(x) orthotopic liver transplantation

OLV one-lung ventilation

OM every morning; obtuse (stumpf) marginal; ocular melanoma; oral motor (Oral-/Kau- und Sprechmotorik); oral mucositis; organomegaly; osteomalacia; osteomyelitis; otitis media

O_2M oxygen mask

OM_1 first obtuse marginal (branch) (1. Seitenast des R. circumflexus der li. Koronararterie)

OM_2 second obtuse marginal (branch) (2. Seitenast des Ramus circumflexus)

OMA older maternal age

OMAC otitis media, acute, catarrhal

OMAS otitis media, acute, suppurating

OMB obtuse marginal branch (Seitenast des Ramus circumflexus)

OMB_1 first obtuse marginal branch (erster Seitenast des Ramus circumflexus)

OMB_2 second obtuse marginal branch (zweiter Seitenast des Ramus circumflexus)

OMC open mitral commissurotomy

OMCA otitis media, catarrhalis, acute

OMCC otitis media, catarrhalis, chronic

OMD organic mental disorder

OME otitis media with effusion (Erguss)

OMFS oral and maxillofacial surgery

OMG ocular myasthenia gravis

OMI old myocardial infarct

OMP oculomotor palsy (Lähmung des 3. Hirnnerven)

OMPA/C   otitis media, purulent, acute/chronic

OMR   operative mortality rate

OMS   organic mental syndrome; organic mood syndrome

OMSA/C   otitis media secretory (auch *suppurative*) acute/chronic

OMT   oral mucosal transudate

OMVC   open mitral valve commissurotomy

OMVI   operating motor vehicle intoxicated (Fahren unter Drogeneinfluss)

ON   every night; optic nerve; optic neuropathy; oronasal; overnight

ONC   over-the-needle catheter

OND   other neurologic disorder(s)

ONH   optic nerve head; optic nerve hypoplasia

ONM   ocular neuromyotonia

ON RR   overnight recovery room

ONSD   optic nerve sheath (Scheide) decompression/fenestration

ONTR   orders not to resuscitate

OO   ophthalmic ointment (Crème, Salbe); oral order; other; out of

o/o   on account of

O&O   off and on

OOB   out of bed

OOC   onset of contractions; out of cast; out of control

OO Con   out of control

OOD   outer orbital diameter; out of doors

OOF/H   out of facility/hospital

OOH&NS   ophthalmology, otorhinolaryngology, and head and neck surgery

OOL   onset of labor

OOLR   ophthalmology, otology, laryngology, and rhinology

OOM   onset of menarche

OOP   out of pelvis (Becken); out of plaster (Verband); out on pass

OOS   out of splint (Schiene, Stützapparat); out of stock (nicht mehr vorrätig)

OOT   out of town

OOW   out of wedlock (unehelich)

OP   oblique presentation; open; operation; oropharynx; osteoporosis; outpatient; overpressure

O&P   ova and parasites (stool examination)

OPA   oral pharyngeal airway; outpatient anesthesia

OPAC   opacity (auch *opacification*; Trübung)

OPC   operable pancreatic carcinoma; oropharyngeal candidiasis; outpatient care; outpatient catheterization; outpatient clinic

OPCA   olivopontocerebellar atrophy

OPCAB   off-pump coronary artery bypass (grafting)

op cit   in the work cited

OPD   oropharyngeal dysphagia; outpatient department

OPE   oral peripheral examination; outpatient evaluation

OPERA   outpatient endometrial resection/ablation

OPL   oral premalignant lesion; other party liability (Belastung; Haftung)

OPM   occult primary malignancy

OPOC   oral pharynx, oral cavity

OPP   opposite

OPPOS   opposition

OPQRST   (Eselsbrücke für Notfall): onset, provocation, quality, radiation, severity, and time

OPS   Objective Pain Scores (Schmerztest bei Jugendlichen); operations; outpatient surgery

OPSI   overwhelming postsplenectomy infection

O PSY   open psychiatry

OPT   optimum; outpatient treatment

OPV   outpatient visit

OR   odds ratio; oil retention; open reduction; operating room; Orthodox; own recognizance

ORCH   orchiectomy

ORD   orderly (geordnet)

OREF   open reduction, external fixation

OR&F   open reduction and fixation

ORIF   open reduction internal fixation

ORL   otorhinolaryngology (otology, rhinology, and laryngology)

ORMF   open reduction metallic fixation

ORN   osteoradionecrosis

ORS   olfactory reference syndrome (dauerhafte Besorgnis über den eigenen Körpergeruch mit gesteigertem Schamgefühl, sozialer Isolation, hohem Leidensdruck); oral rehydration salts

ORT   oestrogen replacement therapy; operating room technician; oral rehydration therapy

OR X1   oriented to time

OR X2   oriented to time and place

OR X3   oriented to time, place, and person

OR X4   oriented to time, place, person, and objects (watch, pen, book)

OS   left eye; mouth; oligospermic; opening snap; ophthalmic solution; oral surgery; Osgood-Schlatter (disease); osteosarcoma; overall survival

OSA   obstructive sleep apnea; off-site anesthesia; osteosarcoma

OSA/HS   obstructive sleep apnea/hypopnea syndrome

OSAS   obstructive sleep apnea syndrome

OSCC   oral squamous cell carcinoma

OSCE   Objective Structured Clinical Examination

OSD   Osgood-Schlatter disease; overseas duty; overside drainage

OSESC   opening snap ejection systolic click

OSFT   outstretched fingertips

OSH   outside hospital

OSN   off-service note

OS/P   left eye patched

OSS   osseous; over-shoulder strap

OT   occupational therapy; old tuberculin; oral transmucosal; orotracheal

O/T   oral temperature

OTA   open to air

OTC   over the counter (verschreibungsfrei)

OTD   optimal therapeutic dose; organ tolerance dose; out-the-door

OTH   other

OTO   one-time only; otolaryngology; otology

OTS   orotracheal suction

OTT   orotracheal tube

OTW   off-the-wall

OU   each eyes

OULQ   outer upper left quadrant

OU/P   both eyes patched

OURQ   outer upper right quadrant

OV   office visit; ovary; ovum

OVS   obstructive voiding symptoms (Harnverhalt; Dysurie, Strahlschwäche, Tröpfeln)

OW   once weekly; open wound; outer wall; out of wedlock (unehelich); overweight

O/W   oil in water; otherwise

OWL   out of wedlock (unehelich)

OWNK   out of wedlock (unehelich) not keeping (baby)

OWR   Osler-Weber-Rendu (disease)

OWT   zero work tolerance

OX1   oriented to time

OX2   oriented to time and place

OX3   oriented to time, place, and person

OX4 oriented to time, place, person, and objects (watch, pen, book)
OXM pulse oximeter
OZ optical zone; ounce

P

P para; peripheral; phosphorus; pint (0,47 l); plan; poor; protein; Protestant; pulse; pupil
p after
/P partial lower denture (Zähne; Gebiss)
P/ partial upper denture (Zähne; Gebiss)
Pa pulmonic second heart sound
PA panic attack; paranoid; periapical (x-ray); pernicious anemia; presents again; professional association; psychiatric aide; psychoanalysis; pulmonary artery
P&A percussion and auscultation; position and alignment (Ausrichtung)
$P_2 > A_2$ pulmonic second heart sound greater than aortic second heart sound
PAB premature atrial beat (Extrasystole aus dem Vorhof); pulmonary artery banding
PABD preoperative autologous blood donation
PAC premature atrial contraction; prophylactic anticonvulsants; pulmonary artery catheter
PACATH pulmonary artery catheter
PACG primary angle-closure glaucoma (Engwinkelglaukom)

PACI partial anterior cerebral infarct
PACU postanesthesia care unit
PAD pelvic adhesive disease; peripheral artery disease; pharmacologic atrial defibrillator; preliminary anatomic diagnosis; preoperative autologous donation; primary affective disorder
PADP pulmonary arterial diastolic pressure
PAE postanoxic encephalopathy; postantibiotic effect; pre-admission evaluation
PAEDP pulmonary artery and end-diastole pressure
PAF paroxysmal atrial fibrillation (Vorhofflimmern)
PA&F percussion, auscultation, and fremitus
PAGA premature appropriate for gestational age
PAH predicted adult height; pulmonary arterial hypertension
PAIDS pediatric acquired immunodeficiency syndrome
PAIVS pulmonary atresia with intact ventricle septum
PAK pancreas and kidney
PAL posterior axillary line; posteroanterior and lateral
Pa Line pulmonary artery line
PALN para-aortic lymph node
PALP palpation
PALS pediatric advanced life support; periarterial lymphatic sheath (Scheide)
PAM potential acuity meter [Retinometer zur Prüfung der Sehschärfe (z.B. Katarakt)]; primary acquired melanosis; primary amebic meningoencephalitis
PAMP pulmonary arterial (auch *artery*) mean pressure

P

PAN   pancreas; pancreatic; periodic alternating nystagmus; polyarteritis nodosa

PANENDO   panendoscopy

PANP   pelvic autonomic nerve preservation

PAO   peak acid output; peripheral arterial occlusion

PAOD/P   peripheral arterial occlusive disease/pressure

PAP   passive aggressive personality; positive airway pressure; primary atypical pneumonia

Pap smear   Papanicolaou's smear

PA/PS   pulmonary atresia/pulmonary stenosis

PAPVC/R   partial anomalous pulmonary venous connection/return

PAR   parallel (auch *perennial*) allergic rhinitis; possible allergic reaction; postanesthetic recovery; procedures, alternatives, and risks

PARA   nr. of pregnancies producing viable (lebensfähig) offspring; paraplegic; parathyroid

PARC   perennial allergic rhinoconjunctivitis

PAROM   passive assistance range of motion

PARR/U   postanesthesia recovery room/unit

PAS   peripheral anterior synechia; physician-assisted suicide; pneumatic antiembolic stocking; postanesthesia score (Bewertung von Bewusstsein, Kreislauf, Hautfarbe, Atmung und Bewegungsumfang der Extremitäten nach Anästhesie); premature auricular systole; pulmonary artery stenosis; pulsatile antiembolism system (stockings)

PA/S/D   pulmonary artery systolic/diastolic

Pas Ex   passive exercise

PASG   pneumatic antishock garment (Antischockkleidung)

PASP   pulmonary artery systolic pressure

PAT   paroxysmal atrial tachycardia; passive alloimmune thrombocytopenia; patella; patient; peripheral arterial tone; platelet aggregation test; preadmission testing; pregnancy at term

PATH   pathology

PAVF/M   pulmonary arteriovenous fistula/malformation

PAVNRT   paroxysmal atrial ventricular nodal re-entry tachycardia

PAWP   pulmonary artery wedge pressure (pulmonalarterieller Verschlussdruck)

PB   piggyback; premature beat (Extrasystole); Presbyterian; protein-bound; pudendal block

p/b   postburn

P&B   pain and burning; Papanicolaou and breast (examinations)

PBA   percutaneous bladder aspiration

PBAL   protected bronchoalveolar lavage (Lavage distaler Atemwege)

PBC   point of basal convergence (Schnittpunkt; Zusammenlauf); primary biliary cirrhosis

PBD   percutaneous biliary drainage; postburn day; proliferative breast disease

PBE   partial breech (Steißlage; Beckenendlage) extraction; power building exercise

PBF   placental blood flow; pulmonary blood flow

PBK   pseudophakic bullous keratopathy

PBL   peripheral blood lymphocyte; primary brain lymphoma

PBLC   premature (vorzeitig) birth live child

PBNS   percutaneous bladder neck stabilization

PBO   placebo

PBP   phantom breast pain

PBS   phosphate-buffered saline; prune-belly syndrome (Pflaumenbauch)

PBT   primary brain tumor

PBV   percutaneous balloon valvuloplasty

PC   after meals; pancreatic carcinoma; pathologic consultation; photocoagulation; placebo-controlled (study); platelet concentrate; poor condition; popliteal cyst; posterior chamber; premature contractions (Extrasystolen); present complaint; principal complaint; productive cough; professional corporation; psychiatric counselor

PCA   passive cutaneous anaphylaxis; patient care assistant (aide); patient-controlled analgesia; porous coated anatomic (Gelenk-/Knochenersatz mit offenporiger Oberfläche ohne Zementierung); postcardiac arrest; postciliary artery; postconceptional age; posterior cerebral artery; posterior communicating artery; procoagulation activity; prostate cancer

PCa   prostate cancer

PCB   para cervical block; placebo; postcoital bleeding; prepared childbirth

PCC   petrous carotid canal; pheochromocytoma; progressive cardiac care

PCCI   penetrating craniocerebral injuries

PCD   pacer-cardioverter-defibrillator; paroxysmal cerebral dysrhythmia; postmortem cesarean delivery; primary ciliary dyskinesia; programmed cell death

PCE   potentially compensable event; pseudophakic corneal edema

PCEA   patient-controlled epidural analgesia

PCF   pharyngeal conjunctival fever (Adenoviren induzierte Konjunktivitis und präauriculäre Lymphknotenschwellung)

PCGLV   poorly contractile globular left ventricle

PCH   paroxysmal cold hemoglobinuria; periocular capillary hemangioma

PCHI   permanent childhood hearing impairment (Beeinträchtigung)

PCHL   permanent childhood hearing loss

PC&HS   after meals and at bedtime

PCI   percutaneous coronary intervention; pneumatosis cystoides intestinalis

PCIOL   posterior chamber intraocular lens

PCKD   polycystic kidney disease

PCL   pacing cycle length; plasma cell leukemia; posterior chamber lens; posterior cruciate ligament (Kreuzband); proximal collateral ligament

PCM   primary cutaneous melanoma; protein-calorie malnutrition

PCN   percutaneous nephrostomy

PCNL   percutaneous nephrostolithotomy

PCNs   posterior cervical nodes

PCNSL   primary central nervous system lymphoma

PCNT   percutaneous nephrostomy tube

PCO   patient complains of; polycystic ovary; posterior capsular opacification (Trübung)

PCOD   polycystic ovary disease

PCOS   polycystic ovary syndrome

PCP   Pneumocystis carinii pneumonia; pulmonary capillary pressure

PCR   patient care report; percutaneous coronary revascularization

P

PRCA   pure red-cell aplasia

PCS   patient-controlled sedation; portocaval shunt; postconcussion syndrome

P c/s   primary cesarean section

PCT   percent; porphyria cutanea tarda; postcoital test; posterior chest tube; primary chemotherapy; progesterone challenge test (Östrogenbestimmungstest bei Amenorrhoe)

PCTA   percutaneous transluminal angioplasty

PCU   palliative care unit; primary care unit; progressive care unit; protective care unit

PCV   packed cell volume; polycythemia vera; pressure-controlled ventilation

PCVC   percutaneous central venous catheter

PCWP   pulmonary capillary wedge pressure (pulmonalkapillärer Verschlussdruck)

PCX   paracervical

PCXR   portable chest radiograph

PD   interpupillary distance; Paget's disease; pancreaticoduodenectomy; panic disorder; Parkinson's disease; percutaneous drain; peritoneal dialysis; personality disorder; pharmacodynamics; poorly differentiated; postural drainage; pressure dressing

P/D   packs per day (cigarettes)

2PD   two point discriminatory test

PDA   parenteral drug abuser; patent ductus arteriosus; poorly differentiated adenocarcinoma

PDAP   peritoneal dialysis-associated peritonitis

PDB   preperitoneal distention balloon

PDC   patient denies complaints; poorly differentiated carcinoma

PDD   pervasive (durchdringend; tiefgreifend) developmental disorder; premenstrual dysphoric disorder; primary degenerative dementia

PDE   paroxysmal dyspnea on exertion (Belastungsdyspnoe)

PDFC   premature (unreif) dead female child

PDH   past dental history

PDI   phasic detrusor instability

PDIGC   patient dismissed in good condition

PDL   poorly differentiated lymphocytic; postures (Haltung) of daily living; progressively diffused leukoencephalopathy

PDL-D/N   poorly differentiated lymphocytic-diffuse/nodular

PDMC   premature (unreif) dead male child

PDN   Paget's disease of the nipple; private duty nurse; prosthetic disk nucleus

PDP   peak diastolic pressure

PD & P   postural drainage and percussion (Beklopfen des Rückens zur Sekretolyse)

PDPH   postdural puncture headache

PDQ   pretty damn quick (at once, umgangssprachlich)

PDR   patients' dining room; Physicians' Desk Reference; postdelivery room; proliferative diabetic retinopathy

PDRcVH   proliferative diabetic retinopathy with vitreous (gläsern) hemorrhage

PDRP   proliferative diabetic retinopathy

PDT   percutaneous dilatational tracheostomy; photodynamic therapy; postdisaster trauma

PDx   principal diagnosis

PE   pedal edema; pelvic examination; physical education (gym); physical examination; physical exercise;

plasma exchange; pleural effusion (Erguss); preeclampsia; premature ejaculation; pressure equalization; pulmonary edema; pulmonary embolism

P&E   prep and enema

PEA   pelvic examination under anesthesia; pre-emptive analgesia; pulseless electrical activity

PEARL   physiologic endometrial ablation/resection loop; pupils equal accommodation, reactive to light; pupils equal and reactive to light

PEARLA   pupils equal and react to light and accommodation

PEC   pulmonary ejection click

PECCE   planned extracapsular cataract extraction

PECHO   prostatic echogram

PECHR   peripheral exudative choroidal hemorrhagic retinopathy

PED   paroxysmal exertion-induced dyskinesia; pediatrics; pigment epithelial detachments

Peds   pediatrics

PEE   punctate epithelial erosion

PEG   percutaneous endoscopic gastrostomy; pneumoencephalogram

PEG-J   percutaneous endoscopic gastrojejunostomy

PEG-JET   percutaneous endoscopic gastrostomy with jejunal extension tube

PEJ   percutaneous endoscopic jejunostomy

PEK   punctate epithelial keratopathy

PEL   permissible exposure limits; primary effusion lymphomas

PELD   percutaneous endoscopic lumbar diskectomy

PEMS   physical, emotional, mental, and safety

PEN   parenteral and enteral nutrition

PENS   percutaneous electrical nerve stimulation; percutaneous epidural nerve stimulator

PEO   progressive external ophthalmoplegia

PEP   patient education program; postexposure prophylaxis; preejection period

PER   pediatric emergency room

PERC   perceptual (wahrnehmen); percutaneous

PERF   perfect; perforation

Peri Care   perineum care

PERIO   periodontal disease; periodontitis; peripads (Einlagen); perineal pads (Einlagen)

PERL   pupils equal, reactive to light

PERLA   pupils equally reactive to light and accommodation

per os   by mouth

PERR   pattern (Bild, Muster) evoked retinal response

PERRL(A)   pupils equal, round, and reactive to light (and accommodation)

PERRLADC   pupils equal, round, reactive to light, and accommodation directly and consensually

PERRRLA   pupils equal, round, regular, reactive to light and accommodation

PES   preexcitation syndrome; pseudoexfoliation syndrome

PET   poor exercise tolerance; preeclamptic toxemia; pressure equalizing tubes; problem elicitation technique (verbalisieren, herausbekommen)

PEx   physical examination

PF   patellofemoral; peak flow; peripheral fields; plantar flexion; power factor; preservative free; prostatic fluid; pulmonary fibrosis; push fluids

16PF   the Sixteen Personality Factors test (psychometrischer Persönlichkeitstest der von 16 Persönlichkeits-

P

eigenschaften bzw. Verhaltensdispo-
sitionen ausgeht)

PFA   platelet function analysis; psychological first aid; pure free acid

PFB   potential for breakdown; pseudo-
folliculitis barbae

PFC   patient-focused care; permanent
flexure contracture; persistent fetal
circulation; prolonged febrile convulsions

P FEEDS   after feedings

PFFD   proximal femoral focal deficiency (auch *defect*)

PFFFP   pall filtered fresh frozen plasma

PFHx   positive family history

PFI   progression-free interval

PFJS   patellofemoral joint syndrome
(insbesondere bei Sportlern;
Schmerzen infolge Abgleiten der
Patella bei Bewegungen aus dem
Patellalager des Femurs)

PFM   primary fibromyalgia

PFO   patent foramen ovale

PFPS   patellofemoral pain syndrome
(insbesondere bei Sportlern;
Schmerzen infolge Abgleiten der
Patella bei Bewegungen aus dem
Patellalager des Femurs)

PFROM   pain-free range of motion

PFS   patellar femoral syndrome;
prefilled syringe (Spritze); primary
fibromyalgia syndrome; progression-
free survival; pulmonary function
study

PFTC   primary fallopian tube carcinoma

PFU   plaque-forming unit

PFWB   pall filtered whole blood

PG   paged in hospital; paregoric
(schmerzstillend); performance goal
(short-term goal); placental grade
(biophysical profile); pregnant; pyoderma gangrenosum

PGCs   primordial germ cells

PGE   posterior gastroenterostomy;
proximal gastric exclusion

PG(G)F   paternal (great-) grandfather

PG(G)M   paternal (great-) grandmother

PGI   potassium (Kalium), glucose, and
insulin

PGL   persistent generalized lymphadenopathy; primary gastric lymphoma

PGP   paternal grandparent

PGR   pulse generated runoff (pulsab-
hängiger Blutabfluss aus den unteren
Extremitäten)

PGS   Persian Gulf (War) syndrome

PGT   play-group therapy

P±GTC   partial seizures with or without generalized tonic-clonic seizures

PGU   postgonococcal urethritis

PGY-1   postgraduate year one (first
year resident)

PH   past/personal history; poor health;
pubic hair; public health; pulmonary
hypertension

P&H   physical and history

Ph^1 Philadelphia chromosome

pHA   arterial pH; peripheral hyperalimentation; postoperative holding
area

PHACO OD/OS   phacoemulsification of
the right eye/left eye

PHAL   peripheral hyperalimentation

PHAR   pharmacist; pharmacy; pharynx

Pharm   pharmacy

PHC   posthospital care; primary health
care; primary hepatocellular carcinoma

PHCA   profound hypothermic cardiac
arrest

PHD   paroxysmal hypnogenic dyskinesia; Public Health Department

PhD   Doctor of Philosophy (amerikanisches Equivalent zum deutschen
Doktorgrad)

PHE   periodic health examination

PHEO   pheochromocytoma

PHG   portal hypertensive gastropathy

PHH   paraesophageal hiatus hernia; posthemorrhagic hydrocephalus

PHHI   persistent hyperinsulinemic hypoglycemia of infancy

PHIS   post head injury syndrom

PHN   postherpetic neuralgia; public health nurse

PHOB   phobic anxiety (Angst, Unruhe)

PHP   pooled human plasma; prepaid health plan; pseudohypoparathyroidism

PHPT   primary hyperparathyroidism

PHPV   persistent hyperplastic primary vitreous (gläsern)

PHR   peak heart rate

PHT   portal hypertension; postmenopausal hormone therapy; primary hyperthyroidism; pulmonary hypertension

PHV   peak height velocity (pubertäres Wachstumsmaximum)

PHVA   pinhole visual acuity (Sehschärfe)

PHVD   posthemorrhagic ventricular dilatation

PHx   past history

Phx   pharynx

PHY   physician

PhyO   physician's orders

PI   package insert; pancreatic insufficiency; Pearl Index; performance improvement; peripheral iridectomy; persistent illness; physically impaired (beeinträchtigt); postincident; postinjury; premature infant; present illness, principal investigator (Forschungsgruppenleiter); pulmonary infarction; pulmonic insufficiency

P & I   probe and irrigation

PIA   personal injury accident; pain in the ass (umgangssprachlich)

PIAT   Peabody Individual Achievement Test (Test für kindliche intellektuelle Leistungen)

PIBD   paucity (Mangel) of interlobular bile ducts

PIC   peripherally inserted catheter; personal injury collision (auch *crash*); postintercourse

PICA   Porch Index of Communicative Ability (Sprachschwächetest bei Aphasie-Patienten)

PICC   peripherally inserted central catheter

PICT   pancreatic islet cell transplantation

PICU   pediatric intensive care unit; psychiatric intensive care unit

PICVC   peripherally inserted central venous catheter

PID   pelvic inflammatory disease; prolapsed intervertebral disk

PIE   pulmonary infiltration with eosinophilia; pulmonary interstitial emphysema

PIEE   pulsed irrigation for enhanced evacuation (Darmspülung bei chronischer Obstipation)

PIFG   poor intrauterine fetal growth

PIGI   pregnancy-induced glucose intolerance

PIGN   postinfectious glomerulonephritis

PIH   pregnancy induced hypertension; preventricular intraventricular hemorrhage

PIIID   peripheral indwelling intermediate infusion device (peripherer Dauerkatheter)

PIIS   posterior inferior iliac spine

PIL   patient information leaflet

PIN   personal identification number; prostatic intraepithelial neoplasia

P

PIND progressive intellectual and neurological deterioration (Verschlechterung)

PIOK poikilocytosis

PIP postictal psychosis (postepileptische Psychose mit Wahnvorstellungen und Halluzinationen); postinfusion phlebitis; pulmonary immaturity/pulmonary insufficiency of prematurity/the premature (Lungenunreife bei Frühgeborenen)

PIS pregnancy interruption service

PIT patellar inhibition test (Untersuchung des patellofemoralen Gelenks); pituitary

PITP pseudo-idiopathic thrombocytopenic purpura

PIV peripheral intravenous

PIVD protruded (vorgefallen) intervertebral disk

PIVH periventricular-intraventricular hemorrhage

PIWT partially impacted (eingeklemmt, eingekeilt) wisdom teeth

PJB premature junctional beat

PJC premature junctional contractions

PJI prosthetic joint infection

PJRT permanent form of junctional reciprocating tachycardia

PJS peritoneojugular shunt; Peutz-Jeghers syndrome

PIT paroxysmal junctional tachycardia

PJVT paroxysmal junctional ventricular tachycardia

PK penetrating keratoplasty; pharmacokinetics; plasma potassium (Kalium)

PKB prone (auf dem Bauch liegen) knee bend

PKD paroxysmal kinesigenic dyskinesia (bewegungsinduzierte Bewegungsstörungen); polycystic kidney disease

PKND paroxysmal non-kinesigenic dyskinesia (Bewegungsstörungen)

PKP penetrating keratoplasty

PK Test Prausnitz-Kustner transfer test (intradermaler Sensibilisierungstest)

PKU phenylketonuria

pk yrs pack-years

PL light perception; palmaris longus; place; placebo; plantar

PLA placebo; posterolateral (coronary) artery; potentially lethal arrhythmia

PLAD proximal left anterior descending (artery)

PLB placebo; posterolateral branch

PLBO placebo

PLC peripheral lymphocyte count; pityriasis lichenoides chronica

PLD partial lower denture (Zähne, Gebiss); percutaneous laser diskectomy

PLDD percutaneous laser disk decompression

PLE protein-losing enteropathy

PLEVA pityriasis lichenoides et varioliformis acuta

PLFC premature (unreif) living female child

PLG plague (Pest)

PLH paroxysmal localized hyperhidrosis

PLIF posterior lumbar interbody fusion

PLL prolymphocytic leukemia

PLM periodic leg movement; precise lesion measuring (device)

PLMC premature (unreif) living male child

PLMD periodic limb (Gliedmaßen, Extremität) movement disorder

PLMDS periodic limb (Gliedmaßen, Extremität) movements during sleep

PLN pelvic lymph node; popliteal lymph node

PLND   pelvic lymph node dissection

PLOF   previous level of functioning

PLOSA   physiologic low stress angioplasty

PLP   partial laryngopharyngectomy; phantom limb pain

PLPH   postlumbar puncture headache

PLR   pupillary light reflex

PLS   Papillon-Lefevre syndrome (autosomal-rezessiver Symptomkomplex zwischen 1. und 5. Lebensjahr mit palmoplantarer Verhornung, Periodontitis, vorzeitiges Ausfallen der Zähne); plastic surgery; point locator stimulator; primary lateral sclerosis

PLs   premalignant lesions

PLST   progressively lowered stress threshold (Schwelle)

PLSURG   plastic surgery

PLT   platelet

PLTF   plaintiff (Kläger, Klägerin)

PLTS   platelets

PLUG   plug the lung until it grows (umgangssprachlich)

PLV   posterior left ventricular

PLX   plexus

PM   afternoon; evening; pacemaker; petit mal; physical medicine; pneumomediastinum; poliomyelitis; polymyositis; poor metabolizers; postmenopausal; postmortem; presents mainly; pretibial myxedema; primary motivation; prostatic massage

PMA   positive mental attitude; premenstrual asthma; Prinzmetal's angina; progress myoclonic ataxia

PMB   polymorphonuclear basophil (leukocytes); postmenopausal bleeding; premature beat

PMC   premature mitral closure (frühzeitiger Mitralklappenschluss); pseudomembranous colitis; premature contraction

PMD   primary myocardial disease; private medical doctor; progressive muscular dystrophy

PMDD   premenstrual dysphoric disorder

PM/DM   polymyositis and dermatomyositis

PME   pelvic muscle exercise; postmenopausal estrogen

PMEALS   after meals

PMEC   pseudomembranous enterocolitis

PMF   progressive massive fibrosis; pupils mid-position, fixed

PMH(x)   past medical history

PMI   past medical illness; patient medication instruction; plea (Vorwand, Verteidigung) of mental incompetence; point of maximal impulse; posterior myocardial infarction

PMID   PubMed Unique Identifier (National Library of Medicine)

PML   posterior mitral leaflet; premature labor; progressive multifocal leukoencephalopathy; promyelocytic leukemia

PMLCL   primary mediastinal large-cell lymphoma

PMMF   pectoralis major myocutaneous flap

PMNS   postmalarial neurological syndrome

PMO   postmenopausal osteoporosis

PMP   pain management program; previous menstrual period; psychotropic medication plan

PMPM   per member, per month

PMPO   postmenopausal palpable ovary

PMPY   per member, per year

PMR   pacemaker rhythm; percutaneous revascularization; polymorphic reticulosis; polymyalgia rheumatica; premedication regimen; prior (vorherige) medical record; progres-

PMS performance measurement system; periodic movements of sleep; poor miserable soul (umgangssprachlich); postmenopausal syndrome; premenstrual syndrome; psoas muscle shadow; pulse, motor, and sensory

PMT pacemaker-mediated tachycardia; point of maximum tenderness (Druckschmerzhaftigkeit); premenstrual tension

PMTS premenstrual tension syndrome

PMV prolapse of mitral valve

PMW pacemaker wires

PMZ postmenopausal zest (Begeisterung; Euphorie)

PN parenteral nutrition; percussion note; percutaneous nephrosonogram; percutaneous nucleotomy; periarteriitis nodosa; peripheral neuropathy; pneumonia; polyarteritis nodosa; poorly nourished; positional nystagmus; postnasal; postnatal; progress note; pyelonephritis

P & N pins and needles (umgangssprachlich: Kribbelparästhesien); psychiatry and neurology

PNAB percutaneous needle aspiration biopsy

PNAC parenteral nutrition associated cholestasis

PNAS prudent (klug, umsichtig; wohlweislich) no added salt

PNB percutaneous needle biopsy; popliteal nerve block; premature (unreif) newborn; premature nodal beat; prostate needle biopsy

PNC peripheral nerve conduction; premature nodal contraction; prenatal care/course

PND paroxysmal nocturnal dyspnea; pelvic node dissection; postnasal drip (laufende Nase); pregnancy, not delivered

PNE peripheral neuroepithelioma; primary nocturnal enuresis

PNET primitive neuroectodermal tumors

PNET-MB primitive neuroectodermal tumors-medulloblastoma

PNEUMO pneumothorax

PNF primary nonfunction; proprioceptive neuromuscular fasciculation (reaction)

PNH paroxysmal nocturnal hemoglobinuria

PNI peripheral nerve injury

PNKD paroxysmal nonkinesigenic dyskinesia

PNL percutaneous nephrolithotomy

PNMG persistent neonatal myasthenia gravis

PNP peak negative pressure; progressive nuclear palsy (Lähmung)

PNR physician's nutritional recommendation

PNS partial nonprogressing stroke; peripheral nerve stimulator; peripheral nervous system

PNSP penicillin-nonsusceptible (unempfindlich; resistent) S. pneumoniae

PNT percutaneous nephrostomy tube; percutaneous neuromodulatory therapy

Pnthx pneumothorax

PNV postoperative nausea and vomiting; prenatal vitamins

Pnx pneumonectomy; pneumothorax

PO by mouth (per os); phone order; postoperative

P&O parasites and ova; prosthetics and orthotics

POA power of attorney (Anwalt); primary optic atrophy

POAG primary open-angle glaucoma (Weitwinkelglaukom)

POB place of birth

POBC primary operable breast cancer

POC plans of care; point-of-care; position of comfort; postoperative care

POD pacing on demand; place of death; Podiatry (Fußpflege); polycystic ovarian disease

POD 1 postoperative day one

PODx preoperative diagnosis

POE point (auch *portal*, *port*) of entry; position of ease (Bequemlichkeit); provider order entry

POEM Patient-Oriented Evidence that matters

POEMS plasma cell dyscrasia (fehlerhafte Blutzusammensetzung) with polyneuropathy, organomegaly, endocrinopathy, monoclonal protein (M-protein), and skin changes

POEx postoperative exercise

POF physician's order form; position of function; premature ovarian failure

P of I proof of illness

POG products of gestation

POH personal oral hygiene; presumed (vermutet) ocular histoplasmosis

POHA preoperative holding area

POHI physically or otherwise health impaired

POHS presumed ocular histoplasmosis syndrome (Histoplasma Infektion der Augen atrophischen chorioretinalen Narben, peripapillärer Narbenbildung und Makulopathie)

POI postoperative instructions

POIB place outpatient in inpatient bed

POIK poikilocytosis

POLS postoperative length of stay

POLY polychromic erythrocytes

POM pain on motion (auch *movement*); prescription-only medication

PON postoperative note

PONI postoperative narcotic infusion

PONV postoperative nausea and vomiting

POOH postoperative open heart (surgery)

POP pain on palpation; plaster of paris (Gipsverband); popliteal; posterior oral pharynx

Pop postoperative

Poplit popliteal

POR physician of record; problem-oriented record

PORP partial ossicular replacement prosthesis

PORR postoperative recovery room

PORT perioperative/postoperative respiratory therapy; portable; postoperative radiotherapy

POS parosteal osteosarcoma; physician's order sheet; point-of-service; positive

POSHPATE (Eselsbrücke): problem, onset, associated symptoms, previous history, precipitating factors, alleviating/aggravation factors, timing and etiology

Poss possible

Post posterior; postmortem examination (autopsy)

PostC posterior chamber

PostCap posterior capsule

Post-M urine specimen after prostate massage

Post Sag D posterior sagittal diameter

post tib posterial tibial

PostVD posterior vitreous (gläsern) detachment

POT plans of treatment; potassium (Kalium); potential

POTS postural tachycardia syndrome (Symptomkomplex aus Herzrasen, Kopfschmerz, chronischer Müdigkeit, Brustschmerz bei stark erhöhter Pulsfrequenz im Stehen)

POU placenta, ovaries, and uterus

POV privately owned vehicle

POW prisoner of war

POX pulse oximeter (reading)

PP near point of accommodation; paradoxical pulse; partial upper and lower dentures; pedal pulse; per protocol; peripheral pulses; pin prick (Nadelstich); pink puffer (emphysema); planned parenthood; plasmapheresis; plaster of paris (Gips; Gipsverband); poor person; posterior pituitary; postpartum; postprandial; presenting part; private patient; prophylactics; protoporphyria; proximal phalanx; pulse pressure

P&P pins and plaster (percutane Drahtfixation von Knochenfragmenten mit zusätzlicher äußerer Gipsschiene); policy and procedure (Reglung und Verfahren)

PPA palpation, percussion, and auscultation; postpartum amenorrhea

PP&A palpation, percussion, and auscultation

PPAS postpolio atrophy syndrome

PPB parts per billion; pleuropulmonary blastoma; positive pressure breathing; prostate puncture biopsy

PPBE postpartum breast engorgment (Schwellung)

PPBS postprandial blood sugar

PPC plaster of paris cast (Gips; Gipsverband)

PPCD posterior polymorphous corneal dystrophy

PPD packs per day; posterior polymorphous dystrophy (dominant vererbliche oft beidseitige Korneadystrophie); postpartum day; pylorussparing pancreaticoduodenectomy

P & PD percussion & postural drainage

PPDR preproliferative diabetic retinopathy

PPE palmar-plantar erythrodysesthesia (syndrome; auch Hand-Fuss Syndrom; Nebeneffekt bei der Chemotherapie mit geschwollenen, geröteten, brennenden Fuß- und Handflächen); personal protective equipment; professional performance evaluation; pruritic papular eruption

PPES palmar-plantar erythrodysesthesia syndrome (auch Hand-Fuss Syndrom; Nebeneffekt bei der Chemotherapie mit geschwollenen, geröteten, brennenden Fuß- und Handflächen); pedal pulses equal and strong

PPG postprandial glucose; pylorus-preserving gastrectomy

PPGI psychophysiologic gastrointestinal (reaction)

PPH (primary) postpartum hemorrhage; primary pulmonary hypertension

PPHN persistent pulmonary hypertension of the newborn

PPHx previous psychiatric history

PPI permanent pacemaker insertion; Present Pain Intensity; proton-pump inhibitor

PPIVMs passive physiological intervertebral movements

PPJ pure pancreatic juice

PPL pars plana lensectomy

PPLO pleuropneumonia-like organisms

PPLOV painless progressive loss of vision

PPM parts per million; permanent pacemaker; persistent pupillary membrane

PPMA postpoliomyelitis muscular atrophy

PPMS psychophysiologic musculo-skeletal (reaction)

PPN peripheral parenteral nutrition

PPNAD primary pigmented nodular adrenocortical disease (seltene Form des M. Cushing)

PPNG penicillinase producing Neis-seria gonorrhoeae

PPOB postpartum obstetrics

PPP patient prepped and positioned; pearly penile papules (nicht infek-tiöse, kleine hautfarbene Papeln im Sulcus glans penis); pedal pulse present; peripheral pulses palpable (present); postpartum psychosis; preferred practice patterns

PPPBL peripheral pulses palpable both legs

PPPD pylorus-preserving pancreato-duodenectomy

PPPG postprandial plasma glucose

PPPM per patient, per month

PPROM prolonged premature rupture of membranes (vorzeitige Ruptur der Fruchtblase)

pPROM premature rupture of the membranes (vorzeitige (< 37. Wo.) Fruchtblasenruptur)

PPS peripheral pulmonary stenosis; postpartum sterilization; postperfu-sion syndrome (Infektion mit dem CM Virus durch Bluttransfusionen mit Fieber, Leukozytose, Splenome-galie); postpoliomyelitis syndrome; postpump syndrome (systemische Entzündung/Immunantwort nach kardio-pulmonalen Bypass bei Herz-operationen); pulses per second

PPT person, place, and time; Physical Performance Test; posterior pelvic tilt (Kippung)

PPTL postpartum tubal ligation

PPU perforated peptic ulcer

PPV pars plana vitrectomy; positive predictive value; positive-pressure ventilation

PPVT Peabody Picture Vocabulary Test (Test der individuellen sprachli-chen Fähigkeiten)

PPW plantar puncture wound

PPY packs per year (cigarettes)

PR far point of accommodation; pack removal; partial remission; patient relations; per rectum; pityriasis rosea; premature; profile; progres-sive resistance; prolonged remission; prone (auf dem Bauch liegend); Protestant; Puerto Rican; pulmonic regurgitation; pulse rate

P=R pupils equal in size and reaction

P & R pelvic and rectal; pulse and respiration

PRAFO pressure relief ankle-foot orthosis

PR(B)C packed red (blood) cells

PRCA pure red cell aplasia

PrCa prostate cancer

PRD polycystic renal disease

PRE passive resistance exercises; pro-gressive resistive exercise

Pre-M urine specimen before prostate massage

PREMI premature (unreif) infant

prep prepare for surgery; preposition

PRERLA pupils round, equal, react to light and accommodation

prev prevent; previous

PRH past relevant history; postocclu-sive reactive hyperemia; preretinal hemorrhage

prim primary

PRIMIP primipara (erste Schwanger-schaft)

PRK photorefractive keratectomy

PRLA pupils react to light and accom-modation

P

PRM passive range of motion; prematurely ruptured membrane (vorzeitiger Blasensprung)

PRMF preretinal macular fibrosis

PRN as occasion requires

PRO pronation; protein; prothrombin

prob probable

PROCTO proctoscopic; proctology

PROG prognathism; prognosis; program; progressive

PROM passive range of motion; premature rupture of membranes (vorzeit. Blasensprung)

PRON pronation

PROS prostate; prosthesis

Prov provisional

PROVIMI proteins, vitamins, and minerals

PRP panretinal photocoagulation; penicllinase-resistant penicillin; penicillin-resistant pneumococci; pityriasis rubra pilaris; platelet rich plasma; progressive rubella panencephalitis

PRRE pupils round, regular, and equal

PRRERLA pupils round, regular, equal; react to light and accommodation

PRS prolonged respiratory support

PRSP penicillin-resistant Streptococcus pneumoniae

PRST blood pressure, heart rate, sweating and tears (Analgetikabedarf)

PRT pelvic radiation therapy

PRTCA percutaneous rotational transluminal coronary angioplasty

PRV polycythemia rubra vera

PRVEP pattern reversal visual evoked potentials

PRW past relevant work

PFX panoramic facial x-ray

PS paranoid schizophrenia; pathologic stage; peripheral smear; physical status; plastic surgery (auch *surgeon*); posterior synechiae; posterior synechiotomy; pressure sore (Druckulkus); pressure support; protective services; pulmonary stenosis; pyloric stenosis

P & S pain and suffering; paracentesis (Punktion) and suction; permanent and stationary

PS I healthy patient with localized pathological process

PS II a patient with mild to moderate systemic disease

PS III a patient with severe systemic disease limiting activity but not incapacitating

PS IV a patient with incapacitating systemic disease

PSA polysubstance abuse; product selection allowed

PsA psoriatic arthritis

PSBO partial small bowel obstruction

PSC percutaneous suprapubic cystostomy; posterior subcapsular cataract; primary sclerosing cholangitis; pronation spring control; pubosacrococcygeal (diameter)

PSCC posterior subcapsular cataract

PSC Cat posterior subcapsular cataract

PSCP posterior subcapsular precipitates

PSCT peripheral stem cell transplant

PSCU pediatric special care unit

PSD pilonidal sinus disease; poststroke depression; psychosomatic disease

PSE portal systemic encephalopathy

PSF posterior spinal fusion

PSG peak systolic gradient; polysomnogram; portosystemic gradient

PSGN poststreptococcal glomerulonephritis

PSH past surgical history; postspinal headache

PSHx   past surgical history

PSI   pounds per square inch; punctate subepithelial infiltrate

PSIC   pediatric surgical intensive care

PSIG   pounds per square inch gauge (Querschnitt, Druck)

PSM   presystolic murmur (Reibegeräusch)

PSMA   progressive spinal muscular atrophy

PSNP   progressive supranuclear palsy (Lähmung)

PSO   pelvic stabilization orthosis; proximal subungual onychomycosis

P/sore   pressure sore

PSP   progressive supranuclear palsy (Lähmung)

PSRA   pressure sore risk assessment

PSRBOW   premature spontaneous rupture of bag of waters (Fruchtblase)

PSReA   poststreptococcal reactive arthritis

PSRT   photostress recovery test (Test zur DD Makulopathie/N. opticus Schäden)

PSS   painful shoulder syndrome; pediatric surgical service; progressive systemic sclerosis

PSSP   penicillin-sensitive Streptococcus pneumoniae

PST   paroxysmal supraventricular tachycardia; platelet survival time

PSTT   placental site trophoblastic tumor

PSUD   psychoactive substance use disorder

PSUR   periodic safety update reporting

PSV   peak systolic velocity pressure supported ventilation

PSVT   paroxysmal supraventricular tachycardia

PSY   presexual youth

PSZ   pseudoseizures

PT   paroxysmal tachycardia; patient; phototoxicity; physical therapy; pint (0,47 l); preterm

P/T   pain and tenderness (Druckschmerzhaftigkeit, Empfindlichkeit)

P&T   pain and tenderness (Druckschmerzhaftigkeit, Empfindlichkeit); paracentesis and tubing (of ears); peak and trough; permanent and total

PTA   patellar tendon autograft; percutaneous transluminal angioplasty; plasma thromboplastin antecedent; post-traumatic amnesia; pretreatment anxiety (Angst, Aufregung); prior to admission; pure-tone average (Hörschwelle)

PTAB   popliteal-tibial artery bypass

PTAS   percutaneous transluminal angioplasty with stent placement

PTB   patellar tendon bearing (Haltung, Lager); prior to birth; pulmonary tuberculosis

PTBA   percutaneous transluminal balloon angioplasty

PTBD   percutaneous transhepatic biliary drain (auch *drainage*)

PTBD-EF   percutaneous transhepatic biliary drainage-enteric feeding

PTBS   post-traumatic brain syndrome

PTB-SC-SP   patellar tendon bearing (Haltung, Lager) -supracondylar-suprapatellar

PTC   patient to call; percutaneous transhepatic cholangiography; posttetanic count; premature tricuspid closure; prior to conception; pseudotumor cerebri

PTCA   percutaneous transluminal coronary angioplasty

PTCDLF/M   pregnancy, term, complicated delivered, living female/male

PTCL   peripheral T-cell lymphoma

PTCR   percutaneous transluminal coronary recanalization

PTCRA   percutaneous transluminal coronary rotational atherectomy

PTD   percutaneous transpedicular diskectomy; period to discharge; permanent and total disability; persistent trophoblastic disease; pharyngotracheal duct; prior to delivery

PTDM   post-transplant diabetes mellitus

PTDP   permanent transvenous demand pacemaker

PTE   pretibial edema; proximal tibial epiphysis; pulmonary thromboembolectomy; pulmonary thromboembolism

PTED   pulmonary thromboembolic disease

PTER   percutaneous transluminal endomyocardial revascularization

PTF   patient transfer form; post-tetanic facilitation

PTG   parathyroid gland; photoplethysmogram

PTGBD   percutaneous transhepatic gallbladder drainage

PTH   post-transfusion hepatitis; prior to hospitalization

PTHC   percutaneous transhepatic cholangiography

PTHS   post-traumatic hyperirritability (Übererregbarkeit) syndrome

PTJV   percutaneous transtracheal jet ventilation

PTK   phototherapeutic keratectomy

PTL   preterm labor; pudding-thick liquid (diet consistency)

PTLD   post-transplantation lymphoproliferative disorder (disease)

PTM   patient monitored, posterior trabecular meshwork

PTMC   percutaneous transvenous mitral commissurotomy

PTMDF   pupils, tension, media, disk, and fundus

PTMR   percutaneous transmyocardial revascularization

PT-NANB   post-transfusion non-A, non-B (hepatitis C)

PTNB   preterm newborn

PTO   part-time occlusion (eye patch); please turn over; proximal tubal obstruction

PTP   posterior tibial pulse; post-transfusion purpura

PTPM   post-traumatic progressive myelopathy

PTPN   peripheral (vein) total parenteral nutrition

P to P   point to point

PTR   paratesticular rhabdomyosarcoma; patella tendon reflex; patient to return

PTRA   percutaneous transluminal renal angioplasty

PTS   patellar tendon suspension; permanent threshold shift; prior to surgery

PTSD   post-traumatic stress disorder

PTTW   patient tolerated traction well

PTU   pain treatment unit; pregnancy, term, uncomplicated

PTUCA   percutaneous transluminal ultrasonic coronary angioplasty

PTUDLF/M   pregnancy, term, uncomplicated delivered, living female/male

PTWTKG   patient's weight in kilograms

PTX   parathyroidectomy; pelvic traction; phototherapy; pneumothorax

PU   pelvic-ureteric; pelviureteral; peptic ulcer; pregnancy urine

PUA   pelvic (examination) under anesthesia

PUB   pubic

PUBS   percutaneous umbilical blood sampling

PUD partial upper denture (Zahn-reihe); peptic ulcer disease; percutaneous ureteral dilatation

PUE pyrexia (Fieber) of unknown etiology

pul. pulmonary

PULSES (Systemcheck) physical condition, upper limb functions, lower limb functions, sensory components, excretory functions, and support factors

PUN plasma urea nitrogen

PUND pregnancy, uterine, not delivered

PUNL percutaneous ultrasonic nephrolithotripsy

PUO pyrexia (Fieber) of unknown origin

PUP percutaneous ultrasonic pyelolithotomy

PU/PL partial upper and lower dentures

PUPPP pruritic urticarial papules and plaque of pregnancy

PUS percutaneous ureteral stent; preoperative ultrasound

PUV posterior urethral valves

PV per vagina (Untersuchung); plasma volume; polycythemia vera; popliteal vein; portal vein; postvoiding (nach der Miktion); prenatal vitamins; projectile vomiting; pulmonary vein

P & V peak and valley (Cave! besser: *peak and trough*); pyloroplasty and vagotomy

PVA Prinzmetal's variant angina

PVAD prolonged venous access devices

PVAR pulmonary vein atrial reversal

PVB paravertebral block; premature ventricular beat

PVC postvoiding (nach der Miktion) cystogram; premature ventricular contraction(s); pulmonary venous congestion (Stauung)

PVD patient very disturbed (verwirrt, beunruhigt); peripheral vascular disease; posterior vitreous detachment; premature ventricular depolarization

PVE perivenous encephalomyelitis; premature ventricular extrasystole; prosthetic valve endocarditis

P vera polycythemia vera

PVF peripheral visual field

PVFS postviral fatigue syndrome (Müdigkeit, diffuse Knochen- und Muskelschmerzen, Schlafstörungen und subjektives Unwohlsein)

PVH periventricular hemorrhage/hyperintensity; pulmonary vascular hypertension

PVI pelvic venous incompetence; peripheral vascular insufficiency; portal-vein infusion

PVL peripheral vascular laboratory; periventricular leukomalacia

PVN peripheral venous nutrition

PVO peripheral vascular occlusion; portal vein occlusion; pulmonary venous occlusion

PVo pulmonary valve opening

PVOD pulmonary vascular obstructive disease

PVP peripheral venous pressure; posteroventral pallidotomy

PVR peripheral vascular resistance; perspective volume rendering; postvoiding residual (Restharn nach Miktion); proliferative vitreoretinopathy; pulmonary vascular resistance

PVS percussion, vibration, and suction; peripheral vascular surgery; peritoneovenous shunt; persistent vegetative state; Plummer-Vinson syndrome; pulmonic valve stenosis

PVT paroxysmal ventricular tachycardia; proximal vein thrombosis

P

PVV   persistent varicose veins

PW   pacing wires; patient waiting; plantar wart; posterior wall; pulse width; puncture wound

P&W   pressures and waves

PWA   persons with AIDS

PWB   partial weight bearing; positive well-being (scale); psychological well-being

PWBL/R   partial weight bearing, left/right

PWCA   personal watercraft accident

PWD   patients with diabetes; person(s) with a disability; powder

PWE   people with epilepsy

PWI   pediatric walk-in clinic; posterior wall infarct

PWLV   posterior wall of left ventricle

PWMI   posterior wall myocardial infarction

PWP   pulmonary wedge pressure (pulmonaler Verschlussdruck)

PWS   Prader-Willi syndrome

PWTd   posterior wall thickness at end-diastole

PWV   pulse-wave velocity

Px   physical exam; pneumothorax; prognosis; prophylaxis; Anzahl (x) Lebendgeborener

PXAT   paroxysmal atrial tachycardia

PXE   pseudoxanthoma elasticum

PXF   pseudoexfoliation

PY   pack years

PYE   person-years of exposure

PYHx   packs per year history

PYLL   potential years of life lost

PZ   peripheral zone

Q

Q   every; quadriceps

QA   quality assurance

QAC   before every meal

QALE   quality-adjusted life expectancy

QALYs   quality-adjusted life years

QAM   every morning

QAS   quality-adjusted survival

QB   blood flow

QC   quad cane (Stock/Gehhilfe mit 4 Füßen); quality control; quick catheter

QCA   quantitative coronary angiography

QD   dialysate flow; every day

QDAM   once daily in the morning

QDPM   once daily in the evening

QDS   viermal täglich

QED   every even day; quick and early diagnosis

QEE   quadriceps extension exercise

q4h   every four hours

qh   every hour

qhs   every night

QID   four times daily

QIDM   four times daily with meals and at bedtime

QIW   four times a week

QJ   quadriceps jerk

QKD   Korotkoff sounds interval

QL(I)/(S)   quality of life (index)/(score)

QM   every morning

QMI   Q wave myocardial infarction

QMT   quantitative muscle testing

q.n.   every night

q.n.s.   quantity not sufficient

qod/h/hs   every other day/hour/other night

QOL/M   quality of life/motion

QON   every other night

qpm   every evening

QP/QS   ratio of pulmonary blood to systemic blood flow

QQH   alle vier Stunden

QR   quiet room

QS   every shift; quadriceps set; sufficient quantity

qs ad   a sufficient quantity to make

QS&L   quarters, subsistence, and laundry (Unterkunft, Verpflegung und Wäsche)

Qt   quart

QTB   quadriceps tendon bearing (Sehnenscheide/-lager)

Q-TwiST   quality-adjusted time without symptoms (of disease) and toxicity

QUAD   quadrant; quadriceps; quadriplegic

QU   quiet

QUART   quadrantectomy, axillary dissection, and radiotherapy

QW(E)   every week (weekend)

QWK   once a week

Q4wk   every four weeks

R

R   radial; rate; ratio; reacting; rectal; rectum; regular; resistant; respiration; reticulocyte; retinoscopy; right; rub

r   recombinant; registered trademark; right

-R   Rinne's test, negative

+R   Rinne's test, positive

RA   rales (Rasselgeräusche); readmission; receptor agonist/antagonist; repeat action; rheumatoid arthritis; right arm/atrium/auricle (Ohrmuschel; Herzohr); room air

RAA   renin-angiotensin-aldosterone; right atrial abnormality

RAB   not otherwise specified; rice (cereal), applesauce, and banana (diet)

RABG   room air blood gas

RAC   right antecubital; right atrial catheter

RAD   radical; radiology; reactive airway disease; right axis deviation

RADCA   right anterior descending coronary artery

RADS   reactive airway disease syndrome

RAE   right atrial enlargement

RAEB   refractory anemia, erythroblastic

RAEB-T   refractory anemia with excess blasts in transition

RAF   rapid atrial fibrillation

RAFF   rectus abdominis free flap

RAG   room air gas

RAH   right atrial hypertrophy

RAHB   right anterior hemiblock

RALT   routine admission laboratory tests

RAM   radioactive material; rapid alternating movements

RAN   resident's admission notes

R2AN   second year resident's (Assistenzarzt) admission notes

RAP   right abdominal pain; right atrial pressure

RAQ   right anterior quadrant

RAP   recurrent abdominal pain

RAPD   relative afferent pupillary defect

R

RAR   right arm, reclining (ruhigstellen, stützen)

RAS   recurrent aphthous stomatitis; renal artery stenosis; reticular activating system; right arm, sitting

RAT   right anterior thigh (Oberschenkel)

RATx   radiation therapy

RAU   recurrent aphthous ulcers

R(AW)   airway resistance

RB   relieved by; retinoblastoma; retrobulbar; right breast; right buttock (Gesäßhälfte)

R & B   right and below

RBA   right basilar artery; right brachial artery; risks, benefits, and alternatives (Merkspruch für das Patientenaufklärungsgespräch)

RBB   right breast biopsy

RBBB   right bundle branch block

RBBX   right breast biopsy examination

RBC   red blood cell (count)

RBCD   right border cardiac dullness (Dämpfung)

RBD   REM behavior disorder; right border of dullness (Dämpfung)

RBE   relative biologic effectivenes

RBF   renal blood flow

RBG   random blood glucose

RBILD   respiratory bronchiolitis-associated interstitial lung disease

RBON   retrobulbar optic neuritis

RBOW   rupture bag of water (Fruchtblase)

RBPR   red blood per rectum

RBS   random (willkürlich; zufällig) blood sugar

RBV(O)   right brachial vein (occlusion)

RC   race; Red Cross; retrograde cystogram; right coronary; Roman Catholic; rotator cuff

R/C   reclining chair (Liegestuhl)

R & C   reasonable and customary

RCA   radionuclide cerebral angiogram; right carotid/coronary artery

RCBF   regional cerebral blood flow

RCC   rape crisis center; renal cell carcinoma; Roman Catholic Church

RCCT   randomized controlled clinical trial

RCD   relative cardiac dullness (Dämpfung)

RCE   right carotid endarterectomy

RCFA   right common femoral angioplasty; right common femoral artery

RCHF   right-sided congestive heart failure

RCM   restricted cardiomyopathy; retinal capillary microaneurysm; right costal margin

RCP   respiratory care plan; retrograde cerebral perfusion

RCR   rotator cuff (Manschette) repair

RCS   repeat cesarean section; reticulum cell sarcoma

RCT   randomized clinical trial; Rorschach Content Test

RCX   ramus circumflexus (der linken Herzkranzarterie)

RD   radial deviation; Raynaud's disease; reflex decay (Abschwächung); renal disease; respiratory disease; respiratory distress; restricted duty; retinal detachment; Reye's disease; rhabdomyosarcoma; right deltoid; ruptured disk

RDB   randomized double-blind (trial)

RDEA   right deviation of electrical axis

RDIH   right direct inguinal hernia

RDLBBB   rate-dependent left bundle branch block

RDOD/OS   retinal detachment (Netzhautabhebung), right eye/left eye

RDPE   reticular degeneration of the pigment epithelium

RDS   research diagnostic criteria; respiratory distress syndrome

RDT regular dialysis (hemodialysis) treatment

RDTD referral (ärztliche Über-/Einweisung), diagnosis, treatment, and discharge

RDU recreational drug use

RDVT recurrent deep vein thrombosis

RE concerning; Rasmussen's encephalitis (selten; progressiv; Krampfanfälle, Motorik- und Sprachverlust, Hemiparese, Enzephalitis, Demenz); rectal examination; reflux esophagitis; regarding; regional enteritis; reticuloendothelial; right ear; right eye; rowing ergometer

R & E rest and exercise; round and equal

R ↑ E right upper extremity

R ↓ E right lower extremity

RE/ recheck

READM readmission

REC rear end collision; recommend (empfehlen); record; recovery; recreation; recur

RECT rectum

REDs reproductive endocrine diseases

RED SUBS reducing substances

REE resting energy expenditure (Aufwand)

RE-ED re-education

REF referred (weitergeleitet; übergeben); refused; renal erythropoietic factor

ref refer to (sich beziehen auf; verlegen nach)

regurg regurgitation

rehab rehabilitation

REL relative; Religion

RELE resistive exercise, lower extremities

REM rapid eye movement; recent event memory; remarried; remission

REMS rapid eye movement sleep

REP repair; repeat; report

REPL recurrent early pregnancy loss

repol repolarization

REPS repetitions

RER renal excretion rate; rough endoplasmatic reticulum

RES recurrent erosion syndrome (oberflächliche Erosionen des Auges; Schmerzen, Rötung, Tränenfluss, Lichtsensitivität); resection; resident; reticuloendothelial system

RESC resuscitation

RESP respirations; respiratory

REST restoration

RET retention; reticulocyte; retina; retired; return; right esotropia

ret detach retinal detachment (Ablösung)

retic reticulocyte

RETRO retrograde

RETRX retractions

REUE resistive exercise, upper extremities

REV reverse; review; revolutions

RF radiofrequency; reduction fixation; renal failure; respiratory failure; restricted fluids; rheumatic fever; rheumatoid factor; right foot; risk factor; radiofrequency

R/F retroflexed

RFA radio-frequency ablation; right femoral artery; right forearm

RFB retained foreign body

RFE return flow enema (Darmspülung, Einlauf)

RFg visual fields by Goldmann-type perimeter

RFLF retained fetal lung fluid

RFP renal function panel, request for payment; request for proposal

RFS rapid frozen section; refeeding syndrome; relapse-free survival

RFT routine fever therapy

RFV reason for visit; right femoral vein

R

RG   regurgitated (infant feeding); right (upper outer) gluteus

R/G   red/green

RGM   recurrent glioblastoma multiforme

RH   relative humidity; rest home; retinal hemorrhage; right hand; right hemisphere; right hilus; right hyperphoria (latentes rechtsseitiges Höhenschielen); room humidifier

RHB   raise head of bed; right heart border

RH/BSO   radical hysterectomy and bilateral salpingoooophorectomy

RHC   respiration has ceased (aufgehört); right heart catheterization; right hemicolectomy

RHD   radial head dislocation; relative hepatic dullness (Dämpfung); rheumatic heart disease, right-hand dominant

RHF   right heart failure

RHG   right hand grip

RHH   right homonymous hemianopsia

RHINO   rhinoplasty

RHL   right hemisphere lesions; right heptic lobe

RHO   right heel off

RHP   resting head pressure

RHR   resting heart rate

RHS   right hand side

RHT   right hypertropia (rechtsseitiges Höhenschielen)

RHW   radiant heat warmer

RI   ramus intermedius (coronary artery); refractive index (Brechungskoeffizient); regular insulin; relapse incidence; renal insufficiency; respiratory illness; rooming in

RIC   right iliac crest (Kamm, Grat)

RICE   rest, ice, compression, and elevation

RICU   respiratory intensive care unit

RID   ruptured intervertebral disk

RIE   radiation induced emesis

RIF   right iliac fossa; right index finger; rigid internal fixation

RIH   right inguinal hernia

RIND   reversible ischemic neurologic defect

RINV   radiation-induced nausea and vomiting

RIOJ   recurrent intrahepatic obstructive jaundice (Gelbsucht)

R-IOL   remove intraocular lens

RIP   rapid infusion pump; rhythmic inhibitory pattern

RIS   responding to internal stimuli

RIT   radioimmunotherapy; Rorschach Inkblot Test

RIVD   ruptured intervertebral disk

RIX   radiation-induced xerostomia

RK   radial keratotomy; right kidney

RKS   renal kidney stones

RL   right lateral; right leg; right lower; right lung; Ringer's lactate; rotation left

R -> L   right to left

RLA   right lower arm

RLB   right lateral bending; right lateral border

RLBCD   right lower border of cardiac dullness (Dämpfung)

RLD   related living donor; right lateral decubitus; ruptured lumbar disk

RLDP   right lateral decubital position

RLE   right lower extremity

RLF   retrolental fibroplasia; right lateral femoral

RLG   right lateral gaze

RLH   reactive lymphoid hyperplasia

RLL   right liver lobe; right lower lid; right lower lobe

RLN   recurrent laryngeal nerve; regional lymph node(s)

RLND   regional lymph node dissection

RLQ(D)   right lower quadrant (defect)

RLRTD recurrent lower respiratory tract disease

RLS restless legs syndrome; Ringer's lactate solution; stammerer (Stammeler, Stotterer), difficulty in enunciating (artikulieren) R, L, and S

RLSB right lower scapular border; right lower sternal border

RLT right lateral thigh

RLTCS repeat low transverse cesarean section

RLWD routine laboratory work done

RLX right lower extremity

RM radical mastectomy; repetitions maximum; respiratory movement; risk model; room

R&M routine and microscopic

1-RM single repetition maximum lift

RMB right main bronchus

RMCAT right middle cerebral artery thrombosis

RMCL right midclavicular line

RMD rippling muscle disease (Myopathie mit induzierbaren Muskelkontraktionen)

RME resting metabolic expenditure (Aufwand); right mediolateral episiotomy

RMEE right middle ear exploration

RMF right middle finger

RMK #1 remark number 1

RML right middle lobe

RMLE right mediolateral episiotomy

RMR resting metabolic rate

RMRM right modified radical mastectomy

RMS red-man syndrome (Nebenwirkung von Vancomycin; Flush, Erythem, Angioödem, Hypotonie); rhabdomyosarcoma; Rocky Mountain spotted fever (Rickettsiose; Fieber, Exanthem, Lichtscheu; Kreislauf- und Atemdepression, Delir, Stupor, Hemi-/Paraplegien)

RMSB right middle sternal border

RMSF Rocky Mountain spotted fever (Rickettsiose; Fieber, Exanthem, Lichtscheu; selten Kreislauf- und Atemdepression, Delir, Stupor, Hemi-/Paraplegien, Nekrosen der Akren)

RN right nostril (Nasenloch)

R/N renew (auffrischen)

RND radical neck dissection

RNF regular nursing floor

RNST reactive nonstress test

RNUD recurrent nonulcer dyspepsia

RO reality orientation; report of; reverse osmosis; routine order(s); Russian Orthodox

R/O rule out (etwas ausschliessen)

ROAC repeated oral doses of activated charcoal (Aktivkohle)

ROAD reversible obstructive airway disease

ROC receiver operating characteristic; record of contact; resident (Assistenzarzt) on call

ROD rapid opioid/opiate detoxification

RODA rapid opioid/opiate detoxification under anesthesia

ROE report of event; right otitis externa

ROF review of outside films

ROI region of interest; release of information

ROIDS hemorrhoids

ROIH right oblique inguinal hernia

ROJM range of joint motion

ROLC radiologically occult lung cancer

ROM range of motion; right otitis media; rupture of membranes

ROMCP range of motion complete and painfree

ROMI rule out myocardial infarction

ROMSA/C right otitis media, suppurative (eitrig), acute/chronic

R

ROMWNL range of motion within normal limits

ROP retinopathy of prematurity

RoTx radiation therapy

ROS review of systems

ROSC restoration of spontaneous circulation

ROSS review of signs and symptoms

ROT remedial occupational therapy; rotator

ROU recurrent oral ulcer

ROUL rouleaux (rouleau)

ROW rest of (the) week

RP radial pulse; radical prostatectomy; Raynaud's phenomenon; responsible party; resting position; restorative proctocolectomy; retinitis pigmentosa; retrograde pyelogram

RPD removable partial denture (Gebiss, Zahnersatz)

RPED retinal pigment epithelium detachment

RPEP rabies postexposure prophylaxis; right pre-ejection period

RPF relaxed pelvic floor; renal plasma flow; retroperitoneal fibrosis

RPG retrograde percutaneous gastrostomy; retrograde pyelogram

RPGN rapidly progressive glomerulonephritis

RPH retroperitoneal hemorrhage

RPICCE round pupil intracapsular cataract extraction

RPL retroperitoneal lymphadenectomy

RPLND retroperitoneal lymph node dissection

RPN renal papillary necrosis

R_2PN second year resident's (Assistenzarzt im 2. Jahr der Facharztausbildung) progress notes

RPP radical perineal prostatectomy; rate-pressure product; retropubic prostatectomy

RPPS retropatellar pain syndrome

RPU retropubic urethropexy

RQ respiratory quotient

RR recovery room; regular rate; regular respirations; relative risk; respiratory rate; response rate; retinal reflex; rotation right

R/R rales-rhonchi (amphorische Rasselgeräusche)

R&R rate and rhythm; recent and remote; recession and resection; resect and recess (muscle surgery); rest and recuperation; remove and replace

RRAM rapid rhythmic alternating movements

RRCT, no (m) regular rate, clear tones, no murmurs

RRD rhegmatogenous retinal detachment (Netzhautablösung)

RRE round, regular, and equal (pupils)

RR-IOL remove and replace intraocular lens

RRM reduced renal mass; right radial mastectomy

RRMS relapsing-remitting multiple sclerosis

RRND right radical neck dissection

R rot right rotation

RRP radical retropubic prostatectomy

RRR recovery room routine; regular rhythm and rate; relative risk reduction

RRRN round, regular, and react normally

RRRsM regular rate and rhythm without murmur

RRVO repair relaxed vaginal outlet

RRVS recovery room vital signs

RRW rales (Rasselgeräusche), rhonchi (amphorische Atemgeräusche), or wheezes (pfeifende Atemgeräusche)

RS Raynaud's/Reiter's syndrome; rectal swab (Abstrich); recurrent seizures; reschedule; respiratory system;

restart; Reye's syndrome; rhythm strip; right side; Ringer's solution; rumination syndrome (Essstörung, Patient regurgitiert die heruntergeschluckte Nahrung)

R/S reschedule; rest stress; rupture spontaneous

R/S I resuscitation status one (full resuscitative effort)

R/S II resuscitation status two (no code, therapeutic measures only)

R/S III resuscitation status three (no code, comfort measures only)

RSAPE remitting seronegative arthritis with pitting edema

RSB right sternal border

RSD/RSDS reflex sympathetic dystrophy (syndrome; M. Sudeck)

RSE reactive subdural effusion (Erguss); refractory status epilepticus; right sternal edge

RSI rapid sequence intubation; repetitive strain (stress) injury

RSLR reverse straight leg raise

RSO right salpingo-oophorectomy

RSOP right superior oblique palsy (Lähmung)

RSR regular sinus rhythm; relative survival rate; right superior rectus

RSSE Russian spring-summer encephalitis

RSW right-sided weakness

RT rectal temperature; renal transplant; repetition time; right; right thigh; room temperature

R/t related to

RTA ready to administer; renal tubular acidosis; road traffic accident

RTAE right atrial enlargement

RTAH right anterior hemiblock

RTAT right anterior thigh (Oberschenkel)

RTB return to baseline

RTC Readiness to Change (questionnaire); return to clinic; round the clock

RTER return to emergency room

rt. ↑ ext. right upper extremity

RTF ready-to-feed; return to flow

RTFM read the f**** manual (umgangssprachlich)

RTI respiratory tract infection

RTK rhabdoid tumor of the kidney

RTL reactive to light

RTN renal tubular necrosis

RTO return to office

RTP renal transplant patient; return to pharmacy

RTR renal transplant recipient(s); return to room

RTRR return to recovery room

RTS radial tunnel syndrome; raised toilet seat; real-time scan; return to school; return to sender (Absender); Revised Trauma Score (Glasgow Coma Scale, systolischer Blutdruck und Atemfrequenz); Rubinstein-Taybi syndrome (Gesichtsanomalien, Mikrozephalie, Kleinwuchs, Fehlbildung der Gliedmaßen und der inneren Organe)

RTW return to ward; return to work

RTWD return to work determination

RTx radiation therapy; renal transplantation

RU residual urine; retrograde ureterogram; right upper; routine urinalysis

RUA right upper arm; routine urine analysis

RUE right upper extremity

RUG retrograde urethrogram

RUL right upper lid; right upper lobe

RU(O)Q right upper (outer) quadrant

rupt. ruptured

RUQD right upper quadrant defect

RURTI recurrent upper respiratory tract infection

RUV   residual urine volume

RUX   right upper extremity

RV   rectovaginal; residual/respiratory volume; retinal vasculitis; return visit; right ventricle

RVAD   right ventricular assist device

RVCD   right ventricular conduction deficit

RVD   relative vertebral density; renal vascular disease

RVDP   right ventricular diastolic pressure

RVE   right ventricular enlargement

RVEDP   right ventricular enddiastolic pressure

RVEDV   right ventricular enddiastolic volume

RVEF/T   right ventricular ejection fraction/time

RVF   Rift Valley fever (Arboviren; Fieber, Kopfschmerz, Myalgien, selten Enzephalitis, Hämorrhagien, Leberzellnekrose); right ventricular function; right visual field

RVH   renovascular hypertension; right ventricular hypertrophy

RVHT   renovascular hypertension

RVI   right ventricle infarction

RVIDd   right ventricle internal dimension diastole

RVO   relaxed vaginal outlet; retinal vein occlusion; right ventricular outflow/overactivity

RVOT(H)   right ventricular outflow tract hypertrophy

RVP   right ventricular pressure

RVR   rapid ventricular response; renal vascular resistance; right ventricular rhythm

RVSP   right ventricular systolic pressure

RVSW   right ventricular stroke work

RVT   recurrent ventricular tachycardia; renal vein thrombosis

RW   radiant warmer; red welt (Beule, Quaddel); rolling walker (Gehhilfe mit 4 Rädern)

R/W   return to work

RWM   regional wall motion

RWMA   regional wall motion abnormalities

RWT   relative wall thickness

Rx   radiotherapy; take; therapy; treatment; receive; receipt

RXN   reaction

RXT   radiation therapy; right exotropia (Auswärtsschielen)

S

S   sacral; second; sensitive; serum; single; sister; son; south; sponge; subjective findings; suicide; suction; sulfur (Schwefel); supervision; susceptible (empfindlich)

/S/   signature

s̄   without

S′   shoulder

S_1 first heart sound

S_2 second heart sound

S_3 third heart sound (Frühdiastole; bei Kindern und Jugendlichen physiologisch)

S_4 fourth heart sound (Spätdiastole; „Vorhofton"; bei Kindern u. Jugendlichen physiologisch)

SA   semen analysis; sexoholics anonymous; sinoatrial; sleep apnea; Spanish-American; spinal anesthesia; subarachnoid; substance abuse; suicide alert/attempt; surgical assistant

SA node sinuatrialer Knoten

S/A same as; sugar and acetone

SAA same as above; Stokes-Adams attacks (Adams-Stokes-Morgagni Syndrom; lebensbedrohliche Synkopen, evtl. mit Krämpfen, infolge Herzrhythmusstörungen)

SAARDs slow-acting antirheumatic drugs

SAB sinoatrial block; Spanish-American Black; spontaneous abortion; subarachnoid bleed; subarachnoid block

SA(C)C short arm (cylinder) cast (Gipsverband)

SACD subacute combined degeneration (of the spinal cord; ZNS und PNS-Schädigung durch Vitamin B-12 Mangel mit Schwäche, krankhaften Sinnesempfindungen, Sehstörungen)

SACT sinoatrial conduction (Überleitung) time

SAD seasonal affective disorder; social anxiety disorder; source-axis distance; subacromial decompression; subacute dialysis; superior axis deviation

SADL simulated activities of daily living

SADs severe autoimmune diseases

SAE serious adverse event (schwere unerwünschte Nebenwirkungen wie Tod, Amputation, kongenitale Anomalien, etc.); short above elbow (cast; Gipsverband)

SAF Self-Analysis Form; Spanish-American female

Sag D sagittal diameter

SAH subarachnoid hemorrhage; systemic arterial hypertension

SAHS sleep apnea/hypopnea (hypersomnolence) syndrome

SAM selective antimicrobial modulation; self-administered medication; sleep apnea monitor; Spanish-American male; systolic anterior motion

SAMPLE (Eselsbrücke für Rettungsmediziner für die Erstanamnese): symptoms/signs, allergies, medications, past medical history, last oral intake, and events prior to arrival

SAN side-arm nebulizer; sinoatrial node; slept all night

SANC short arm navicular cast (Gipsverband)

sang sanguinous

SANS sympathetic autonomic nervous system

SAO small airway obstruction

SAP sporadic adenomatous polyps

SAPHO synovitis, acne, pustulosis, hyperostosis, and osteomyelitis (syndrome)

SAPS short arm plaster (Pflasterverband) splint (Schiene); Simplified Acute Physiology Score (System, um das Sterberisiko eines Patienten der Intensivstation zu beurteilen)

SAR seasonal allergic rhinitis

SARA sexually acquired reactive arthritis

SARC seasonal allergic rhinoconjunctivitis

S Arrh sinus arrhythmia

SARS severe (auch *sudden*) acute respiratory syndrome

SART standard acid reflux test

SAS saline, agent, and saline (Infusionsschema: Kochsalz–Wirkstoff–Kochsalz); scalenus anticus syndrome (Kompression des Plex. brachialis und der A. und V. subclavia; Schmerzen in Arm, Schulter und Nacken; Muskulaturparalysen, Parästhesien, Ischämie); see assess-

S

ment sheet; short arm splint; sleep apnea syndrome; subarachnoid space; subaxial subluxation

SASH   saline, agent (Wirkstoff), saline, and heparin (Infusionsschema)

SAT   saturated; saturation; saturday; Senior Apperception Test (Auffassungstest zur Beurteilung von Verhalten, Beobachtungsleistung und emotionaler Reaktion); speech awareness threshold (Sprachstimulus); subacute thyroiditis

SATC/U   substance abuse treatment clinic/unit

SAVD   spontaneous assisted vaginal delivery

SB   safety belt; sandbag; scleral buckling (Operationsmethode bei Netzhautablösung); seat belt; seen by; Sengstaken-Blakemore (tube); sick boy; side bend; side bending; sinus bradycardia; slide board; small bowel; spina bifida; sponge bath; stand-by; Stanford-Binet (test; Intelligenztest über Schulleistung und Alltagsbewältigung); sternal border; stillbirth (Totgeburt); stillborn (totgeboren); stone basketing (Steinextraktion mit Hilfe e. Fangnetzes)

SB+   wearing seat belt

SB-   not wearing seat belt

SBA   serum bactericidal activity; standby angioplasty; standby assistant (auch *assistance*)

SBAC   small bowel adenocarcinoma

SBB   stereotactic breast biopsy

SBBO   small-bowel bacterial overgrowth

SBC   single base cane (Spazierstock mit einem Fuß); standard bicarbonate; strict bed confinement (Arrest); superficial bladder cancer

SBD   straight bag drainage

SBE   saturated base excess; self-breast examination; short below-elbow (cast; Gipsverband); shortness of breath on exertion; subacute bacterial endocarditis

SBFT   small bowel follow through

SBG   stand-by guard

SBI   silicone (gel-containing) breast implants; systemic bacterial infection

SBJ   skin, bones, and joints

SBO   small bowel obstruction

SBOD/OS   scleral buckle, right eye/left eye

SBP   school breakfast program; scleral buckling procedure (Operationsmethode bei Netzhautablösung); spontaneous bacterial peritonitis; systolic blood pressure

SBQC   small based quad cane (Gehstock/Krücke mit schmalen Fuß)

SBR   sluggish (träge, langsam) blood return; strict bed rest

SBS   serum blood sugar; shaken baby syndrome (Symptomkomplex bedingt durch starkes Schütteln eines Kleinkindes; Form der Kindesmisshandlung); short (auch *small*) bowel syndrome (Malabsorptionssyndrom); sick-building syndrome (Symptombeginn nach Aufenthalt in einem Gebäude, ohne dass eine klare Diagnose gestellt wird); side-by-side; small bowel series

SBTT   small bowel transit time

SBV   single binocular vision

SBW   seat belts worn

SBX   symphysis, buttocks, and xiphoid

SC   scapula; schizophrenia; self-care; sickle cell; small (blood pressure) cuff; Snellen's chart (Sehprobentabellen); spinal cord; sternoclavicular; subclavian (catheter); subcutaneous

sc   without correction (ohne Brille)

S&C   sclerae and conjunctivae

SCA   sickle cell anemia; spinocerebellar ataxia; subclavian artery; superior cerebellar artery

SCAN   suspected child abuse and neglect (vernachlässigen)

SCAP   scapula; scapular; stem cell apheresis

SCARMD   severe childhood autosomal recessive muscular dystrophy

SCAT   sickle cell anemia test

SCB   strictly confined to bed (Bettruhe)

SCBC   small cell bronchogenic carcinoma

SCBE   single-contrast barium enema (Einlauf)

SCBF   spinal cord blood flow

SCC   short course chemotherapy (for tuberculosis); sickle cell crisis; small cell carcinoma; spinal cord compression; squamous cell carcinoma

SCCa   squamous cell carcinoma

SCCB   small cell cancer of the bladder

SCCE/HN   squamous cell carcinoma of the esophagus/head and neck

SCD   sickle cell disease; spinal cord disease; subacute combined degeneration; sudden cardiac death

SCEP   somatosensory cortical evoked potential

SCFE   slipped capital femoral epiphysis

SCHIZ   schizocytes; schizophrenia

SCHLP   supracricoid hemilaryngopharyngectomy

SCHNC   squamous cell head and neck cancer

SCI   spinal cord injury

SCID   severe combined immunodeficiency disorders (auch *disease*, kongenitaler Immundefekt mit niedrigen Antikörperleveln und Fehlfunktion der T-Lymphozyten)

SCL   skin conductance level; symptom checklist; supraclavicular lymphnodes

SCL-90   Symptoms Checklist—90 items (Test zur Psychologie und Psychopathologie)

SCLC   small cell lung cancer (auch *carcinoma*)

SCLD   sickle cell lung disease

SCLE   subacute cutaneous lupus erythematosis

SCM   scalene muscle; sensation, circulation, and motion; spondylitic caudal myelopathy; supraclavicular muscle

SCMD   senile choroidal macular degeneration

SCN   severe congenital neutropenia; special care nursery (Kinderzimmer; -station); suprachiasmatic nucleus (nuclei)

SCOPE   arthroscopy

SCR   special care room; seclusion (abgeschlossen; abgesondert) room; spondylitic caudal radioculopathy; stem cell rescue

SCRIPT   prescription

SCS   spinal cord stimulation; stem cell support; suspected catheter sepsis

SCT   Sertoli cell tumor; sickle cell trait; stem cell transplant; sugar-coated tablet

SCTX   static cervical traction

SCU   self-care unit; special care unit

SCUCP   small cell undifferentiated carcinoma of the prostate

SCUT   schizophrenia, chronic undifferentiated type

SCV   subclavian vein; subcutaneous vaginal (block)

SD   scleroderma; senile dementia; sensory/severe deficit; septal defect; severely disabled; shoulder disarticulation; single/skin dose;

S

sleep deprived (Entzug); somatic dysfunction; spasmodic dysphonia; speech discrimination; spontaneous delivery; stable disease; standard deviation; step-down; sterile dressing; straight drainage; sudden death; surgical drain

S & D   seen and discussed; stomach and duodenum

S/D   sharp/dull (scharf/dumpf); systolic-diastolic ratio

SDA   same day admission; Seventh-Day Adventist; steroid-dependent asthma

SDAT   senile dementia of Alzheimer's type

SDB   self-destructive behavior; sleep disordered breathing

SDBP   seated/standing/supine diastolic blood pressure

SDC   serum drug (auch *digoxin*) concentration; Sleep Disorders Center

SD&C   suction, dilation, and curettage

SDD   selective digestive (tract) decontamination; sterile dry dressing; subantimicrobial dose

SDDT   selective decontamination of the digestive tract

SDE   subdural empyema

SDES   symptomatic diffuse esophageal spasm

SDF   sexual dysfunction

SDH   spinal detrusor hyperreflexia; subdural hematoma

SDII   sudden death in infancy

SDL   serum drug (auch *digoxin*) level; speech discrimination loss

SDLE   sex-difference in life expectancy; somatic dysfunction lower extremity

SDM   soft drusen maculopathy; standard deviation of the mean

S/D/M   systolic, diastolic, mean

SDO   surgical diagnostic oncology

SDP   single donor platelets; stomach, duodenum, and pancreas

SDR   selective dorsal rhizotomy; short-duration response

SDS   same day surgery; standard deviation score; sudden death syndrome

SDSO   same day surgery overnight

SDT   speech detection threshold (Sprachschwelle, die 50% der Zeit wahrgenommen wird)

SDU   step-down unit

SDUE   somatic dysfunction upper extremity

SE   saline enema (Einlauf mit 0.9% NaCl); self-examination; side effect; soft exudates; spin echo; staff escort; standard error; status epilepticus

S/E   suicidal and eloper (durchbrennen; ausreissen)

S & E   seen and examined

SEA   Southeast Asia; synaptic electronic activation

SEAR   Southease Asia refugee

SEC   second; secondary; secretary

SECL   seclusion (abgeschlossen, abgesondert)

SECPR   standard external cardiopulmonary resuscitation

SED   sedimentation; skin erythema dose; socially and emotionally disturbed; spondyloepiphyseal dysplasia

sed rt   sedimentation rate [(Blut-)Senkungsgeschwindigkeit]

SEG   segment; sonoencephalogram

SEH   spinal epidural hematomas; subependymal hemorrhage

SEI   subepithelial (corneal) infiltrate

SELFVD   sterile elective low forceps vaginal delivery

SEM   slow eye movement; standard error of mean; systolic ejection murmur

SEMI   subendocardial myocardial infarction

SENS   sensitivity; sensorium

SEP   separate; somatosensory evoked potential; syringe exchange program; systolic ejection period

SEQ   sequela (Folgekrankheit)

SER   side effects records; smooth endoplasmatic reticulum

Serial 7's   von 100 in 7er Schritten rückwärts zählen

SER-I/-II/-III/-IV   supination external rotation (Knöchelverletzung), type 1-4

SERO-SANG   serosanguineous

SERs   somatosensory evoked responses

SES   sick euthyroid syndrome (path. Schilddrüsenwerte ohne zuvor existierende Fehlfunktion des Hypothalamus oder der Schilddrüse); socioeconomic status; standard electrolyte solution

SEWHO   shoulder-elbow-wrist-hand orthosis

SF   salt-free; saturated fat; scarlet fever (Scharlach); seizure frequency; seminal fluid; skull fracture; soft feces; spinal fluid; starch (Stärke)-free; sugar-free; symptom-free; synovial fluid

S&F   soft and flat

SFA   saturated fatty acids

SFC   spinal fluid count; subarachnoid fluid collection

SFD   scaphoid fossa depression; small for dates

SFH   schizophrenia family history

SFP   simultaneous foveal perception; spinal fluid pressure

SFTR   sagittal, frontal, transverse, rotation

SFUP   surgical follow-up

SFW   shell fragment (Granatsplitter, Schrapnell) wound

SFWB   social/family well-being

SFWD   symptom-free walking distance

SG   salivary gland; scrotography; serum glucose; skin graft; specific gravity; Swan-Ganz

S/G   swallow/gag

SGA   small for gestational age; subjective global assessment (Essverhalten und körperliche Untersuchung); substantial gainful activity (employment)

SGC   Swan-Ganz catheter

SGD   straight gravity drainage

SGE   significant glandular enlargement

s gl   without correction (ohne Brille)

SGS   second-generation sulfonylurea; subglottic stenosis

SGTCS   secondarily generalized tonic-clonic seizures

SH   serum hepatitis; sexual harassment (Belästigung, Bedrängung); short; shoulder; shower; social history; surgical history

S&H   speech and hearing; suicidal and homicidal (gemeingefährlich)

S/H   suicidal/homicidal ideation

SHAL   standard hyperalimentation

SHAS   supravalvular hypertrophic aortic stenosis

S Hb   sickle hemoglobin screen

SHEENT   skin, head, eyes, ears, nose, and throat

SHL   sudden hearing loss; supraglottic horizontal laryngectomy

SHO   Senior House Officer (Assistenzarzt)

SHP   secondary hypertension, pulmonary

SHRC   shortened, held, resisted contraction

SHx   social history

SI   International System of Units; sacroiliac; sagittal index; sector iridectomy; self-inflicted (selbst zugefügt); sensory integration; seriously ill; sexual intercourse; signal intensity;

S

small intestine; strict isolation; stress incontinence; stroke index; suicidal ideation (Suizidgedanken)

S & I suction and irrigation (Spülung); support and interpretation

SIA small intestinal atresia

SIADH syndrome of inappropriate antidiuretic hormone secretion

SIAT supervised intermittent ambulatory treatment

SIB self-inflating bulb; self-injurious behavior

sibs siblings (Sippschaft; Verwandschaft)

SIC self-intermittent catherization

SICD sudden infant crib (Krippe) death

SICT selective intracoronary thrombolysis

SICU surgical intensive care unit

SIDD syndrome of isolated diastolic dysfunction

SIDF superimposed dorsiflexion of foot

SIDS sudden infant death syndrome

SIG let it be marked (auf Rezepten, vor den Einnahmenhinweisen); sigmoidoscopy

Sign. signature

Signal 99 patient in cardiac or respiratory distress

SIL seriously ill list; sister-in-law; squamous intraepithelial lesion

SILFVD sterile indicated low forceps vaginal delivery

SILV simultaneous independent lung ventilation

SIMCU surgical intermediate care unit

SIN salpingitis isthmica nodosa

SIP Sickness Impact Profile (Maß für Gesundheit in Bezug auf die Lebensqualität); stroke in progression; sympathetically independent pain

SIQ sick in quarters (Militärpersonal; keine stationäre Aufnahme, allerdings krankgeschrieben und nach Hause zur Erholung geschickt)

SIRS systemic inflammatory response syndrome

SIS sister; surgical infection

SIT specific immunotherapy; sperm immobilization test; supraspinatus, infraspinatus, teres (insertions); surgical intensive therapy

SIT BAL/TOL sitting balance/tolerance

SIW self-inflicted (zugefügt) wound

SJ supinator jerk (Radiusperiostreflex)

S-JRA systemic juvenile rheumatoid arthritis

SJS Stevens-Johnson syndrome (Major-Form des Erythema exsudativum multiforme mit Befall der Haut und Schleimhäute); Swyer-James syndrome (radiologisch einseitige Aufhellung der Lunge bei Emphysem)

SK seborrheic keratosis; senile keratosis; solar keratosis

S & K single and keeping (baby)

SKAO supracondylar knee-ankle orthosis

SKC single knee to chest (Dehnübung beim Sport)

SL secondary leukemia; sensation level; sentinel lymphadenectomy; serious list; shortleg; side-lying; slight; sublingual

S/L slit lamp (Spaltlampenuntersuchung)

SLA(A) sex and love addictions (anonymous)

SLB short leg brace (Schiene; Gipsschale)

SLC short leg cast (Gipsverband)

SLCC short leg cylinder cast (zirkulärer Gips)

SLCT Sertoli-Leydig cell tumor

SLD   specific language disorder

SLE   slit-lamp (Spaltlampe) examination; St. Louis encephalitis (aseptische Virusenzephalitis /-meningitis mit Krämpfen, fokalen neurologischen Symptomen, Koma bis Tod); systemic lupus erythematosus

SLEX   slit-lamp (Spaltlampe) examination

SLFVD   sterile low forceps vaginal delivery

SLK   superior limbic keratoconjunctivitis

SLL   second-look laparotomy; small lymphocytic lymphoma

SLMFVD   sterile low midforceps vaginal delivery

SLMMS   slightly more marked since

SLMP   since last menstrual period

SLN   sentinel lymph node(s); superior laryngeal nerve

SLND/M   sentinel lymph node detection/mapping

SLNTG   sublingual nitroglycerin

SLNWBC   short leg non-weight bearing cast

SLNWC   short leg non-walking cast

SLO   second-look operation; Smith-Lemli-Opitz syndrome (autosomal-rezessiv; Mikrozephalie, mentale Retardierung, Gesichts- und Genitalanomalien); streptolysin O

SLOA   short leave of absence

SLP   speech language pathology

SLR(T)   straight-leg raising (Lasegue-Zeichen) (tenderness/test)

SLS   second-look sonography; short leg splint (Gipsschiene); shrinking lungs syndrome (pleuro-pulmonale Manifestation des SLE); single limb support

SLT   single lung transplantation

SLTA   standard language test for aphasia

sl. tr.   slight trace (Spur)

SLUD   salivation, lacrimation, urination, and defecation [Intoxikationszeichen organischer Phosphate (Insektizide)]

SLUDGE   salivation, lacrimation, urination, diarrhea, gastrointestinal upset, and emesis (Anzeichen eines cholinergen Überschuss)

SLV   since last visit

SLWB   severely low birth weight

SLWC   short leg walking cast

SM   sadomasochism; skim milk (Magermilch); small; sports medicine; systolic motion/murmur

SMAS   superficial musculoaponeurotic system (flap); superior mesenteric artery syndrome

SMC   skeletal myxoid chondrosarcoma; special mouth care

SMCD   senile macular chorioretinal degeneration

SMD   senile macular degeneration

SME   significant medical event

SMFVD   sterile midforceps vaginal delivery

SMG   submandibular gland

SMI   severely mentally impaired (beeinträchtigt); suggested minimum increment (Zuwachs, Steigerung); sustained (anhaltend) maximal inspiration

SMILE   safety, monitoring, intervention, length of stay and evaluation; sustained maximal inspiratory lung exercises

SMIT   standard mycological identification techniques

SMMVT   sustained (anhaltend) monomorphic ventricular tachycardia

SMN   second malignant neoplasia

SMON   subacute myeloopticoneuropathy

SMPN   sensorimotor polyneuropathy

S

SMR senior medical resident; skeletal muscle relaxant; submucous resection

SMRR submucous resection and rhinoplasty

SMS scalded mouth syndrome (unerwünschte Wirkung von ACE-Hemmern; Schmerz des oralen Weichgewebes ohne morphologisches Korrelat); senior medical student; stiff-man syndrome (persistierender Spasmus insbesondere an der unteren Extremität und am Stamm)

SMT smooth muscle tumors

SMVT sustained monomorphic ventricular tachycardia

SNA specimen not available

SNAT suspected nonaccidental trauma

SNB scalene node biopsy; sentinel (lymph) node biopsy

SNc substantia nigra compacta

SNCV sensory nerve conduction velocity (Nervenleitgeschwindigkeit)

SND single needle device; sinus node dysfunction

SNE subacute necrotizing encephalomyelopathy

SNGFR single nephron glomerular filtration rate

SNGP supranuclear gaze palsy (Blicklähmung bei erhaltenen Reflexen durch zerebrale Schädigung bei intaktem Hirnstamm)

SNHL sensorineural hearing loss

SNIP strict no information in paper

SNM sentinel (lymph) node mapping; student nurse midwife (Hebamme)

SNP simple neonatal procedure

SNr substantia nigra reticularis

SNRT sinus node recovery time

SNS sympathetic nervous system

SNT sinuses, nose, and throat; suppan nail technique (chirurgische Nagelbettexzision)

SO second opinion; sex offender; shoulder orthosis; significant other; special observation; sphincter of Oddi; standing orders (Geschäftsordnung, Daueraufträge); suboccipital; suggestive of; supraoptic; supraorbital; sutures out; sympathetic ophthalmia

S/O suggestive of

S-O/S&O salpingo-oophorectomy (ein- oder beidseitige Adnektomie)

SOA shortness of air; spinal opioid analgesia; supraorbital artery; swelling of ankles

SOAM sutures out in the morning

SOA(M)A signed out against (medical) advice

SOAP subjective, objective, assessment, and plans

SOAPIE subjective, objective, assessment, plan, implementation (intervention) and evaluation

SOB see order book; shortness of breath; side of bed

SOBE/SOBOE short of breath on exertion (Belastungsdyspnoe)

SOC see old chart; socialization; standard of care; start of care; state of consciousness

S & OC signed and on chart

SOD sinovenous occlusive disease; sphincter of Oddi dysfunction; surgical officer of the day

SOE source of embolism

SOFA sepsis-related organ failure assessment

SOG suggestive of good

SOH sexually oriented hallucinations

SoHx social history

SOI slipped on ice; surgical orthotopic implantation (implant)

SOL solution; space occupying lesion; special observations level

SOM   secretory otitis media; serous otitis media; somatization

Sono   sonogram

SONP   solid organs not palpable

SOOL   spontaneous onset of labor (Wehen)

SOP   standard operating procedure

SOPM   sutures out in afternoon (or evening)

SOR   sign own release

SOS   (si opus sit; kann bei Bedarf wiedergegeben werden); self-obtained smear; suicidal observation status

SOSOB   sit on side of bed

SOT   solid organ transplant; something other than; stream of thought

SP   sacrum to pubis; sequential pulse; shoulder press; spastic dysphonia; speech; Speech Pathologist; spinal; spouse (Gatte; Gattin); status post; systolic pressure

sp   species

S/P   status post (eines Vorgangs, Operation, Untersuchung, etc.); suprapubic

SP   suicide precautions number

SPA   stimulation produced analgesia; subperiosteal abscess; suprapubic aspiration

SPAC   satisfactory postanesthesia course

SPBT   suprapubic bladder tap

SPC   sclerosing pancreatocholangitis; suprapubic catheter

SPD   subcorneal pustular dermatosis; suprapubic drainage

SPE   superficial punctate erosions

SPEC   specimen

Spec Ed   special education

sp fl   spinal fluid

SPG   sphenopalatine ganglion

SpG   specific gravity

SPH   severely and profoundly handicapped; sighs per hour

SPI   surgical peripheral iridectomy

S-PIN   Steinmann's pin (Nagel)

SPK   single parent keeping (baby); superficial punctate keratitis

SPM   second primary malignancy

SPMA   spinal progressive muscle atrophy

SPN   solitary pulmonary lymph nodule

SPNK   single parent not keeping (baby)

SPO   status postoperative

Spont   spontaneous

SponVe   spontaneous ventilation

SPP   species; super packed platelets; suprapubic prostatectomy

SPROM   spontaneous premature rupture of membrane (frühzeitiger Blasensprung)

SPS   shoulder pain and stiffness; simple partial seizure; status post surgery; systemic progressive sclerosis

SPT   second primary tumors; skin prick test; standing pivot transfer; suprapubic tenderness

SP TAP   spinal tap (Spinalpunktion)

SPTs   second primary tumors

SP TUBE   suprapubic tube

SPTX   static pelvic traction

SPU   short procedure unit

SPVR   systemic peripheral vascular resistance

SQ   status quo; subcutaneous

Sq Cca   squamous cell carcinoma

SQE   subcutaneous emphysema

SQM   square meter(s)

SR   screen; sedimentation rate; see report; senior resident; service record; side rails; sinus rhythm; slow release; smooth-rough; social recreation; stretch reflex (Muskel-Dehnungsreflex); sustained (anhaltend) release; suture removal; system review

S/R   strong/regular (pulse)

S&R   seclusion and restraint; smooth and rough

SRA   steroid-resistant asthma

SRAN   surgical resident admission note

SRBOW   spontaneous rupture of bag of waters (Blasensprung)

SRCC   sarcomatoid renal cell carcinoma

SRD   service-related disability; sodium-restricted diet (natriumarme Diät)

SRE   skeletal related event

SRF   subretinal fluid

SRF-A   slow-releasing factor of anaphylaxis

SRGVHD   steroid-resistant graft-versus-host disease

SRH   signs of recent hemorrhage

SRMD   stress-related mucosal damage

SRMs   specified risk materials

SR/NE   sinus rhythm, no ectopy

SRNV   subretinal neovascularization

SRNVM   subretinal neovascular membrane

SRO   sagittal ramus osteotomy; single room occupancy; sustained-release oral

SROA   sports-related osteoarthritis

SROM   spontaneous rupture of membrane (Blasensprung)

SRP   septorhinoplasty; stapes replacement prosthesis

SRR   surgical recovery room

sRS   without (sine) redness or swelling

SRS-A   slow-reacting substance of anaphylaxis

SRT   sedimentation rate test; sleep-related tumescence; speech reception threshold; speech recognition threshold; surfactant replacement therapy

SRU   side rails up

SRUS   solitary rectal ulcer syndrome

SR T X2   both side rails up

SS   sacral sulcus; saliva sample; salt sensitivity (auch *sensitive*); salt substitute; serotonin syndrome (unerwünschte Wirkung von SSRI und MAO-Hemmern; autonome Dysfunktionen, neuromuskuläre und mentale Ausfälle); serum sickness (Immunkomplexkrankheit nach wiederholter parenteraler Zufuhr von xenogenen oder allogenen Proteinen); sickle cell; Sjogren's syndrome; sliding scale (Staffelung); social security; social service; stainless steel; steady state; step stool (Hocker, Kindertoilette); subaortic stenosis; susceptible (empfindlich); suprasciatic (notch; Grube); symmetrical strength

S/S   Saturday and Sunday

SS#   Social Security number

S & S   shower and shampoo; signs and symptoms; sitting and supine; sling and swathe (Schulterverband); soft and smooth (Prostata); support and stimulation; swish and spit (Spülung ausspucken); swish and swallow (Spülung herunterschlucken)

SSBP   sitting systolic blood pressure

SSC   sign symptom complex

SSc   systemic sclerosis

SSCP   substernal chest pain

SSCU   surgical special care unit

SSCVD   sterile spontaneous controlled vaginal delivery

SSD   serosanguineous drainage; sickle cell disease; source to skin distance

SSE   skin self-examination; soapsuds enema (Seifenlaugen-Einlauf); subacute spongiform encephalopathy; systemic side effects

SSEH   spontaneous spinal epidural hematoma

SSEPs   somatosensory evoked potentials

SSF   subscapular skinfold

SSG   sublabial salivary gland

SSI   superior sector iridectomy; surgical site infection

SSL   second stage of labor (Eintritt in den Geburtskanal); subtotal supraglottic laryngectomy

SSLR   seated straight leg raise

SSM   short stay medical; skin surface microscopy; superficial spreading melanoma

SSN   severely subnormal; Social Security Number

SSO   second surgical opinion; short stay observation (unit); Spanish speaking only

SSP   short stay procedure (unit); superior spermatic plexus

SSPE   subacute sclerosing panencephalitis

SSPU   surgical short procedure unit

SSR   substernal retractions; sympathetic skin response

SSRFC   surrounding subretinal fluid cuff

SSS   layer upon layer; scalded skin syndrome (Ritter's disease, SSSS; Hautinfektion durch Staphylokokken sowie Schädigung durch Exotoxine); Sepsis Severity Score; Severity Scoring System; short stay service (unit); sick sinus syndrome (Sinusknotendysfunktion; Bradykardie, Arrest, Sinoatrialer Block, chronisches Vorhofflattern); skin and skin structures

SSSE   self-sustained (anhaltend) status epilepticus

SSSIs   skin and skin structure infections (Hautinfektionen unterschiedlicher Ätiologien)

SSSS   staphylococcal scalded skin syndrome (auch *Ritter's disease* oder SSS; Hautinfektion durch Staphylokokken sowie Schädigung durch Exotoxine)

SST   sagittal sinus thrombosis

SSTI   skin and skin structure infections

SSU   short stay unit

S/SX   signs/symptoms

ST   esotropic; Schiotz's tonometry (Augeninnendruckmessung); shock therapy; sinus tachycardia; skin tear/test; slight trace; sore throat; speech therapy; sphincter tone; split thickness; station (obstetrics); stomach; straight; stress testing; stretcher (Trage/Bahre); subtotal; survival time; synapse time

STA   second trimester abortion; superficial temporal artery

STAPES   stapedectomy

STAT   immediately

STB   stillborn (totgeboren)

STBAL   standing balance

ST BY   stand by

STC   soft tissue calcification; stimulate to cry; stroke treatment center; subtotal colectomy

STD   sexually transmitted disease(s); short-term disability; skin to tumor distance

STD TF   standard tube feeding

STE   ST-segment elevation

Stereo   stereopsis (Tiefenwahrnehmung)

STET   submaximal treadmill (Laufband) exercise test

STETH   stethoscope

STF   special tube feeding; standard tube feeding

STG   short-term goals; split-thickness graft; superior temporal gyri

STH   soft tissue hemorrhage; subtotal hysterectomy

STHB   said to have been

STI   sexually transmitted infection; soft tissue injury; sum total impression

STILLB   stillborn (totgeboren)

STIs   sexually transmitted infections; systolic time intervals

STL   sent to laboratory

S

STLE St. Louis encephalitis (aseptische Virusenzephalitis oder –meningitis mit Krämpfen, fokalen neurologischen Symptomen, Koma bis Tod)

STLOM swelling, tenderness (Druckschmerz, Empfindlichkeit), and limitation of motion

STM short-term memory; soft tissue mobilization

STNM surgical evaluative staging of cancer

STNR symmetrical tonic neck reflex

S to sensitive to

STORCH syphilis, toxoplasmosis, other agents, rubella, cytomegalovirus, and herpes (mütterliche Infektionen während der Schwangerschaft)

STP short-term plans; step training progression

STR sister; small tandem repeat; stretcher (Trage; Bahre)

Strab strabismus

Strep streptococcus

STRICU shock/trauma/respiratory intensive care unit

Str Post MI strictly posterior myocardial infarction

STS serologic test for syphilis; short-term survivors; soft tissue sarcoma; soft tissue swelling

STSG split thickness skin graft

STSS streptococcal-induced toxic shock syndrome

STT scaphoid, trapezium, trapezoid; skin temperature test; soft tissue tumor

STU shock trauma unit; surgical trauma unit

STX stricture

SU sensory urgency; stasis ulcer; stroke unit; supine

S/U shoulder/umbilicus

S&U supine and upright

SUA serum uric acid; single umbilical artery

SUB Skene's urethra and Bartholin's glands

Subcut subcutaneous

Subepi M Inj subepicardial myocardial injury

SUBL sublingual

SUB-MAND submandibular

sub q subcutaneous

SUCT suction

SUD sudden unexpected death

SuDBP supine diastolic blood pressure

SUDEP sudden unexpected (auch *unexplained*) death in epilepsy

SUDS sudden unexplained death syndrome

SUF symptomatic uterine fibroids (Anhänge, Gewächse)

SUI stress urinary incontinence; suicide

SUID sudden unexplained infant death

SUNDS sudden unexplained nocturnal death syndrome

SUO syncope of unknown origin

SUP stress ulcer prophylaxis; superior; supination; supinator; symptomatic uterine prolapse

supp suppository

SUR surgery; surgical

SUUD sudden unexpected, unexplained death

SUX suction

SV seminal vesical; severe; sigmoid volvulus; single ventricle; single vessel; stock volume

SVB(G) saphenous vein bypass (graft)

SVCO superior vena cava obstruction

SVCS superior vena cava syndrome (Obstruktion durch Tumoren, Thrombosen, Aneursyma oder Schwangerschaft)

SVD   single-vessel disease; spontaneous vaginal delivery
SVE   sterile vaginal examination; Streptococcus viridans endocarditis; subcortical vascular encephalopathy
SV&E   suicidal, violent, and eloper (ausgerissen, durchgebrannt)
SVG   saphenous vein graft
SVI   seminal vesicle invasion; stroke volume index
SVL   severe visual loss
SVP   spontaneous venous pulse
SVPB/C   supraventricular premature beat/contraction
SVR   supraventricular rhythm; systemic vascular resistance
SVT   supraventricular tachycardia
SVVD   spontaneous vertex vaginal delivery
SW   sea water; seriously wounded; shallow walk (Aquatherapie); short wave; stab wound (Stichwunde); sterile water; swallowing reflex
S&W   soap and water
S/W   somewhat
SWFI   sterile water for injection
SWI   sterile water for injection; surgical wound infection
S&WI   skin and wound isolation
SWMA   segmental wall-motion abnormalities
SWO   superficial white onychomycosis
SWR   surface wrinkling retinopathy; surgical waiting room
SWS   sheltered workshop (Werkstatt für Behinderte); Sturge-Weber syndrome
SWT   stab wound (Stichwunde) of the throat; shuttle-walk test
SWU   septic work-up
SWW   static wall walk (Wassertherapie)
Sx   signs; surgery; symptom
SXR   skull x-ray

SYN   synovial
SYN FI   synovial fluid
SYPH   syphilis
SYR   syrup
SYS BP   systolic blood pressure
SZ   schizophrenic seizure; suction

T

T   inverted T wave; temperature; tender (druckschmerzhaft; empfindlich); tension; testicles (Hoden); testosterone; thoracic; trace (Spur)
T+   increased intraocular tension
T-   decreased intraocular tension
T°   temperature
T1/2   half-life
TI   tricuspid first sound
T2   tricuspid second sound
T3   transurethral thermoablation therapy
TA   Takayasu's arteritis (Arteriitis der Aorta und ihrer Äste v.a. bei jüngeren Frauen); temperature axillary; temporal arteriitis; tendon Achilles; therapeutic abortion; tracheal aspirate; traffic accident; tricuspid atresia; truncus arteriosus
Ta   tonometry applanation
T&A   tonsillectomy and adenoidectomy; tonsils and adenoids
T(A)   axillary temperature
TAA   thoracic aortic aneurysm; total ankle arthroplasty; transverse aortic arch
TAAA   thoracoabdominal aortic aneurysm

TAB   tablet; therapeutic abortion; total androgen blockade

TAC   tibial artery catheter; total abdominal colectomy; total allergen content

TACC   thoracic aortic cross-clamping

TACE   transarterial chemoembolization

TACI   total anterior cerebral infarct

TAD   thoracic asphyxiant dystrophy (auch *Jeune's syndrome*; kongenitale Knorpeldystrophie des Skeletts; Verseifung des Brustkorbs mit Asphyxie, Zwergenwuchs, abnormes Epiphysen- und Metaphysenwachstum; ferner Malabsorptionssyndrom, Hydrocephalus, Augen-, Nieren- und Leberveränderungen, etc.); transverse abdominal diameter

TADAC   therapeutic abortion, dilation, aspiration, and curettage

TAB   transcatheter arterial embolization

TA-GVHD   transfusion-associated graft-versus-host disease

TAH   total abdominal hysterectomy; total artificial heart

TAHBSO   total abdominal hysterectomy, bilateral salpingo-oophorectomy

TAHL   thick ascending limb of Henle's loop

TAL   tendon Achilles lengthening; total arm length

TAML   therapy-related acute myelogenous leukemia

TAM   total active motion; tumor-associated macrophages

TAN   tropical ataxic neuropathy

TANI   total axial (lymph) node irradiation

TAO   thromboangitis obliterans

TAP   tone and positioning; tonometry by applanation; transabdominal preperitoneal (laparoscopic hernia repair); transesophageal atrial paced; tumor-activated prodrug

T APPL   applanation tonometry

TAPVC/D/VR   total anomalous pulmonary venous connection/drainage/venous return

TAR   thrombocytopenia with absent radius (syndrome; Thrombozytopenie, A. rad. Aplasie; Veränderungen an Skelett, Gastrointestinaltrakt, Blutbild und Herz); total ankle replacement; total anorectal reconstruction

TART   tenderness (Druckschmerzhaftigkeit), asymmetry restricted motion and tissue texture changes; tumorectomy and radiotherapy

TAS   therapeutic activities specialist; turning against self; typical absence seizures

TAT   tandem autotransplants; tell a tale (umgangssprachlich); thrombin-antithrombin III complex; 'til all taken (umgangssprachlich); total adipose tissue; transactivator of transcription; transplant-associated thrombocytopenia

TB   Tapes for the Blind (Aufnahmen von Nachrichten, Büchern, Informationen, etc.); terrible burning; thought broadcasting; toothbrush; total base; total bilirubin; total body; tuberculosis

TBA   to be absorbed; to be added; to be administered; to be admitted (eingewiesen); to be announced (gemeldet, verkündet); to be arranged (ausgeführt werden, arrangiert); to be assessed (bewertet); to be evaluated; total body (surface) area

TBAGA   term birth appropriate for gestational age

T-bar   tracheotomy bar

TBB   transbronchial biopsy

TBC   to be cancelled; total-blood cholesterol; total-body clearance; tuberculosis

TBD   to be determined

TBE   tick-borne encephalitis (Frühsommer-Meningoenzephalitis)

T-burg   Trendelenburg (position)

TBF   total-body fat

TBI   toothbrushing instruction; total-body irradiation; traumatic brain injury

tbl   tablespoon (15 ml)

TBLB   transbronchial lung biopsy

TBLC/F/I/M   term birth, living child/female/infant/male

TBM   tracheobronchomalacia; tuberculous meningitis; tubule basement membrane

TBNA   transbronchial needle aspiration; treated but not admitted

TBP   toe blood pressure; total-body phosphorus; total-body protein; tuberculous peritonitis

TBR   total-bed rest

TBS   tablespoon (15 ml); total-serum bilirubin

TBSA   total-body surface area; total-burn surface area

Tbsp   tablespoon (15 ml)

TBT   tracheal bronchial toilet; transbronchoscopic balloon tipped

TBV   total-blood volume; transluminal balloon valvuloplasty

TBW   total-body water

TC   team conference; telephone call; terminal/testicular cancer; thoracic circumference; throat/tissue culture; to (the) chest; tracheal collar; trauma center; true conjugate

T/C   telephone call; to consider

T&C   turn and cough; type and crossmatch

TCA   tissue concentrations of antibiotic(s); tricuspid atresia; tricyclic antidepressant

TCABG   triple coronary artery bypass graft

TCAD   transplant-related coronary-artery disease; tricyclic antidepressant

TCB   to call back (umgangssprachlich); tumor cell burden (Last)

TCC   transitional cell carcinoma

TCD   transcerebellar diameter; transcranial Doppler (sono); transverse cardiac diameter

TCCB   transitional cell carcinoma of bladder

TCD   transcystic duct

TCDB   turn, cough, and deep breath

TCE   total-colon examination; transcatheter embolotherapy

TCH   turn, cough, hyperventilate

TCHRs   traditional Chinese herbal remedies (Heilpflanzen)

TCI   target-control infusion; to come in

TCIE   transient cerebral ischemic episode

TCL   tibial collateral ligament; transverse carpal ligament

TCM   tissue culture media; traditional Chinese medicine; transcutaneous (oxygen) monitor

T Con   temporary conservatorship

TCP   thrombocytopenia; transcutaneous pacing; tumor control probability

TCRE   transcervical resection of the endometrium

TCS   tonic-clonic seizure

TCVA   thromboembolic cerebral vascular accident

TD   Takayasu's disease; tardive dyskinesia; temporary disability; test dose; tolerance dose; tone decay (Tonusverlust); total disability; travelers' diarrhea; treatment discontinued

T

TDD telephone device for the deaf (gehörlos, taub); thoracic duct drainage; total daily dose

TDE total daily energy (requirement)

TDI tolerable daily intake

TDK tardive dyskinesia (Nebenwirkung von Dopamin-Antagonisten mit unwillkürlichen Bewegungen der Zunge, Lippen, Gesicht, des Rumpfes und der Extremitäten)

TDL thoracic duct lymph

TLN tumor-draining lymph nodes

TDM therapeutic drug monitoring

TDN totally digestible (bekömmlich) nutrients; transdermal nitroglycerin

TDNWB touchdown non weight bearing (Fuß aufsetzen, aber nicht belasten)

TdP torsades de pointes (EKG-Befund: Spitzenumkehrtachykardien)

TDPWB touchdown partial weight bearing (Fuß aufsetzen, geringgradig belasten)

TDS three times a day (UK)

TDT tentative (vorläufig) discharge tomorrow; tumor doubling time

TDWB touchdown weight bearing (Fuß aufsetzen und belasten)

TE echo time; tennis elbow; terminal extension; tooth extraction; toxoplasmic encephalitis; trace elements (Spurenelemente); tracheoesophageal (echocardiography)

T&E testing and evaluation; training and evaluation; trial and error

TEA thromboendarterectomy; total elbow arthroplasty (Gelenkplastik; Prothese)

TEC toxic Escherichia coli; transient erythroblastopenia of childhood; transluminal extraction-endarterectomy catheter

T&EC trauma and emergency center

TED thromboembolic disease; thyroid eye disease

TEDS thromboembolic disease stockings

TEE total energy expended; transnasal endoscopic ethmoidectomy

TEF tracheoesophageal fistula

TEI total episode of illness; transesophageal imaging

TEL telemetry; telephone

Tele telemetry

TEM transanal endoscopic microsurgery

TEMI transient episodes of myocardial ischemia

TEMP temperature; temporal; temporary

TEN tension (intraocular pressure); toxic epidermal necrolysis

TEOAE transient evoked otoacoustic emission (test)

TEP total endoprosthesis; total extraperitoneal (laparoscopic hernia repair); tracheoesophageal puncture; tubal ectopic pregnancy

TER total elbow replacement; total energy requirement; transurethral electroresection

TERC Test of Early Reading Comprehension (Verständnistest für Grundschüler)

TERM full-term terminal

TERT tertiary; total end-range time

TESE testicular sperm extraction

TET transcranial electrostimulation therapy; treadmill (Laufband) exercise test

TETE too early to evaluate

TEV talipes equinovarus (deformity, Ballenhohlfuß)

TF tactile fremitus (Patient sagt „99", dabei die Hände vorne oder hinten auf den Brustkorb auflegen); tetralogy of Fallot (Ventrikelseptumdefekt, rechtsventrikuläre Ausflusstrakt-stenose, überreitende Aorta, rechts-ventrikuläre Hypertrophie; Zyanose („*blue baby*"), Trinkschwäche, Ent-wicklungsverzögerung, Trommel-schlegelfinger, Belastungsdyspnoe („*squatting baby*"); to follow; tube feeding

TFB trifascicular block

TFC thoracic fluid content; time to following commands

TFF tangential flow filtration

TG total gym; triglycerides

TGA transient global amnesia; trans-position of the great arteries

TGCT testicular germ cell tumor(s)

TGD thyroglossal duct; tumor growth delay

TGE transmissible gastroenteritis

TGR tenderness, guarding, and rigidity (Abwehrspannung, z.B. bei Perito-nitis)

TGs triglycerides

TGTL total glottic transverse laryn-gectomy

TGV thoracic gas volume; transposi-tion of great vessels

TH thrill; thyroid hormone; total hysterectomy

T&H type and hold

THA total hip arthroplasty; transient hemispheric attack

THAA tubular hypoplasia aortic arch

THAL thalassemia

THC tetrahydrocannabinol (dronabi-nol; Hauptwirkstoff von Cannabis); thigh (Oberschenkel) circumference; transhepatic cholangiogram

TH-CULT throat culture

THE total-head excursion; transhe-patic embolization

Ther Ex therapeutic exercise

THI transient hypogammaglobinemia of infancy

THL transvaginal hydrolaparoscopy

THLAA tubular hypoplasia left aortic arch

THP take home packs; total hip pros-thesis; transhepatic portography

THR target heart rate; total hip re-placement; training heart rate

THRL/R total hip replacement, left/right

TI terminal ileus; thought insertion (Gedankeneingebung); transischial; transverse diameter of inlet (hier: Beckeneingang); tricuspid incompe-tence; tricuspid insufficiency

TIA transient ischemic attack

TIB tibia

TICOSMO (Merkspruch für mögliche Ursachen eines medizinischen Prob-lems): trauma, infection, chemical/drug exposure, organ systems, stress, musculoskeletal and other

TICS diverticulosis

TICU thoracic intensive care unit; transplant intensive care unit; trau-ma intensive care unit

TID three times a day

TIDM three times daily with meals

TIE transient ischemic episode

TIP tracheal intubation fiberscope

TIH tumor-inducing hypercalcemia

TIL tumor-infiltrating lymphocytes

TIN three times a night; Tubulointer-stitial nephritis

tinct tincture

TINEM there is no evidence of malig-nancy

TIP toxic interstitial pneumonitis

TIPS(S) transjugular intrahepatic por-tosystemic shunt (stent-shunt)

TIS tumor in situ

TIUP term intrauterine pregnancy

TIVA total intravenous anesthesia

TIVC thoracic inferior vena cava

+tive positive

TIW   three times a week

TJ   tendon jerk; triceps jerk (Reflex)

TJA   total joint arthroplasty (Gelenkersatz; Prothese)

TJN   tongue jaw neck (dissection)

TJR   total joint replacement

TKA   total knee arthroplasty (Gelenkersatz; Prothese)

TKE   terminal knee extension

TKIC   true knot in cord („echter" Nabelschnurknoten)

TKNO   to keep needle open

TKO   to keep open

TKP   thermokeratoplasty (Laserchirurgie in der Augenheilkunde); total knee prosthesis

TKR/L/R   total knee replacement/left/right

TKVO   to keep vein open

TL   team leader; thoracolumbar; total laryngectomy; transverse line; tubal ligation

TL BLT   tubal ligation, bilateral

TLC   T-lymphocyte choriocarcinoma; total lung capacity; triple lumen catheter

TLE   temporal lobe epilepsy

TLI   total lymphoid irradiation (Bestrahlung aller Lymphknoten sowie Milz, Waldeyer Rachenring und Thymus; Therapieoption bei M. Hodgkin); translaryngeal intubation

TLM   torn (verdreht) lateral meniscus

TLNB   term living newborn (am Termin geborenes, lebendes Neugeborenes)

TLR   target lesion reintervention; tonic labyrinthine reflex

TLS   tumor lysis syndrome

TLS(S)O   thoracolumbosacral (spinal) orthosis

TLSSO   thoracolumbosacral spinal orthosis

TLT   tonsillectomy

TLV   total lung volume

TM   temperature by mouth; thalassemia major; trabecular meshwork; trademark; treadmill (Laufband); tropical medicine; tumor; tympanic membrane (Trommelfell)

T & M   type and crossmatch

TMA   thrombotic microangiopathy; trained medication aid; transmetatarsal amputation

T/MA   tracheostomy mask

Tmax   temperature maximum

Tmax   time of occurrence for maximum; (peak) drug concentration

TMB   transient monocular blindness

TMC   transmural colitis

TMD   temporomandibular dysfunction (auch *disorder*); treating physician

TME   total mesorectal excision

TMET   treadmill (Laufband) exercise test

TMH   trainable mentally handicapped

TMI   threatened myocardial infarction; transmandibular implant; transmural infarct

TMJS   temporomandibular joint syndrome (Symptomkomplex mit Schmerzen, Muskelsteifigkeit, „Gelenkklicken" und eingeschränkte Beweglichkeit des Kiefergelenks)

TML   tongue midline; treadmill (Laufband)

TMLR   transmyocardial laser revascularization

TMM   torn (verdreht) medial meniscus; total muscle mass

TMNG   toxic multinodular goiter (Kropf)

TMP   thallium myocardial perfusion; transmembrane pressure

TMR   trainable mentally retarded; transmyocardial revascularization

TMST   treadmill (Laufband) stress test (Belastungs-EKG)

TMT teratoma with malignant transformation; tympanic membrane
(Trommelfell) thermometer

TMTC too many to count

TN normal intraocular tension; team
nursing; temperature normal

T&N tension and nervousness; tingling (Kribbeln, Brennen) and
numbness (Taubheit)

TNB term newborn; transrectal needle
biopsy (of the prostate); transthoracic needle biopsy

TNBP transurethral needle biopsy of
prostate

TND term, normal delivery

TNDM transient neonatal diabetes
mellitus

TNG nitroglycerin

TNR tonic neck reflex (tonischer
Halsstellreflex; frühkindlicher Hal-
tungsreflex des Kopfes durch Ände-
rung der Kopf- zur Körperstellung)

TNS transcutaneous nerve stimulation
(auch *stimulator*); transient neurologic symptoms

TNTC too numerous to count

TNU tobacco nonuser

TNY trichomonas and yeast

TO old tuberculin; telephone order;
time off; tincture of opium; total
obstruction; transfer out

T(O) oral temperature

T/O time out

T&O tubes and ovaries

TOA time of arrival; tubo-ovarian
abscess

TOAA to affected areas

TOB tobacco

TOC table of contents; total organic
carbon

TOCE transcatheter oily chemoembolization (lokale Tumortherapie durch
gleichzeitige vaskuläre Applikation
eines Chemotherapeutikums zusam-

men mit einem öligen Embolisat, um
die Verweilzeit des Chemotherapeutikums vor Ort zu verlängern)

TOD intraocular pressure, right eye;
time of death; time of departure;
tubal occlusion device

TOF tetralogy of Fallot [kongenitale
Herzfehlbildung mit Ventrikel-
septumdefekt, rechtsventrikuläre
Ausflusstraktstenose, überreitende
Aorta, rechtsventrikuläre Hyper-
trophie; Zyanose (*„blue baby"*),
Trinkschwäche, Entwicklungsver-
zögerung, Trommelschlägelfinger,
Belastungsdyspnoe (*„squatting
baby"*)]; time of flight; total of four;
train-of-four (Relaxometrie bei
Narkosen)

TOGV transposition of the great vessels

TOH throughout hospitalization

TOL tolerate; trial of labor (Arbeits-
probe)

TOLA temporary leave of absence
(Beurlaubung)

TOM therapeutic outcomes monitoring; tomorrow; transcutaneous
oxygen monitor

TON tonight

TOP termination (Ende; Beendigung)
of pregnancy

TOPS Take Off Pounds Sensibly

TORC Test of Reading Comprehension
(Verständnis)

TORCH (mütterliche Virusinfektionen
während der Schwangerschaft)
toxoplasmosis, others (other viruses
known to attack the fetus), rubella,
cytomegalovirus and herpes simplex

TORP total ossicular replacement prosthesis (Ersatz der Ge-
hörknöchelchen

TOS intraocular pressure of the left
eye; thoracic outlet syndrome (neu-

rovaskuläres Kompressionssyndrom im Bereich der oberen Thoraxapertur, z.B. durch 1. Halsrippe; Schmerzen, Parästhesien, Muskelatrophie, Claudicatio, Zyanose, Ödem, Thrombosen)

TOV   trial of void (Stuhlprobe)

TOXO   toxoplasmosis

TP   temperature and pressure; temporoparietal; tender (druckschmerzhaft, empfindlich) point; thought process; thrombophlebitis; time to progression; Todd's paralysis (Hemiplegie nach klonischem Anfall); toe pressure; toilet paper; treating physician; trigger point

T & P   temperature and pulse; turn and position

TPA   temporary portoacaval anastomosis; total parenteral alimentation (Ernährung)

TPAL   term infant(s), premature infant(s), abortion(s), living children

TPC   target plasma concentration; total patient care

TPD   tropical pancreatic diabetes

T-penia   thrombocytopenia

TPH   thromboembolic pulmonary hypertension

TPIT   trigger point injection therapy

t_{pk} time to peak

T plasty   tympanoplasty

TPM   temporary pacemaker

TPN   total parenteral nutrition

TP & P   time, place, and person

TPPN   total peripheral parenteral nutrition

TPPV   trans pars plana vitrectomy

TPR   temperature; temperature, pulse, and respiration; total peripheral resistance

TPS   typhus (rickettsiae sp.)

TPT   time to peak tension; transpyloric tube; treadmill (Laufband) performance test

TQM   total quality management

TR   therapeutic recreation; time to repeat; tincture; to return; trace (Spur); transfusion reaction; transplant recipients; treatment; tremor; tricuspid regurgitation; tumor registry

T(R)   rectal temperature

T & R   tenderness (Druckschmerz) and rebound; treated and released; turn and reposition

TRAC   traction (Zugkraft)

TRACH   tracheal; tracheostomy

TRAFO   tone-reducing ankle/foot orthosis

TRALI   transfusion-associated lung injury

TRAM   transverse rectus abdominis myocutaneous (flap)

TRAMP   transversus and rectus abdominis musculoperitoneal (flap; muskuloperitoneale Bauchwandanteile als Lappenplastik)

TRANS   transfers

Trans D   transverse diameter

TRANS Rx   transfusion reaction

TRAP   total radical-trapping antioxidant parameter; trapezium; trapezius muscle

TRAS   transplant renal artery stenosis

TRB   return to baseline

TRBC   total red blood cells

TRD   tongue-retaining device; total-retinal detachment (Ablösung, Abtrennung); traction retinal detachment (durch Zug bedingte Netzhautablösung, z.B. bei proliferativer diabetischer Retinopathie); treatment-related death; treatment-resistant depression

TRDN   transient respiratory distress of the newborn

Tren   Trendelenburg (position, test)

TRIG   trachoma inclusion conjunctivitis; triglycerides

TRM   transplant-related mortality; treatment-related mortality

TRNBP   transrectal needle biopsy prostate

TRND   Trendelenburg (position)

TRO   to return to office

TROM   torque range of motion; total range of motion

TrPs   trigger points

TRPT   transplant

TRS   the real symptom

TRT   thermoradiotherapy; thoracic radiation therapy; treatment-related toxicity

TS   Tay-Sachs (disease); temperature sensitive; test solution; thoracic spine; throat swab; Tourette's syndrome; transsexual; tricuspid stenosis; triple strength; tuberous sclerosis (Bourneville-Pringle Krankheit oder tuberöse Hirnsklerose; komplexe Systemerkrankung mit tumorartigen Veränderungen in fast allen Organen); Turner's syndrome

T&S   type and screen

TSA   total shoulder arthroplasty

TSBB   transtracheal selective bronchial brushing

TSD   target to skin distance (Entfernung Strahlenquelle und Haut); Tay-Sachs disease

TSE   targeted systemic exposure; testicular self-examination; total skin examination; transmissible (übertragbar) spongiform encephalopathy

T set   tracheotomy set

TSF   triceps skin fold (Körperfettbestimmung)

T-SKULL   trauma skull

tsp   teaspoon (5 ml)

T-SPINE   thoracic spine

TSR   total shoulder replacement

TSS   toxic shock syndrome [Staph. aureus Exotoxin; Hypotonie, Exanthem (bis Erythrodermie), Erbrechen, Durchfall, Konjunktivitis, Pharyngitis, Thrombozytopenie u. DIC]

TST   transscrotal testosterone; treadmill stress test (Belastungs-EKG); tuberculin skin test(s)

TT   tetanus toxoid; thrombolytic therapy; tilt table (Kipptisch); tonometry; total thyroidectomy; transit time; transtracheal; tuberculin tested; tympanic temperature

T-T   time-to-time

T/T   trace of

T&T   tympanotomy and tube (insertion)

TTA   total toe arthroplasty (Gelenkersatz; Prothese); transtracheal aspiration

TTC   transtracheal catheter

TTD   tarsal tunnel decompression; temporary total disability; total tumor dose (Strahlung, mit der ein Tumor insgesamt bestrahlt wird); transverse thoracic diameter

TTDP   time-to-disease progression

TTF   time-to-treatment failure

TTI   total time to intubate; transfer to intermediate

TTM   total tumor mass; transtelephonic monitoring

TTN   transient tachypnea of the newborn

TTNA   transthoracic needle aspiration

TTNB   transient tachypnea of the newborn

TTND   time to nondetectable

TTO   time trade-off; to take out; transfer to open; transtracheal oxygen

TTP   tender (druckschmerzempfindlich) to palpation; tender (druckschmerzempfindlich) to pressure;

thrombotic thrombocytopenic purpura; time to pregnancy
TTR   triceps tendon reflex
TTS   tarsal tunnel syndrome (N. tibialis post. Einengung mit Schmerzen, Brenn- oder Kribbelparästhesien); through the skin; transdermal therapeutic system
TTT   tilt-table test; total tourniquet time; turn-to-turn transfusion
TTTS   twin-twin transfusion syndrome
TTVP   temporary transvenous pacemaker
TTWB   touch-toe weight bearing (geringgradige Gewichtsbelastung der unteren Extremität)
TTx   thrombolytic therapy
TU   transrectal ultrasound; transurethral; tuberculin units
TUE   transurethral extraction
TUIBN   transurethral incision of bladder neck
TUIP   transurethral incision of the prostate
TUNA   transurethral needle ablation
TUPR   transurethral prostatic resection
TUR   transurethral resection
TURB   transurethral resection of the bladder; turbidity (Trübung)
TURBN/T   transurethral resection bladder neck/tumor
TURP/V   transurethral resection of prostate/valves
TURVN   transurethral resection of vesical neck
TUU   transureteroureterostomy
TUV   transurethral valve
TUVP   transurethral vaporization of the prostate
TV   temporary visit; tidal volume; transvenous; tricuspid value
T/V   touch-verbal
TVC   triple voiding cystogram; true vocal cord

TVc   tricuspid valve closure
TVD   triple vessel disease
TVF   tactile vocal fremitus (Patient sagt „99", dabei die Handflächen vorne und hinten auf den Brustkorb legen); true vocal fold (echte Stimmlippe)
TVH   total vaginal hysterectomy
TVP   tensor veli palatini (muscle); transvenous pacemaker; transvesicle prostatectomy
TVR   tricuspid valve replacement
TVS   transvaginal sonography; transvenous system; trigemino-vascular system (Innervation meningealer, extrakranialer und Gefäßen des Circulus Willisii durch Äste des N. trigeminus)
TVT   transvaginal tension-free
TVU   total volume of urine; transvaginal ultrasonography
TVUS   transvaginal ultrasonography
TW   talked with; tapwater (Leitungswasser); test weight; thought withdrawal (Gedankenentzug); T-wave
5TW   five times a week
TWA   time-weighted average; total wrist arthroplasty; T-wave alternans
TWC   total white and differential count (Leukozyten Gesamtanzahl und Differentialbild)
TWE   tap water enema (Einlauf mit Leitungswasser)
TWETC   tap water enema (Einlauf mit Leitungswasser), til clear (umgangssprachlich)
TWG   total weight gain
TWH   transitional wall hyperplasia
TWHW ok   toe walking and heel walking all right
TWI   T-wave inversion
TwiST   time without symptoms of progression or toxicity
TWR   total wrist replacement

TWWD tap water (Leitungswasser) wet dressing

Tx therapist; therapy; traction; transcription; transfuse; transplant; transplantation; treatment

T & X type and crossmatch

TXM type and crossmatch

TXS type and screen

T & Y trichomonas and yeast

Tyl tyloma (callus; Hornschwiele, Hyperkeratosis palmaris et plantaris)

TYMP tympanogram

TZ transition zone

U

U units; unknown; upper; urine

(u) kosher

U/1 1 finger breadth below umbilicus

1/U 1 finger over umbilicus

U/ at umbilicus

24U 24 hour urine (collection)

UA unauthorized absence; uncertain about; unstable angina; upper airway; uric acid (Harnsäure); urinanalysis

UAC umbilical artery catheter; under active; upper airway congestion (Verstopfung)

UAD upper airway disease

UADT upper aerodigestive tract

UAL umbilical artery line

UA&M urinalysis and microscopy

UAO upper airway obstruction

UAP upper abdominal pain

UAPF upon arrival patient found

U-ARM upper arm

UASA upper airway sleep apnea

UAT up as tolerated

UBD universal blood donor

UBF unknown black female; uterine blood flow

UBM unknown black male

UBT ^{13}C-urea breath test; uterine balloon therapy

UBW usual body weight

UC ulcerative colitis; umbilical cord; unchanged; unconscious; urea clearance; urinary catheter; urine culture; usual care; uterine contraction

U&C urethral and cervical; usual and customary

UCAD unstable coronary artery disease

UCB umbilical cord blood; unconjugated bilirubin (indirect)

UCBT unrelated cord-blood transplant

UCD urine collection device; usual childhood diseases

UCHD/I usual childhood diseases/illnesses

UCHS uncontrolled hemorrhagic shock

UCI urethral catheter in; usual childhood illnesses

UCLL uncomfortable loudness level

UCLP unilateral cleft (Spalte) lip and palate

UCO urethral catheter out

UCP umbilical cord prolapse; urethral closure pressure

UCPs urine collection pads (Einlagen)

UCR unconditioned reflex; unconditioned response

UCS unconscious

UC&S urine culture and sensitivity

UCX urine culture

UD as directed; urethral dilatation/discharge; urodynamics; uterine distension

UDC uninhibited detrusor (muscle) capacity; usual diseases of childhood

UDO undetermined origin

UDP unassisted diastolic pressure

UDS unconditioned stimulus; urine drug screen

UDT undescended testicle(s)

UE under elbow; undetermined etiology; upper extremity

U+E urea and electrolytes

U & E urea and electrolytes

UEC uterine endometrial carcinoma

UEDs unilateral epileptiform discharges

UES undifferentiated embryonal sarcoma; upper esophageal sphincter

UESEP upper extremity somatosensory evoked potential

UESP upper esophageal sphincter pressure

UF ultrafiltration; until finished

UFN until further notice

UFO unflagged order; unidentified foreign object

UFOV useful field of view

UG until gone; urinary glucose; urogenital

UGA under general anesthesia; urogenital atrophy

UGH uveitis, glaucoma, and hyphema (syndrome)

UGI upper gastrointestinal series

UGIB/H/S/T upper gastrointestinal bleeding/hemorrhage/series/tract

UGI w/SBFT upper gastrointestinal (series) with small bowel follow through

UGK urine, glucose, and ketones

UH umbilical hernia; unfavorable history; University Hospital

UI urinary incontinence

UID once daily

UIP usual interstitial pneumonitis (auch *pneumonia*)

UIQ upper inner quadrant

UK unknown; urine potassium (Kalium)

UKO unknown origin

UL Unit Leader; upper left; upper lid; upper limb; upper lobe

U & L upper and lower

ULBW ultra low birth weight (501 bis 750 g)

ULLE upper lid, left eye

ULN upper limits of normal

ULQ upper left quadrant

ULRE upper lid, right eye

ULSB upper left sternal border

ULTT1, 2a/b, 3 upper limb tension test 1, 2a (N. medianus)/2b (N. radialis), 3 (N. ulnaris)

ULYTES electrolytes, urine

UM unmarried

Umb A/Umb V Line umbilical artery/venous line

umb ven umbilical vein

UMCD uremic medullary cystic disease

UMLS Unified Medical Language System

UMN upper motor neuron (disease)

UN undernourished; urinary nitrogen (Harnstoff)

Unacc unaccompanied

UNC uncrossed

UNDEL undelivered

UNG ointment

UNHS universal newborn hearing screening

UNK unknown

UNL upper normal levels

UN/P OD/OS unpatched eye, right eye/left eye

UNS(AT) unsatisfactory

UO under observation; undetermined origin; ureteral orifice; urinary output

UOP urinary output

UOQ   upper outer quadrant

/up   check up

UP   unipolar; ureteropelvic

UPC   unknown primary carcinoma

UPIN   unique physician (provided) identification number

UPJ   ureteropelvic junction

UPN   unique patient number

UPO   metastatic carcinoma of unknown primary origin

UPOR   usual place of residence

UPP   urethral pressure profile

UPSC   uterine papillary serous carcinoma

UPT   uptake; urine pregnancy test

UR   unrelated; upper respiratory; upper right; urinary retention; utilization review

URA   unilateral renal agenesis

UR AC   uric acid (Harnsäure)

URAS   unilateral renal artery stenosis

URG   urgent

URI   upper respiratory infection

URIC A   uric acid (Harnsäure)

url   unrelated

UR&M   urinalysis, routine, and microscopic

URO   urology

UROD   ultra-rapid opiate detoxification (under anesthesia)

UROL   urologist; urology

URQ   upper right quadrant

URS   ureterorenoscopy

URTI   upper respiratory tract infection

US   ultrasonography; unit secretary

U/S   ultrasound

USA   unit services assistant; unstable angina

USAP   unstable angina pectoris

USB   upper sternal border

U-SCOPE   ureteroscopy

USCVD   unsterile controlled vaginal delivery (Geburt)

USED-CARP   ureterosigmoidostomy, small bowel fistula, extra chloride, diarrhea, carbonic anhydrase inhibitors, adrenal insufficiency, renal tubular acidosis, and pancreatic fistula (häufige Gründe für eine nicht-Anionen-Gap bedingte metabolische Azidose)

USG   ultrasonography

USI   urinary stress incontinence

USN   ultrasonic nebulizer

USO(G)H   usual state of (good) health

USP   unassisted systolic pressure

USUCVD   unsterile uncontrolled vaginal delivery (Geburt)

UT   upper thoracic

UTA   urinary tract anomaly

UTD   unable to determine; up to date

ut diet   as directed

UTF   usual throat flora

UTI   urinary tract infection

UTL   unable to locate

UTM   urinary tract malformations

UTO   unable to obtain; upper tibial osteotomy

UTS   ulnar tunnel syndrome; ultrasound

U/U-   uterine fundus at umbilicus

U/U+   uterine fundus at umbilicus

UUD   uncontrolled unsterile delivery

UUTI   uncomplicated urinary tract infections

UV   ultraviolet; ureterovesical; urine volume

UVA   ureterovesical angle

UVEB   unifocal ventricular ectopic beat

UVH   univentricular heart

UVJ   ureterovesical junction

UVT   unsustained ventricular tachycardia

U/WB   unit of whole blood

UW   unilateral weakness

UWF   unknown white female
UWM   unknown white male; unwed (ledig) mother

V

V   five; gas volume; minute volume; vaccinated; vagina; vein; ventricular; verb; verbal; vertebral; very; vitamin; viral; vision; vomiting; ventilation (l/min)

+V   positive vertical divergence

V_1 to V_6 precordial chest leads

VA   vacuum aspiration; ventriculoatrial; vertebral artery; visual acuity (Sehschärfe, Visus)

V&A   vagotomy and antrectomy

VABS   Vineland Adaptive Behavior Scales (Test für Kinder auf persönliche und soziale Selbstständigkeit)

VAC   vacuum-assisted closure (dressings); ventriculoarterial conduction

VA cc   distance visual acuity with correction

VA ccl   near visual acuity with correction

VAC EXT   vacuum extractor

VACTERL   vertebral, anal, cardiac, tracheal, esophageal, renal, and limb anomalies (zusätzliche, variable Fehlbildungen bei Kindern mit einer Ösophagusmissbildung)

VAD   vascular (auch *venous*) access device; ventricular assist device; vertebral artery dissection

VaD   vascular dementia

VADCS   ventricular atrial distal coronary sinus

VAG   vagina

VAG Hyst   vaginal hysterectomy

VAHBE   ventricular atrial His bundle electrocardiogram

VAHRA   ventricular atrial height right atrium

VAIN   vaginal intraepithelial neoplasia

VALE   visual acuity (Sehschärfe, Visus), left eye

VAOD/OS   visual acuity (Sehschärfe, Visus), right eye/left eye

VA OS LP with P   visual acuity (Sehschärfe, Visus), left eye, left perception with projection

VAP   venous access port; ventilator-associated pneumonia

VAPCS   ventricular atrial proximal coronary sinus

VAPP   vaccine-associated paralytic poliomyelitis

VAR   variant; varicella (*chickenpox*)

VARE   visual acuity (Sehschärfe, Visus), right eye

VAS   vasectomy; vascular; Visual analog scale (Skala zur subjektiven Schmerzbeurteilung)

VA sc   distance visual acuity (Sehschärfe, Visus) without correction

VA scl   near visual acuity (Sehschärfe, Visus) without correction

VAT   ventilatory anaerobic threshold; video-assist thoracoscopy; visceral adipose tissue

VATER   vertebral, anal, tracheal, esophageal, and renal anomalies (syndrome; zusätzliche variable Fehlbildungen bei Kindern mit einer angeborenen Missbildung)

VATS   video assisted thoracic surgery

VB   Van Buren (catheter, Harnröhren-Dilatationsbougie); venous blood

VB₁ first voided (ausgeschieden) bladder specimen

VB₂ second midstream bladder specimen

VB₃ third voided (ausgeschieden) urine specimen

VBAC vaginal birth after cesarean

VBG venous blood gas; vertical banded gastroplasty

VBGP vertical banded gastroplasty

VBI vertebrobasilar insufficiency

VBS vertebral-basilar system; videofluoroscopic barium swallow (evaluation)

VC color vision; pulmonary capillary blood volume; vena cava; vital capacity; vocal cords

Vcc vision with correction

VCD vocal cord dysfunction; ventricular conduit defects

VCE vaginal cervical endocervical (smear)

vCJD variant Creutzfeldt-Jakob disease (letal, junge Menschen, ohne δ-Wellen im EEG)

VCU voiding cystourethrogram (Ausscheidungsurogramm)

VCUG vesicoureterogram; voiding cystourethrogram (Ausscheidungsurogramm)

VD venereal disease; viral diarrhea; voided (ausgeschieden); volume of distribution

VD deadspace volume

V&D vomiting and diarrhea

VDAC vaginal delivery after cesarean

VDD atrial synchronous ventricular inhibited pacing

VDDR I/II vitamin D dependency rickets (Rachitis) type I/type II

VDG venereal disease-gonorrhea

Vdg voiding (ausscheiden)

VDH valvular disease of the heart

VDL visual detection level

VDO varus derotational osteotomy

VD or M venous distention or masses

VDRR vitamin D-resistant rickets (Rachitis)

VDS vasodepressor syncope; venereal disease-syphilis

VE vaginal examination; vertex (Scheitel); virtual endoscopy; visual examination; vitamin E

V/E violence and eloper

VEA ventricular ectopic activity; viscoelastic agent

VEB ventricular ectopic beat

VED vacuum erection device; vacuum extraction delivery; ventricular ectopic depolarization

VEF visually evoked field

VEG vegetation (bacterial)

VENT ventilation; ventilator; ventral; ventricular

VEP visual evoked potential

VER ventricular escape rhythm (bei Arrhythmia absoluta; f = 100–180/min); visual evoked responses

VERP ventricular effective refractory period

VES ventricular extrasystoles; videoendoscopic surgery

VET veteran; veterinarian; veterinary

VF left leg (electrode); ventricular fibrillation; vertical float; visual field; vocal fremitus

VFCB vertical flow clean bench

VFD visual fields

VFFC visual fields full to confrontation

VFI visual fields intact; visual functioning index

V. Fib ventricular fibrillation

VFL ventricular flutter

VFP vertical float progression (Aquatherapie); vitreous fluorophotometry

VFT venous filling time; ventricular fibrillation threshold (Schwelle)

VG   vein graft; ventricular gallop; ventrogluteal; very good (umgangssprachlich)

V&G   vagotomy and gastroenterotomy

VGAD/M   vein of Galen (V. cerebri magna) aneurysmal dilatation/malformation

VGE   viral gastroenteritis

VGH   very good health (umgangssprachlich)

VH   vaginal hysterectomy; viral hepatitis; visual hallucinations; vitreous hemorrhage

VHD   valvular heart disease

VHL   von Hippel-Lindau disease (complex)

Vib   vibration

VIN   vulvar intraepithelial neoplasm

VIP   very important patient (umgangssprachlich); voluntary interruption of pregnancy

VISA   vancomycin-intermediate (abgeschwächte Empfindlichkeit) Staphylococcus aureus

VISC   vitreous infusion suction cutter (Instrument für die Glaskörperchirurgie des Auges)

VISI   volar intercalated segmental instability

VIT   vital; vitamin; vitreous (gläsern)

VIU   visual internal urethrotomy

VIZ   namely

V-J   ventriculo-jugular (shunt)

VKC   vernal keratoconjunctivitis

VKDB   vitamin K deficiency bleeding

VKH   Vogt-Koyanagi-Harada's disease (bilaterale chronische Uveitis, Meningitis oder Meningoenzephalitis sowie weitere Haut- und Innenohrsymptome)

VL   left arm (electrode); vial (Ampulle)

VLAP   vaporization laser ablation of the prostate

VLBW(PN)   very low birth weight (< 1500 g) (preterm neonate)

VLCD   very low calorie diet

VLO   vision left eye

VLH   ventrolateral nucleus of the hypothalamus

VLM   visceral larva migrans

VLR   vastus lateralis release

VM   venous malformation; ventilated mask; ventimask; vestibular membrane

VMH   ventromedial hypothalamus

VMR   vasomotor rhinitis

VNS   vagus nerve stimulation

VNTR   variable number of tandem repeats

VO   verbal order

VOCAB   vocabulary

VOCOR   vaso-occlusive crisis; void on-call to operating room

VOCTOR   void on-call to operating room

VOD   veno-occlusive disease; vision right eye

VOE   vascular occlusive episode

VOL   volume; voluntary

VOM   vomited

VOO   continuous ventricular asynchronous pacing

VOR   vestibular ocular reflex

VOS/OU   vision left eye/both eyes

VP   variegate porphyria; venipuncture (Venenpunktion); venous pressure; ventriculo-peritoneal; visual perception (optisches Wahrnehmungsvermögen); voiding pressure

V & P   vagotomy and pyloroplasty; ventilation and perfusion

VPA/B/C/D   ventricular premature activation/beat/contractions/depolarization

VPDC   ventricular premature depolarization contraction

VPDs   ventricular premature depolarizations

VPI   velopharyngeal incompetence; velopharyngeal insufficiency

VPR   virtual patient record; volume pressure response

VPS   valvular pulmonic stenosis

VPT   vascularized patellar tendon; vibration perception threshold

VR   right arm (electrode); valve replacement; venous resistance; ventricular rhythm; vocal resonance (Pat. flüstert „66", dabei Lunge auskultieren); vocational (berufliche) rehabilitation

VRE   vancomycin-resistant enterocci; vision right eye

VREF   vancomycin-resistant Enterococcus faecium

VRI   viral respiratory infection

VRS   viral rhinosinusitis

VRT   variance of resident time; ventral root, thoracic; vertical radiation topography; Visual Retention Test (auch *Benton test*; Test für visuell-räumliches Wahrnehmungsvermögen)

VS   vagal stimulation; vegetative state; versus; very sensitive; visit; visited; vital signs

VSBE   very short below elbow (cast; Gipsverband)

VSD   ventricular septal defect

VSN   vital signs normal

VSQOL   Vital Signs Quality of Life

VSR   venous stasis retinopathy

VSS   vital signs stable

VSSAF   vital signs stable, afebrile

VT   validation therapy; ventricular tachycardia

VTA   ventral tegmentum area

VTBI   volume to be infused

v. tach.   ventricular tachycardia

VTE   venous thromboembolism

VTEC   verotoxin-producing Escherichia coli

VTED   venous thromboembolic disease

VT-NS   ventricular tachycardia nonsustained (ventrikuläre Tachykardie < 30 sec)

VTOP/VTP   voluntary termination of pregnancy

VT-S   ventricular tachycardia sustained (ventrikuläre Tachykardie > 30 sec)

VT/VF   ventricular tachycardia/fibrillation

VTX   vertex (Scheitel; Scheitelpunkt)

VU   vesicoureteral (reflux)

V/U   verbalize understanding

VUJ   vesico ureteral junction

VUR   vesicoureteric reflux

VV   varicose veins

V-V   ventriculovenous (shunt)

V&V   vulva and vagina

VVB   venovenous bypass

VVC   vulvovaginal candidiasis

VVD   vaginal vertex (Scheitel) delivery

VVFR   vesicovaginal fistula repair

VVI   ventricular demand pacing

VVIP   ventricular demand inhibited pacemaker (V = chamber paced-ventricle, V = chamber sensed-ventricle, I = response to sensing-inhibited, P = programmability-rate modulation)

VVL   varicose veins ligation; verruca vulgaris of the larynx

VVOR   visual-vestibulo-ocular-reflex

VVR   ventricular response rate

VVT   ventricular synchronous pacing

VW   vessel wall

VWD   ventral wall defect

vWD   von Willebrand disease (autosomal-dominant; Mangel/Defekt des von Willebrand-Faktors; Ekchymosen, Zahnfleisch-/GIT-/postop. Blutungen, Meno- oder Metrorrhagien)

vWF   von Willebrand factor

VWM   ventricular wall motion

V$_x$ vitrectomy (Entfernung des Glaskörpers)

V-XT   V-pattern exotropia (Auswärtsschielen)

VZ   varicella zoster

W

W   wash; watts; wearing glasses; week; weight; well; west; white; widowed (verwitwet); wife; with; work

W-I   insignificant (allergies)

W-3   minimal (allergies)

W-5   moderate (allergies)

W-7   moderate-severe (allergies)

W-9   severe (allergies)

WA   when awake; while awake; White American; wide awake; with assistance

W & A   weakness and atrophy

W or A   weakness or atrophy

WAF   weakness, atrophy, and fasciculation; white adult female

WAGR   Wilms' tumor, aniridia (Irisaplasie), genitourinary malformations and mental retardation (syndrome)

WALK   weight-activated locking knee (prosthesis)

WAM   white adult male

WAP   wandering atrial pacemaker

WARI   wheezing (pfeifendes Atemgeräusch) associated respiratory infection

WAS   whiplash-associated disorders (Schleudertrauma); Wiskott-Aldrich syndrome

WASO   wakefulness (Schlaflosigkeit) after sleep onset

WASP   White Anglo Saxon Protestant

WB   waist belt; weight bearing; well baby; whole blood

WBAT   weight bearing (Gewicht tragend) as tolerated

WBC   weight bearing with crutches (Krücken); white (auch *whole*) blood cell (count)

WBD   weeks by dates (for gestational age)

WBE   weeks by examination (for gestational age)

WBI   whole-bowel irrigation

W Bld   whole blood

WBN   wellborn nursery (Säuglingsstation)

WBQC   wide-base quad cane (Gehstock mit breitem Fuss)

WBS   weeks by size (for gestational age); whole body scan

WBTT   weight bearing (Gewicht tragend) to tolerance

WBUS   weeks by ultrasound

WBV   whole blood volume

WC   ward confinement (geschlossene Station); warm compress; wet compresses; wheelchair; when called; white count; whooping cough (Keuchhusten); will call; workers' compensation

WCC   well-child care; white cell count

WCE/H   white coat (Ärztekittel) effect/hypertension

WC/LC   warm compresses and lid scrubs

WCM   whole cow's milk

WD   ward; well developed/differentiated; wet dressing; Wilson's disease; word; wound

W/D warm and dry; withdrawal (Rückzug, Entzug); well-developed

WDCC well-developed collateral circulation

WDF/M white divorced (geschieden) female/male

WDHA watery diarrhea, hypokalemia, and achlorhydria

WDHH watery diarrhea, hypokalemia, and hypochlorhydria

WDL within defined limits

WDLL well-differentiated lymphocytic lymphoma

WDWN-AAF well-developed, well-nourished African-American female

WDWN-BM well-developed, well-nourished black male

WDWN-WF well-developed, well-nourished white female

WE weekend

W/E weekend

WE-D withdrawal-emergent dyskinesia (Bewegungsstörungen n. Absetzen v. Neuroleptika)

WEP weekend pass

WEUP willful exposure to unwanted pregnancy

WF well flexed; wet film; white female

W/F weakness and fatigue (Erschöpfung)

W FEEDS with feedings

WFI water for injection

WFL within full limits; within functional limits

WFLC white female living child

WF-O will follow in office

WG Wegener's granulomatosis

WH walking heel (cast; Gipsverband); well-healed; well-hydrated

WHNR well-healed, no residuals

WHNS well-healed, no sequelae (Folgekrankheiten); well-healed, non-symptomatic

WHO World Health Organization; wrist-hand orthosis

WHP(B) whirlpool (bath)

WHZ wheezes (pfeifendes Atemgeräusch)

WI ventricular demand pacing; walk-in

W/I within

W+I work and interest

WIA wounded in action

WID widow (Witwe); widower (Witwer)

WIED walk-in emergency department

WIP work in progess

WK week; work

WKS Wernicke-Korsakoff Syndrome

WL waiting list; wave length; weight loss

WLE wide local excision

WLS wet lung syndrome (kurzzeitige Tachypnoe des Neugeborenen)

WM wall motion; warm, moist; wet mount; white male; white matter; whole milk

WMA wall motion abnormality

WMD warm moist dressings (sterile)

WMF/M white married female/male

WML white matter lesions (cerebral)

WMLC white male living child

WMP warm moist packs (unsterile)

WMS Wilson-Mikity syndrome (bronchopulmonale Dysplasie b. beatmeten Frühgeborenen)

WMX whirlpool, massage, and exercise

WN well-nourished (ernährt)

W/N well-nourished

WND wound

WNE West Nile encephalitis ((Flava-) Virusinfektion mit Fieber, Muskel- u. Kopfschmerzen, makulopapulöses Exanthem, Lymphadenopathie)

WNF/M well-nourished female/male

WNL within normal limits

WNLx4 upper and lower extremities within normal limits

WNR   within normal range

WO   weeks old; wide open; written order

W/O   water in oil; without

WOB   work of breathing

WOLF   Wolff-Parkinson-White Syndrom

WOP   without pain

W or A   weakness or atrophy

WORLD/DLROW   Konzentrationstest; mental status examination (WORLD rückwärts)

WP   whirlpool

WPBT   whirlpool, body temperature

WPOA   wearing patch on arrival

WPW   Wolff-Parkinson-White (syndrome)

WR   wrist

WRA   with-the-rule astigmatism

WRUED   work-related upper-extremity disorder

WS   walking speed; watt seconds; Williams syndrome (supravalvuläre Aortenstenose, mentale Retardierung, Gesichts-/Zahnanomalien, Hypogenitalismus, Hyperkalzämie); work simplification; work simulation; work status

W&S   wound and skin

WSEP   Williams syndrome (supravalvuläre Aortenstenose, mentale Retardierung, Gesichtsanomalien, Zahnanomalien, Hypogenitalismus, Hyperkalzämie), early puberty

WsepF/M   white separated female/male

WSF/M   white single female/male

WSLP   Williams syndrome (supravalvuläre Aortenstenose, mentale Retardierung, Gesichtsanomalien, Zahnanomalien, Hypogenitalismus, Hyperkalzämie), late puberty

WT   walking tank; walking training; weight; wild type; Wilms' tumor; wisdom teeth

WTP   willingness to pay

W/U   work-up

WV   whispered voice

WW   Weight Watchers; wheeled walker

WWI/II   World War One/Two

WWAC   walk with aid of cane (Gehstock)

WW Brd   whole wheat bread

WwidF/M   white widowed (verwitwet) female/male

WYOU   women years of usage

X

X   break; cross (match); exophoria (Auswärtsschielen); extra; start of anesthesia; ten times

x   except

X+#   xiphoid plus number of finger-breadths

x   mean

X3   orientation as to time, place, and person

XC   excretory cystogram

XD   times daily

X&D   examination and diagnosis

X2d   times two days

XDP   xeroderma pigmentosum

X-ed   crossed

XFER   transfer

XGP   xanthogranulomatous pyelonephritis

XIP   X-ray in plaster (Verband)

XKO   not knocked out

XL   extended release (retard)

XLA   X-linked (x-chromosomale) infantile agammaglobulinemia

X-leg   cross leg
XLH/-R/-MR   X-linked hypophosphate-
   mia/retinoschisis/mental retardation
XM   crossmatch of
X-mat.   crossmatch
XOM   extraocular movements
XOP   x-ray out of plaster (Verband)
XP   xeroderma pigmentosum
XR   x-ray
XS   excessive
X-SCID   X-linked (x-chromosomale)
   severe combined immunodeficiency
   disease
XT   exotropia (Auswärtsschielen);
   extract; extracted
X(T)   intermittent exotropia (Aus-
   wärtsschielen)
XTLE   extratemporal-lobe epilepsy
XU   excretory urogram
XULN   times upper limit of normal
3X/WK   three times a week

Y

Y   year; yellow
YACP   young adult chronic patient
Yel   yellow
YF   yellow fever
YHL   years of healthy life
YLC   youngest living child
YLD   years of life with disability
YLL   years of life lost
YMC   young male Caucasian
Y/N   yes/no
YO   years old
Y/o   years old
YOB/D   year of birth/death

YORA   younger-onset rheumatoid
   arthritis
YPLL   years of potential life lost (vor
   dem 65. Lebensjahr)
yr   year
YSC   yolk sac (Dottersack) carcinoma
YTD   year to date
YTDY   yesterday

Z

Z   impedance
ZAP   zoster-associated pain
Z-E(S)   Zollinger-Ellison (syndrome)
ZIFT   zygote intrafallopian (innerhalb
   der Tube) (tube) transfer
ZMC   zygomatic; zygomatic maxillary
   compound (auch *complex*)
z-Plasty   surgical relaxation of con-
   tracture
ZSB   zero stools since birth

Anhang

1   Rezeptierungen in den USA (Prescriptions)

Es ist in amerikanischen Krankenhäusern durchaus üblich, dass der Student für seinen Patienten – z. B. in der Ambulanz – die Medikamente vorschlägt und diese mit dem Oberarzt bespricht. In diesem Rahmen wird vom Studenten zugleich erwartet, ein (fast) vollständig ausgefülltes Rezept vorzulegen, damit Zeit gespart wird und man sich schnell dem nächsten wartenden Patienten zuwenden kann.

Name des Patienten   Datum
Adresse
Alter   Geburtsdatum
Krankenhauskennung/-nummer

Rx:	Name des Medikaments, Dosierung je Tablette [in mg]
Sig:	Einnahmeanweisung (i, ii, BID, TID, po, q am, ...)
Disp:	Anzahl der Tabletten, die auf einmal in einem Tablettenfläschchen an den Patienten ausgegeben werden sollen. In der Regel wird ein Vorrat an Tabletten für einen Monat (30 d) gegeben.
Refill:	Wie oft ein Tablettenfläschchen mit der unter „Disp:" eingetragenen Anzahl an Tabletten an den Patienten ausgegeben werden soll. Wenn der Patient später weitere Medikamente benötigt, muss er sich ein neues Rezept besorgen! Auf Narkotika werden in den USA keine „Refills" gegeben!

Unterschrift (M.D.)

Zu beachten ist, dass das Rezept für den Apotheker ausgestellt wird. Dieser „übersetzt" die Kürzel für den Patienten und etikettiert jedes Medikament mit den ärztlichen Anweisungen. Dies sollte den Studenten/Arzt jedoch nicht davon abhalten, den Patienten über die Einnahme der verordneten Medikamente zu informieren!

In jedem Fall sollten auf dem Rezept der Name des Patienten sowie seine Daten eingetragen werden. Das Medikament und die Anweisung zur Einnahme sowie die Menge können auch erst nach Rücksprache mit dem verantwortlichen Arzt eingefügt werden.

Darüber hinaus ist es wichtig zu wissen, dass in den USA oft Medikamente in kleinen Probepackungen an Sozialschwache ausgegeben werden können. Diese werden von der Pharmaindustrie selbst gestiftet. Allerdings wird im Gegenzug verlangt, jedes ausgegebene Medikament schriftlich zu dokumentieren. Dies bedeutet weiteren Papierkram, der zumeist von einer Pflegekraft übernommen wird.

Auch in den USA gibt es eine so genannte Positivliste aller Medikamente, deren Wirksamkeit in Studien belegt wurde. Nach dem Wirkstoff ist der Preis das wichtigste Kriterium bei der Auswahl der Medikamente.

2   Thorax-Röntgenaufnahme (Frontal Chest Radiograph)

Technische Faktoren

Vor der Interpretation einer Thorax-Röntgenaufnahme müssen folgende technischen Faktoren überprüft werden (technical factors always checked before interpreting a frontal chest radiograph):

- **Identifying information** on the film (correct film? correct patient?)
- **Inspiration** (full/ deep inspiration? 9.–10. posterior rib visible?)
- **Position** (upright? horizontal?)
- **Penetration** (intervertebral disc spaces in the midthoracic spine visible?)
- **Rotation** (thoracic spinous processes in horizontal line with clavicular heads?)

Einfache Interpretation einer Thorax-Röntgenaufnahme (Basic chest X-ray interpretation)

- **Bony framework** of the chest (count the ribs down to the diaphragm, inspect scapulae/humeri/shoulders/clavicles)
- **Soft tissue** overlying the thoracic cage (breast shadows? supraclavicular areas? axillae? tissues along the side of the chest?)
- **Lung fields** and **hila** (lung markings, fine nodular shadows of the pulmonary vessels, excessive radiolucency? excessive radiopacity? opacified areas? cavitation? masses? lateralization? peribronchial cuffing? Kerley lines?)
- **Diaphragm** and **pleural surfaces** (pleural effusion?, free air?)
- **Mediastinum** and **heart** (cardiothoracic ratio? cardiac configuration? dilatation? valve defects?)

Example

t   = trachea

RUL = right upper lobe

sc   = scapula

RML = right middle lobe

rh   = right hilus

ra   = right atrium

RLL = right lower lobe

ivc = inferior vena cava

d   = diaphragm

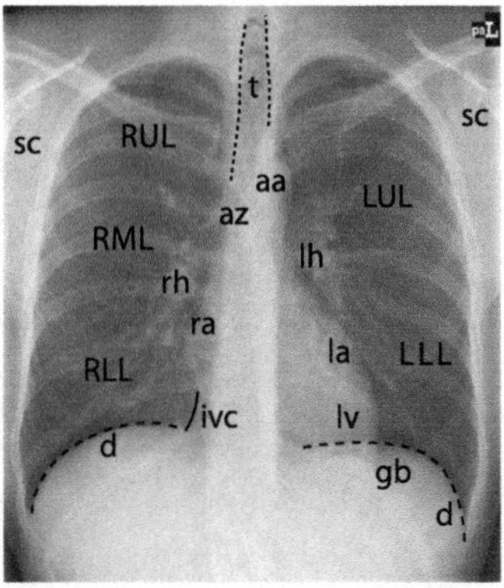

aa   = aortic arch

LUL = left upper lobe

az   = azygos vein

lh   = left hilus

la   = left atrium

LLL = left lower lobe

lv   = left ventricle

gb   = gastric bubble

Abb. 7
Röntgenaufnahme Thorax, Normalbefund

3   Röntgenaufnahme des Abdomens (Abdominal X-Ray – AXR)

Example

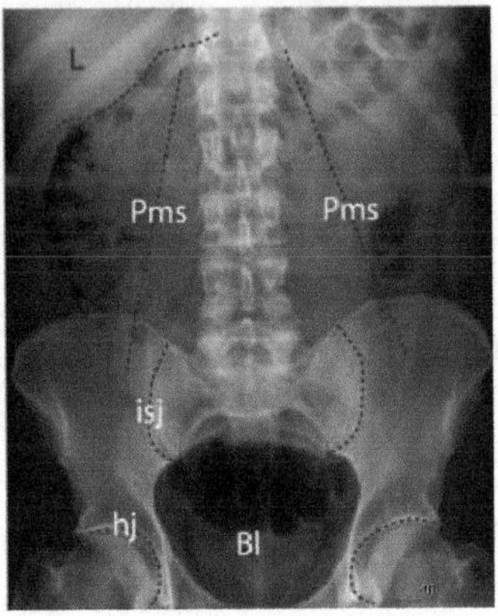

L   = liver

Pms= psoas muscle
       shadow

isj   = ileosacral joint

hj   = hip joint

Bl   = Bladder

Abb. 8
Schematische Darstellung der Untersuchungsbefunde am Abdomen

Vorstellung des AXR
Nachfolgend wird ein Beispiel dafür aufgeführt, wie eine Röntgenaufnahme des Abdomens vorgestellt werden kann:
„This is the supine abdominal radiograph of a xyz year old man taken yesterday. It is technically satisfactory. The amount and distribution of gas and fluid within the bowel is normal. There is no bowel dilatation, normal amounts of stool are present in the large intestine. There is no evidence of extraluminal air. Soft tissue outlines of the psoas muscles and kidneys are seen. The kidneys are normal in size and shape. No kidney stones are seen. There are no apparent bony lesions or abnormal calcification. No unusual growths, abnormal amounts of fluid (ascites) or foreign objects are seen."

Key to densities in AXRs	Places to look for abnormal extraluminal gas
Black – gas	Under the diaphragm
White – calcified structures	In the biliary system
Grey – soft tissues	Within the bowel wall

Darker grey – fat
Intense white – metallic
objects

Next to the psoas muscle shadows

Pathology

Stones in the kidney/ureters/bladder/urethra, abnormal growths, ascites, arterio-sclerosis, toxic megacolon, distended jejunal/ileal loops ...

4 EKG – Physiologische und pathologische Befunde

Die korrekte Interpretation von EKGs ist sicherlich eines der meist unter-schätzten Defizite während der klinischen Ausbildung deutscher Mediziner. Dies belegen auch die zahlreichen Veröffentlichungen zum Thema „EKG lesen leicht gemacht" oder „Das EKG – wie helfe ich mir selbst?" o. ä. Dabei können – bei richtiger Vorgehensweise – mit relativ wenig Aufwand schon sehr viele Informationen gewonnen werden, die in Verbindung mit der „Klinik" eines Pa-tienten häufig eine Arbeitsdiagnose ermöglichen.

Das folgende Kapitel soll das geeignete Vokabular zur Interpretation vorgeben – einschlägige Fachliteratur kann und soll nicht ersetzt werden. (z. B. „Vom EKG zur Diagnose", Schmitt, Springer Verlag oder „EKG-Kurs für Isabel; Georg Thieme Verlag, Stuttgart). In strukturierter Reihenfolge werden die Normwerte pathologischen Befunden gegenübergestellt.

4.1 Wie lese ich das EKG?

Bei einer streng chronologischen Vorgehensweise der EKG-Interpretation ist das Risiko, auffällige (d. h. nicht „normgerechte") Befunde zu übersehen, ver-hältnismäßig gering.

Bei Beachtung der einzelnen „Bausteine" *rate, rhythm, axis, P wave, PR interval, QRS complex, QT interval, ST segment* und *T waves* ist es einfach möglich, die wesentlichen Merkmale eines EKG-Befundes zu erfassen.

Kleiner Tipp am Anfang: Zuallererst sollte man sichergehen, dass man das zu dem gewünschten Patienten gehörende EKG befundet – stehen Name, Ge-burtsdatum, Wohnort, Station, o. ä. auf dem EKG und ist so eine eindeutige Zuordnung möglich?

Die in nachfolgender Aufstellung verwendeten Abkürzungen finden sich auch im Abkürzungsverzeichnis.

Frequenz

Definition. *Cycles* oder *beats per minute (bpm).* Aufzeichnung i. d. R. 25 mm/ sec (CAVE) f = *adults* 60–100, *children* 100–160.

Pathologie

- ST – *sinus tachycardia*
  f >100/min
  z. B. bei *anxiety; exercise, fever, sepsis, hypovolaemia, heart failure, pulmonary embolism, pregnancy, thyrotoxicosis, CO_2 retention, autonomous neuropathy, drugs (coffeine, epinephrine* = Adrenalin).
- SB – *sinus bradycardia*
  f <60/min
  Z. B. bei *physical fitness, vasovagal,* SSS, *acute inferior* MI, *drugs (β-blocker, digoxin, amiodarone, verapamil), hypothyreodism, hypothermia, raised* ICP oder *cholestasis.*
- AT – *atrial tachycardia*
  f >100/min, aber QRS ≤0,12 sec
  Z. B. als *av nodal (reentry) tachycardias* oder über *accessory pathways.*
- VT – *ventricular tachycardia*
  v tach, f >100/min und QRS ≥0,12 sec
  Z. B. bei *branch block like deformation; mono-/biphasic deformities* in V_1 *(triphasic* bei *atrial tachycardia) ectopic excitation* des Myokards, Unterteilung in: *sustained* (≥30 sec) oder *non-sustained* (≤30 sec).
- AF, A Flu – *atrial fibrillation*
  Atrial f ~300 (230–430/min)
  Typical flutter: sawtooth in II, III und aV_F
  1. *type a*: f = 230–350/min; *good convertible*
  2. *type b*: f = 340–430/min; *bad convertible*
  Einteilung: mit 2:1 oder 3:1 *conduction, ventricular rate: typically* 150/min oder 75/min
- AF, AFib.– *atrial flutter*
  Atrial f >300 min, P-Wellen nicht abgrenzbar, QRS *(ventricular rate)* unregelmäßig *(continuous* oder *perpetual arrhythmia)*
  Z. B. bei *hypertension, mitral regurgitation* oder CAD.
- VFL – *ventricular flutter*
  f >250/min und QRS >0,12 sec, *branch block like deformation.*
  Lebensbedrohliche Störung, die häufig in Kammerflimmern (s. unten) übergeht.

- VF – *ventricular fibrillation*
  Keine Frequenz erkennbar; *functional* oder *hyperdynamic cardiac arrest*.
  Sofort Reanimation (CPR – *cardio-pulmonal resuscitation*) einleiten.

Extrasystolen
Pathologie

- *Atrial extrasystole*
  Auch *premature beats* (PMBs) oder *premature contraction* (PMCs).
  Early and differently shaped P wave, narrow QRS. Häufig deformierte, zu früh einfallende P-Welle mit unauffälligem QRS, selten kompensatorische Pause.
- *Ventricular extrasystole*
  Premature, deformed, broadened (wide bizarre) QRS (≥0,11 sec), keine P-Welle, kompensatorische Pause. Unterteilung in *monomorphic* oder *polymorphic* PVC. Sowohl *multifocal* PVCs (verschiedene Formen), oder *R on T phenomenon* (PVCs fallen auf die vorangehende T-Welle).
  CAVE! Gefährlich bei Patienten mit kardialen Vorerkrankungen (*underlying heart disease*).

Rhythmus
Pathologie

- *Normal conduction pathway*
  SA *node* → AV *node* → *bundle of* HIS → *bundle branches*. Beurteilt werden *source* und *regularity*.
- SR – *sinus rhythm*
  P-Welle vor jedem QRS-Komplex; P deutet in die selbe Richtung wie R.
- SA – *sinus arrythmia*
  Unterschiede zwischen längstem und kürzestem PP-Intervall >0,12 msec.
  Auch als *sinus bradyarrythmia* oder *sinus tachyarrythmia*.
- RA – *respiratory arrythmia*
  Respiratorische Arrhythmie: Frequenzzunahme bei Inspiration; Abnahme bei Exspiration; nimmt mit zunehmendem Alter ab.
- NR (AV) – *nodal rhythm*
  Keine P-Wellen, regelmäßiges QRS.
- VR – *ventricular rhythm*
  Kammerrhythmus, QRS >0,12 sec, P-Welle folgt auf QRS.

Achse

Definition. Herzachse. Einteilung klassischerweise anhand *lead* I (entspricht 0° bzw.± 180°) und aVF -90° (bzw. +90°)

Pathologie
- NA – *normal axis*
  30° bis +90°. Überwiegend positives (d. h. über isoelektrischer Linie) R in I und aVF.
- LAD – *left axis deviation*
  30° bis –90°
  Z. B. bei *left anterior hemiblock, inferior* MI, LVH oder WPW.
- RAD – *right axis deviation*
  +90° bis ±180°
  Z. B. bei RVH; *anterior lateral* MI, PE oder *left posterior hemiblock*.
- EAD – *indeterminate (extreme) axis deviation*
  –90° bis ±180°. Extrem selten, z. B. bei S_1Q_{III}-Typ (akute Lungenembolie).

P-Welle

Definition. ≤0,1 sec und ≤0,25 mV, *atrial excitation*. Vor jedem QRS (*sinus rhythm*).

Pathologie
- *No (absent) P wave*
  Z. B. bei a fib, SA block (gefolgt v. e. „*skipped beat*") oder *junctional* (av *nodal*) *rhythm*.
- P mitrale
  P >0,1 sec und <0,25 mV; *bifid* oder *biphasic* v. a. in V_1 und V_2
  Z. B. bei *left atrial hypertrophy, valvular aortal defects, dilatative cardiomyopathy* oder *ischemia*.
- P pulmonale
  P >0,25 mV aber <0,1 sec (*peaked*) v. a. in II, III und aV_F;
  Z. B. bei *right atrial hypertrophy, dilatation* oder *infectious changes*.
- Pseudo P pulmonale
  z. B. bei *hypokalemia*.

PR-Intervall

Definition. 0,12–0,2 sec, von Anfang P bis Anfang QRS. Auch *av conduction time* genannt.

Pathologie

- *Short PR interval*
  Verkürztes PR-Intervall, *fast av conduction*
  Z. B. bei *tachycardias, preexcitation syndromes* oder *accessory conduction pathways.*
- *1st degree heart block* (AV-Block 1°)
  PR >0,2 sec (= 1 gr. Kästchen), *prolonged conduction*, jedem P folgt QRS
  Z. B. bei *physical fitness*, SSS, CAD, *acute carditis* oder *drug induced* (Digoxin, β-Blocker).
- *2nd degree heart block* (AV-Block 2°)
  1. *Type 1* (Wenckebach): PR kontinuierlich länger, bis ein QRS ausfällt („*PR interval gets progressively longer until finally a QRS is 'dropped' (missing)*".
  2. Type 2 (Mobitz): PR bleibt konstant; QRS fällt intermittierend aus. Schrittmacherindikation!
- *3rd degree heart block* (AV-Block 3°)
  Auch CHB. P und QRS unabhängig voneinander (*march out separately*); kompl. Überleitungsunterbrechung, nur bei *escape rhythm* lebensfähig.
  Z. B. bei *idiopathic fibrosis, hereditary*, CAD, *cardio surgery* oder *-trauma* oder *digoxin* (*toxic level*). Schrittmacherindikation!

QRS-Komplex
Defintion. 0,06–0,12 sec. Bei QRS >0,12 sec (>3 mm, *abnormally wide* QRS) an *ventricular conduit defects* (VCDs) denken.

Pathologie

- VCD – *ventricular conduit defects*
  QRS >0,12 sec. *Wide, bizarre, broadened* oder *deformed* QRS.
  Z. B. bei *right* oder *left bundle branch block, ventricular rhythm* (30–40 bpm) oder *premature beats.*
- LBBB – *left bundle brunch block*
  QRS >0,12 sec. *M pattern* (m-förmig) in V_5, V_6; I, aV_L, *T inversion* (T-Negativierung) in I, avL, V_5–V_6.
  Z. B. bei CAD, *hypertension, cardiomyopathy* oder *idiopathic fibrosis.*
  Bei LBBB können weder die ST-Strecke noch die T-Wellen beurteilt werden!
- RBBB – *right bundle branch block*
  QRS >0,12 sec. *M pattern* (m-förmig), RSR (auf RS folgt R) in V_1 und V_2, *T inversion* (T-Negativierung) in V_1–V_3 (bis V_4), tiefes, breites S in V6.
  Z. B. bei *atrioseptal defects*, PE oder cor pulmonale.

- *Fascicular blocks*
  Left anterior (LAH) und *left posterior hemiblock* (LPH), *bifascicular blocks* (LAH + LPH oder RBBB + LAH), sowie *trifascicular blocks* (RSB + LAH + LHB) sind weitere *ventricular conduit defects*. Auf weiterführende Lektüre wird verwiesen.
- LVH – *left ventricular hypertrophy*
  Left axis deviation (Linkstyp oder überdrehter Linkstyp)
  Hohes R in I, aV_L, V_5 und V_6 (>25 mm). Tiefes S in V_1–V_3, III–aV_F
  Z. B. bei *hypertension* (Druck), *aortic/mitral insufficiency* sowie *av shunts* (Volumen).
  Anmerkung: Es existieren noch der Sokolov-Lyon-Index (R_{V5} oder $_{V6}$ + S_{V1} oder S_{V2} >35 mm ($\approx$3,5 mV) oder der Lewis Index: R_I + S_{III} – R_{III} – S_I >17 mm (1,7 mV), die aber in Zeiten der Echokardiographie eher historischen Wert haben.
- RVH – *right ventricular hypertrophy*
  Right axis deviation (Steil-, Rechts- oder überdrehter Rechtstyp)
  Hohes R in V_1, V_2, III und aV_F, Tiefes S in V_5 und V_6, I und aV_L, T-Negativierung in V_1–V_3
  Sokolov-Lyon-Index: R (V_1 oder V_2) + S (V_5 oder V_6) >10,5 mm (1,05 mV)
  Z. B. bei *hypertension*, COPD (Druck), *tricuspid insufficiency* sowie *av shunts* (Volumen).

Q-Wellen
Definition. <3 mm, <0,03 sec, *early depolarization*, phys. in allen *limb leads* sowie V_5 und V_6 (*precordial leads*).

Pathologie
- *Pathologic Q*
  Q >0,03 sec oder >¼ R (*criteria of Pardee*) häufig nach *transmural* MI (sofort und als Spätfolge) bei *inferior* MI in II, III, aVF sowie bei HOCM (path. Q in V_1–V_3).

R und S
Pathologie
- R *progression*
  Kontinuierliche Höhenzunahme in V_2 bis V_5, Umschlagzone Zwischen V_2 und V_3 bzw. V_3 und V_4, *delayed* (erst in V_5–V_6).

Z. B. bei *anterior* MI, LVH, VCDs, *obesity* oder *emphysema*.
* S *persistence*
  Kontinuierliche Abnahme von S in den *precordial leads*.
  S *persistence* = tiefes S bis V$_6$
  Z. B. bei *right heart exercise insufficiency*, VCDs, *emphysema*, *scoliokyphosis and obesity*, RBBB.

QT-Intervall
Definition. 0,24–0,55 sec Anfang QRS bis Ende T; *frequency dependent* (bei f ↑, QT-Dauer ↓); *male* 0,39 sec (±15%), *female* 0,44 sec (±15%).

Pathologie
* *Prolonged* QT
  Verlängerte QT-Zeit
  Z. B. bei *ischemia, infarction, myocarditis, bradycardia, head injuries (subarachnoidal hemorrhage)*, U&E *imbalance* (K$^+$ ↓, Ca^{++} ↓, Mg^{++}↓), *hereditary* (Romano-Ward-oder Jervell-Lange-Nielson-Syndrom), *hypothyroidism* oder *drugs (sotalol, H$_1$/H$_2$ blocker, macrolides, amiodarone, tricyclic antidepressants)*.
* *Corrected* QT
  Normalisierung des QT-Zeit wegen ihrer Frequenzabhängigkeit, QT^c (*corrected for heart rate*). *Bazett's formula*: QT durch Wurzel der Dauer eines R-R Abstandes: QTc = QT/√R-R.

ST-Segment
Definition. Normales ST-Segment, *no elevation or depression* (>±0,1 mV).

Pathologie
* ST *elevation*
  Hebung >1 mm entweder aus *descending* R oder *ascending* S.
  Z. B. bei *acute* MI (*descending* R), LBBB, *Prinzmetal's angina, acute pericarditis (saddle-shaped; ascending* S) or LVA, aber auch *nonspecific, normal variants (athletic heart, high-take off)* – Klinik?
* ST *depression*
  Senkung >1 mm; *upward* (z. B. Digoxin) oder *downward sloping*, (z. B. *ischemia*), ventricular hypertrophy, acute posterior MI, PE oder LBBB.

T-Welle
Definition. Halbrunde positive Welle, Höhe 1/6 bis 2/3 von R.

Pathologie
- *Peaked (tall) T wave*
  Überhöhtes T, zeltförmig.
  Z. B. bei *hyperkalemia* oder *raised vagotony* (junge, trainierte Menschen),
  jedoch auch bei *hyperacute* MI oder LBBB.
- *Flattened T wave*
  Abgeflachtes T.
  Z. B. bei *hypokalemia* („*No pot* (*potassium*; Kalium) – *not T, but U*" (U-
  Wellen*), ischemia, age, race, hyperventilation, anxiety, drinking iced water,*
  LVH, *drugs* (z. B. Digoxin), *pericarditis*, PE, VCDs (RBBB) und EDs (*elec-
  trolyte disturbances*).
- *T inversion*
  T-Negativierung. Physiologisch in V_1 und/oder bei neg. QRS (*concordant
  negative*, pathologisch nur in I, II und V_4 bis V6.
  ~in V_1 bis V_3: *children*, AA, RBBB oder PE,
  ~in V_2 bis V_5: *subendocardial* MI, HOCM, SAH oder *drug-induced* (Lithi-
  um),
  ~in V_4 bis V_6, avL: *ischemia*; LVH, LBBB (*left bundle branch block*).

4.2   Was noch von Interesse sein könnte...

Der Schnellzähler

Zur einfachen Ermittlung der Herzfrequenz anhand eines EKG gibt es die
Schnellzähler-Methode:
Einen deutlichen QRS-Komplex (bzw. deutliches R) lokalisieren, von dort vor-
oder rückwärts zum nächsten QRS (R) zählen, wobei alle 5 mm (große Kästchen) wie folgt rückwärts gezählt wird: 300 – 150 – 100 – 75 – 50 – 25.

Offiziell entspricht bei einem Vorschub von 25 mm/sec ein „großes" Kästchen
200 msec und ein „kleines" Kästchen 40 msec.

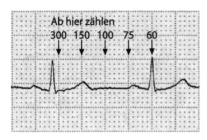

Abb. 9
EKG, Schnellzähler

Die „Six-Second"-Methode

Diese Methode bietet sich bei v. a. bei Arrhythmien an, um zumindest eine durchschnittliche Frequenz errechnen zu können:
30 große Kästchen abzählen (= 6 sec; da 0,2 sec (oder 200 msec, s. oben) × 30 = 6 Sekunden. Jetzt die Anzahl der R-R-Intervalle innerhalb dieser sechs Sekunden abzählen und mit 10 multiplizieren (Schläge/Minute).

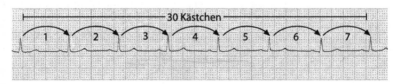

Abb. 10
EKG, „Six-second"-Methode

Lagetypenhexerei

Die Lagebestimmung der Herzachse ist keine Hexerei. Sie ist eigentlich ganz simpel – vorausgesetzt, man hat folgendes Bild vor Augen (Abb. 11):

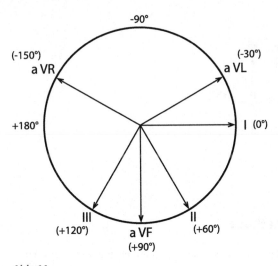

Abb. 11
Cabrera-Kreis

daraus ergibt sich:

- wenn I und aV$_F$ (und II) überwiegend positiv, dann NA (normal axis),
- wenn I überwiegend negativ, aV$_F$ überwiegend positiv, dann RAD (right axis deviation),
- wenn I überwiegend positiv und aVF überwiegend negativ, dann LAD (left axis deviation).

Niederspannung (Low Voltage)

Low voltage, definiert als QRS <5 mm in allen peripheren Ableitungen, gilt als Marker für Perikardergüsse. Darüber hinaus können auch *hypothyreodism,* COPD, ARF, *subcutaneous emphysema,* PE, VCDs, *myocarditis, pericarditis, cardial amyloidosis, drug-induced* (Adriamycin) die Gründe sein.

Kleiner Tipp: Gerade in den USA empfiehlt es sich darüber hinaus das Gewicht des Patienten zu erfragen, da auch eine Adipositas das EKG dämpfen kann.

CAVE! Dementsprechend kann bei extrem schlanken Patienten eine myokardiale Hypertrophie aufgrund der hohen Spannung vorgetäuscht werden!

Infarktlokalisation

Die Lokalisation des Infarktes kann man anhand der auffälligen Ableitungen einteilen in:

II, III, avF   Inferior
V_1–V_4 Anteroseptal
V_4 bis V_6, I, avL   Anterolateral
Großes R, ST↓ in V_1 und V_2 Posterior

Infarkt ohne Q-Wellen-Beteiligung (Non Q Wave Infarction)

Non Q wave infarction hieß früher *subendocardial infarction*. Es kommt zu *ST* und *T wave changes* ohne Ausbildung eines pathologischen Q. Es führt also nicht zu einer transmuralen Schädigung; dementsprechend ist meist auch die Prognose günstiger.

Die Lungenembolie (Pulmonary Embolism)

Die Lungenembolie wird auch als Chamäleon bezeichnet, da die Symptomatik häufig unspezifisch ist bzw. die anderer Erkrankungen (Myokardinfarkt, Perikarditis, Aortendissektion) nachahmt. Am häufigsten findet sich eine *sinus tachycardia*. Die akute Rechtsherzbelastung zeigt sich häufig in der Abweichung der Herzachse nach rechts (RAD) und neu auftretenden Blockbildern (RBBB). Seltener, dennoch immer wieder in Prüfungen abgefragt, tritt der S_IQ_{III}-Typ auf: Tiefes S in I und pathologisches Q in III, wobei die Briten noch T_{III} (also $S_IQ_{III}T_{III}$) hinzufügen, eine T-Negativierung in III.

Stoffwechselstörungen (Metabolic Abnormalities/Disorders)

Stoffwechselstörungen können sich ebenfalls am Herzen manifestieren. Am häufigsten sind Störungen des Kalium- und Calciumstoffwechsels sowie kardiogene Effekte unter Digitalistherapie.

Digoxin effect: ST *depression* und T *inversion* in V_5 und V_6
                         Digoxin toxicity: Auftreten sämtlicher Rhythmusstörungen möglich, am häufigsten finden sich jedoch *ventricular arrythmias* sowie *nodal bradycardia*.

Hyperkalaemia:	*Tall, tented T waves,*
	widened, broad, deformed QRS,
	absent P waves
Hypokalaemia:	*Small (flat) T waves,*
	U waves
	„No pot (potassium), no T but U"
Hypercalcaemia:	Verkürzte Erregungsrückbildung (short QT)
Hypocalcaemia:	Verzögerte Erregungsrückbildung (long QT)
Small (flat) T Waves	

Übrigens...

...sei an dieser Stelle letztendlich darauf hingewiesen, dass ein „gutes" EKG-Lineal, wie es

1. bereits für ein paar Euro im Fachhandel zu erwerben ist, oder
2. als Beilage in EKG Trainingsbüchern liegt, oder
3. bei gewissen Anlässen von Vertretern der Pharmaindustrie ausgegeben wird,

ein unglaublich hilfreiches Instrument sein kann, was immer wieder Staunen und Bewunderung über die profunden EKG-Kenntnisse deutscher Studenten hervorruft.

5   Funk-Alphabet

A	Alfa
B	Bravo
C	Charlie
D	Delta
E	Echo
F	Foxtrott
G	Golf
H	Hotel
I	India
J	Juliet
K	Kilo
L	Lima
M	Mike
N	November
O	Oscar
P	Papa
Q	Quebec
R	Romeo
S	Sierra
T	Tango
U	Uniform
V	Victor
W	Whiskey
X	X-Ray
Y	Yankee
Z	Zulu

6   GCS (Glasgow Coma Scale)

Eyes opening (E)	Spontaneous	4
	To loud voice	3
	To pain	2
	No response	1
Best motor response (M)	Obeys	6
	Localizes pain	5
	Flexion – withdrawal	4
	Flexion – abnormal	3
	Extension	2
	No response	1
Verbal response (V)	Oriented	5
	Confused, disoriented	4
	Inappropriate words	3
	Incomprehensible sounds	2
	No response	1
E + M + V	3–4: 85% likelihood of dying or remaining vegetative >11: 5–10% chance of death and 85% likelihood of moderate disability or good recovery	

7 Snellen-Sehtest

VISUS CHECK

84
925
7962

			DISTANCE EQUIVALENT

84 $\frac{20}{800}$

925 $\frac{20}{400}$

7962 $\frac{20}{200}$

6 5 8 2	O X O		$\frac{20}{100}$
2 5 3 9 6	O O X	E P Z F	$\frac{20}{70}$
9 2 3 7 4 8	X X O	T B F C	$\frac{20}{50}$
2 4 8 5 6 2	X O X	Z O D E	$\frac{20}{40}$
1 2 7 5 8 4 5	O O X O	V F Z P	$\frac{20}{30}$
4 2 8 9 3 7	X O O X	N T C E	$\frac{20}{25}$
8 7 9 3 4 6	O O X O	E P Z C	$\frac{20}{20}$

Bei guter Beleuchtung Karte 35 cm vom Auge entfernt halten. Augen separat überprüfen, mit und ohne Brille. Kurzsichtige Patienten nur mit Brille untersuchen.

Pupillendurchmesser (mm)

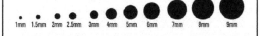

1mm 1.5mm 2mm 2.5mm 3mm 4mm 5mm 6mm 7mm 8mm 9mm

Abb. 12
Snellen Sehtestest

8   Chirurgische Instrumente

Die folgenden Abbildungen wurden uns freundlicherweise von der Firma Aesculap zur Verfügung gestellt.

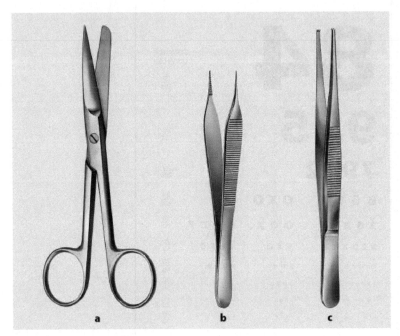

Abb. 13a–c

a   Surgical scissors (Schere)
b   Delicate dissecting forceps; Micro-Adson (Feine anatomische Pinzette; Mikro Adson)
c   Surgical forceps (Chirurgische Pinzette)

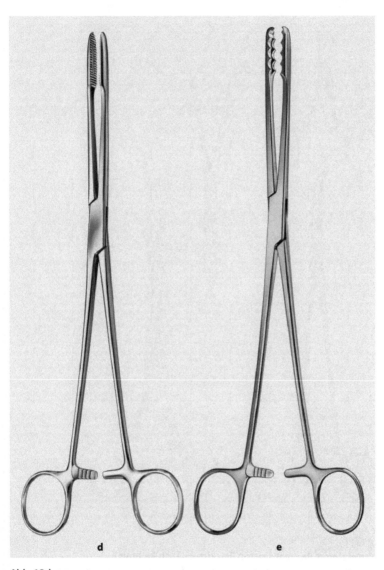

Abb. 13d, e

d Sponge and dressing forceps (Korn- und Tupferzange; Maier-Klemme)

e Ulrich-Aesculap sponge, dressing- and washing forceps (Ulrich-Aesculap Korn-, Tupfer- und Waschzange)

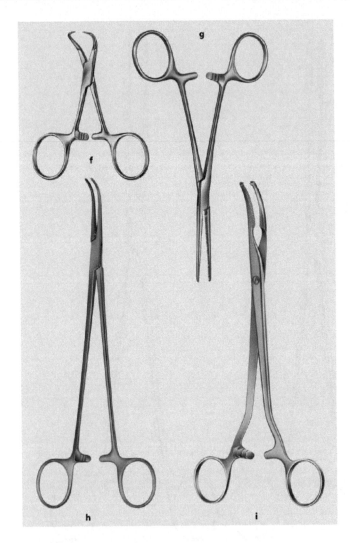

Abb. 13f–i

f   Towel clamp; Backhaus clamp (Backhaus-(Tuch)klemme)

g   Rochester-Pean haemostatic forceps (Rochester-Pean-Arterienklemme)

h   Overholt dissecting and ligature forceps (Overholt-Präparier- und
     Ligaturklemme)

i   Mikulicz peritoneum forceps (Mikulicz-Peritoneumklemme)

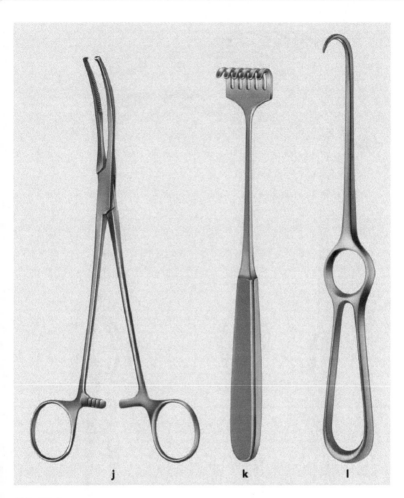

Abb. 13j–l

j   Mikulicz peritoneum forceps (Mikulicz-Peritoneumklemme)
k   Volkmann bone retractor and retractor, blunt (Volkmann-Knochen- und
    Wundhaken, stumpf)
l   Volkmann bone retractor and retractor, sharp (Volkmann-Knochen- und
    Wundhaken, scharf)

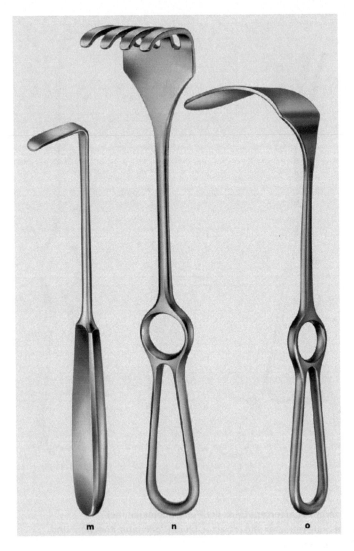

Abb. 13m–o
m Langenbeck retractor (Langenbeck-Wundhaken)
n Israel retractor (Israel-Wundhaken)
o Mikulicz retractor for deep surgery; abdominal retractor (Mikulicz-
   Bauchdeckenhaken)

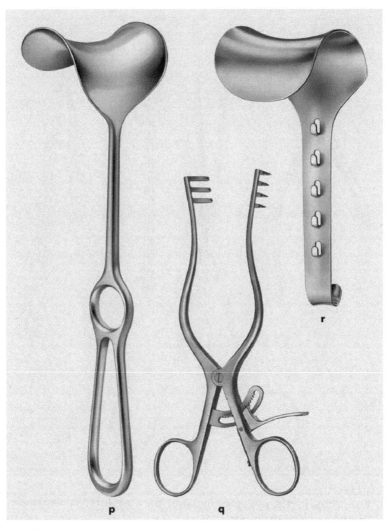

Abb. 13p–r
p Fritsch retractor; abdominal retractor (Fritsch-Wundhaken; Bauchdeckenhaken)
q Weitlaner self retaining retractor, sharp (Weitlaner Wundspreizer, scharf)
r Kirschner-Balfour abdominal retractor – obese patients (Kirschner-Balfour-Bauchdeckenhalter – adipöse Patienten)

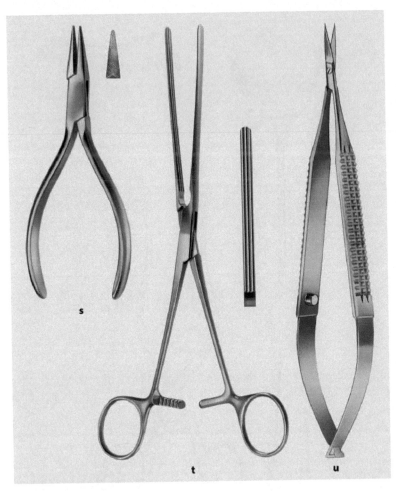

Abb. 13s–u

s   Wire holding forceps; wire tightening pliers; flat nosed pliers (Drahtfasszange;
    Drahtspannzange; Flachzange)
t   Kocher intestinal clamp, soft elastic (Kocher-Darmklemme, weich federnd)
u   Micro-scissors (spring-type) with flat handles and cross-serration (Mikro-
    Federschere mit Flachgriffen und Karoprofil)

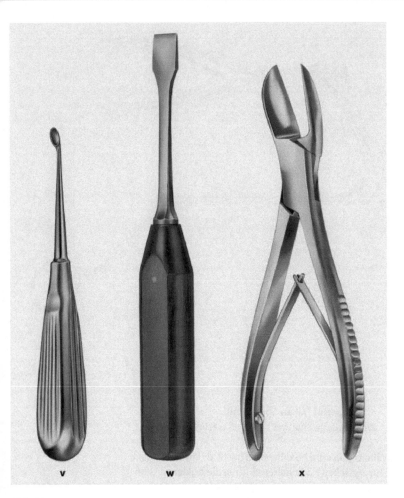

Abb. 13v–x

v   Schede bone curette (Schede-Scharfer-Löffel)

w   Osteotomes; chisels and gouges (Osteotom; Flach- oder Hohlmeissel)

x   Liston bone cutting forceps (Liston-Knochensplitterzange)

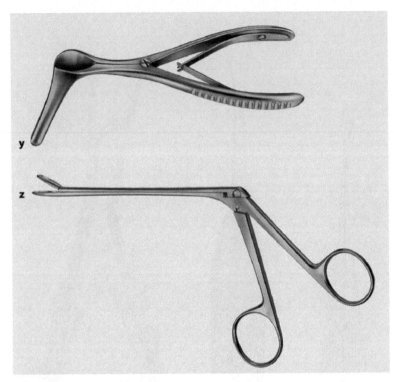

Abb. 13y–z

y **Kilian specula (Kilian-Spekulum)**
z **Weil-Blakesley Rongeur (Weil-Blakesley-Rongeur)**

Weitere chirurgische Hilfsmittel (nicht als Bild vorhanden)

Chirurgischer Nadelhalter	needle holder
Kompresse, groß	10 by 10
Kompresse klein	5 by 5
Scharfe Haken	retractor, sharp
Bohrer	drill
Tupfer	swab
Blutsperre	blood arrest

9 Musterschreiben (Lebensläufe, Bewerbungen, etc.)

In diesem Kapitel finden sich verschiedene, teilweise frei erfundene, teils auch sehr realitätsnahe Bewerbungsschreiben, Formulare, etc. Es gibt hinsichtlich der Länder, in die die Bewerbungen gesendet wurden, jedoch einige Unterschiede. So wird Kinderheilkunde im Englischen *paediatry*, im amerikanischen jedoch *pediatry* geschrieben. Ferner ist der Ausdruck *Internal Medicine* eher US-amerikanischer Natur, die Briten sprechen meist von *General Medicine*. Es empfiehlt sich, eine landesspezifische Rechtschreibprüfung bei allen Anschreiben anzuwenden. Darüber hinaus kann es nicht schaden, die Anschreiben ein wenig persönlich zu editieren.

Inquiry 1

Dear Sir/Madam

I am a medical student at the University of „name" currently in the „x"th year of medical training (,,y"th clinical year). The reason for writing to you is to enquire as to the possibility of obtaining an elective placement at „name of the clinic" in the Department of „name".
The dates for the proposed elective would be between „first day" and „last day" for a period of „number" months (weeks).
The reason I have selected „name of the clinic" is due to its prestigious reputation as a teaching hospital. Please find enclosed a copy of my curriculum vitae and letters of recommendation. I acknowledge that all costs incurred with regard to the placement are my responsibility.
If you require any further information please do not hesitate to contact me.

Yours sincerely

Max Mustermann (Mr)

Inquiry 2

Medical Student Advisory Office

Date

Name & Address of the Clinic

Dear Sir/Madam

Re: Application for an elective in „year" (Summer/Winter/Spring/Fall)

I am writing to apply for a clinical elective at „name of the clinic". I am a German medical student in good standing at the University of Musterhausen in the „x"th year of medical training, i. e. in the „y"th clinical year. I am especially interested in „list of branches (Fachgebiete)".

In addition to all clinical lectures and seminars at our University, I will take at least two extra weeks of clerkship in Internal (General) Medicine (Cardiology) in June 1999 and I already completed a five week clerkship in Anaesthesiology at our University in February and March 1999. If you require confirmation please contact Dr. Martin Mustermann, Department of Anaesthesiology at the „University of Musterhausen, Musterstraße 33, D–12345 Musterstadt".

I am fluent in English, both written and verbal. Could you please forward me details of accomodation in the meantime. If you require any further information please do not hesitate to contact me at the above address.

Yours truly

Max Mustermann (Mr)

Curriculum 1

Curriculum Vitae

Max Mustermann
Musterstraße 1
12345 Musterhausen
Tel. +49-123-456789
Cellphone: +49-987-654321
Email: Max.Muster@universitaet-musterhausen.de

Summary
- Experienced medical student looking to consolidate current skills and develop new ones in the field of „name of the department".
- Good interpersonal skills and able to communicate at all levels.

Skills
- Language skills, fluent English and Spanish both written and oral. Basic knowledge of Latin.
- Experienced with a variety of IT including Microsoft Windows, Word, Excel, Internet Explorer and Netscape Communicator.

Personal Profile
D.O.B.   12/12/74
Marital Status: Single
Recreational interests include:
- Active member of a volleyball association and member of the managing board since 1993
- Trainer of a volleyball senior team for 4 years (1997–2001)
- Active member of a basketball school team for 4 years (1990–1994)
- Active member of a chess association for 13 years (1982–1995)
- Tutor for Latin and Spanish during high school

Clinical Work experience
July–August 1998:	Clerkship in Internal (General) Medicine and Oncology at the St. Elisabeth Krankenhaus, Musterhausen, Germany.
February–March 1999:	Clerkship in P(a)ediatric Surgery and Internal (General) Medicine for children at the Kinderklinik of the University of Cologne, Cologne, Germany.

July–August 1999:	Clerkship in Laboratory Medicine at the St. Andrews Hospital Birmingham, England.
September 1999:	Clerkship in Anaesthesia and Emergency Medicine at the Unfallkrankenhaus Lorenz Boehler, Wien, Austria.
August 2000:	Clerkship in Nuclear Medicine at the Klinikum „Rechts der Isar", TU Muenchen, Munich, Germany.
1998–2000:	Teacher for Public Health at the Midwife school, University of Musterhausen, Germany.

Schools & University Education

University of Musterhausen, Musterhausen, Germany	Oct 94– present
School of Medicine	Apr 96– present
• „Drittes Staatsexamen" (third and last state exam)	expected in 2002
School of Biology	Oct 94– present
• „Zwischenpruefung" (prediploma)	Sep 96
School of Mathematics	Oct 94– present
• „Zwischenpruefung" (prediploma)	Apr 96

Gymnasium der Stadt Musterhausen, Musterhausen, Germany
Sep 85–Jun 94

• Abitur (equivalent to a high school diploma + one-year of college)
Main subjects: English, Biology, Mathematics, Geography

Additional Education: Participant in student-exchange programs in
• England (Swansea, 1989 and 1991)
• Sweden (Saltsjoebaden 1992, Stockholm 1994)

Conferences and Publications
• An expected publication in 2001 on my work concerning the molecular genetic diagnosis of Hematuria, „name of the journal, co-authors"
• Assistant in Anatomy for 2 years (1999–2000)
• Participant in a workshop of Urology in Musterhausen, Germany, in Nov 2000

Curriculum 2

Curriculum vitae

Miss Susi Mustermann
Musterstr. 56
12345 Musterstadt
Germany

Summary
- An enthusiastic medical student who has developed a wide variety of skills necessary to plan and execute a wide range of tasks, speedily and effectively.
- Being self-motivated and flexible, I am able to adapt to a variety of situations.
- I treat change as a challenge.

Skills
- Creative approach to problem solving.
- Well developed planning and organisational skills.
- A flexible and enthusiastic attitude to work load pressures.
- The ability to be at ease with a wide variety of people and to work well in a team.
- Language skills, fluent English both written and oral, Spanish and French.
- Experienced with a variety of IT including Word, Excel, and Access.

Personal Profile
D.O.B.:	9. September 1977
Marital Status:	Single

Schools and University Education
2001–2002	Continuation of studies at the University of Musterhausen
2000–2001	Studies at the Universidad de Barcelona within the scope of an exchange of the European Union (ERASMUS)
1997–2000	Studies of human medicine at the University of Musterhausen
1995–1997	Friedrich-Schiller-Gymnasium in Musterhausen leading to A-levels

| 1994–1995 | Walter Murray Collegiate Institute in Saskatoon, Saskatchewan, Canada within the scope of an exchange program of Rotary International |

Vocational training and professional activities

February 2002	Three weeks elective in anaesthesia at the St.-Elisabeth-Krankenhaus, Musterhausen
02./03. 2000	Seven weeks elective in Internal (General) Medicine at the Hochgebirgsklinik Davos-Wolfgang, Switzerland
March 2001	Three weeks elective in General Surgery at the Hospital de Creu Roja, L'Hospitalet de Llobregat, Spain
August 2001	Two weeks elective in Internal (General) Medicine at the Hospital Espanyol, Buenos Aires, Argentina
1999/2000/2002	Scientific assistant at the Institute of Physiology at the University of Musterhausen
Since March 1999	Assistant nurse at the university hospital of Musterhausen
Since December 2001	Doctoral candidate at the Institute of Cardiac Surgery at the University of Musterhausen

Curriculum 3

Curriculum Vitae

Max Mustermann
Musterhaeherweg 8
12345 Musterstadt
Phone: +49-123-45 56 789

Date of Birth: XX.YY.19XY
Place of Birth: Musterstadt/Germany
Nationality: German

Education

From August 1985 to June 1994 I attended Maria-Waechtler-Schule Essen, high school. At the 10th of June 1994 I passed my bilingual (German/English) Abitur – high school diploma in English, arts, biology and geography. Grade 1.9.

During the above period I participated in a language competition for Latin called „Fremdsprachenwettbewerb Latein NRW" and won third place.

In 1991 I did a two week practical study in nursing at the Elisabeth-Krankenhaus in Essen/Germany, following which I continued to work in the hospital. Currently I am employed at the „Universitaetsklinikum Essen", department of General Surgery.

From October 1994 to December 1995 I did my civilian services at St. John's Ambulance in Musterstadt, where I received training comparable to that of a paramedic.

April 1996 I started to study medicine at the Universitiy of Marburg, Germany.

March 1998 I passed the preliminary medical examination.

October 1998 I changed to Musterstadt. At the moment I am preparing for the first state board exam in all general clinical subjects. In the near future I will receive training in clinical medicine, e. g. Surgery, P(a)ediatrics or Internal (General) Medicine.

I completed a one month clerkship at the department of Trauma Surgery at the University of Essen in August 1998 and a five week clerkship at the Department of Anaesthesiology at the University of Musterstadt in March 1999.

Free time activities

During my free time I support the student's society, where I help to organize orientation weeks for first year students and give general information hours weekly. I started to correct clinical literature for the Springer Verlag some weeks ago. Right now I am trying to engage myself in certain interest groups like IPPNW, or „Physicians without Frontiers" and the „Hartmannbund", which is especially caring for students.

Experience abroad

In 1990 and 1993 I visited the United Kingdom to take part in an exchange program that was organized by my school.

In 1992 and 1994 I visited the United States of America.

Letter of recommendation 1

To whom it may concern!

I am delighted to write this letter in strong support of cand. med. Max Mustermann, born (XX-YY-ZZ) in Musterhausen, Germany, who has been working with us as a student tutor and senior dissector in the macroscopic anatomy course at the Institute of Anatomy, University of Musterhausen, Germany.

Max Mustermann has an excellent knowledge in macroscopic anatomy. He exhibits great manual skills and care at the dissection. His tutorial engagement and dedication to science inspires junior medical students and colleagues. Of particular note is his ethical integrity, which leads students to a high responsible treatment of the human bodies.

Due to his strong interest in medical research he participated in a preclinical study leading towards the auto transplantation of cartilage. In this project he demonstrated his high level of motivation and his intelligent and skillful approach towards experimentation.

Max Mustermann has always been a highly motivated and competent member of our Institute of Anatomy. I would therefore like to recommend him for the training at your institution with absolutely no reservation. I am sure, that you will be delighted with his eagerness to learn and his nice personality.

Please do not hesitate to contact me if you need further information about Max at any time.

Yours sincerely

Letter of recommendation 2

To whom it may concern!

I was asked to write a letter of recommendation for Max Mustermann (DOB XX-YY-ZZ) in order to support his application for an elective in Internal Medicine at the University of … He is working in my department of … for nearly two years.

The scientific work of Max Mustermann exceeds the average of medical students in Germany by far. I am sure that he is a promising student who should be supported. I would like to recommend Max Mustermann for an elective at the University of … .

Please do not hesitate to contact me if you need further information about Max at any time.

Yours sincerely

Letter of recommendation 3

To whom it may concern!

I am delighted to write this letter in strong support of cand. med. Max Mustermann, born (XX-YY-ZZ) in Musterhausen, Germany, who has worked with me on the endocrinology service at the University of Munich during the month of July 2001.

I was the attending endocrinologist and came to know him fairly well during that month. The rotation he was on is based at the … Hospital in Munich, where most patients are medically underserved with multiple medical and social problems.

Mr. Mustermann demonstrated a very good basic understanding of pathophysiology, a willingness and ability to learn basic concepts of endocrinology, and participated actively in educational activities as asking knowing questions and presenting articles on subjects pertinent to his patients. Due to his strong interest in medical research he always was highly motivated, friendly and competent in his daily work with the patients.

Mr. Mustermann is an excellent and reliable student and it was a great pleasure to work with him. He is going to be an excellent physician in the near future and he is welcome back anytime, I recommend him highly.

Please do not hesitate to contact me if you need further information about Mr. Mustermann at any time.

Yours sincerely

Letter of recommendation 4

Directorate of Surgical Specialties
Ref:
Please reply to Mr./Mrs. (Dr.) XYZ office
Telephone:
Fax:

To whom it may concern
Re: (Name)
          (Adresse)

It is a great pleasure to recommend to you this young student who has worked on my busy (Fachabteilung) firm at the (Krankenhaus) for (Zeitraum) this year.

She/He is a pleasant young lady/man who was always enthusiastic and regularly attended our outpatient clinics, ward rounds, tutorials and operating sessions. During her/his stay she/he took part in the management of the patients including taking medical histories, detailed clinical examinations, presenting patients with suggestions for their treatment. In addition to this, she/he would always be enthusiastic in attending any teaching sessions I offered, researching thoroughly any topic and presenting an intelligent and interesting case for discussion.

She/he performed venipunctures and intravenous lines and evaluated laboratory tests and X-rays and other radiological tests such as CT, MRI and ultrasounds. She/he assisted with surgical procedures in the operating theatre and both theoretical aspects and his practical skills.

She/he chose to spend time with our busy Accident and Emergency Centre, this field being of specific interest to him.

I feel she/he maximised the experience she/he gained during her/his stay at the (Krankenhaus) by spending time in a wide variety of specialties and I am sure will succeed in whichever path of medicine she/he chooses to follow. She/he was well liked by my colleagues and patients and I wish her/him every success in her/his career.

_____
Name, Signature

Letter of Confirmation

Max Mustermann   Musterhausen, 1st of January
Musterstraße 1
12345 Musterhausen

Letter of Confirmation
To whom it may concern!

This letter is to certify, that Mr. Max Mustermann, born 1st of Januray, 1970 in Musterhausen, Germany fulfills the guidelines concerning the immunization records as demanded by the University of ..., that are:

1. One (1) dose of td within the past ten years.
2. Two (2) doses of measles vaccine on or after the first birthday (at least 30 days apart).
3. One (1) dose of rubella vaccine (2001).
4. Immunity to mumps (with a titer of ... U/l).
5. A complete primary series of polio immunization. A booster dose has been vaccinated.
6. The TB test (Mantoux / PPD) was negative, although vaccinated with BCG.
7. The hepatitis B titer is ... U/l.
8. History of chicken pox (1976)

Sonstiges

In Großbritannien sollten alle gut geführten Krankenhäusern des NHS automatisch einen Fragebogen mitschicken, der dann wiederum ausgefüllt an dem jeweiligen *Occupational Health Department* des Krankenhauses vorgelegt werden muss.

10   Maßeinheiten

Einheiten			Metrisches System		
Länge					
1 inch	=	24,5 mm	1 mm	=	0,03937 inches
1 foot	=	30,48 cm	1 cm	=	0,3937 inches
1 yard	=	91,44 cm	1 m	=	3,2808 feet
1 mile	=	1,61 km	1 km	=	0,6214 miles oder 3280,8 feet
Fläche					
1 inch^2	=	645,16 mm^2	1 mm^2	=	0,00155 inches^2
1 foot^2	=	929,03 cm^2	1 m^2	=	10,7369 feet^2
Volumen (Kapazität)					
1 inch^3	=	16,3871 cm^3	1 cm^3	=	0,06102 inches^3
1 gallon	=	3,7854 liter	1 liter	=	0,2642 gallons
1 foot^3	=	28,317 liter		=	61,024 inches^3
1 foot^3	=	0,02832 m^3	1 m^3	=	35,3147 feet^3
Gewicht (Masse)					
1 ounce	=	28,3495 g	1 g	=	0,03527 ounces
1 pound	=	453,5924 g	1 kg	=	2,2046 pounds
Temperatur					
1 °F(Fahrenheit)	=	1,8 x T (°C) + 32	1 °C	=	0,55 x [T(°F)−32]

11   Umrechnungstabellen

Maßeinheit	Multiplizieren mit	Ergebnis
Inches	25,4	mm (Millimeter)
Feet	0,03048	m (Meter)
Yards	0,9144	m (Meter)
Miles	1,60934	km (Kilometer)
Square yards	0,836127	m^2
Acres	0,404686	Hektar
Cubic yards	0,764555	m^3
Quarts (lq)	0,946353	l (Liter)
Ounces	28,3495	g (Gramm)
Pounds	0,453592	kg (Kilogramm)
Fahrenheit	minus 32, dann x 5/9	Celsius

Maßeinheit	Multiplizieren mit	Ergebnis
mm (Millimeter)	0,0393701	inches
m (Meter)	3,28084	feet
m (Meter)	1,09361	yards
km	0,621371	miles
m^2	1,19599	square yards
Hektar	2,47105	acres
m^3	1,30795	cubic yards
l (Liter)	1,05669	quarts
g (Gramm)	0,035274	ounces
kg (Kilogramm)	2,20462	pounds
Celsius	9/5, dann plus 32	Fahrenheit

Sachverzeichnis

Printed by Printforce, the Netherlands